Medizinische Informatik und Statistik

Band 10: Perspektiven der Gesundheitssystemforschung. Frühjahrstagung, Wuppertal, 1978. Herausgegeben von W. van Eimeren. V, 171 Seiten. 1978.

Band 11: U. Feldmann, Wachstumskinetik. Mathematische Modelle und Methoden zur Analyse altersabhängiger populationskinetischer Prozesse. VIII, 137 Seiten. 1979.

Band 12: Juristische Probleme der Datenverarbeitung in der Medizin. GMDS/GRVI Datenschutz-Workshop 1979. Herausgegeben von W. Kilian und A. J. Porth. VIII, 167 Seiten. 1979.

Band 13: S. Biefang, W. Köpcke und M. A. Schreiber, Manual für die Planung und Durchführung von Therapiestudien. IV, 92 Seiten. 1979.

Band 14: Datenpräsentation. Frühjahrstagung, Heidelberg 1979. Herausgegeben von J. R. Möhr und C. O. Köhler. XVI, 318 Seiten. 1979.

Band 15: Probleme einer systematischen Früherkennung. 6. Frühjahrstagung, Heidelberg 1979. Herausgegeben von W. van Eimeren und A. Neiß. VI, 176 Seiten, 1979.

Band 16: Informationsverarbeitung in der Medizin -Wege und Irrwege-. Herausgegeben von C. Th. Ehlers und R. Klar. XI, 796 Seiten. 1980.

Band 17: Biometrie − heute und morgen. Interregionales Biometrisches Kolloquium 1980. Herausgegeben von W. Köpcke und K. Überla. X, 369 Seiten. 1980.

Band 18: R. Fischer, Automatische Schreibfehlerkorrektur in Texten. Anwendung auf ein medizinisches Lexikon. X, 89 Seiten. 1980.

Band 19: H. J. Rath, Peristaltische Strömungen. VIII, 119 Seiten. 1980.

Band 20: Robuste Verfahren. 25. Biometrisches Kolloquium der Deutschen Region der Internationalen Biometrischen Gesellschaft, Bad Nauheim, März 1979. Herausgegeben von H. Nowak und R. Zentgraf. V, 121 Seiten. 1980.

Band 21: Betriebsärztliche Informationssysteme. Frühjahrstagung, München, 1980. Herausgegeben von J. R. Möhr und C. O. Köhler. XI, 183 Seiten. 1980.

Band 22: Modelle in der Medizin. Theorie und Praxis. Herausgegeben von H. J. Jesdinsky und V. Weidtman. XIX, 786 Seiten. 1980.

Band 23: Th. Kriedel, Effizienzanalysen von Gesundheitsprojekten. Diskussion und Anwendung auf Epilepsieambulanzen. XI, 287 Seiten. 1980.

Band 24: G. K. Wolf, Klinische Forschung mittels verteilungsunabhängiger Methoden. X, 141 Seiten. 1980.

Band 25: Ausbildung in Medizinischer Dokumentation, Statistik und Datenverarbeitung. Herausgegeben von W. Gaus. X, 122 Seiten. 1980.

Band 26: Explorative Datenanalyse. Frühjahrstagung, München, 1980. Herausgegeben von N. Victor, W. Lehmacher und W. van Eimeren. V, 211 Seiten. 1980.

Band 27: Systeme und Signalverarbeitung in der Nuklearmedizin. Proceedings. Herausgegeben von S. J. Pöppl und D. P. Pretschner. IX, 317 Seiten. 1981.

Band 28: Nachsorge und Krankheitsverlaufsanalyse. 25. Jahrestagung der GMDS, Erlangen, September 1980. Herausgegeben von L. Horbach und C. Duhme. XII, 697 Seiten. 1981.

Band 29: Datenquellen für Sozialmedizin und Epidemiologie. Herausgegeben von Ralph Brennecke, Eberhard Greiser, Helmut A. Paul und Elisabeth Schach. VIII, 277 Seiten. 1981.

Medizinische Informatik und Statistik

Herausgeber: S. Koller, P. L. Reichertz und K. Überla

29

Datenquellen für Sozialmedizin und Epidemiologie

Herausgegeben
von Ralph Brennecke, Eberhard Greiser,
Helmut A. Paul und Elisabeth Schach

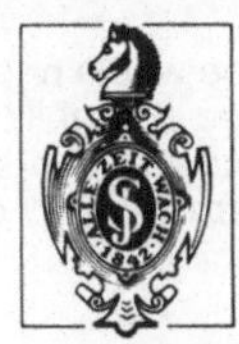

Springer-Verlag
Berlin Heidelberg New York 1981

Reihenherausgeber

S. Koller P. L. Reichertz K. Überla

Mitherausgeber

J. Anderson G. Goos F. Gremy H.-J. Jesdinsky H.-J. Lange
B. Schneider G. Segmüller G. Wagner

Bandherausgeber

Ralph Brennecke
Helmut A. Paul
Institut für Soziale Medizin
Thielallee 47, 1000 Berlin 33

Eberhard Greiser
Bremer Institut für Präventionsforschung und Sozialmedizin
Präsident-Kennedy-Platz 1, 2800 Bremen 1

Elisabeth Schach
Universität Dortmund, Bereich Anwendungssysteme
Postfach 500 500, 4600 Dortmund 50

ISBN-13: 978-3-540-10862-7   e-ISBN-13: 978-3-642-81664-2
DOI: 10.1007/978-3-642-81664-2

CIP-Kurztitelaufnahme der Deutschen Bibliothek
Datenquellen für Sozialmedizin und Epidemiologie /
hrsg. von Ralph Brennecke . . . – Berlin; Heidelberg; New York: Springer, 1981.
(Medizinische Informatik und Statistik; 29)

NE: Brennecke, Ralph [Hrsg.]; GT

2145/3140 - 5 4 3 2 1 0

Mit diesem Band ging die Arbeitsgruppe Epidemiologie der Deutschen Gesellschaft
für Sozialmedizin der oft geäußerten Bemerkung nach, daß die Datenlage im Gesundheitswesen der Bundesrepublik verbesserungswürdig sei. Dabei griffen wir
auf die Erfahrungen zahlreicher Forscher zurück, die mit den im Gesundheitsbereich verfügbaren Daten aktiv umgehen. Diese Nutzer waren in den wenigsten
Fällen Mitgestalter der betrachteten Daten, sie befanden sich vielmehr in der
Rolle von Sekundärdatenverwendern.

Der Titel des Bandes deutet an, auf welche Datenbestände das Augenmerk gerichtet wurde, nämlich auf solche, die zur Forschung auf den Gebieten Epidemiologie
und Sozialmedizin verwandt werden können. Daß solche Quellen auch für andere
Arbeitsgebiete wie die Gesundheitsstatistik, die Gesundheitsökonomie, die Me-
dizinsoziologie u.a. nützlich sein können, ist offensichtlich.
Der Band enthält die Beschreibung bereits vorhandener Datenquellen von überregionaler Bedeutung. Darunter fallen statistische Datensammlungen auf gesetzlicher Grundlage, Datensammlungen aus Verwaltungstätigkeit, Krankheitsregister
und Einzeldatensätze von besonderer epidemiologischer Bedeutung. Als übergeord-
neter Begriff für alle diese Datenarten erscheint uns der Begriff 'Datenquellen' besonders geeignet.

Die Gliederung des Bandes in drei Teile ist das Ergebnis von ausführlichen
Diskussionen in der 'Arbeitsgruppe Epidemiologie'. Im ersten Teil werden neben
der Beschreibung des Aufbaues der Beiträge und einiger Anmerkungen zu den verwandten methodischen Konzepten Hinweise zur Analyse von Daten gegeben. Außerdem gehen wir auf Datenschutzaspekte und Datenzugangsprobleme ein. Dieser Teil
beinhaltet übergeordnete Fragen, die fast jeden Einzelbeitrag des zweiten Teiles berühren.

Der zweite und Hauptteil des Bandes enthält, gegliedert nach unterschiedlichen
Bereichen, aus denen Daten entstehen können, die Beschreibung der einzelnen
Datenbestände in standardisierten Kurz- und frei gestalteten Langfassungen.
Die Strukturierung dieses Teils war zunächst von der Zielvorstellung geprägt,
die einzelnen Datenquellen möglichst überschneidungsfrei einordnen zu können.
Sicherlich ist dieses nicht in jedem Fall gelungen, weil immer eine gewisse
Willkür bei der Zuordnung eines Beitrages gegeben ist, denn Einzelvariable
der Datensätze gehören oft zu mehr als nur einer Datenquellengruppe. Eine zwei-
te Überlegung bezüglich der Strukturierung beinhaltete, daß Erweiterungen des
Bandes durch bisher noch nicht aufgenommene Datenquellen und Datenbeschreibungen möglichst einfach vollziehbar sein sollten.

Darüber hinaus lehnt sich die Gliederung zum Teil an die bisherige Aufteilung
für statistische Daten im Gesundheitswesen an. In diesem Zusammenhang sind
nach wie vor Mortalitäts- und Morbiditätsdaten eine wesentliche Quelle für
epidemiologische, sozialmedizinische, medizinsoziologische und gesundheitsökonomische Untersuchungen. In neuerer Zeit werden in Datenhandbüchern neben den
durch die amtliche Statistik bzw. gesetzliche Verordnungen erhobenen Daten
auch solche Daten aufgeführt, die aus Umfragen resultieren. Wir haben derartige
Datenquellen genauso wie Einzelstudien, Einzelfallstudien sowie im Umfang und
zeitlicher Messung kleinere Erhebungen aus Gründen ihrer Einmaligkeit nicht
in den Band integriert, auch wenn sie repräsentativ sein sollten. Auch
beschränkt sich die Darstellung auf Quellen aus der Bundesrepublik Deutschland.

Eine neue Datenquelle, die vermutlich in Zukunft an Bedeutung und Aktualität gewinnen wird, sind Register. Wir verstehen darunter laufend aktualisierte, personenbezogene Datensammlungen für spezielle Erkrankungen auf Bevölkerungsbasis. Derartige Register stellen insofern einen Sonderfall dar, als sie sowohl zur Kontrolle der Therapie und zur Nachsorge einzelner Personen als auch für epidemiologische Forschungen über Bevölkerungsgruppen genutzt werden können. Daten aus Vorsorge- und Früherkennungen sind zur Zeit nur für wenige Bereiche, dort aber als Vollerhebungen verfügbar. Die Begrenztheit der Daten liegt heute darin, daß die gesetzliche Einführung dieser Leistungsart für die Krankenkassen erst in neuerer Zeit vorgenommen wurde und darin, daß aus dem Material die Maßnahmen nicht zu bewerten sind. Es ist zu hoffen, daß derartige Daten nicht nur durch erweiterte gesetzliche Regelungen anfallen, sondern daß sie auch in vermehrtem Maße für epidemiologische und sozialmedizinische Untersuchungen genutzt werden können.

Ein weiterer Bereich, aus dem Daten gewonnen werden können, ist die Arbeits- und Berufswelt. Wir haben daher für Berufsgesundheitsdaten einen eigenen Abschnitt vorgesehen. Es ist anzunehmen, daß aus einer verstärkten arbeitsmedizinischen und werksärztlichen Tätigkeit weitere Datenquellen entstehen werden.

Ein weiterer Abschnitt beschreibt Daten aus dem Bereich der Krankheitsversorgung. Wir verstehen hierunter alle Daten aus Aktivitäten im Gesundheitssystem, die darauf gerichtet sind, zur Linderung oder Beseitigung von Krankheiten beizutragen sowie die Möglichkeit des Auftretens von Folgeerkrankungen durch therapeutische, verwaltungsmäßige und ökonomische Maßnahmen zu mildern.

Einen Sonderfall in der Gliederung stellen die Schwangerschaftsabbruch-Statistiken dar. Sie sind gesetzlich festgelegt. Eine Abgrenzung jedoch, unter der gesetzlich festgelegte Statistiken aufgeführt werden, hätte zur Folge, daß auch ein Teil der Morbiditätsdaten unter dieser Rubrik erscheinen müßte. Wir haben es daher vorgezogen, diese Datenquellen gesondert zu behandeln.

Schließlich ist in dem Buch noch ein Abschnitt über Kosten im Gesundheitswesen enthalten, weil diese einen wichtigen Teilgesichtspunkt der gesundheitlichen Versorgung darstellen. Die Form dieses Beitrags weicht allerdings von der der anderen Artikel ab, da die Diskussion sich nicht nur auf eine einzige, sondern auf eine Vielzahl von Datenquellen stützt.

Im dritten Teil des Bandes haben wir versucht, die in den Beiträgen angesprochenen Institutionen und deren Adressen zusammenzufassen sowie ein Index- und Stichwortregister zu erstellen, welches dem Leser eine Querorientierung durch die verschiedenen Beiträge ermöglichen soll. Dort finden sich auch die Kurzbiographien der Autoren. Natürlich war es bei der Vielzahl der bestehenden Datenquellen nicht möglich, eine auch nur einigermaßen erschöpfende Übersicht über sämtliche Bereiche des Gesundheitswesens und der Krankenversorgung zu vermitteln. Die hier gebrachten Beiträge beschäftigen sich indessen mit besonders wichtigen Gebieten und sind in mehrfacher Hinsicht als exemplarisch zu betrachten. Bei der Schnellebigkeit der Gesetzgebung werden sich zudem im Zeitablauf Änderungen von Grundlagen und Verfahrensweisen ergeben, die zu berücksichtigen sind. Dieser Band kann demzufolge nur als Beginn einer umfassenderen Datenquellendiskussion angesehen werden.

An der Diskussion über den Inhalt der einzelnen Beiträge nahmen zahlreiche der an dem Band beteiligten Autoren teil. Nach wie vor sind die Beiträge jedoch von den speziellen Kenntnissen und Erfahrungen der Autoren geprägt. Die Ergebnisse entstanden innerhalb von Tagungen der Arbeitsgruppe. Besonderer Dank gebührt dabei der Werner-Reimers-Stiftung in Bad Homburg v.d.H., die über mehrere Jahre nicht nur die Kosten von zwei bis drei Tagungen pro Jahr übernahm, sondern darüber hinaus durch vielfältige organisatorische Hilfen und durch das in der Stiftung vorhandene angenehme und ruhige Arbeitsklima einen entscheidenden Beitrag dazu geleistet hat, daß der Band überhaupt entstehen konnte.

Besonders danken möchten wir den Diskussionsteilnehmern, die nicht mit eigenen
Beiträgen in dem Band vertreten sind: Dipl. Volksw. K. Dannehl, Prof. Dr. U.
Gerhardt, Dipl. Soz. B. Hamacher, Prof. Dr. H. Jesdinsky, Dr. med. R. Kles-
se, Dr. med. I. Knoblich, Priv.-Doz. Dr. med. U. Laaser, Prof. Dr. M.
Pflanz (+), Dr. med. Thienhaus-Grotjahn, D.S.M.M., Dr. M. Török.

Wir danken Felicitas Gladisch, Barbara Quernhorst und Mechthild Wohlgemuth
für die Eingabe der Texte in das Datenverarbeitungssystem, für effektive Kor-
rekturarbeiten und stets gleichbleibende Freundlichkeit und unermüdlichen Ar-
beitseinsatz, auch weit nach Dienstschluß.

Wir hoffen, daß mit dem Band eine schnellere Orientierung über vorhandene Datenquellen und deren Einordnung ermöglicht wird und Impulse gegeben werden,
potentiell vorhandene Daten in Zukunft für Administration und Forschung besser
nutzbar zu machen. Für Kritik und Anregungen sind wir dankbar und hoffen, aus
der Reaktion entnehmen zu können, ob es sich lohnt, auf diesem Wege weiter
fortzuschreiten.

Im März 1981

Ralph   Eberhard   Helmut A.   Elisabeth
Brennecke   Greiser   Paul   Schach

INHALTSVERZEICHNIS

I.   ALLGEMEINE PROBLEME

Bei der Diskussion der einzelnen Datenquellen sowie der Datenbeschreibungen
traten immer wieder Probleme auf, die nicht nur die speziellen Daten betra-
fen, sondern übergreifenden Charakter besaßen. Daher werden die allgemeine-
ren Probleme der Datenquellen und der Datenbeschreibungen in diesem Abschnitt
zusammengefaßt.

Im ersten Beitrag dieses Abschnittes wird die Strukturierung der einzelnen
Datenbeschreibungen, die sich aus je einer Kurz- und einer Langfassung zusammensetzt, erläutert. Der zweite Beitrag enthält eine Übersicht über Konzepte,
mit denen Datensammlungen methodisch-statistisch beurteilt werden können. Der
dritte Beitrag verdeutlicht Probleme, die bei der Verwendung von Daten für
Deskription und Analyse auftreten können. Schließlich werden im vierten Beitrag Möglichkeiten des Datenzugangs und Notwendigkeiten des Datenschutzes diskutiert.

BEMERKUNGEN ZUM METHODISCHEN AUFBAU DER DATENQUELLEN UND DATENBESCHREIBUNGEN

von RALPH BRENNECKE, EBERHARD GREISER, HELMUT A.PAUL, ELISABETH SCHACH

Es ist relativ schwierig, die verschiedenartigen Datenquellen und Datensammlungen für Sozialmedizin und Epidemiologie zusammenhängend gleichartig zu beschreiben. Die Problematik liegt einerseits darin, daß wir die speziellen Fach-
kenntnisse von mit den einzelnen Daten vertrauten Wissenschaftlern in den Band
einbringen und somit die Beschreibungen nicht von einer Person oder einer
Gruppe erstellen und formulieren lassen wollten. Verbunden damit war die
Erfahrung, daß jeder Autor eines Beitrages eine von den anderen etwas
differierende Vorstellung darüber hatte, wie über eine Datenquelle bzw. eine
Datensammlung berichtet werden könne. Andererseits sind die in diesem Band
beschriebenen, zum Teil in computerlesbarer Form, teilweise jedoch auch nur
in Akten oder Karteien vorhandenen Daten bezüglich ihres Inhaltes und ihres
Aufbaues sehr heterogen.

Beide Aspekte zusammen würden dazu führen, daß der Leser nur mit Mühe die einzelnen beschriebenen Datenbestände bzw. Datenquellen anhand gleichartiger Kriterien einordnen könnte. Wir haben uns daher entschlossen, die Beiträge generell zweiteilig zu strukturieren, nämlich: 1. eine einheitliche Kurzfassung
mit wesentlichen Charakterisierungen des Datenbestandes bzw. der Datenquelle
sowie 2. eine Langfassung vorzusehen, in der es jedem Autor offen stand, eine
Bewertung vorzunehmen bzw. zusätzliche Aspekte zu der entsprechenden Daten-
grundlage einzubringen. Teilweise war es den Autoren jedoch nicht möglich,
sich streng an die vorgegebenen Kriterien zu halten, weil entweder nur eingeschränkte Informationen über den Datenbestand bzw. die Datenquelle zu erlangen
waren oder weil die potentielle Datenquelle nicht genau in das Schema paßte.

Die generelle Zielsetzung der Kurzfassung lautete, die für einen Datenverwender wichtigen Informationen über die Daten in übersichtlicher Form zusammenzufassen. Zur besseren Lesbarkeit ist die Gliederung der Kurzfassung mit der
Bedeutung der Gliederungspunkte in einer herausklappbaren Tabelle am Anfang
des Buches zusammengestellt worden.

Uns scheinen als Kurzinformationen neben der Bezeichnung der Daten bzw. Datenquellen Angaben zur Institution, zum Dateninhalt, zur Methodik und zur
Verfügbarkeit unabdingbar.

Unter dem Gliederungspunkt "Institution" wird angestrebt, eine Beschreibung
der Datenquelle vorzunehmen, d.h. derjenigen Institution, unter deren Regie
die Daten entstehen. Wir halten dies deshalb für wichtig, weil bei einer Verwendung von Daten zur Klärung von Einzelproblemen oft Rücksprachen notwendig
werden (vgl. hierzu den Beitrag von SCHACH in diesem Abschnitt). Dagegen wurden solche Institutionen, die zwar über Daten verfügen, wie beispielsweise
die Bundesministerien für Arbeit und Sozialordnung oder Jugend, Familie und
Gesundheit, die aber die Daten übermittelt erhalten, nicht mit aufgenommen,
weil wir im Sinne einer klaren Datenschutzregelung der Ansicht sind, daß eine
Datenübermittlung eine Einbahnstraße vom jeweiligen Datenersteller zu einem
Datenverwender sein muß (vgl. den Beitrag von ZIEGLER-JUNG in diesem
Abschnitt).

Als Datenerheber bezeichnen wir diejenigen Personen, die im Auftrag oder unter
Anleitung der Institution die Daten tatsächlich erheben. Aus zahlreichen Datenbeschreibungen ist zu entnehmen, daß die Datenerheber oft keine direkten Angestellten der Institution sind, die über die Daten verfügt. Als typisches
Beispiel können die Statistiken über meldepflichtige Krankheiten genannt werden, die aus den Meldungen -den Erhebungen- der Ärzte resultieren, über die
jedoch das Statistische Bundesamt verfügt. Um diesen Verfügungsberechtigten
zu charakterisieren, wurde der zweite Untergliederungspunkt "Datenhalter"
eingefügt.

Schließlich erschien es uns notwendig, die Zielsetzung, unter der die Datenerhebung erfolgt, mit in die Datenbeschreibung einzufügen. Hier ist bei vielen
Daten zu unterscheiden zwischen der politisch intendierten, zum Teil durch
Gesetz festgelegten Zielsetzung und derjenigen, die in der über die Daten
verfügenden Institution bezüglich der Erhebung verfolgt wird.

Der nächste Gliederungspunkt "Dateninhalt" ist für die genaue Beschreibung der Daten vorgesehen. Nach unserer Erfahrung reichen allgemeine Angaben, daß etwa "Daten über die Krankheiten von Personen während eines Jahres" erhoben werden, für eine Beurteilbarkeit der Brauchbarkeit der Daten für spezielle Studien nicht aus. Daher haben wir versucht, mit dem Untergliederungspunkt "Dokumente" die Erfassungsbögen, die zur Datenerhebung verwandt werden, in die Kurzbeschreibung aufzunehmen.

Ein besonderes Problem ergab sich in bezug auf die Beschreibung der Variablenliste. Ursprünglich war hier intendiert, die Variablenliste zu beschreiben, die tatsächlich auf den Speichermedien eines Computers zur Verfügung steht. Der Hintergrund der Überlegung, diese Dateien zu beschreiben, lag darin, daß Kodierungsprobleme bzw. datenverarbeitungsorientierte Effizienzüberlegungen oft dazu führen, daß Unterschiede zwischen den im Computer gespeicherten und den auf Erfassungsbögen vorhandenen Variablen bestehen. Darüber hinaus werden gelegentlich einzelne Variablen nicht in die Datenverarbeitung übernommen.

Für eine ganze Reihe von Daten, die in diesem Band charakterisiert werden, war jedoch eine Beschreibung der Variablenliste der Computerdateien nicht möglich, weil keine Übersicht über die tatsächlichen Variablen gewonnen werden konnten. Teilweise sind derartige Daten auch überhaupt nicht auf EDV-Datenträger übernommen worden. Schließlich gibt es auch Fälle, bei denen laufend Veränderungen an der Art der Speicherung vorgenommen werden.

Neben der Frage, was an Daten vorhanden ist, benötigt man für eine Einschätzung der Verwendbarkeit auch Angaben darüber, wie die Daten erhoben wurden. Wir haben daher den Gliederungspunkt "Methodik" besonders ausführlich untergliedert, um soweit wie möglich eine umfassende, aber kurze methodische Beschreibung der Datengewinnung bzw. Datenerhebung zu ermöglichen.

In diesem Zusammenhang zielt der Untergliederungspunkt "Datenerhebung" darauf ab, die Methode der Erhebung zu beschreiben, wie beispielsweise Befragung, durch Vorlage von amtlichen Dokumenten oder durch Messung mit Instrumenten (z. B. Blutdruck).

Zur Beurteilung der Verwendbarkeit ist es außerdem wichtig, Näheres über die Population der Daten zu wissen. Hierbei sind manchmal zwei Gruppen der Bevölkerung abzugrenzen: diejenige, bei der die Datenerhebung erfolgt, und die dazugehörige Grundgesamtheit. Für beide Gruppen sollten die Auswahl- und Abgrenzungskriterien angegeben werden. Für manche Daten war eine derartige Abgrenzung nicht möglich, weil durch den Verwaltungsablauf keine systematische Erhebung intendiert war, sondern nur Verwaltungsfälle aufgenommen wurden.

Ein weiterer Punkt, der zur Methodik gehört, betrifft die Beschreibung von Erhebungsinstrumenten. Wir verstehen darunter Hilfsmittel, die für die Erhebung notwendig bzw. wünschenswert sind, nicht jedoch den eigentlichen Erhebungsbogen. Solche Hilfsmittel können beispielsweise die Schulung der Datenerheber, Anweisungen zur Datenerhebung, die Vorgabe spezieller Meßinstrumente oder die Abfassung von Verschlüsselungscodes sein. Wie wichtig dieser Punkt ist, hat sich für uns im nachhinein bestätigt: bei vielen Datenerhebungen fehlen derartige Instrumente, was zu einer eingeschränkten Vergleichbarkeit identischer Variablenausprägungen führt.

Die Angabe der Periodizität der Daten soll den Leser darüber informieren, ob die Daten kontinuierlich oder periodisch erhoben werden. Darüber hinaus werden, soweit möglich, die Kriterien angegeben, die zur Abgrenzung einer Erhebungsperiode verwandt wurden.

Eng mit der Periodizität verbunden ist der Zeitraum der Datenerhebung. Unter diesem Gliederungspunkt wird vermerkt, ab wann und bis zu welchem Zeitpunkt eine Datenerhebung erfolgt. Die Unterscheidung zwischen Periodizität und Zeitraum der Datenerhebung hielten wir deshalb für notwendig, weil es unterschiedliche Erhebungsdesigns gibt. So ist es z.B. möglich, daß in festgelegten Zeitabständen Daten über eine Person kontinuierlich gesammelt werden wie bei den gesetzlich vorgeschriebenen Jahresmeldungen für die Krankenkasse, Rentenversicherung und Bundesanstalt für Arbeit im Rahmen der Datenerfassungs- und Datenübermittlungsverordnung. Hier beträgt die Periodizität ein Jahr, der Zeitraum der Datenerhebung ist jedoch länger. Andererseits sind z. B. Untersuchungen des Vertrauensärztlichen Dienstes dadurch charakterisiert, daß keine Periodizität vorliegt, der Zeitraum der Datenerhebung jedoch ein Jahr und mehr umfassen kann.

Ein weiterer methodischer Gliederungspunkt charakterisiert die Datenaufbereitung. Hier ist sowohl vorgesehen, das Verfahren der Übertragung von den Dokumenten auf computerlesbare Datenträger (z. B. Lochkartenerstellung, Belegleser) zu beschreiben als auch die Prüfmethoden anzugeben, die zur Kontrolle der Daten auf Übertragungsfehler und auf inhaltliche Fehler verwandt werden (vgl. hierzu auch den Beitrag von BRENNECKE in diesem Abschnitt).

Schließlich hielten wir die Archivierung der Daten für einen wichtigen Punkt bei der Beschreibung der Methodik. Neben der Angabe, seit wann und wie lange auf welchen Speichermedien Daten aufbewahrt werden, erschien uns wesentlich, darüber Auskunft zu geben, ob eventuell nur Teile der ursprünglichen Daten archiviert werden.

Als letzten übergeordneten Gliederungspunkt der Kurzfassung haben wir Angaben über die Verfügbarkeit von Daten vorgesehen, weil es für einen potentiellen Benutzer von Daten interessant ist, Auskunft darüber zu erhalten, inwieweit er über die Daten verfügen kann. Dabei war nicht eine Abgrenzung intendiert, unter welchen Möglichkeiten im Einzelfall ein Datenzugang erfolgen kann, sondern es sollte die Frage behandelt werden, ob generell ein Zugang möglich ist.

In diesem Sinne sind Angaben darüber notwendig, in welcher Form die Daten, die eventuell genutzt werden können, gespeichert sind. Dies ist insbesondere dann wichtig, wenn zwischen archivierten und zur Zeit bearbeiteten Daten Unterschiede bestehen.

Für potentielle Datenverwender erscheinen uns außerdem Angaben darüber sinnvoll, ob die Daten z. B. für Forschungszwecke nutzbar sind und welche Auflagen bezüglich einer Verwendung gemacht werden sowie an wen man sich wenden muß. Dies ist der Inhalt des zweiten Untergliederungspunktes.

Eine noch so gute Charakterisierung einer Datenquelle bzw. Datei kann unseres Erachtens nicht das Studium der Primärliteratur zu den Daten ersetzen. Daher ist im dritten Untergliederungspunkt vorgesehen, Angaben darüber vorzunehmen, ob Publikationen im weitesten Sinne, eventuell sogar Publikationen über die Daten, vorliegen. Dieser Gliederungspunkt hat darüber hinaus auch deshalb seine besondere Berechtigung, weil manchmal die Publikationen zu den Daten nur sehr schwer zu finden bzw. Angaben über Daten in unterschiedlichen Publikationen verstreut sind.

Die Angabe des Aggregationsgrades als weiterer Untergliederungspunkt soll darüber informieren, in welcher Art und Weise die Daten gespeichert, eventuell zugänglich bzw. in den Publikationen veröffentlicht sind. Hier wird angegeben, ob personenbezogene Daten bzw. anonymisierte Individualdaten oder verdichtete bzw. zu Gruppen zusammengefaßte Daten vorliegen und in welcher Form eine Zusammenfassung erfolgte.

Der letzte Untergliederungspunkt hat unseres Erachtens eher einen in die Zukunft gerichteten Aspekt. Viele Untersuchungen sind mit vorhandenen Daten in ihrer jeweiligen Abgeschlossenheit nur eingeschränkt möglich. Dagegen würde eine Zusammenführung von Daten, ein Linkage, unter Beachtung des Datenschutzes und der sonstigen Vorkehrungen zum Schutz der Betroffenen (ärztl. Schweigepflicht) in vielen Fällen für die Untersuchungen ausreichen. Damit würde eine zeit- und kostenaufwendige Mehrfacherhebung von Daten vermieden. Aus diesem Grund haben wir in die Kurzfassung das "Linkage" aufgenommen: hier wird angegeben, ob die Daten bereits mit anderen Daten verbunden sind bzw. verknüpft werden können oder ob theoretisch hierfür eine Möglichkeit besteht.

Diese wenigen Gliederungspunkte, verbunden mit der Erwartung, möglichst bündig und informativ die "Kurzfassung" zu gestalten, reichen unseres Erachtens oft zur Charakterisierung einer Datenquelle nicht aus. Daher haben wir die Möglichkeit vorgesehen, zu jeder Kurzfassung eine sogenannte Langfassung zu erstellen, in der mit von den Autoren gewählten Schwerpunkten ausführlicher auf die Daten eingegangen werden kann. Vergleicht man die einzelnen Langfassungen, so wird man unschwer auf die drei Leitfragen stoßen, die die Beiträge durchziehen: Es sollte die Methodik der Datenerhebung diskutiert und die Qualität der Daten beurteilt werden, die bisherige und mögliche zukünftige Verwendung der Daten sollte aufgezeigt werden und schließlich war angestrebt, Perspektiven in bezug auf die Verbesserung der Erhebung und in bezug auf künftige Datenanforderungen anzusprechen. Damit scheint uns eine für den Rahmen und Zweck des Bandes ausreichende Datenbeschreibung gegeben zu sein.

Methodische Konzepte zur Beurteilung von Daten

von RALPH BRENNECKE

1. Zielsetzung und Abgrenzung des Beitrages

In vielen Datenbeschreibungen dieses Bandes wird eine Beurteilung der Daten
hinsichtlich ihrer Qualität vorgenommen. Um mehrfache Darstellungen der dazu
verwandten Konzepte in den Einzelbeiträgen zu vermeiden, ist verabredet worden,
diese in einer Abhandlung zusammenzufassen. Damit ist ein Ziel des Beitrages
bereits vorgegeben. Allerdings wird für die mathematische Darstellung der Konzepte zur Qualitätsbeurteilung von Daten auf die Literatur verwiesen.

Die in diesem Band beschriebenen Daten beruhen fast ausschließlich auf Erhebungen, d.h. auf in der Regel einmaligen Befragungen und/oderUntersuchungen
von Personen. Andere Daten, z.B. Meßdaten aus Experimenten, aber auch aus mehr-
maligen Laboruntersuchungen, fehlen dagegen. Infolgedessen werden hier nur
solche Konzepte zur Beurteilung von Daten dargestellt, die für Erhebungen anwendbar sind. Dabei werden jedoch speziell für Trend-Untersuchungen bzw. Panel-
Erhebungen konzipierte Datenbeurteilungsverfahren unberücksichtigt gelassen.

Eine Beurteilung von Daten kann mit sehr unterschiedlichen Intentionen verfolgt
werden. Es ist z.B. denkbar, daß nur angestrebt wird, Fehlerquellen
aufzudecken, oder daß eine zur Zeit laufende bzw. bereits abgeschlossene
Erhebung verbessert werden oder daß die Brauchbarkeit von Daten für eigene
Untersuchungen abgeschätzt werden soll. Auch Hinweise für zukünftige
Verbesserungen können vorgesehen sein. Teilweise differieren die anzuwenden-
den Konzepte zur Beurteilung je nach der Intention. In diesem Beitrag wird
überwiegend davon ausgegangen, Konzepte zur Beurteilung der Brauchbarkeit von
Daten für eigene Untersuchungen darzustellen.

Um die Qualität von Daten beurteilen zu können, sind Kontrollen notwendig.
Das STATISTISCHE BUNDESAMT hat in diesem Zusammenhang zwischen deskriptiven
und operativen Kontrollen unterschieden. "Bei deskriptiven Kontrollen wird
nachträglich die Größenordnung der systematischen Fehler bestimmt, die in
den statistischen Zahlen enthalten sind, mit dem Ziel, die Güte der Ergebnisse
festzustellen und zu kommentieren. Die operativen Kontrollen haben die Aufgabe, systematische Fehler während der Erstellung der Statistik zu ermitteln,
um die Ergebnisse zu verbessern" (STATISTISCHES BUNDESAMT 1960, S. 110).

Die Diskussion von Datenbeständen, die in diesem Band enthalten sind, beziehen sich auf bereits vorhandene Daten. Dem Aspekt der Datenerhebung und damit der operativen Kontrolle kommt für die Beiträge dieses Bandes nur insoweit eine Bedeutung zu, als es sich umlaufend erhobene Verwaltungsdaten handelt bzw. Erhebungen in regelmäßigen Abständen wiederholt werden wie beispielsweise die Mikrozensen. Infolgedessen soll in diesem Beitrag der Schwerpunkt
auf deskriptive Kontrollmethoden gelegt werden. Prinzipiell sind die deskriptiven Kontrollmethoden sowohl auf Primär-, als auch auf Sekundärdaten (zur
Abgrenzung der Begriffe vgl. SCHACH 1981) anwendbar, bei einigen Methoden müssen allerdings schon bei der Erhebung Vorkehrungen getroffen worden sein, um
sie anwenden zu können. Hierauf wird später eingegangen.

Dagegen beziehen sich fast alle in der Literatur beschriebene Methoden der
deskriptiven Kontrolle auf solche Daten, die hier unter dem Begriff 'statistische Daten' zusammengefaßt werden sollen: Daten der amtlichen Statistik,
soweit sie keine Verwaltungsdaten sind, Umfragedaten, forschungsbezogene Erhebungen usw.. Über den in den letzten Jahren neu entstandenen Bereich der prozeßproduzierten Daten, "verstanden als solche der Buchführung von öffentlichen
und privaten Verwaltungen" (MÜLLER 1980, S. 10), sind kaum Kontrollverfahren
publiziert worden, obwohl diese Daten direkt oder aufbereitet auch für Untersuchungen anwendbar sind (vgl. dazu SCHACH 1981 und MÜLLER 1977). Daher lautet eine weitere Zielsetzung dieses Beitrages, prozeßproduzierte Daten bei
der Darstellung der Kontrollmethoden explizit zu berücksichtigen.

Die Autoren der Beiträge dieses Bandes stellten bei der Diskussion der Daten
teilweise fest, daß entweder systematische Kontrollen der Daten nicht vorgenommen oder die verwandten Prüfmethoden sowie deren Ergebnisse nicht publiziert wurden. Erschwerend für diesen Beitrag kommt hinzu, daß auch in der Li-

teratur Kontrollverfahren nur sehr verstreut vorhanden sind. Beispielsweise
findet man Ansätze im Rahmen der Stichproben- und Testtheorie (vgl. z.B. CO-
CHRAN 1972; SACHS 1978; MENGES 1968), die praxisbezogene Statistik beschäftigt
sich mit derartigen Verfahren (vgl. z.B. SCHULZ 1970; HAMER 1970), die päda-
gogisch-psychologische Forschung hat Kontrollverfahren entwickelt (vgl. LIE-
NERT 1969; INGENKAMP 1973 a, 1973 b) und die empirische Sozialforschung widmet
sich der Qualität der Daten (z.B. SCHEUCH u.a. 1974). Eine allgemeine, vielleicht sogar für verschiedene Wissenschaftsdisziplinen gleichermaßen anwend-
bare Theorie der Qualitätskontrolle von Daten ist mir jedoch nicht bekannt.
Ebenso scheinen Übersichten von Kontrollsequenzen, die zur Beurteilung der
Daten angewandt werden sollten, nur vereinzelt vorhanden zu sein. Daher soll
im Rahmen dieses Beitrages versucht werden, die Richtung zu verdeutlichen,
in die eine Entwicklung eines integrierten deskriptiven Konzepts gehen könnte.

Der überwiegende Teil der deskriptiven Kontrollmethoden ist, insbesondere bei
hohen Fallzahlen, nur mit Hilfe von Computern durchzuführen. Daher müssen die
Daten in computerlesbarer Form vorhanden sein. Sofern nicht Originalbelege
direkt in Belegleser eingegeben werden können bzw. die Erhebung nicht direkt
mit Dateneingabestationen durchgeführt wurde, entsteht der Transformationspro-
zeß vom Urmaterial, den Erhebungslisten, Fragebögen bzw. Formularen, hin zu
computerlesbare Daten. Im folgenden soll davon ausgegangen werden, daß das
Urmaterial keine Übertragungsfehler der Angaben des Befragten enthält (vgl.
für derartige Fehlermöglichkeiten MEILI u.a. 1978, S. 175 ff.; SCHEUCH 1973,
S. 77 ff. und S. 91 ff.; BEREKOVEN u.a. 1975), weil Kontrollen dieses Teils
den operativen Kontrollverfahren zuzurechnen sind.

Entsprechend diesem ersten Schritt ist die Strukturierung des Beitrages in
der Art vorgenommen worden, daß zunächst Kontrollmethoden der Fehlerfreiheit
der Datenaufnahme, anschließend Verfahren zur Kontrolle der Vollständigkeit
der Erhebung, zur inhaltlichen Richtigkeit der Merkmale (Ausprägungen der Variablen), zur Zuverlässigkeit und zur Gültigkeit der Variablen dargestellt
werden. Abschließend ist in die Zusammenfassung eine tabellarische Übersicht
der hier skizzierten Kontrollverfahren eingefügt, die als 'Checkliste' für
Datenprüfungen verwandt werden kann.

2. Kontrollen der Fehlerfreiheit der Datenaufnahme

Die Methoden zur Kontrolle der richtigen Übertragung von Erhebungsbögen auf
computerlesbare Speichermedien dienen dazu, mögliche Übertragungsfehler früh-
zeitig zu erkennen und zu berichtigen. Daher haben diese Kontrollmethoden
überwiegend operativen Charakter. Einige von ihnen können allerdings noch nachträglich deskriptiv angewandt werden, sofern sie nicht bereits bei der Daten-
übertragung vorgesehen waren. Mir sind als Übertragungskontrollen vier Methoden bekannt: die Doppeleingabe, die Prüfziffer, die Speicherplatz- und die
Plausibilitätskontrolle.

GREISER (1981) nennt in seinen Beiträgen als Kontrollmethode für die richtige
Übertragung die Doppeleingabe. Hierbei werden die im Urmaterial enthaltenen
Anqaben pro Beleg zweimal von je unterschiedlichen Personen auf computerlesbare Medien übertragen. Anschließend erfolgt eine Überprüfung der Ergebnisse
und bei Unstimmigkeiten kann anhand des Urmaterials eine Korrektur durchgeführt werden. Statistische Angaben, wie hoch der Fehleranteil in den Daten
ist, der nach einer Doppeleingabe mit entsprechendem Vergleich noch bleibt,
sind mir nicht bekannt. Es ist allerdings zu vermuten, daß dieser Fehleranteil relativ gering ist. Ebenso fehlen bisher Statistiken, die angeben, wie
viele Fehler durch Doppeleingaben entdeckt wurden und welcher Art die Fehler
waren. Derartige Statistiken würden - in großer Zahl publiziert - Schätzungen eines Übertragungsfehlers ohne Doppeleingabe erleichtern.

Zur Kontrolle auf Zahlenverdrehungen, aber auch auf andere Fehler bei der Eingabe von Zahlen, und bei analoger Anwendung, zur Kontrolle von Buchstabenkom-
binationen dienen Prüfzifferverfahren. Hierzu muß bereits im Urmaterial die
zu jeder Zahlenfolge gehörige Prüfziffer eingetragen werden. Bei der Eingabe
der entsprechenden Zahlen in den Computer wird die Zahlenfolge mit der Prüfziffer verglichen und bei Abweichungen die Zahlenfolge als fehlerhaft gekennzeichnet. Methodisch gibt es mehrere Prüfzifferverfahren, die sich vor allem
durch unterschiedliche Kompromisse zwischen geringem Speicherplatzbedarf und
hoher Prüfsicherheit unterscheiden (vgl. WEDEKIND 1976, S. 251 ff.).

WEDEKIND nennt weiterhin die sogenannte Speicherplatzprüfung, bei der kontrolliert wird, ob ein Zeichen an einer bestimmten Stelle im vorher festgelegten Gültigkeitsbereich dieser Stelle liegt. So können beispielsweise Teile des Speicherplatzes nur für numerische, andere nur für alphanumerische Zeichen zugelassen sein. Ergänzend gehört die Grenzwertprüfung dazu, bei der für jede Speicherstelle eine obere und eine untere Grenze der Merkmalsausprägung festgelegt und bei der Eingabe kontrolliert wird. Die Methode der Speicherplatzkontrolle hat ebenfalls überwiegend operativen Charakter, sie ist jedoch sehr leicht auch zur deskriptiven Kontrolle verwendbar. Sie erlaubt zumindest, prozentuale Anteile von Fehlern pro Variable bzw. pro Merkmal zu ermitteln.

Die vierte Methode zur Fehlerkontrolle der Dateneingabe, die Plausibilitätskontrolle, ist sowohl für diesen Bereich als auch zur Kontrolle auf inhaltliche Richtigkeit der Merkmale anwendbar. Plausibilitätskontrollen im Rahmen der Dateneingabe haben ausschließlich operativen Charakter, während sie bei einer Anwendung nach der Dateneingabe dann rein deskriptiv sind, wenn eine nachträgliche sichere Korrektur nicht mehr möglich ist. Auf diese Kontrollen wird in Abschnitt 4 näher eingegangen.

Ein besonderes Problem stellt die Signierung geschlossener bzw. die Vercodung offener Fragen dar, weil der Dateneingabe in den Computer noch eine Signierstufe vorgeschaltet werden muß. Da normalerweise der im Erhebungsbogen vorhandene Text nicht in den Computer übernommen wird, ist eine nachträgliche Prüfung auf ordnungsgemäße Signierung nicht möglich. In den Beiträgen dieses Bandes wird oft der Schlüssel: Internationale Klassifikation von Krankheiten, der sogenannte ICD 1968, genannt. Zur Überprüfung der richtigen Vercodung von Krankheiten mit Hilfe des ICD-Schlüssels ist ein gesonderter Prüfgang notwendig. Auf die hiermit verbundenen Kontrollprobleme soll jedoch nicht näher eingegangen werden, da sie zum operativen Bereich gehören.

Insgesamt wäre es wünschenswert, wenn die bei der Übertragung des Urmaterials auf computerlesbare Speichermedien angewandten Kontrollverfahren bei den einzelnen Datenquellen explizit verdeutlicht würden. Dabei sollten auch die Anzahl und die Art der entdeckten Fehler statistisch festgehalten werden, um Schätzwerte für solche Datensammlungen zu erhalten, bei denen die entsprechenden Kontrollen nicht vorgenommen wurden.

3. Kontrolle der Vollständigkeit einer Erhebung

Die Kontrolle der Vollständigkeit eines Datenbestandes, d.h. der Frage, ob alle Einheiten, die erhoben werden sollen, auch tatsächlich in dem Datenbestand vertreten sind, ist eine Voraussetzung für viele andere Prüfungen der Datenbasis. Derartige Kontrollen werden teilweise im Rahmen der Stichprobentheorie, vor allem jedoch in Publikationen über Arbeiten der amtlichen Statistik behandelt.

Im Rahmen der Stichprobentheorie wird generell unterschieden zwischen dem Zufallsfehler, der die zufällige Abweichung eines Ergebnisses von seinem 'wahren Wert' umfaßt (MENGES u.a. 1973, S. 273) und dem systematischen Fehler, der alle anderen Fehlerarten einschließt. Da über den Zufallsfehler mathematische Wahrscheinlichkeitsmodelle ableitbar sind, wird in der Literatur dieser Fehlerart ein breiter Raum gewidmet und oft die Nichtexistenz systematischer Fehler vorausgesetzt.

In der Praxis der Datenerhebung und Datenkontrolle sind jedoch gerade die systematischen Fehler, wozu auch die Unvollständigkeit einer Erhebung gezählt werden kann, die eigentlichen Problembereiche. Wenn man in der Stichprobentheorie voraussetzt, daß die systematischen Fehler nicht vorkommen, dann sollte bei der Anwendung der Theorie geprüft werden, ob diese Annahme auch erfüllt ist. Jedoch nicht nur für Stichproben, sondern auch für Vollerhebungen sind Vollständigkeitsprüfungen von großer Bedeutung. Unter Vollerhebungen werden hier solche Erhebungen verstanden, die alle Einheiten erfassen sollen, die unter die Abgrenzung des Erhebungszieles fallen. Durch Vollerhebungen sollen oft grundsätzliche Kenntnisse über die Zusammensetzung der Grundgesamtheit erlangt werden, sie dienen als Vergleich für Stichproben und sie ermöglichen differenzierte, tief untergliederte Auswertungen. Es können erhebliche Fehler auftreten, wenn Vollerhebungen unvollständig sind.

Zur Beschreibung von Vollständigkeitskontrollen sei zunächst analog zu SZAMEI-
TAT und SCHÄFFER (1964) als Erhebungsgrundlage eine Zielgesamtheit definiert,
deren Merkmale in die Erhebung oder in den Verwaltungsprozeß einbezogen werden
sollen. Die Zielgesamtheit leitet sich also aus den Intentionen der Datenerhebung her (vgl. Abschnitt 6). Zur Beschreibung bzw. Abgrenzung der Zielgesamtheit muß für die Erhebung ein Rahmen, eine Hilfsinformation, vorhanden sein,
durch die die Auswahl derjenigen Einheiten erfolgen kann, die in die Erhebung
einzubeziehen sind. Die anhand des Rahmens erhobenen Einheiten stellen die
Auswahlgesamtheit dar. Zwischen Ziel- und Auswahlgesamtheit können Abweichungen vorhanden sein (vgl. Abb. 1):
- durch Über-, Doppel- bzw. Untererfassung von Einheiten (in Abb. 1 Fall 1a,
  1b und 1c)
  und
- durch falsche Erfassung, auch wegen fehlerhafter oder fehlender Hilfsinformation in der Erhebungsbeschreibung (in Abb. 1 Fall 2a und 2b).

Diese Zusammenhänge sollen am Beispiel eines hypothetischen Krebsregisters
für das Land Hessen (Vollerhebung) verdeutlicht werden. Die Zielgesamtheit
seien alle Personen, die im Land Hessen wohnen und an Krebs erkrankt sind.
Als Erhebungsbeschreibung sei angegeben worden, daß alle Personen zu erfassen sind, die ihren ersten Wohnsitz in Hessen haben und bei denen ein Befund
auf mindestens ein Karzinom vorliegt oder vorlag. Die Auswahlgesamtheit setzt
sich somit aus allen Personen zusammen, die unter Verwendung dieser (fehlerhaften) Erhebungsbeschreibung an das Krebsregister gemeldet wurden. Abweichungen zwischen Ziel- und Auswahlgesamtheit können z.B. die folgenden Fälle darstellen:
- in der Zielgesamtheit jedoch nicht in der Auswahlgesamtheit enthalten:
  Personen, die ein Karzinom hatten, jedoch erst nach der Heilung in das
  Land Hessen zogen;
- in der Auswahlgesamtheit doppelt enthaltene Erhebungseinheiten: Personen,
  die einen Arzt gewechselt haben und jeweils gemeldet wurden;
- Erhebungseinheiten durch fehlerhafte Hilfsinformation: Personen, die an Krebs
  leiden und sich in Hessen behandeln lassen, jedoch nur ihren zweiten Wohnsitz
  in Hessen haben, da die Erhebungsbeschreibung diese Fälle nicht eindeutig
  berücksichtigt hat, und
- Erhebungseinheiten mit fehlender Hilfsinformation: Personen, bei denen der
  Verdacht auf ein Karzinom besteht und die sich weiteren Untersuchungen entzogen haben, weil Verdachtsfälle in der Erhebungsbeschreibung fehlen.

Aus der Literatur sind mir vier Kontrollverfahren zur Vollständigkeit bekannt:
die Sichtkontrolle, die Kontrolle durch eine Stichprobe, die Kontrolle durch
Anteilsvergleich sowie die Repräsentativitätskontrolle. Darüber hinaus gibt
es Fehlerkorrekturverfahren, wenn die Anzahl und die Art der nicht in die
Zielgesamtheit einbezogenen Erhebungseinheiten bekannt ist (vgl. COCHRAN 1972,
S. 420 ff.).

Die Sichtkontrolle gibt FRENTZEL-BEYME (1981) als Kontrollverfahren zur Über-
prüfungen von Doppelnennungen an. Dieses Verfahren ist besonders bei prozeßproduzierten Daten üblich: speziell eingearbeitete Personen prüfen jeden einzelnen Fall, insbesondere auf Doppelerhebung und auf die Zugehörigkeit zur
Zielgesamtheit. In einem umfassenderen Sinn verstehen SZAMEITAT und SCHÄFFER
unter der Sichtkontrolle die Überprüfung der Daten aller Erhebungseinheiten,
um diejenigen Einheiten auszusortieren, die nicht zur Zielgesamtheit gehören.
Unter bestimmten Voraussetzungen ist es auch möglich, die Sichtkontrolle unter
Verwendung von Computern als voll- oder halbautomatische Rahmenkontrolle durchzuführen. Diese Kontrolle hat allerdings den Nachteil, daß zur Zielgesamtheit
gehörende, jedoch in der Auswahlgesamtheit nicht enthaltene Einheiten nicht
ermittelt werden können.

Weiterhin schlagen SZAMEITAT und SCHÄFFER vor, eine besondere Stichprobe zu
ziehen, die das Ziel hat, vor allem solche Fehler zu quantifizieren, die durch
fehlende Einheiten entstehen. So könnte beispielsweise eine Stichprobe bei
verschiedenen Fachärzten durchgeführt werden, um fehlende Registermeldungen
zu schätzen. Dieses Verfahren zur Kontrolle der Vollständigkeit einer (Voll)-
Erhebung mittels einer Stichprobe wird ab und zu in der amtlichen Statistik
angewandt. Beispielsweise ist zur Kontrolle der Vollerhebung 'Gebäude- und
Wohnungszählung 1968' zusammen mit dem Mikrozensus im November 1968 eine be-

Abb. 1: Abweichungen zwischen Ziel- und Auswahlgesamtheit

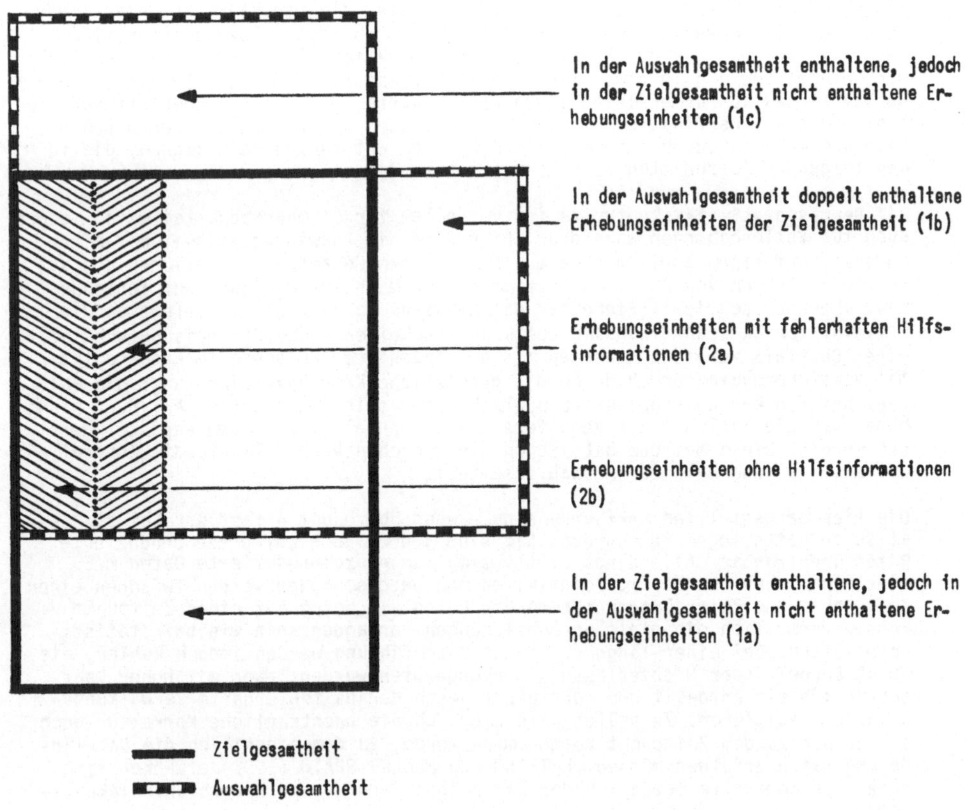

Quelle: Szameitat/Schäffer: Fehlerhaftes Ausgangsmaterial in der Statistik und seine Konsequenzen für die Anwendung des Stichprobenverfahrens, in: Allgemeines Statistisches Archiv, 48. Bd., Göttingen, 1964, S. 4

sondere 0,1% Nacherhebung von Gebäuden und Wohnungen durchgeführt worden. Aus den Ergebnissen, die NOURNEY (1970) zusammengestellt hat, kann auf eine Erfassungslücke der Vollerhebung für Gebäude von ca. 0,2%, für Wohnungen von ca. 2,2% geschlossen werden. Auch die Volks- und Berufszählung 1961 ist in bezug auf ihre Vollzähligkeit durch eine Stichprobe kontrolliert worden (vgl. HERBERGER 1970). Problematisch an der Methode der Stichprobenkontrolle ist allerdings der relativ hohe Kostenaufwand.

Die Kontrolle durch Anteilsvergleich ist nur dann durchführbar, wenn die Zielgesamtheit auch räumlich definiert ist. Das Verfahren besteht darin, die Zielgesamtheit in mehrere räumlich gleiche Teile zu untergliedern und die jeweiligen Anteilswerte für bestimmte Variablen miteinander zu vergleichen. Starke Abweichungen in den Anteilen können auf fehlende bzw. zuviel vorhandene Einheiten hinweisen. Wichtig ist bei diesem Verfahren, die Struktur der Untergliederung einer Gleichverteilung anzupassen. So ist es beispielsweise sinnvoll, darauf zu achten, daß die Berufs- und Erwerbstätigkeitsstruktur in allen Teiler der Untergliederung in etwa identisch ist. Diese Methode hat allerdings den Nachteil, daß aus unterschiedlichen Anteilswerten nicht mit Sicherheit auf fehlende bzw. überflüssige Einheiten geschlossen werden kann, sondern daß die Divergenzen auch durch andere Einflußfaktoren entstanden sein können, die in den folgenden Abschnitten noch diskutiert werden.

Die Repräsentativitätskontrolle ist vor allem für Stichproben, teilweise jedoch auch für Vollerhebungen anwendbar. Hier wird die Auswahlgesamtheit mit einer anderen, auf einem ähnlichen Rahmen basierenden Gesamtheit verglichen und aus den Abweichungen von Anteilen bestimmter Merkmalskombinationen auf fehlende bzw. überrepräsentierte Einheiten geschlossen. So könnte beispielsweise die Fallzahl von Karzinomdiagnosen auf Krankenscheinen (ohne Überweisungsscheine) eines Quartals verglichen werden mit der Anzahl der Personen im Krebsregister mit Versicherungsanspruch durch die gesetzliche Krankenversicherung: die Fallzahl bei den Krankenscheinen (Doppelzählungen seien ausgeschlossen) darf nicht höher als die Fallzahl des Registers sein, wenn alle Fälle dem Register gemeldet wurden. Diese Methode hat jedoch die gleichen Nachteile wie die Kontrolle der Anteile innerhalb der Auswahlgesamtheit.

Die hier dargestellten Verfahren sind - wenn überhaupt - fast nur bei statistischen Daten angewandt worden. Sie sind jedoch auch auf prozeßproduzierte Daten übertragbar. Allerdings stellt sich für prozeßproduzierte Daten m.E. eine etwas abweichende Problematik: es muß unterschieden werden zwischen einer Zeitpunkt- und Zeitraumbetrachtung der Daten. In bezug auf einen Zeitpunkt können vermutlich die gleichen Abweichungen vorhanden sein wie bei statistischen Daten. Bei einer längerfristigen Datenführung werden jedoch Fehler, die durch Doppel- oder Nichterfassung hervorgerufen wurden, dann mit hoher Wahrscheinlichkeit entdeckt und korrigiert, wenn daraus fehlerhafte Verwaltungsabläufe resultieren: Zu prüfen wäre hier, ob die nachträgliche Korrektur auch bis zurück zu dem Zeitpunkt vorgenommen wurde, zu dem eigentlich die Dateiänderung hätte erfolgen müssen. LEIBING und MÜLLER-SPÄTH (1981) erwähnen eine derartige Kontrolle bezüglich der Daten über Berufs- und Erwerbsunfähigkeitsrenten.

4. Kontrollverfahren zur inhaltlichen Richtigkeit von Merkmalen

Der Hintergrund dieser Kontrollen ist die in der Literatur häufig getroffene Feststellung, daß Befragte wissentlich und oder unwissentlich falsch antworten können.

So widmet MORGENSTERN (1965, S. 16 ff.) einen ganzen Abschnitt den möglichen fehlerhaften Angaben von Individuen, aber auch von Organisationen und Regierungen. Er konstatiert, daß bewußte Falschangaben, Lügen, generell nicht auszuschließen seien. SCHEUCH (1973, S. 111) dagegen argumentiert, daß Lügen seltener seien, sondern daß die Genauigkeit, vor allem aber die Antwortbereitschaft von der Schwierigkeit der Themenstellung und vom subjektiven Intimitätsgrad der Fragen abhängen.

MÖBIUS (1966, S. 61 ff.) analysiert auf der methodischen Ebene den Einfluß unterschiedlicher Fragetechniken auf die Antworten subjektiver Bereiche wie Meinungen, Ansichten usw.. BEREKOVEN, SPECHT, WALDHELM und WIMMER (1975, S. 77 ff.) untersuchen ausführlich die Beziehungen zwischen Interviewer und Befragten und deren Einfluß auf das Befragungsergebnis.

Weiterhin werden vom STATISTISCHEN BUNDESAMT (1960, S. 155 und 1966, S. 9) als typische Fehler der Telescoping-Effekt und der Erinnerungsfehler angegeben. Der Telescoping-Effekt beinhaltet, daß Befragte dazu neigen, bei der Befragung Ereignisse aus der Vergangenheit näher zur Gegenwart einzuordnen. Der Erinnerungsfehler betrifft die Gedächtnisleistung: je länger ein Ereignis zurückliegt, um so eher wird es vergessen, wobei von diesem Phänomen verschiedene Ereignisse unterschiedlich stark betroffen sein können.

Auch Fehler, die aufgrund von Unverständnis des Fragebogens bzw. des Formulars oder deren Erläuterung entstehen, gehören zu den falschen Antworten.

Es gibt mehrere Prüfungen, um falsche Antworten herauszufinden, die man je nachdem, ob nach der Prüfung eine Korrektur durch Ermittlung der tatsächlichen Werte erfolgt oder nicht, der operativen bzw. deskriptiven Kontrolle zurechnen kann. Im folgenden sollen die Methoden: Kontrollfragen bzw. interne Ergebniskontrollen, der Individualdatenvergleich und die Plausibilitätsanalyse skizziert werden. Die ebenfalls dieser Kontrollebene zurechenbaren Konsistenz- und Stabilitätsprüfungen werden dagegen in Abschnitt 5 behandelt, weil sie sich nicht nur auf die Prüfung richtiger Antworten beschränken.

Kontrollfragen sind - mit Ausnahme der Diskussion der Paralleltestreliabilität, vgl. Abschnitt 5 - eine in der mir bekannten Literatur kaum erwähnte Prüfmethode, um die Antworten zu bestimmten Fragen zu überprüfen. Vielleicht liegt mit ein Grund darin, daß die Feststellung von MENGES und SKALA (1973, S. 132) zutrifft, Kontrollfragen würden in der Regel nicht aufbereitet. Es kann jedoch der Vergleich zwischen den Merkmalsnennungen der beiden (oder auch mehrerer Fragen) bei Unstimmigkeiten dazu verwandt werden, noch einmal bei dem Befragten den Sachverhalt zu klären. Andererseits sind auch deskriptive Kontrollen möglich, indem z.B. statistische Tests über paarweise angeordnete Merkmale zur Prüfung verwandt werden, ob die Differenzen der Merkmale Null ergeben oder eine signifikante Abweichung aufweisen. Dafür verwendbare Verfahren (t-Test, Varianzentest usw.) sind z.B. in SACHS (1978, S. 242 ff.) und KRIZ (1973, S. 189 ff.) beschrieben. Methodisch ähnlich sind die sogenannten internen Ergebniskontrollen angelegt. Hierbei werden ebenfalls die in einer Erhebung doppelt vorhandenen Variablen miteinander verglichen bzw. es werden zur Kontrolle Variablen herangezogen, die disjunkt beantwortet sein müssen. HERBERGER (1970, S. 63) beschreibt in diesem Rahmen die Alphabetkontrolle, bei der für alle Personen mit dem Anfangsbuchstaben A zur Kontrolle der Angaben über weitere Wohnungen geprüft wurde, für wieviele Personen zwei Zählblätter (erster und weiterer) Wohnraum vorlagen, für wieviele Personen dies aufgrund der eigenen Angaben hätte vorliegen müssen und für wieviele Personen zwei Zählblätter vorlagen, obwohl sie nur eine Wohnung angegeben hatten. Die internen Ergebniskontrollen können allerdings nur spezifisch auf die jeweilige Erhebung angewandt werden.

Kontrollfragen bzw. Variablen für die interne Ergebniskontrolle sind allerdings nicht unproblematisch. KREUZ und TISCHER (1974, S. 63) stellen fest, daß eine dem Befragten ersichtliche Kontrolle nicht nur ihre Wirkung verlieren, sondern auch die Gültigkeit der weiteren Aussagen verschlechtern kann. Darüber hinaus sind Prüfungen der inhaltlichen Richtigkeit von Merkmalen über Kontrollfragen nur dann möglich, wenn die Fragen im Erhebungsbogen vorgesehen waren.

Die zweite Kontrollmethode auf richtige Antworten, der Individualdatenvergleich, ist ein Sammelbegriff für in der Praxis angewandte ähnliche Verfahren, z.B. die externe Ergebniskontrolle und die Stichprobenkontrolle. Alle Verfahren können nur dann durchgeführt werden, wenn zwei Voraussetzungen erfüllt sind: erstens muß eine zweite Erhebung zur Verfügung stehen, die die gleichen Einheiten mit gleichen oder ähnlichen Variablen erfaßt, und zweitens muß eine eineindeutige Zuordnung der Befragungsergebnisse zwischen den Erhebungen vorgenommen werden können.

Alle Individualdatenverfahren arbeiten nach dem gleichen Prinzip: der zu prüfenden Erhebung wird eine zweite Erhebung in der Art gegenübergestellt, daß für jede Erhebungseinheit die zusammengehörenden Datensätze auf Übereinstimmung der Merkmale der Variablen verglichen werden. Bei der externen oder exogenen Ergebniskontrolle werden dazu die Individualdaten aus anderen, auch

nichtstatistischen Bereichen herangezogen, z.B. Standesamtsregister, Einwoh-
nermeldeamtsdaten, die Höferrolle etc. (vgl. WEICHSELBERGER 1970, S. 15 ff.
und RINNE 1970, S. 31).

Die Stichprobenkontrolle hat als Ausgangspunkt die gleiche Stichprobe, die
schon bei den Vollständigkeitskontrollen beschrieben wurde. Nur der Schwerpunkt der Prüfung wird hier auf den Vergleich der in beiden Erhebungen vorhandenen Datensätze einer Person gelegt. So hat beispielsweise KRUG (1976) für
den Vergleich der Angaben in der Volkszählung 1961 mit denjenigen der Mikro-
zensus-Befragungen im April und Juli 1961 den Antwortfehler in eine systematische und eine zufällige Komponente unterteilt und prozentuale Anteile von
systematischen Fehlern (z.B. falsche Angabe der Stellung im Beruf) berechnet.
HERBERGER (1970, S. 69) erwähnt das gleiche Verfahren unter der Bezeichnung:
Kontrolle der Antwortvariabilität. Auch zur Gebäude- und Wohnungszählung 1968
wurde eine Nacherhebung durchgeführt und die Stichprobenergebnisse mit den
Vollerhebungsergebnissen auf Individualdatenebene zusammengeführt, um die Antworten der Befragten z.B. über die Besitzverhältnisse von Wohnungen zu prüfen.
Dabei ergab sich, daß für 3,7 % der Wohnungen diese Angaben in den beiden Er-
hebungen nicht übereinstimmten (NOURNEY 1970, S. 371).

Die Verfahren des Individualdatenvergleichs liefern allerdings nur dann aus-
sagekräftige Ergebnisse, wenn die Merkmale richtig in den Computer übertragen wurden und wenn der zeitliche Abstand zwischen der Erhebung der beiden
Vergleichsdatensätze sehr klein ist, so daß tatsächliche Änderungen von Merkmalen nicht als Fehler ausgewiesen werden.

Die dritte Prüfmethode, die Plausibilitätsprüfung, wird überwiegend operativ
eingesetzt. WEDEKIND (1976, S. 255) versteht unter Plausibilitätsprüfungen
auch die Speicherplatzprüfungen, die bereits weiter oben beschrieben wurden
(Feldaufbauprüfung, Grenzwertprüfung). Im Sinne der hier vorgenommenen Unterteilung soll der Begriff jedoch enger als deskriptive kombinierte Prüfungen
von Ausprägungen unterschiedlicher Variablen auf inhaltliche Zulässigkeit abgegrenzt werden.

Das Verfahren hat damit eine ganz einfache Grundidee, birgt jedoch besonders
bei der Anwendung als deskriptive Kontrollmethode auch mehrere Schwierigkeiten:
- Die Anzahl der Plausibilitätsprüfungen kann sehr schnell alle Grenzen spren-
  gen. Bei Datensätzen mit beispielsweise zehn Variablen und je zwei Auspräg-
  gungen sind mindestens 1024 Plausibilitätsprüfungen denkbar. In der Praxis
  sind allerdings vielfältige Abhängigkeiten vorhanden, die die Zahl der Prüfungen einschränken.
- Für eine Anzahl von Merkmalskombinationen sind oft a priori keine Plausi-
  bilitätshypothesen vorhanden. Diese Merkmalskombinationen bleiben dann
  unkontrolliert. Damit ist eine vollständige Plausibilitätsprüfung aller
  Variablen ausgeschlossen. Dies trifft insbesondere für solche Datensätze
  zu, die bisher noch unbekannte Zusammenhänge einbeziehen.
- Die Komplexität der Plausibilitätsprüfungen nimmt mit steigender Anzahl
  einzubeziehender Variablen zu und dadurch wird das Verfahren sehr test-,
  rechenzeit- und arbeitsintensiv.
- Die Trennung von 'harten' und 'weichen' Plausibilitäten, d.h. von unbeding-
  ten Fehlern und wenig wahrscheinlichen Situationen ist schwierig, beeinflußt
  aber entscheidend die Güte der Kontrolle (vgl. DEININGER u.a. 1971).
- Plausibilitätskontrollen sind für jede andersartige Merkmalsabgrenzung von
  Variablen neu zu entwickeln.
- Selbst wenn für viele oder alle Merkmalskombinationen Plausibilitätsprüfungen konstruiert wurden, so eignet sich das Verfahren nur eingeschränkt zur
  Beurteilung von einzelnen Variablen, weil aus einer unplausibel ausgewiesenen
  Kombination nicht unmittelbar zu ersehen ist, welche der beteiligten Merkmale
  falsch oder unplausibel sind.
- Bisher sind - vor allem wegen der mangelnden Eindeutigkeit in bezug auf
  falsche einzelne Variablen - keine statistischen Maße für Plausibilitätskontrollen entwickelt worden. Daher eignet sich das deskriptive Verfahren
  überwiegend nur zur qualitativen Beschreibung einer Datenbasis.
- Plausibilitätskontrollen können nur offensichtliche Widersprüche aufdecken,
  in sich logische, insgesamt jedoch falsche Antworten können im Gegensatz
  zum Individualdatenvergleich nicht erkannt werden.
- Schließlich ist die Dokumentation von Plausibilitätskontrollen oft nicht
  ausreichend.

In den Beiträgen dieses Bandes wird mehrfach davon berichtet, daß bei der Datenaufnahme Plausibilitätsprüfungen durchgeführt werden. Wegen der Vielfältigkeit der möglichen Prüfungen wäre es für einen Datenverwender wünschenswert,
über eine genaue Dokumentation der Plausibilitätskontrollen zu verfügen.

Die zur Prüfung der inhaltlichen Richtigkeit der Merkmale besprochenen Kontrollverfahren stammen - wie diejenigen der Vollständigkeit - überwiegend
aus dem Bereich der Statistik. Auf prozeßproduzierte Daten werden sie jedoch
teilweise auch angewandt bzw. sind dafür verwendbar. So gibt es in einigen
amtlichen Formularen Kontrollfragen wie beispielsweise die Frage nach der Nummer des Personalausweises in Meldeformularen. Die gängigste Prüfung ist jedoch
der Individualdatenvergleich durch Sachbearbeiter, der entweder unmittelbar
anhand anderer Dokumente oder Unterlagen vorgenommen oder der bei neuen Individualdaten durch Vergleich mit alten Daten durchgeführt wird. Ein derartiges
Vorgehen beschreiben LEIBING und MÜLLER-SPÄTH (1981) in bezug auf die Daten
über Berufs- und Erwerbsunfähigkeitsrenten.

Problematisch kann jedoch die Wirksamkeit der Individualdatenkontrolle für
solche Teile der Formulare sein, deren Beantwortung freiwillig ist oder die
nicht zum unmittelbaren Verwaltungshandeln benötigt werden. Als Beispiel soll
der im Rahmen der Datenerfassungs- und Datenübermittlungsverordnung verwandte
Schlüssel für die Berufsbezeichnung der Versicherten der gesetzlichen Sozialversicherung genannt werden: dieser Schlüssel wurde 1972 vorgeschrieben und
anschließend jahrelang verwandt. Die Berufsbezeichnung ist eine Variable, die
für das Handeln der gesetzlichen Krankenversicherung nicht unmittelbar relevant
ist. Daher wurde nicht sofort bemerkt, daß sich im Laufe der Zeit Berufsbezeichnungen geändert hatten und daß für Personen Berufsbezeichnungen einmal
festgelegt und dann weiter übernommen wurden, unabhängig davon, ob diese Personen ihren Beruf bzw. ihre Stellung im Beruf gewechselt hatten oder nicht.

Neben dieser Schwierigkeit kann in bezug auf die inhaltliche Richtigkeit der
Angaben in prozeßproduzierten Daten auch das bereits angesprochene Problem
der zeitlichen Verzögerung der Korrektur gelten.

Die Methoden zur Kontrolle der inhaltlichen Richtigkeit der Angaben, die Kontrollfragen, der Individualdatenvergleich und die Plausibilitätskontrolle,
beinhalten die Methode der horizontalen Kontrolle, d.h. im Prinzip wird jeder
Datensatz auf Fehler überprüft. Dadurch sind die Methoden jedoch nicht in der
Lage, eindeutig zwischen bewußt falschen Antworten und durch die Fragen- bzw.
Formularkonzeption entstandenen falschen Antworten zu trennen. Dieser Aspekt
tritt stärker bei den nunmehr zu behandelnden Zuverlässigkeitskontrollen in
den Vordergrund.

5. Kontrollen der Zuverlässigkeit einer Erhebung

In der Literatur über empirische Sozialforschung und in der pädagogisch-psychologischen Testtheorie werden zur Kontrolle der Zuverlässigkeit einer Erhebung
verschiedene Reliabilitätskonzepte genannt. Dabei wird unterschieden zwischen
der Kontrolle der Konsistenz, d.h. der Stimmigkeit, Genauigkeit bzw. Widerspruchsfreiheit, der Stabilität, d.h. der im Zeitverlauf gleichartigen Ergebniserzielung und der Konstanz der Meßbedingungen einer Erhebung (FRIEDRICHS
1973, S. 100, LIENERT 1969, S. 208 ff.). SCHEUCH u.a. (1974, S. 173) beziehen
die Konsistenz auf die Korrelation zweier oder mehrerer paralleler Messungen
und die Stabilität auf die Korrelation zweier Erhebungen.

Die Reliabilitätskonzepte stammen - ebenso wie die Validitätskonzepte, die
in Abschnitt 6 diskutiert werden - aus der pädagogisch-psychologischen Testtheorie. Im Rahmen dieser Theorie sind zwei - dort allerdings nicht immer explizit genannte - Voraussetzungen für die Anwendung der Konzepte vorhanden.
Die erste Voraussetzung beinhaltet, daß die Antworten zu den Fragen des Tests
entweder stetig oder binär, als Item, definiert sind. Itemorientierte Reliabilitätsmaße mit Beispielen findet man bei HORST (1971, S. 310 ff.), eine axiomatische Ableitung von Reliabilität für stetige Variablen bringt WALTER (1978,
S. 66 ff.). In den Sozialwissenschaften sind stetige Variablen jedoch selten,
selbst das Alter wird oft nicht als quasistetige Jahreszahl oder Altersangabe,
sondern in Altersklassen erhoben. Zum Verständnis der Kontrollmethoden scheint
es mir daher vorteilhaft, sich alle Ausprägungen einer Variablen binär vorzu-

stellen, z.B. Geschlecht weiblich trifft zu oder trifft nicht zu.

Die zweite Voraussetzung zur Anwendung der Reliabilitätskonzepte folgt aus
den Meßansprüchen im Rahmen der Testtheorie: es soll geprüft werden, ob der
Test konsistent (in sich) und stabil (in der Anwendung) ist. So soll beispielsweise bei einem Test zur Überprüfung des Lernzuwachses kontrolliert werden,
ob die Fragenformulierung tatsächlich den Lernzuwachs konsistent mißt und sich
der gleiche Lernerfolg bei einer Wiederholung des Tests ergeben würde, oder
ob sich Umstimmigkeiten herausstellen bzw. sich schwankende Ergebnisse im Zeitablauf ergeben. Der Schwerpunkt der Prüfung liegt damit auf der Kontrolle des
Meßinstruments bzw. der Meßskala (vgl. HUBER u.a. 1976, S. 65 ff.). Die Problematik, daß die Befragten unrichtig antworten bzw. bewußt lügen, ist bei pä-
dagogischen Tests kaum, bei psychologischen Tests selten vorhanden. Mit der
Anwendung der Reliabilitätskonzepte ist somit die Voraussetzung verbunden,
daß die Befragten richtig antworten und die sonstigen Einflüsse nicht vorhanden
oder immer gleichartig sind.

Man kann sich die sonstigen Einflüsse bzw. Fehlerbereiche, die die verschiedenen Reliabilitätskonzepte bei einer Anwendung auf sozialwissenschaftliche
Erhebungen jeweils messen, m.E. am einfachsten verdeutlichen, wenn man in Anlehnung an LIENERT (1969, S. 210 ff.) und HENNING (1970, S. 252 ff.) die Gesamtstreuung einer Variablen (gemessen über alle Einheiten) in verschiedene
Streuungskomponenten aufteilt:

$$S_G = S_W + S_Z + S_U + S_I + S_V + S_K + S_S + S_M + S_R.$$

Die Gesamtstreuung S_G setzt sich zusammen aus

S_W = der 'wahren' Streuung der Variablen,

S_Z = der Zufallsstreuung, die aus den Zufallsfehlern resultiert,

S_U = der Übertragungsstreuung, die aus fehlerhafter Eingabe in den Computer
resultiert,

S_I = der Streuung durch inhaltlich falsche Antorten der Befragten,

S_V = der Streuung durch die Unvollständigkeit der Erhebung,

S_K = der Streuung, die durch fehlende Konsistenz des Meßinstruments verur
sacht wurde,

S_S = der Streuung, die durch fehlende Stabilität der Messung entstand,

S_M = der Streuung, die durch nicht vorhandene Konstanz der Meßbedingungen
und

S_R = der Streuung, die durch die restlichen Fehler entstanden ist (vgl.
hierzu z.B. die Zusammenstellung möglicher Einflußfaktoren auf die Reliabilität bei SCHACH 1978, S. 28 ff).

Die Reliabilitätskonzepte messen daher nur dann die Stabilität bzw. Konsistenz einer Erhebung, wenn alle anderen Einflußfaktoren nicht vorhanden sind.
Für sozialwissenschaftliche Erhebungen sind deshalb die bisher dargestellten
Kontrollverfahren m.E. eine notwendige Ergänzung sowohl zu den Zuverlässig-
keitsprüfungen als auch zur Beurteilung der Gesamtgüte von Daten.

Im folgenden werden die Kontrollverfahren zur Zuverlässigkeit gegliedert nach
den Bereichen Konsistenz und Stabilität dargestellt. Anschließend erfolgen
einige Hinweise zur Prüfung der Meßbedingungen.

Als Prüfverfahren zur Kontrolle der Konsistenz einer Erhebung sind die Paral-
leltest- und die Halbierungsreliabilität entwickelt worden. Darüber hinaus
gibt es noch die innere Konsistenzreliabilität, die allerdings auf sozialmedizinische Daten kaum anwendbar ist. Außerdem kann das 'Figuralmaß' von RINNE
(1970, S. 35) zur Konsistenzkontrolle gezählt werden.

Voraussetzung für die Paralleltestreliabilität als Kontrollinstrument der Konsistenz ist, daß eine Variable durch zwei unterschiedliche Meßinstrumente erhoben wurde. Wenn dies der Fall ist, kann man die Korrelation zwischen beiden Ergebnissen über alle Befragten ermitteln und daraus auf die Reliabilität (Nettoreliabilität) schließen. Wenn alle Variablen einer Erhebung durch je zwei unterschiedliche Instrumente erhoben worden sind, kann auch die Erhebung pro Befragten in zwei Teile geteilt und anschließend über alle Befragten miteinander korreliert werden (Bruttoreliabilität).

Entscheidend für dieses Prüfverfahren ist die Anwendung unterschiedlicher Meßinstrumente. Kontrollfragen stellen kein unterschiedliches Meßinstrument dar, weil sie zur Gruppe der Befragung zu zählen sind. HUBER und SCHMERKOTTE (1976, S. 69) grenzen unterschiedliche bzw. parallele Meßinstrumente in der Art ab, daß die gemessenen Größen der beiden Instrumente voneinander unabhängig sein und gleiche Verteilungen besitzen müssen. Ein Beispiel für die Messung einer Variablen mit zwei Instrumenten ist die Befragung (Instrument I): Haben Sie zur Zeit einen grippalen Infekt? mit den Antwortkategorien ja oder nein, wobei die Bedeutung 'grippaler Infekt' erklärt wird und die Untersuchung (Instrument II) durch einen Arzt auf einen akuten grippalen Infekt. Auch hierbei ist die Antwortkategorie des Arztes ja oder nein. Wenn das Instrument I, die Frage nach einem akuten Infekt sowie dessen Erklärung, konsistent ist und sonstige Einflußfaktoren fehlen, dann muß die Korrelation zwischen beiden Instrumenten positiv und nahe eins sein, unter der Voraussetzung, daß Instrument II konsistent ist.

In der Praxis ist diese Form der Konsistenzprüfung als deskriptive Kontrollmethode in der reinen Form kaum anzuwenden, weil eine doppelte Messung nur selten durchgeführt wird.

Die zweite Konsistenzkontrollmethode, die Halbierungsreliabilität, hat das Ziel, nachträglich die Konsistenz einer Erhebung zu prüfen. In der Literatur werden verschiedene Ausgestaltungsverfahren diskutiert (vgl. z.B. HORST 1971, S. 311 ff.).Hier soll jedoch nur das als odd-even bezeichnete Verfahren erläutert werden. Pro Proband wird der Test in zwei Teile untergliedert: nachdem alle Merkmale binär, als Items, definiert wurden, werden sie fortlaufend numeriert und alle Items mit gerader Nummer gehören zur ersten Hälfte der Erhebungsliste, die Items mit ungerader Nummer zur zweiten. Über alle Probanden wird dann der Korrelationskoeffizient zwischen dem ersten und dem zweiten Teil der Liste ermittelt, der bei konsistenten Tests positiv und nahe eins sein sollte.

Problematisch bei der Anwendung der Halbierungsreliabilität auf sozialwissenschaftliche Erhebungen ist, daß die in der Testtheorie vorhandene Voraussetzung des Verfahrens, alle Items haben den gleichen Schwierigkeitsgrad, bei der binären Abgrenzung von Merkmalen einer Variablen nicht mehr zutrifft. Sozialwissenschaftliche Variablen haben oft eine inhomogene Merkmalsverteilung. So beträgt beispielsweise, wenn man das Geschlecht unterteilt, die Sexualproportion bei der Geburt 1,06 zu 1. Diese Proportion senkt tendenziell den Korrelationskoeffizienten der Halbierungsreliabilität. Daher kann es für eine genauere Messung bei heterogenen Variablen notwendig werden, die Homogenität der Merkmale durch Gewichtungsfaktoren herzustellen. Mathematische Beispiele hierfür findet man bei HORST (1971, S. 320 ff.).

Neben diesem Problem wird das Konzept der Halbierungsreliabilität oft angezweifelt, weil es die Annahme impliziert, daß die Erhebung aus einem unendlichen Universum möglicher Items stammt (vgl. MAYNTZ u.a. 1969, S. 65).

Die dritte Konsistenzmethode, die Prüfung der inneren Konsistenz, ist aus der Weiterentwicklung der Halbierungsreliabilität entstanden. Bei der Methode wird der Erhebungsbogen in so viele Teile aufgeteilt, wie er Variable hat (vgl. GRUBITZSCH 1978, S. 101; LIENERT 1969, S. 225 ff.). Entscheidende Voraussetzung der Kontrolle ist, daß bei psychologisch-pädagogischen Tests alle Items einer Aufgabe den gleichen Schwierigkeitsgrad haben. Dem entspricht, daß alle Merkmale einer Variablen die gleiche Nennungswahrscheinlichkeit besitzen, was gerade bei sozialwissenschaftlichen Variablen nur sehr selten zutrifft. Daher scheint mir diese Kontrollmethode nicht direkt übertragbar zu sein.

RINNE (1970, S. 35 ff.) hat mit der Berechnung eines 'Figuralmaßes' ein Verfahren vorgeschlagen, welches ebenfalls für die innere Konsistenzkontrolle ver-

wandt werden kann. In etwas verallgemeinerter Form - RINNE entwickelte das
Maß zur Kontrolle der Besetzungszahlen für Altersjahrgänge - kann dabei folgendermaßen verfahren werden: Arithmetisch oder geometrisch wird das Figuralmaß als Quotient der Besetzungszahl der Merkmalsausprägung einer Variablen
zu den Besetzungszahlen der beiden benachbarten Merkmalsausprägungen berechnet. Wenn die Verteilungsfunktion des Figuralmaßes bekannt ist oder unterstellt
werden kann, ergibt sich die Möglichkeit, unter Verwendung der statistischen
Testtheorie zu beurteilen, ob die Abweichungen zwischen zwei (z.B. regional
unterschiedenen) Figuralmaßen noch als zufällig eingestuft werden können. Das
Verfahren versagt allerdings an den Merkmalsgrenzen, das erste und letzte Merkmal ist so nicht prüfbar, und es muß auch die jeweilige Verteilungsfunktion
bekannt sein.

Zur Prüfung der Stabilität wird in der Literatur die Methode der Messung der
Wiederholungsreliabilität genannt. Zusätzlich möchte ich hier die von WEICHSEL-
BERGER (1970, S. 16 ff.) vorgeschlagene repräsentative Verfahrenskontrolle
einordnen.

Das Konzept der Wiederholungsreliabilität besteht darin, in einem gewissen
zeitlichen Abstand die Erhebung noch einmal in der gleichen Art und Weise bei
den gleichen Befragten durchzuführen. Die Korrelation der Ergebnisse pro Variable zwischen erster und zweiter Erhebung über alle Befragten ergibt die Netto-
wiederholungsreliabilität, die Korrelation zwischen allen Variablen der ersten
und zweiten Erhebung über alle Befragten stellt ein Maß der Bruttowiederho-
lungsreliabilität dar.

Problematisch bei der Anwendung dieser Kontrollmethode ist der zeitliche Abstand der zweiten Erhebung. Wenn dieser Abstand zu kurz gewählt wird, so können Erinnerungsfaktoren die zweite Erhebung beeinflussen. Bei zu langem zeitlichen Abstand können sich Merkmale tatsächlich verändert haben und daher den
Reliabilitätskoeffizienten tendenziell senken. HENNIG (1975, S. 261) schlägt
deshalb eine abgewandelte Ermittlung der Wiederholungsreliabilität vor. Die
Zielgesamtheit wird in zwei Gruppen unterteilt. Bei der ersten Erhebung wird
nur d.' erste Gruppe befragt. Bei der zweiten Erhebung werden beide Gruppen
befragt. Sofern bei der zweiten Erhebung die Durchschnittswerte für bestimmte
Variablen zwischen erster und zweiter Gruppe signifikant abweichen, ist ein
Erinnerungsfehler vorhanden, der die Anwendung des Verfahrens in Frage stellt.

Die Interpretation des Wiederholungsreliabilitätskoeffizienten wird in der
Literatur unterschiedlich vorgenommen. SCHEUCH und ZEHNPFENNIG (1974), S. 173)
nennen ihn ein Maß zur Bestimmung der zeitlichen Stabilität einer Messung.
MAYNTZ, HOLM und HÜBNER (1969, S. 65) sehen darin eine Methode, die Zuverlässigkeit einer Skala zu messen. Überwiegend wird jedoch die Messung der Wiederholungsreliabilität als die umfassendste Methode eingeordnet, die Zuverlässigkeit einer Erhebung zu beurteilen (so beispielsweise bei HENNIG 1970, S. 247
und 1975, S. 260; MEILI u.a. 1978, S. 279).

Die Wiederholungsreliabilität ist jedoch wegen des damit verbundenen hohen
Aufwandes ebenfalls eine Kontrollmethode, die eher dem operativen Bereich zuzuordnen ist und insbesondere für Pretestprüfungen anwendbar erscheint.

Die repräsentative Verfahrenskontrolle kann ebenfalls zur Beurteilung der Stabilität einer Messung verwandt werden. WEICHSELBERGER schlug vor, die Beset-
zungen der Merkmale einer Variablen oder einer Variablengruppe für alle Einheiten in einer Matrix zu summieren, die zeilenmäßig die erste Erhebung und
spaltenmäßig die zweite Erhebung repräsentiert. Sind in beiden Erhebungen alle
Merkmale pro Erhebungseinheit identisch, so ist nur die Hauptdiagonale der
Matrix besetzt. Aus den Besetzungszahlen der übrigen Zellen der Matrix lassen
sich unter gewissen Annahmen Wahrscheinlichkeiten schätzen, daß für die in
Wirklichkeit das Merkmal i aufweisende Einheit das Merkmal j vorhanden ist
(vgl. WEICHSELBERGER 1970, S. 18 ff.).

Für dieses Verfahren gilt ebenso, daß der Zeitraum zwischen den beiden Erhebungen das Ergebnis stark beeinflussen kann. Außerdem beeinflussen gerade bei
diesem Verfahren inhaltlich verschiedene Antworten der Befragten in den beiden
Erhebungen sowie differierende Meß- oder Rahmenbedingungen die Ergebnisse.

Abschließend soll noch ein Verfahren zur Kontrolle der Konstanz einer Rahmen-

oder Meßbedingung skizziert werden. In der Literatur werden viele Faktoren
genannt, die die Konstanz beispielsweise der Befragungssituation (z.B. Raum,
Tageszeit, Gesundheit), der sozialen Einflußfaktoren (z.B. häusliche Bedingungen, Arbeitswelt) sowie der Einflüsse durch die Interviewer bzw., bei Formularen, der Sachbearbeiter beeinträchtigen können. Verfahren zur Kontrolle derartiger Einflüsse werden jedoch kaum erwähnt.

Das STATISTISCHE BUNDESAMT hat an einem Beispiel die Möglichkeit verdeutlicht,
den Einfluß, den Interviewer auf das Erhebungsergebnis auszuüben können, mittels der Varianzanalyse zu prüfen (STATISTISCHES BUNDESAMT 1960, S. 173 ff).
Der Grundgedanke besteht auch hierbei darin, die Streuung der Ergebnisse für
eine Variable in verschiedene Komponenten so zu zerlegen, daß aus der Ermittlung von mehreren Einzelstreuungen die unbekannte, durch Interviewereinfluß
hervorgerufene Streuung bestimmt und auf Zufälligkeit geprüft werden kann.
Auf die Einzelheiten des Verfahrens soll hier nicht eingegangen werden, da
sie sich ohne mathematische Hilfsmittel nur sehr schwer darstellen lassen.
Das Verfahren ist allerdings nur dann anwendbar, wenn bei jedem Datensatz
einer Erhebungseinheit auch eine eindeutige Kennung des jeweiligen Interviewers vorhanden ist.

Verfahren zur Prüfung der Konstanz der Meßbedingungen sind jedoch m.E. speziell für die jeweiligen Erhebungen zu entwickeln.

Problematisch an den Reliabilitätskonzepten insgesamt ist, daß es kaum Kriterien dafür gibt, wann das Meßinstrument einer Variablen als ausreichend
zuverlässig eingestuft werden kann. In der Literatur werden für pädagogisch-
psychologische Tests aus der Erfahrung abgeleitete Werte angegeben. HENNIG
(1975, S. 266) unterteilt die Höhe der Korrelationskoeffizienten aus der Re-
liabilitätsmessung nach der Anwendung der Erhebung: wenn eine genaue individuelle Rangordnung angestrebt ist, so sollten die Koeffizienten den Wert von
0,94 nicht unterschreiten, bei der Klassifikation der Erhebungseinheiten in
Gruppen reichen Werte um 0,8 und wenn die durchschnittliche Ausprägung eines
Merkmals in Personengruppen interessiert, dann können auch Korrelationskoeffizienten um 0,5 ausreichen.

Für prozeßproduzierte Daten sind mir nur wenige Beispiele bekannt, bei denen
zur Zuverlässigkeit zählbare Prüfungen angegeben wurden.

Als ein Beispiel - auch zur Prüfung der Konstanz der Rahmenbedingungen - kann
das von SCHWARTZ (1981) beschriebene Verfahren der Prüfung der Früherkennungs-
unterlagen angesehen werden: bei unvollständig oder nicht richtig ausgefülltem
Früherkennungsbeleg wird dieser an den untersuchenden Arzt zurückgesandt.

Insgesamt erscheinen mir für prozeßproduzierte Daten jedoch Reliabilitätsprü-
fungen notwendig. Dies betrifft besonders die in vielen Beiträgen erwähnte
Variable 'Diagnosen'. Inwieweit die Messung, d.h. die Ermittlung und Eintragung von Diagnosen, konsistent und zeitlich stabil ist, wäre vor der Verwendung dieser Variable für amtliche Handlungen, aber auch für Analysen zu prüfen.

6. Kontrollen der Gültigkeit von Messungen

Neben der Kontrolle, wie zuverlässig eine Messung bzw. Erhebung ist, muß zur
Beurteilung der Qualität von Daten geprüft werden, ob die Messung auch gültig,
valide, ist. Inhaltlich soll diese Prüfung die Beurteilung ermöglichen, ob
das, was gemessen wurde, auch tatsächlich dem entspricht, was intendiert war.

Die Zusammenhänge und Unterschiede zwischen der Reliabilität und der Validität
sollen vereinfacht an einem Beispiel in Analogie zu HUBER und SCHMERKOTTE
(1976, S. 80) verdeutlicht werden. Für die Zugehörigkeit zu unterschiedlichen
Rentenversicherungsträgern und für die Freiwilligkeit bei der Krankenversicherung ist die soziale Stellung des Berufstätigen von entscheidender Bedeutung.
In einer Erhebung bzw. in einem Formular sei die Frage nach der sozialen Stellung mit den Merkmalen Selbständiger, Landwirt, Beamter, Angestellter, Arbeiter, Rentner, mithelfender Familienangehöriger und Sonstiger enthalten mit
dem Ziel, die sozialversicherungsrechtlich gültigen Zuordnungen zu erhalten.
Wenn die Fragenformulierung und Erhebung, das Meßinstrument, so gestaltet wurde, daß in allen oder fast allen Fällen - auch bei Wiederholungen - Personen

eindeutig eine und stets die gleiche soziale Stellung angeben, dann ist das
Meßinstrument zuverlässig. Wenn darüber hinaus die (zuverlässige) Messung
auch noch die sozialversicherungsrechtlich richtige und nicht eine zwar gleichbleibende, aber andere soziale Stellung ergibt, dann ist das Meßinstrument
valide.

Wie bereits in Abschnitt 5 erwähnt, sind die Methoden zur Kontrolle der Validität ebenfalls im Rahmen der pädagogisch-psychologischen Testtheorie entwik-
kelt und auf sozialwissenschaftliche Bereiche übertragen worden. Im folgenden
sollen die drei m.E. wichtigsten Methoden skizziert werden, die Inhalts-,
Konstrukt- und die Kriterienvalidität. Teilweise sind die Bezeichnungen Ober-
begriffe für eine Reihe von Verfahren, die in der Literatur mit unterschiedlichen Namen und differierenden Zuordnungen zu finden sind.

Die Inhaltsvalidität ist ein qualitatives Kontrollverfahren, welches darin
besteht, Fachleute, Experten, die Gültigkeit eines Meßinstrumentes überprüfen zu lassen. Man kann unter diesen Oberbegriff die sogenannte 'face-validity' und die 'expert-validity' subsumieren.

Bei der 'face-validity' wird von der Hypothese ausgegangen, daß das, was mit
dem Meßinstrument erhoben wird, wahr oder zutreffend ist. "Ein Beispiel dafür
wäre die Annahme, daß Personen, die sich in einer Umfrage als 'sparsam' bezeichnen, tatsächlich sparsam sind" (LÜCK 1976, S. 81). Beurteilt werden sollte
durch (möglichst externe) Experten, ob die unterstellte Hypothese plausibel
ist.

Die 'expert-validity' hat ebenfalls den Grundgedanken, die Gültigkeit eines
Meßinstrumentes durch Experten überprüfen zu lassen. Hier wird allerdings nicht
die Hypothese des Zutreffens unterstellt. Es soll lediglich "gefühlsmäßig die
Gültigkeit der Skala" überprüft werden (MAYNTZ u.a. 1969, S. 66). Mit anderen
Worten: die Sachkenntnis und Erfahrung von Fachleuten soll vermittels einer
Art Gutachten dazu genutzt werden zu entscheiden, ob die theoretischen Vorstel-
lungen einer zu erhebenden Variablen und das dazu ausgearbeitete Meßinstrument
einander entsprechen.

Eine quantitativ orientierte Methode zur Prüfung der Inhaltsvalidität ist das
Extremgruppenverfahren (vgl. LIENERT, 1969, S. 280; MAYNTZ u.a. 1969, S. 66).
Die Kontrolle besteht darin, die Erhebung bei einer Gruppe durchzuführen, von
der bekannt ist, daß sie Extremwerte in den Merkmalen bestimmter Variablen
aufweist. Hat man eine Gruppe gefunden, bei der ein Teil sehr hohe und ein
anderer Teil sehr niedrige Merkmale aufweisen, so muß sich dieses Ergebnis
in den Erhebungsdaten widerspiegeln. Ebenso ist es möglich, zwei Kontroller-
hebungen bei einer Gruppe mit Extremwerten und einer normalen Gruppe durchzuführen. Auch hier müssen die Ergebnisse sich deutlich zwischen den beiden Gruppen unterscheiden, wenn die geprüften Variablen valide sind. Mathematische
Berechnungsformeln für diese Methode findet man bei LUDWIG (1970, S. 271).

Die Inhaltsvalidität ist allerdings umstritten. SCHEUCH und ZEHNPFENNIG messen
ihr nur insoweit eine Bedeutung zu, als sie "die unkontrollierte Intervention
sprachlicher und theoretischer Idiosynkrasien des einzelnen Forschers bei der
Konstruktion 'seines' Meßinstrumentes verhindern soll" (SCHEUCH u.a. 1974,
S. 175). Darüber hinaus ist die Quantifizierung der so ermittelten Validität
kaum möglich. Allerdings ist die Inhaltsvalidität ein Verfahren, die Gültigkeit einer Erhebung zu überprüfen, wenn es sich um neue, bisher noch nicht
erhobene sozialwissenschaftliche Konzepte handelt.

Eine weitere, in der Literatur genannte Kontrollmethode der Gültigkeit ist
die Hypothesen- oder Konstruktvalidität (construct validity). Man benötigt
für jede Variable, deren Validität gemessen werden soll, eine Hypothese über
den Zusammenhang dieser Variablen mit (einer) anderen. Die auf diese Art und
Weise ermittelten Variablen werden erhoben und die Hypothesen anhand von Korre-
lationen oder anderen statistischen Methoden überprüft. Wenn beispielsweise
die Validität der Variablen 'Bluthochdruck' mit der Konstruktvalidität überprüft werden soll, so können die aus epidemiologischen Studien bekannten Zusammenhänge verwandt werden, daß Bluthochdruck ein Risikofaktor für kardiovas-
kuläre Morbidität ist. Dementsprechend würde man die Hypothese formulieren,
daß n % derjenigen, die Bluthochdruck aufweisen, an kardiovaskulärer Morbidität
leiden. Nach der Erhebung wird die Hypothese anhand der Daten überprüft. Einen

Hinweis auf die Validität erhält man dann, wenn sich die Hypothese bestätigt.
Bei Nichtbestätigung ist allerdings keine weitere Aussage möglich, da sowohl
die Hypothese als auch die zusätzlich erhobene Variable falsch bzw. mit Fehlern
behaftet sein können.

Problematisch an dieser Methode ist, daß entsprechende Hypothesen bekannt
sein und die zur Hypothese gehörenden 'Prüfvariablen' ebenfalls zuverlässig
und gültig sein müssen.

Übereinstimmend wird jedoch in der Literatur die Kriterienvalidität (criterion-
related validity) als die wichtigste und ergiebigste Gültigkeitsprüfung genannt. Hierbei soll anhand einer Kriterienvariablen kontrolliert werden, ob
die zu prüfende Variable das gleiche oder ein sehr naheliegendes Ergebnis erbringt. Methodisch untergliedert man die Kriterienvalidität in die Vorhersage-
und die Übereinstimmungsvalidität.

Bei der Vorhersagevalidität, die vor allem in der pädagogisch-psychologischen
Testtheorie bedeutsam ist, wird anhand der Ergebnisse der Erhebung die Reali-
sation einer (Kriterien-)Variable vorhergesagt. Der spätere Vergleich des vor-
hergesagten mit dem tatsächlich vorhandenen Merkmal der Variablen ergibt Hinweise auf die Validität. Beispielsweise ist für Eignungstests für Berufe die
Prüfung der Validität durch Vorhersage der Eignung von Personen und die spätere Kontrolle der Vorhersage denkbar.

Problematisch an dieser Methode ist der u.U. lange Zeitraum, der benötigt wird,
um auf diese Art die Validität zu überprüfen. Größere Bedeutung wird daher
der Übereinstimmungsvalidität beigemessen, für die die innere und äußere Validität als Untergliederungen genannt werden (vgl. LIENERT 1969, S. 257).

Man versteht unter der inneren Übereinstimmungsvalidität eine Messung, bei
der die Variable, die als Kriterium dienen soll, gleich mit erhoben wird und
die identischen Ausprägungsbesetzungen oder die Korrelation als Beurteilungs-
maße dienen. Zum Beispiel kann zur Überprüfung der Validität der Erhebung von
Herz-Kreislauferkrankungen eine ärztliche Ergänzungsbefragung vorgesehen werden, die die diagnostizierten Erkrankungen erfaßt. Eine hohe Korrelation zwischen beiden Variablen bedeutet, gemessen am Kriterium der Diagnosen, eine
hohe Validität.

Zur Prüfung der Gültigkeit einer Variablenmessung mit der äußeren Übereinstimmungsvalidität muß eine bereits vorhandene Variable herangezogen werden können.
LIENERT (1969, S. 282) nennt zur Prüfung die Repräsentativitätskontrolle: die
erhobene Variable muß den gleichen Mittelwert und die gleiche Streuung bzw.
die gleiche Häufigkeitsverteilung aufweisen wie die Kriterienvariable. Diese
Methode wurde bereits bei den Kontrollen der Vollständigkeit einer Erhebung
diskutiert. Als Beispiel ist in dem Beitrag über Mikrozensen (BRENNECKE 1981)
die Überprüfung der Angaben über Krankheiten, die zu einer Verhinderung der
Erwerbsfähigkeit führen, mit den Angaben über Arbeitsunfähigkeitsbescheinigungen genannt.

Auch die Kriterienvalidität ist nicht unumstritten. Einige Autoren stellen
fest, daß das Kriterium als 'wahr' zur Beurteilung eingestuft werden müsse,
um Aussagen über die Validität der Erhebung zu machen. Das Kriterium kann
jedoch ebenfalls mit Fehlern behaftet sein.

Gleichzeitig sind damit Probleme angesprochen, die die gesamte Validitätsbe-
urteilung betreffen. Bei allen Methoden ist es m.E. nicht möglich, die Gültigkeit oder die Richtigkeit der Erhebung zu bestätigen, sondern es können
nur Falsifikationsversuche unternommen werden. Auch ein - in der Praxis kaum
vorhandener - Korrelationskoeffizient von eins bei einer Prüfung bedeutet
keine generelle Gültigkeit. Vielmehr ist die Entscheidung zu treffen, bis zu
welcher Höhe des Koeffizienten die Erhebung als valide angesehen wird. Darüber
hinaus besagt die Validität einzelner Teile der Erhebung (oft als Nettovali-
dität bezeichnet) noch nicht sehr viel über die Gesamtvalidität der Erhebung,
die Bruttovalidität. Auch hier sind noch Bewertungsprobleme zu lösen, die insbesondere dann auftreten, wenn Teile der Erhebung mit der Inhalts-, andere
jedoch mit der Kriterien- oder Hypothesenvalidität überprüft werden.

Für prozeßproduzierte Daten kann vermutet werden, daß die Gültigkeit der Va-

riablen in Formularen durch die Inhaltsvalidität geprüft wird - Fachleute der
Verwaltung kontrollieren, ob das, was benötigt wird, auch durch die Formulare
erhoben wird. Darüber hinausgehende Prüfungen sind mir nicht bekannt, obwohl
zum Teil prozeßproduzierte Daten zur Kontrolle der Qualität anderer Daten herangezogen werden, z.B. bei der externen Ergebniskontrolle (vgl. Abschnitt
4).

Bei der Durchführung deskriptiver Kontrollen der Gültigkeit von Messungen muß
berücksichtigt werden, daß die Ergebnisse je nach Ziel der Kontrolle sehr unterschiedlich ausfallen können. Es ist an dieser Stelle m.E. zumindest zu unterscheiden zwischen dem Kontrollziel, die Validität für eine 'Primärverwendung' zu prüfen und demjenigen, die Validität für Untersuchungen zu kontrollieren, für die die Daten ursprünglich nicht erhoben wurden. Wenn Daten für
Untersuchungen herangezogen werden, dann sollte die Validitätskontrolle in
jedem Fall erfolgen. Das Ergebnis kann dabei lauten, daß die Daten für die
vorgesehene Untersuchung nicht, im Rahmen der Primärverwendung jedoch ausreichend valide sind.

7. Zusammenfassung: Probleme der Anwendung und Perspektiven der Weiterentwicklung von Datenkontrollverfahren

Betrachtet man die deskriptiven Kontrollmöglichkeiten von Daten im Überblick,
so muß festgehalten werden, daß es inzwischen ein relativ umfangreiches In-
strumentarium zur Beurteilung der Datengüte gibt. Es wird noch durch operative Kontrollmethoden ergänzt und erweitert, die hier nicht beschrieben wurden. Dies darf natürlich nicht darüber hinwegtäuschen, daß noch systematische
Fehler in den jeweiligen Daten enthalten sein können, deren Ursachen nicht
bekannt und die daher auch nicht kontrollierbar sind.

Allerdings ist die Anwendbarkeit einiger Kontrollmethoden nur dann möglich,
wenn in der Datenbasis entsprechende Voraussetzungen vorhanden sind, die schon
bei der Erhebung eingeplant worden sein müssen: die Paralleltestreliabilität
erfordert parallele Messungen bei der Erhebung, die Individualdatenkontrolle
ist nur bei eineindeutig zuzuordnenden Datensätzen durchführbar (vgl. Abbildung 2). Als Konsequenz halte ich es für notwendig, in der Zukunft operative
und deskriptive Kontrollen generell schon bei der Erstellung von Erhebungsun-
terlagen einzuplanen.

Eine weitere Schwierigkeit der Anwendung von Kontrollmethoden und ihrer Ergebnisinterpretation besteht darin, daß die Genauigkeit und Sicherheit der Feststellung von Fehlerursachen davon abhängig ist, ob die Voraussetzungen der
jeweiligen Methode zutreffend sind. Aus Abbildung 2 ist zu ersehen, daß z.B.
für die Stichprobenkontrolle der Vollständigkeit oder für Kontrollen der Stabilität der Meßinstrumente zur eindeutigen Fehleranalyse mehrere sonstige Fehlermöglichkeiten nicht vorhanden sein dürfen. Daher ist die Reihenfolge unterschiedlicher Kontrollen je nach der Art der zu prüfenden Daten und der anwend-
baren Prüfmethoden nur im Einzelfall entscheidbar. Besondere Probleme können
sich dann ergeben, wenn die Voraussetzungen nicht mit Sicherheit erfüllt und
Kontrollen nicht möglich sind oder wenn sich bei der Anwendung verschiedener
Kontrollverfahren interdependente Zusammenhänge der Voraussetzungen ergeben.

Der erste Problembereich ist in der Praxis wohl überwiegend anzutreffen. Es
kann nicht mit Sicherheit angenommen werden, daß die sonstigen, von der Kontrollmethode nicht geprüften Einflüsse auch nicht vorhanden sind. Das Kontroll-
ergebnis beinhaltet dann den gemeinsamen Fehlereinfluß. Dadurch wird jedoch
eine sonst denkbare nachträgliche Korrektur einer speziellen Fehlerart - unter
Verwendung plausibler Annahmen - erschwert bzw. unmöglich und gleichzeitig
die Interpretationsmöglichkeiten von Ergebnissen der Datenbasis eingeschränkt.

Die Anwendung mehrerer Kontrollverfahren bei einer Datenbasis kann andererseits zu interdependenten Konstellationen führen. Beispielsweise ist zur Kontrolle richtiger Antworten mit Individualdaten eine Voraussetzung die Zuverlässigkeit der Messungen, zur Kontrolle der Zuverlässigkeit mittels der Wiederholungsreliabilität müssen u.a. richtige Antworten vorausgesetzt werden.
Als Ausweg würde sich anbieten, andere Kontrollverfahren zu verwenden, wie
beispielsweise die Plausibilitätsprüfung der Daten. Da dieses Verfahren allerdings bisher noch nicht in die statistische Theorie integriert ist, lassen
sich Anteile von unterschiedlichen Fehlereinflüssen nur auf Umwegen ermitteln,

ABB. 2: DESKRIPTIVE KONTROLLMETHODEN UND IHRE ANWENDUNG

Kontrollbereich: richtige Übertragung in den Computer

Anwendungsmöglichkeiten / Bereich	Doppeleingabe	Prüfzifferkontrolle	Speicherplatzkontrolle
Voraussetzungen in der Datenbasis			
Identifizierbarkeit der Daten	X		
Aufteilbarkeit in äquivalente Teile			
Kontrollfragen enthalten			
doppelte Meßergebnisse enthalten			
Meßbedingungen als Datenteil			
zwei Erhebungen			
Kriterienvariable in den Daten			
Voraussetzungen, um eindeutiges Ergebnis zu erhalten			
keine Übertragungsfehler			
Vollständigkeit der Erhebung			
Merkmale inhaltlich richtig			
Meßverfahren konsistent			
Meßverfahren stabil			
Rahmenbedingungen konstant			
Meßverfahren gültig			
zur Ergebniserzielung			
statistisch-wahrscheinlichkeitstheoretische Fehlerermittlung			
quantitative Fehlerermittlung	X	X	X
Datenkorrektur	X	X	X
Umfang der Kontrolle			
alle Datensätze, alle Variablen	X		
alle Datensätze, einige Variablen		X	X
einige Datensätze, alle Variablen			
einige Datensätze, einige Variablen			

Kontrollbereich: Vollständigkeit der Erhebung

Anwendungsmöglichkeiten / Bereich	Sichtkontrolle	Stichprobenkontrolle	Anteilvergleich	Repräsentativitätskontrolle
Voraussetzungen in der Datenbasis				
Identifizierbarkeit der Daten	X			
Aufteilbarkeit in äquivalente Teile			X	
Kontrollfragen enthalten				
doppelte Meßergebnisse enthalten				
Meßbedingungen als Datenteil				
zwei Erhebungen		X		
Kriterienvariable in den Daten				
Voraussetzungen, um eindeutiges Ergebnis zu erhalten				
keine Übertragungsfehler		X	X	
Vollständigkeit der Erhebung				
Merkmale inhaltlich richtig	X	X	X	
Meßverfahren konsistent	X	X	X	
Meßverfahren stabil	X		X	
Rahmenbedingungen konstant	X		X	
Meßverfahren gültig				
zur Ergebniserzielung				
statistisch-wahrscheinlichkeitstheoretische Fehlerermittlung		X	(X)	(X)
quantitative Fehlerermittlung	X			
Datenkorrektur	X	(X)		
Umfang der Kontrolle				
alle Datensätze, alle Variablen	(X)			
alle Datensätze, einige Variablen		X	X	
einige Datensätze, alle Variablen		(X)		
einige Datensätze, einige Variablen		X		

Kontrollbereich: inhaltliche richtige Antworten der Befragten

Anwendungsmöglichkeiten / Bereich	Kontrollfragen	externer Ergebnisvergleich	Stichprobenkontrolle	Plausibilitätskontrolle
Voraussetzungen in der Datenbasis				
Identifizierbarkeit der Daten		X	X	
Aufteilbarkeit in äquivalente Teile				
Kontrollfragen enthalten	X			
doppelte Meßergebnisse enthalten				
Meßbedingungen als Datenteil				
zwei Erhebungen			X	
Kriterienvariable in den Daten				
Voraussetzungen, um eindeutiges Ergebnis zu erhalten				
keine Übertragungsfehler				
Vollständigkeit der Erhebung				
Merkmale inhaltlich richtig				
Meßverfahren konsistent	X	X	X	X
Meßverfahren stabil		X	X	X
Rahmenbedingungen konstant		X	X	X
Meßverfahren gültig	X	X		
zur Ergebniserzielung				
statistisch-wahrscheinlichkeitstheoretische Fehlerermittlung	(X)		X	
quantitative Fehlerermittlung		X		X
Datenkorrektur	X	X	X	(X)
Umfang der Kontrolle				
alle Datensätze, alle Variablen	(X)	(X)		
alle Datensätze, einige Variablen		X		X
einige Datensätze, alle Variablen		(X)		
einige Datensätze, einige Variablen		X		

Kontrollbereich: Konsistenz des Verfahrens

Anwendungsmöglichkeiten / Bereich	Parallelmessung	Halbierung des Fragebogens	innere Konsistenz	Figuralmaßmethode
Voraussetzungen in der Datenbasis				
Identifizierbarkeit der Daten				
Aufteilbarkeit in äquivalente Teile		X		
Kontrollfragen enthalten				
doppelte Meßergebnisse enthalten	X			
Meßbedingungen als Datenteil				
zwei Erhebungen				
Kriterienvariable in den Daten				
Voraussetzungen, um eindeutiges Ergebnis zu erhalten				
keine Übertragungsfehler	X	X	X	
Vollständigkeit der Erhebung			X	
Merkmale inhaltlich richtig	X	X	X	
Meßverfahren konsistent	X	X		
Meßverfahren stabil	X	X		
Rahmenbedingungen konstant	X	X		
Meßverfahren gültig				
zur Ergebniserzielung				
statistisch-wahrscheinlichkeitstheoretische Fehlerermittlung	X	X		X
quantitative Fehlerermittlung				
Datenkorrektur				
Umfang der Kontrolle				
alle Datensätze, alle Variablen	X			
alle Datensätze, einige Variablen	X			
einige Datensätze, alle Variablen				
einige Datensätze, einige Variablen				

Kontrollbereich: Stabilität des Meßverfahrens

Anwendungsmöglichkeiten / Bereich	Wiederholung der Erhebung	repräsentative Verfahrenskontrolle
Voraussetzungen in der Datenbasis		
Identifizierbarkeit der Daten	X	
Aufteilbarkeit in äquivalente Teile		
Kontrollfragen enthalten		
doppelte Meßergebnisse enthalten		
Meßbedingungen als Datenteil		
zwei Erhebungen	X	X
Kriterienvariable in den Daten		
Voraussetzungen, um eindeutiges Ergebnis zu erhalten		
keine Übertragungsfehler	X	
Vollständigkeit der Erhebung		
Merkmale inhaltlich richtig	X	
Meßverfahren konsistent	X	X
Meßverfahren stabil	X	X
Rahmenbedingungen konstant	X	X
Meßverfahren gültig	X	
zur Ergebniserzielung		
statistisch-wahrscheinlichkeitstheoretische Fehlerermittlung	X	X
quantitative Fehlerermittlung		
Datenkorrektur	(X)	(X)
Umfang der Kontrolle		
alle Datensätze, alle Variablen	X	
alle Datensätze, einige Variablen	X	
einige Datensätze, alle Variablen		
einige Datensätze, einige Variablen		

Kontrollbereich: Konstanz der Rahmenbedingungen

Anwendungsmöglichkeiten / Bereich	
Voraussetzungen in der Datenbasis	
Identifizierbarkeit der Daten	
Aufteilbarkeit in äquivalente Teile	
Kontrollfragen enthalten	
doppelte Meßergebnisse enthalten	X
Meßbedingungen als Datenteil	
zwei Erhebungen	
Kriterienvariable in den Daten	
Voraussetzungen, um eindeutiges Ergebnis zu erhalten	
keine Übertragungsfehler	X
Vollständigkeit der Erhebung	
Merkmale inhaltlich richtig	
Meßverfahren konsistent	
Meßverfahren stabil	
Rahmenbedingungen konstant	X
Meßverfahren gültig	
zur Ergebniserzielung	
statistisch-wahrscheinlichkeitstheoretische Fehlerermittlung	
quantitative Fehlerermittlung	X
Datenkorrektur	
Umfang der Kontrolle	
alle Datensätze, alle Variablen	X
alle Datensätze, einige Variablen	
einige Datensätze, alle Variablen	
einige Datensätze, einige Variablen	

Kontrollbereich: Gültigkeit des Meßverfahrens

Anwendungsmöglichkeiten / Bereich	expert-validity	face-validity	Extremgruppenverfahren	Konstruktvalidität	innere Übereinstimmungsvalidität	äußere Übereinstimmungsvalidität (Repräsentativität)	Vorhersagevalidität
Voraussetzungen in der Datenbasis							
Identifizierbarkeit der Daten							
Aufteilbarkeit in äquivalente Teile							
Kontrollfragen enthalten							
doppelte Meßergebnisse enthalten							
Meßbedingungen als Datenteil							
zwei Erhebungen							
Kriterienvariable in den Daten				X			
Voraussetzungen, um eindeutiges Ergebnis zu erhalten							
keine Übertragungsfehler				X	X	X	X
Vollständigkeit der Erhebung						X	
Merkmale inhaltlich richtig				X	X	X	X
Meßverfahren konsistent	X	X	X	X	X	X	X
Meßverfahren stabil	X	X	X	X	X	X	X
Rahmenbedingungen konstant	X	X	X	X	X	X	X
Meßverfahren gültig							
zur Ergebniserzielung							
statistisch-wahrscheinlichkeitstheoretische Fehlerermittlung			(X)	(X)	(X)	(X)	(X)
quantitative Fehlerermittlung							
Datenkorrektur							
Umfang der Kontrolle							
alle Datensätze, alle Variablen	X	X					
alle Datensätze, einige Variablen			X	X	X	X	X
einige Datensätze, alle Variablen							
einige Datensätze, einige Variablen							

X = notwendig bzw. trifft zu
() = teilweise

hier beispielsweise durch zwei Korrelationskoeffizienten der Wiederholungsreliabilität, von denen der eine unter Einschluß aller Daten und der zweite nur
unter Verwendung der plausiblen Daten berechnet wird.

Zur Bewältigung derartiger Schwierigkeiten wäre m. E. eine stärkere Integration der verschiedenen theoretischen Ansätze zur Kontrolle von Daten hilfreich.
Insbesondere sollten die mathematisch-statistischen Zusammenhänge zwischen
verschiedenen Kontrollverfahren und zwischen Kontrollverfahren und fehlenden
Voraussetzungen aufgearbeitet werden. Ein Ansatz in dieser Richtung, die Ver-
zerrung des Erwartungswertes einer Variablen durch systematische Fehler darzustellen, wurde von MENGES und SKALA (1973, S. 274 ff.) publiziert. Ein solcher Ansatz sollte ausgeweitet werden, indem der dort summarisch vorhandene
systematische Fehler in Einzelkomponenten zerlegt und der Beitrag von Kontrollmethoden zur Schätzung der Werte der Komponenten dargestellt wird.

Angesichts der wachsenden Bedeutung, die die Verwendung von Daten zur Analyse
unterschiedlichster Zusammenhänge auch durch die ständige Ausweitung prozeß-
produzierter Daten erlangt, wäre es wünschenswert, ein Lehrbuch über Datenkon-
trollverfahren zusammenzustellen. Hierin könnte die Weiterentwicklung von Kontrollverfahren enthalten sein und die zum Teil vorhandene Verwendung unterschiedlicher Bezeichnungen für (nahezu) identische Verfahren vereinheitlicht
werden. Außerdem würde sich dadurch die Suche nach Kontrollverfahren verein-
fachen.

Zur Zeit ist ein derartiges Lehrbuch jedoch m. W. noch nicht vorhanden. Daher
müssen Interimslösungen an dieser Stelle weiterhelfen, wozu auch die Publikation von angewandten Kontrollverfahren und die Begründung für nicht vorge-
nommene Kontrollen zählen können. Als Beispiel hierzu ist in Abbildung 3 eine
Kontrolltabelle zusammengestellt worden, die unterschiedliche Konzepte berücksichtigt, die allerdings durch operative Kontrollverfahren und deren Ergebnisse zu ergänzen ist. In eine derartige Übersicht sollten vom jeweiligen
Datenersteller bzw. Datenhalter die Art und die Ausgestaltung der Kontrollen
der Datenbasis eingetragen und die Ergebnisse angegeben werden. Darüber hinaus
ist es wünschenswert, Besonderheiten der jeweiligen Kontrolle, z.B. deren
Nichtdurchführbarkeit, mit in die Übersicht zu integrieren.

Wenn sich eine derartige Übersicht über angewandte Kontrollverfahren als Standard der Dokumentation von Daten durchsetzen würde, hätte dies nicht nur den
Vorteil, durch praktische Erprobung einige Kontrollmethoden weiterzuentwickeln,
sondern käme darüber hinaus der Analyse und Interpretation von Ergebnissen,
letztlich also der Aussagemöglichkeit der jeweiligen Datenbasis, zugute.

Ein Argument, welches manchmal als Begründung für fehlende Kontrollen angeführt
wird, lautet, daß der Zeit- und Kostenaufwand für differenzierte Kontrollen
zu hoch sei. Beispielsweise wurde von HERBERGER (1970, S. 56) die Ansicht vertreten, daß eine Abwägung zwischen der Aktualität der Ergebnisse und wenigen
Kontrollen und der Genauigkeit der Resultate und später Publikation erfolgen
müsse. Dies scheint mir kein Argument zur Vernachlässigung von Kontrollen zu
sein, da ungenaue oder falsche Ergebnisse nichts nutzen und da von der amtlichen Statistik vorläufige Ergebnisse - oft sogar jahrelang - publiziert werden.
Weiterhin wird argumentiert, daß eine exakte Genauigkeit im Verhältnis zum
Kostenaufwand nichts bringe, da vollständige Genauigkeit nicht zu erreichen
sei. Ich habe allerdings den Eindruck, daß sich diese Argumentation eher auf
aggregierte Daten bezieht. Tatsächliche Exaktheit von Ergebnissen ist wohl
nie erreichbar. Je stärker allerdings disaggregierte Ergebnisse benötigt und
je mehr Individualdaten als unmittelbare Datenbasis verwandt werden, um so
schwerwiegender werden Fehler, weil mit sinkenden Fallzahlen die Bedeutung
der zufälligen und systematischen Fehlereinflüsse zunimmt. Deshalb ist m. E.
mit dem Anstieg von differenzierten Informationswünschen auch ein Anstieg der
Kontrollsorgfalt der Daten notwendig.

Abb. 3: Hinweise auf deskriptive Kontrollmethoden von Daten

Ziel der Kontrolle	Methoden	Art/Ausgestaltung	Ergebnisse
Vollständigkeit der Erhebungseinheiten			
Aussonderung von Erhebungseinheiten, die nicht zur Zielgesamtheit gehören	Sichtkontrolle Rahmenprüfung	- EDV-Prozesse speziell zu entwickeln	Entfernen von Datensätzen Prozentangabe wünschenswert
Prüfung auf fehlende Erhebungseinheiten	Stichprobenkontrolle	Ziehung einer besonderen, speziell zu konzipierenden Stichprobe	Anteil der in der Zielgesamtheit enthaltenen Stichprobeneinheiten
	Anteilvergleich	Aufgliederung der Zielgesamtheit nach unterschiedlichen, der Struktur nach gleichen Regionen	Verhältnis von Merkmalsanteilen zwischen Regionen
	Repräsentativitätskontrolle	Vergleich der Anteile von Merkmalsnennungen der Erhebungsgesamtheit mit anderen gleichartigen Erhebungen	Prozentsätze der Über- oder Untererfassung von Merkmalen/Variablen
Genauigkeit der Merkmale Richtige Übernahme vom Urmaterial			
Zahlenfehlerreduzierung, evtl. Buchstabenfehlerreduzierung	Prüfziffern	Modolo-11-Verfahren oder andere	Anzahl der Divergenzen zwischen Zahl und Prüfziffer
richtige Merkmale	Feldaufbauprüfung	EDV-Programm , speziell zu entwickeln	Anzahl der Fälle, bei denen der Dateninhalt nicht dem Feldaufbau entspricht
	Grenzwertprüfung	EDV-Programm, speziell zu entwickeln	Anzahl der Fälle, bei denen eine Merkmalsausprägung eine Grenze über- oder unterschreitet
inhaltlich richtige Merkmale			
konsistente Antwort der Befragten	Kontrollfragen	Individualprüfung	Anzahl der inkonsistenten Fälle
richtige Antwort der Befragten	Individualdatenvergleich	Vergleich der Angaben aus 2 unterschiedlichen Erhebungen	Prozentsatz der Abweichungen, Sicherheitsgrenzen der Angaben
	Plausibilitätsanalyse	speziell zu entwickelndes EDV-Programm	Anzahl der Fälle, in denen Variablen als unplausibel eingestuft werden
	Nacherhebung	stichprobenartige Kontrolle	
Verzerrungen durch Interviewer-Einfluß	Varianzanalyse	speziell pro Variable zu entwickeln	Richtung und Höhe der Verzerrung und Signifikanz
Zuverlässigkeit			
Meßstabilität	Wiederholungsreliabilität	Doppelte Erhebung, Nacherhebung	Korrelationskoeffizient pro Variable und pro Erhebung
Meßgenauigkeit	Paralleltestreliabilität	Messung einer Variablen durch zwei Instrumente	Korrelationskoeffizient pro Variable und pro Erhebung
	Halbierungsreliabilität	Unterteilung der Erhebung in zwei äquivalente Hälften	Korrelationskoeffzient zwischen den Hälften
Gültigkeit der Erhebung	Inhaltsvalidität	Beurteilung des Erhebungskonzepts durch Experten	Annahme, Korrektur oder Ablehnung
		Kontrollgruppentest	Bestätigung der vorher bekannten Werte
	Kriterienvalidität	Einbezug der Kriterien in die Erhebung	Anteil der Übereinstimmungen
		Vergleich von Ergebnissen mit anderen Erhebungen	Prozentsatz der Überdeckung
		Vorhersage von Entwicklungen, speziell zu konstruieren	Nicht sofort zu erlangen, sondern erst nach der Realisation
	Konstruktvalidität	Überprüfung von Hypothesen, speziell zu entwickeln	Annahme der Hypothese oder Falsifikation

Literaturverzeichnis:

Berekoven, L.; K.G. Specht; V. Waldhelm;F. Wimmer 1975:
  Zur Genauigkeit mündlicher Befragungen in der Sozialforschung, Eine
  empirische Studie, Verlag Peter Lang, Frankfurt
Brennecke, R. 1981:
  Mikrozensen als Datenquelle für Epidemiologie und Sozialmedizin, in
  diesem Band
Cochran, W.G. 1972:
  Stichprobenverfahren, Verlag Walter de Gruyter, Berlin - New York
Deininger, R.; E. Kerler 1971:
  Maschinelle Datenprüfung in der amtlichen Statistik,
  in: Allgemeines Statistisches Archiv, Band 54 (1971), Heft 1,
  S. 290 - 303
Frentzel-Beyme, R. 1981:
  Krankheitsregister am Beispiel der Krebsregister, in diesem Band
Friedrich, W. (Hg.) 1970:
  Methoden der marxistisch-leninistischen Sozialforschung, VEB Deutscher
  Verlag der Wissenschaften, Berlin
Friedrich, W.; W. Hennig, (Hg.) 1975:
  Der sozialwissenschaftliche Forschungsprozeß, VEB Deutscher Verlag der
  Wissenschaften, Berlin
Friedrichs, J. 1973:
  Methoden empirischer Sozialforschung, Rowohlt Verlag, Reinbek bei Ham-
  burg
Greiser, E. 1981:
  Arzneimitteldaten aus dem ambulanten Bereich, in diesem Band
Grubitzsch, S. 1978:
  Konstruktion psychologischer Tests, in: Grubitzsch, S. et al. (Hg.) 1978,
  S. 75 - 111
Grubitzsch, S.; G. Rexilius, (Hg.) 1978:
  Testtheorie - Testpraxis, Voraussetzungen, Verfahren, Formen und Anwen-
  dungsmöglichkeiten psychologischer Tests im kritischen Überblick,
  Rowohlt Verlag, Reinbek bei Hamburg
Hamer, G. 1970:
  Genauigkeitskontrollen bei der Aufstellung Volkswirtschaftlicher Gesamt-
  rechnungen, in: Allgemeines Statistisches Archiv, Band 54 (1970), Heft
  1, S. 76 - 91
Hennig, W. 1970:
  Gütekriterien als Präzisionsbedingungen sozialwissenschaftlicher For-
  schungsmethoden, in: Friedrich, W. (Hg.) 1970, S. 243 - 263
Hennig, W. 1975:
  Gütekriterien als Präzisionsbedingungen sozialwissenschaftlicher For-
  schungsmethoden, in: Friedrich, W. et al. (Hg.) 1975, S. 253-276
Herberger, L. 1970:
  Verfahrenskontrollen zur Prüfung der Vollständigkeit und Genauigkeit
  bei Volks- und Berufszählungen, in: Allgemeines Statistisches Archiv,
  Band 54 (1970), Heft 1, S. 55 - 75
Horst, P. 1971:
  Messung und Vorhersage, Eine Einführung in die psychologische Testtheo-
  rie, Verlag Julius Beltz, Weinheim-Berlin-Basel
Huber, H.; H. Schmerkotte 1976:
  Meßtheoretische Probleme der Sozialforschung, in: Koolwijk, J. v. et
  al. (Hg.) 1976, S. 56 - 76
Ingenkamp, K. 1973a:
  Die Entwicklung von Schultests, in: Ingenkamp, K. (Hg.) 1973c,
  S. 43 - 73
Ingenkamp, K. 1973b:
  Erläuterung einiger statistischer Begriffe und Vorgehensweisen als Hil-
  fe zur Interpretation von Testergebnissen, in: Ingenkamp, K. (Hg.)
  1973c, S. 146 - 171
Ingenkamp, K. (Hg.) 1973c:
  Tests in der Schulpraxis, 3. Aufl., Beltz Verlag, Weinheim-Basel
Kaase, M.; H.J. Krupp; M. Pflanz; E.K. Scheuch, S. Simitis (Hg.) 1980:
  Datenzugang und Datenschutz, Konsequenzen für die Forschung, ZUMA Mono-
  graphien Sozialwissenschaftliche Methoden, Band 3, Athenäum Verlag,
  Königstein/Ts.
König, R. (Hg.) 1973:

Handbuch der empirischen Sozialforschung, Band 2: Grundlegende Methoden und Techniken, 2. Teil, 3. Aufl., Ferdinand Enke Verlag, Stuttgart

Koolwijk, J.v.; M. Wieken-Mayser (Hg.) 1974:
Techniken der empirischen Sozialforschung, Band 4: Erhebungsmethoden: Die Befragung, R. Oldenburg-Verlag, München-Wien

Koolwijk, J.v.; M. Wieken-Mayser (Hg.) 1976:
Techniken der empirischen Sozialforschung, Band 5: Testen und Messen, R. Oldenburg-Verlag, München-Wien

Kreutz, H.; S.Tischer 1974:
Die Konstruktion von Fragebögen, in: Koolwijk, J.v. et al. (Hg.) 1974, S. 24 - 82

Kriz, J. 1973:
Statistik in den Sozialwissenschaften, Einführung in die kritische Diskussion, Rowohlt Verlag, Reinbek bei Hamburg

Krug, W. 1976:
Quantifizierung des systematischen Fehlers in wirtschafts- und sozialstatistischen Daten, dargestellt an der Statistik der Erwerbstätigkeit, Verlag Duncker & Humblot, Berlin

Leibing, C.; D. Müller-Späth 1981:
Daten über den Zugang an Berufs- und Erwerbsunfähigkeitsrenten in der deutschen gesetzlichen Rentenversicherung, in diesem Band

Lienert, G.A. 1969:
Testaufbau und Testanalyse, 3. Aufl., Verlag Julius Beltz, Weinheim

Ludwig, R. 1970:
Statistische Methoden zur Prüfung der Gütekriterien, in: Friedrich, W. (Hg.), 1970, S. 264-273

Lück, H.E. 1976:
Testen und Messen von Eigenschaften und Einstellungen, in: Koolwijk, J.v. et al. (Hg.), 1976, S. 77 - 102

Mayntz, R.; K. Holm; P. Hübner 1969:
Einführung in die Methoden der empirischen Soziologie, Westdeutscher Verlag, Köln-Opladen

Meili, R.; H.J. Steingrüber 1978:
Lehrbuch der psychologischen Diagnostik, 6. Aufl., Verlag Hans Huber, Bern-Stuttgart-Wien

Menges, G. 1968:
Grundriß der Statistik, Teil 1: Theorie, Westdeutscher Verlag, Köln-Opladen

Menges, G.; J. Skala 1973:
Grundriß der Statistik, Teil 2: Daten, Ihre Gewinnung und Verarbeitung, Westdeutscher Verlag, Köln-Opladen

Möbius, G. 1966:
Zur Genauigkeit standardisierter Verbraucherbefragungen, Studienreihe Betrieb und Markt, Band IX, Betriebswirtschaftlicher Verlag Dr. Th. Gabler, Wiesbaden

Morgenstern, O. 1965:
Über die Genauigkeit wirtschaftlicher Beobachtungen, 2. Aufl., Physica-Verlag, Wien-Würzburg

Müller, P.J. (Hg.) 1977:
Die Analyse prozeß-produzierter Daten, Reihe Historisch-Sozialwissenschaftliche Forschungen, Band 2, Klett-Cotta-Verlag, Stuttgart

Müller, P.J. 1980:
Der Wandel im Datenbedarf der empirischen Sozialforschung: zunehmende Bedeutung prozeß-produzierter Daten, in: Kaase, M. et al. (Hg.), 1980, S. 10 - 18

Nourney, M. 1970:
Deskriptive Stichprobenkontrolle zur Gebäude- und Wohnungszählung 1968, in: Allgemeines Statistisches Archiv, Band 54 (1970), Heft 4, S. 362-386

Rinne, H. 1970:
Kontrollen der Ergebnisse von Volkszählungen und Volkswirtschaftlichen Gesamtrechnungen, in: Allgemeines Statistisches Archiv, Band 54 (1970), Heft 1, S. 29 - 54

Ritsert, J.; E. Stracke; F. Heider 1976:
Grundzüge der Varianz- und Faktorenanalyse, Campus-Verlag, Frankfurt-New York

Sachs, L. 1978:
Angewandte Statistik, Statistische Methoden und ihre Anwendungen, 5. Aufl., Springer- Verlag, Berlin-Heidelberg-New York

Schach, E. 1978:
   Reliability in Sociomedical Research:
   Implications for Cross-National Studies, Sage Research Papers in the
   Social Science, Series Number 90-032, Vol. 4
Schach, E. 1981:
   Nutzung von Sekundärdaten durch die Forschung, in diesem Band
Scheuch, E.K. 1973:
   Das Interview in der Sozialforschung, in: König, R. (Hg.), 1973,
   S. 66-190
Scheuch, E.K.; H. Zehnpfennig 1974:
   Skalierungsverfahren in der Sozialforschung, in: König, R. (Hg.), 1974,
   S. 97 - 203
Schulz, H.J. 1970:
   Bericht über die Diskussion der Vorträge zum Thema "Über die Genauigkeit
   statistischer Daten" auf der 40. Jahreshauptversammlung der Deutschen
   Statistischen Gesellschaft am 23. Oktober 1969 in Freiburg im Breisgau,
   in: Allgemeines Statistisches Archiv, Band 54 (1970), Heft 1,
   S. 92 - 107
Schwartz, F.W. 1981:
   Krebsfrüherkennungsmaßnahmen, in diesem Band
Statistisches Bundesamt (Hg.) 1960:
   Stichproben in der amtlichen Statistik, Verlag W. Kohlhammer,
   Stuttgart-Mainz
Statistisches Bundesamt (Hg.) 1966:
   Kranke und unfallverletzte Personen, April 1966, Fachserie A: Bevölkerung
   und Kultur, Reihe 7: Gesundheitswesen, Sonderbeitrag, Kohlhammer-Verlag
Szameitat, K.; K.A. Schäffer 1964:
   Fehlerhaftes Ausgangsmaterial in der Statistik und seine Konsequenzen
   für die Anwendung des Stichprobenverfahrens, in: Allgemeines
   Statistisches Archiv, Band 48 (1964), Heft 1, S. 1 - 23
Walter, P. 1978:
   Meß- und testtheoretische Grundlagen psychologischen Testens,
   in: Grubitzsch, S. et al. (Hg.), 1978, S. 52 - 74
Wedekind, H. 1976:
   Systemanalyse, Die Entwicklung von Anwendungssystemen für Datenverarbei-
   tungsanlagen, 2. Aufl., Carl Hanser Verlag, München-Wien
Weichselberger, K. 1970:
   Genauigkeitsansprüche, Fehler und Kontrollen bei Volkszählungen,
   in: Allgemeines Statistisches Archiv, Band 54 (1970), Heft 1,
   S. 1 - 28

Nutzung von Sekundärdaten durch die Forschung

von ELISABETH SCHACH

1.Einleitung

Daten, die im Rahmen von Forschungsprojekten, Modellversuchen, Spezialstudien
oder -erhebungen oder auch routinemäßig für bestimmte Forscher, Administra-
toren, Institutionen erhoben werden, bezeichnen jene als Primärdaten, für die
die Daten zunächst bestimmt sind. Für Primärdaten gilt, daß die für die Konzepte Verantwortlichen und die ersten Datennutzer übereinstimmen. Für alle anderen
Personen sind solche Daten Sekundärdaten, d.h. Daten an deren Konzipierung
sie nicht beteiligt waren. Alle Primärdaten werden also zum Zeitpunkt der Weitergabe zu Sekundärdaten.

Primärdaten sind oft Datensammlungen, die speziell dafür angelegt wurden, Hypothesen zu überprüfen. Die Überprüfung von Hypothesen über Zusammenhänge anhand von Sekundärmaterial ist nicht immer möglich, da diese ja für andere
Zwecke erhoben wurden. Obwohl die Trennungslinie zwischen Primär- und Sekun-
därdaten nicht klar zu ziehen ist, sind Primärdaten meistens dadurch gekenn-
zeichnet, daß für sie Datenerheber und erster Datennutzer übereinstimmen
(KLINGEMANN und MOCHMANN, 1975). Für Sekundärdaten fallen Datenerheber und
Nutzer nicht auf die gleiche Person oder Personengruppe. Ob das Ergebnis der
Zusammenstellung von vorhandenem Material aus verschiedenen Quellen unter neuen
Gesichtspunkten nun Primärmaterial oder Sekundärmaterial darstellt, ist offen.
Scheuch nennt solches Material 'Primärmaterial' zweiter Ordnung (SCHEUCH,
1973). Solche Zusammenstellungen werden dazu benutzt, speziellen Fragestellun-
gen über Zusammenhänge nachzugehen. Die Schwierigkeiten, auf die man dabei
stößt, sind sicherlich nicht unähnlich denen, die man bei der Nutzung von Sekundärdaten vorfindet.

Sekundärdaten für die Forschung stammen aus unterschiedlichen Quellen. Die
folgenden seien beispielhaft genannt, weil anhand ihrer Nutzung typische Probleme erläutert werden können:

a. Primärerhebungen anderer:
Das sind Datensammlungen, die z.B. wegen der Gewichtigkeit des untersuchten
Sachverhalts von anderen Forschergruppen nochmals analysiert werden. Dabei
handelt es sich oft um Daten, die der Hypothesenprüfung dienen. Ein Beispiel
hierfür sind die Daten aus der Framinghamstudie. In diese Gruppe fallen aber
auch Archive bestehend aus Primärerhebungen anderer (wie z.B. Zentralarchiv
für empirische Sozialforschung der Universität zu Köln, SCHEUCH, 1973).

b. Daten aus der amtlichen Statistik:
Dabei handelt es sich um Daten aus laufenden oder einmaligen Erhebungen der
amtlichen Statistik, die vorwiegend der Deskription dienen. Als Beispiel seien
Daten aus den Zusatzerhebungen zum Mikrozensus über Krankheiten und Unfälle
genannt.
Hierzu gehören auch Daten, die routinemäßig an anderem Ort anfallen und deren
Aufbereitung die statistischen Ämter vornehmen. Todesbescheinigungen und Unter-
lagen über Schwangerschaftsabbrüche sind Beispiele für solche Unterlagen.

c. Routinedatensammlungen:
Hierzu gehören Daten, die im Rahmen von Geschäftsführungs- und Verwaltungsaufgaben oft in großen Mengen anfallen. Die Daten der Rentenversicherungsträger
und der Gesetzlichen Krankenversicherung seien als Beispiele genannt.

2. Gründe für die Nutzung von Sekundärdaten

Die Nutzung von Sekundärdaten durch die Forschung ist weit verbreitet. Das
liegt vor allem daran, daß diese bei sachgerechter Nutzung aufwendige Erhebungen ersetzen und daß die Daten in großer Menge und Vielfalt vorliegen.

Studien auf der Basis von Sekundärmaterial profitieren von einer Reihe von
Vorteilen dieser Daten im Vergleich zu Spezialerhebungen. Das ist u.a. auf
folgende Eigenschaften zurückzuführen:

- Kostengünstigkeit:
  Im Vergleich zu Neuerhebungen ist es oft kostengünstiger, auf bereits vorhandenes Material zurückzugreifen.
- Datenmenge:
  Daten dieser Art fallen oft in großen Mengen an und sind daher besonders für das Studium von seltenen Ereignissen und für die Betrachtung gering besetzter Untergruppen geeignet.
- Zeiträume:
  Daten aus der amtlichen Statistik und aus Routineerhebungen sind oft für lange Zeiträume vorhanden und erlauben daher die Beurteilung von Trends. Insbesondere können somit auch Phänomene studiert werden, die sich nur sehr langsam verändern.
- Fehlen des Beobachtereinflußes:
  Für Routinedatensammlungen und für zahlreiche Datenquellen aus der amtlichen Statistik gilt, daß sie ohne Beobachter (Interviewer, Beobachter, Personen an Meßinstrumenten) erhoben werden. Daher ist für sie der Einfluß, der durch Beobachter hervorgerufen wird, gering.
- Aktualität:
  Fallen Sekundärdaten laufend an, so kann mit ihrer Analyse recht bald nach der Studienkonzeptionsphase begonnen werden, sofern die Daten auf Datenträgern zur Verfügung stehen. Lange Wartezeiten bis zum Eintreffen der Daten entfallen dann, was zur Folge hat, daß Studien auf der Basis von solchem Material mit aktuelleren Unterlagen arbeiten können als Spezialerhebungen.
- Responseraten:
  Da Daten im Rahmen von Routineberichtsystemen für alle Mitglieder bestimmter Kollektive anfallen, sind die entsprechenden Datensätze auch für diese Gruppen vollständig. Das für Erhebungen in der Bevölkerung bekannte Nonresponseproblem ist also nicht gegeben, da der Erhalt der Daten nicht unmittelbar von der Mitwirkung der Betroffenen abhängt.
- Exakte Hochrechnungen für die Bevölkerung:
  Wegen des Fehlens von Nonresponse in Sekundärdaten werden exakte Hochrechnungen auf der Basis von solchem Material genauer, sofern das Material vollständig und repräsentativ ist.
- Untersuchung schwer zu erhebender Sachverhalte:
  Bestimmte Sachverhalte können aus rechtlichen, ethischen oder praktischen Gründen überhaupt nur mit Sekundärmaterial untersucht werden. Hierzu gehören z.B. Analysen der Mortalität. Auch Phänomene, die illegal, nicht akzeptiert, schlecht bekannt oder die mit Tabus behaftet sind, können anhand von Sekundärdaten untersucht werden. Für Primärerhebungen auf diesen Gebieten ergeben sich oft erhebliche Schwierigkeiten.
- Orientierungshilfen für die Studienplanung:
  Die Vorteile von sekundärstatistischem Material liegen auch darin, daß durch sein Vorhandensein Größenordnungen abgeschätzt werden können. So wird vor jeder Primärerhebung zunächst geprüft, welches bereits vorhandene Material über den zu untersuchenden Sachverhalt Aufschluß gibt.

Sekundärstatistisches Material kann auch dazu dienen, methodische Überlegungen bei der Planung von Primärerhebungen zu erleichtern. So kann es Hinweise zur Schätzung von Stichprobengrößen, zum geeigneten Stichprobenplan, zur Charakterisierung der Studienpopulation hergeben. In diesem Zusammenhang ist es besonders wichtig, daß das vorhandene Material auch gut dokumentiert ist, denn diese Dokumentation ist zur Beurteilung der Geeignetheit erforderlich.

Die Vorteile von Primärerhebungen stellen sich oft als Nachteile von Sekundärmaterial dar. Allerdings ist der Vorteil von Primärdaten nicht allein dadurch begründet, daß dem Gesamtkomplex Datenerhebung, -analyse, -interpretation ein einheitliches Konzept zu Grunde liegt, sondern auch darin, daß die Primärdatennutzer meistens besser in der Lage sind, die Begrenztheiten der Daten zu berücksichtigen. Um eine gewisse Vertrautheit mit den Daten zu gewinnen, braucht der Sekundärdatennutzer eine ausführliche, verständliche und vollständige Dokumentation der Erhebungsmethodik, der Instrumente und Daten. Diese zu erstellen ist der Primärdatennutzer nach Abschluß seiner Analyse oft nicht sonderlich motiviert. Jedoch liegt in solcher Dokumentation der Schlüssel zur Nutzung von Sekundärdaten. Dieser Tatbestand veranlaßte die Verantwortlichen für Umfragedatenarchive dazu, ein Standardschema für die Dokumentation von Umfragen, die in Archive eingehen sollen, zu entwerfen (KLINGEMANN und MOCHMANN, 1975).

3.Probleme bei der Nutzung von Sekundärdaten

Bei der Operationalisierung von Studienkonzepten kann man verschiedene Wege
beschreiten. Will man Sekundärdaten nutzen, dann muß man gerade auf diesem
Gebiet besonders einfallsreich sein, denn es gilt, die optimalen Nutzungsmöglichkeiten solcher Daten für das eigene Projekt zu erkunden. Dabei kommt es
darauf an, relevante Quellen zu finden, diesen relevante Information zu entnehmen oder aufzubereiten und/oder Teile aus verschiedenen Quellen zweckmäßig
zusammenzuführen.

Da davon auszugehen ist, daß Untersuchungszweck des Forschers und Datenerhe-
bunszweck der Sekundärquelle beinahe immer auseinanderfallen, müssen die Forschungsfragen offen gestellt, bei der Operationalisierung müssen Alternativen
überlegt werden und bei der Wahl der Variablen ist Flexibilität erforderlich.
Das Resultat ist oft ein Kompromiß zwischen Wünschenswertem und Möglichem.
Das muß jedoch nicht unbedingt bedeuten, daß das Ergebnis eine schlechte Studie
ist. Zu Zeiten, als Sozialforscher fast nur auf vorhandenes Material zurückgreifen konnten, wurden wichtige Theorien anhand solchen Materials entwickelt
und getestet.

Wegen der beachtlichen Vorteile, die durch die Nutzung von Sekundärdaten entstehen können, ist es besonders wichtig, daß hier auch die möglichen Schwierigkeiten bei der Nutzung dieser Daten entsprechende Beachtung finden. Diese
liegen auf den folgenden Gebieten:

- Vollständigkeit und Zuverlässigkeit der Daten:
  Für Daten aus der amtlichen Statistik der Bundesrepublik Deutschland gilt
  im allgemeinen, daß deren Vollständigkeit bekannt ist. Die Zuverlässigkeit
  solcher Daten ist aus den Publikationen deduzierbar. So läßt sich die Qualität der Daten aus dem Mikrozensus z.B. anhand von Veröffentlichungen des
  Statistischen Bundesamtes beurteilen (s. BRENNECKE, Mikrozensen).
  Auch über Datensammlungen, die von den Statistischen Ämtern zwar nicht erhoben, aber aufbereitet werden, gibt es Beurteilungen des Statistischen Bundesamtes, die Aussagen über die Vollständigkeit dieser Quellen gestatten
  (s. z.B. einleitende Bemerkungen zur Schwangerschaftsabbruchstatistik,
  STATISTISCHES BUNDESAMT, 1979).
  Daten aus Routinedatensammlungen werden mit größerer Skepsis betrachtet.
  Für Routinestatistiken ist ein Zweck über einen reinen Tätigkeitsnachweis
  hinaus oft nicht erkennbar. So sind auch meistens die Fragen nach der Reliabilität, der Validität und der Vollständigkeit solcher Routinedatensammlungen nicht ausreichend zu beantworten (PFLANZ, 1978).
  Im Gegensatz dazu sind zu bestimmten Zwecken erhobene Daten aus Untersuchungen anderer manchmal durchsichtiger; bei ihnen läßt sich eventuell besser
  erkennen, welche Reliabilität und Validität sie besitzen. Damit ist allerdings nicht gesagt, daß derartige Daten immer von höherer Qualität sind.
  Auch wenn Sonderuntersuchungen anderer für spezielle Zwecke geplant waren,
  so können Daten aus solchen Studien in ihrer Nützlichkeit für andere Forscher
  gering sein, wenn es diesen Studien nicht gelang, den untersuchten Sachverhalt einzufangen und/oder wenn sie mit Hilfe unzureichender Methodik bearbeitet wurden (PFLANZ 1978).
- Dokumentation:
  Um Sekundärdaten nutzen zu können, müssen deren Inhalt, Form und Entstehungs-
  weise sorgfältig dokumentiert sein. Es sollten Erhebungsinstrument, Stichprobenpläne, Interviewer- und Kodieranweisungen, Anweisungen zur Verdichtung
  von Variablen, etc. vorhanden sein. Ist solches Hintergrundmaterial nicht
  verfügbar, so ist die Folge, daß in zeitaufwendigen Versuchen Einblicke in
  diesen methodischen Aspekt gewonnen werden müssen.
  Zur Dokumentation gehören auch Definitionen von Ausdrücken, Durchführungs-
  anweisungen, Anweisungen zur Klärung strittiger Fälle. Es gehören dazu
  Hinweise darauf, auf wen sich die Dokumente beziehen, von wem sie erstellt
  werden, wie sie gelagert sind, ob ihr Inhalt überprüft oder fortgeschrieben
  wird.
- Variable:
  In Primärerhebungen sind die Erhebungsvariablen Indikatoren für die angestrebten Konzepte. Bei sekundärstatistischem Material ist diese Beziehung
  nicht so eng, weil die dort vorgefundenen Variablen oft nicht genau den gewünschten Konzepten entsprechen. Das kann zum einen daran liegen, daß die

zugrundeliegenden Konzepte von Material und Studie sich nicht entsprechen,
oder daran, daß die Indikatoren zum Konzept in anderer als der gewünschten
Beziehung stehen. So kann es z.B. vorkommen, daß die Messung des Konzeptes
Alter gewünscht ist. Durch die Variablen Geburtsdatum oder Alter in Jahren
könnte man hierzu Daten gewinnen. Wenn jedoch für eine größere Gruppe diese
Angaben fehlen, dann kommen Hilfsgrößen für das Alter, wie sozialversiche-
rungsrechtlicher Status, zur Grobklassifizierung in Frage. Dabei ist allerdings mit Fehlzuordnungen zu rechnen.
- Verschlüsselung:
Erhebungsbelege erfordern oft die Verschlüsselung von Originalangaben. In
diesem Fall ist von Interesse, nach welchem Prinzip verschlüsselt wurde
und ob sich die Schemata oder Verschlüsselungsgewohnheiten im Laufe der
Zeit verändert haben. Zu fragen ist weiter, welche Qualifikation die Kodierer
hatten, ob sie regelmäßig geschult wurden und wie hoch die Fluktuation unter
ihnen war. Wenn auch für einzelne Studien nur Teilbereiche dieser Information
von Interesse sind, so kann für andere dieses Detail unverzichtbar sein.
Je besser man die Methoden durchschaut, desto eher wird es auch möglich sein,
Umkodierungen an dem Material vorzunehmen.
- Klassifikation von Merkmalsträgern:
Neben der Kenntnis der erhobenen Variablen sollte bekannt sein, in welcher
Form diese im vorhandenen Material zur Verfügung stehen. Dabei ist die Auf-
teilung der Merkmalsausprägungen der Variablen in Klassen von Bedeutung,
denn nur in sehr feiner Aufgliederung vorliegende Merkmale geben die Flexi-
bilität der Zusammenfassung zu gröberen Klassen. Merkmalsausprägungen, die
von vornherein nur in sehr breiten Klassen vorliegen, sind für die neue
Fragestellung oft nicht geeignet.
- Aggregation von Merkmalsträgern:
Oft bereitet auch der Aggregationsgrad von Daten bei der Nutzung von Sekun-
därmaterial Schwierigkeiten. Die besonders in der amtlichen Statistik übliche
Zusammenfassung von Eigenschaften von Merkmalsträgern nach geographischen
oder anderen Kriterien der Gruppenzugehörigkeit muß dabei nicht dem in der
Studie gewünschten Aggregationsgrad entsprechen.
- Zusammengeführtes Material:
Für Studien auf der Basis von Material aus verschiedenen Quellen ist von
Interesse, inwieweit sie untereinander vergleichbar sind. Dann ist nämlich
anhand der Dokumentation zu klären, ob Konzepte und Methodik zur Untersuchung
der gestellten Fragen gemeinsam nutzbar sind. Es müssen also die Konzepte
der einzelnen Quellen hinreichend gut mit dem Studienkonzept übereinstimmen
und die Methodiken müssen definierten Standards genügen.

Den offensichtlichen Vorteilen der Nutzung von Sekundärdaten stehen also auch
eine Reihe möglicher Schwierigkeiten gegenüber. Beide Aspekte im konkreten
Fall gegeneinander abzuwägen, ist eine nicht immer einfache Aufgabe des Forschers.

4. Analyse von Sekundärdaten

Vor der Erhebung von Primärdaten muß sich der Forscher sehr intensiv mit der
Beschreibung seines Untersuchungsgegenstands oder der Formulierung von Hypothe-
sen beschäftigen. Darauf folgt die Stufe der Operationalisierung der Hypothesen
und die Bezeichnung der zu untersuchenden Variablen. Dann folgen Entwurf von
Methodik und Instrumenten und Beginn der Studienplanung. Daran schließen sich
Analyse und Interpretation an.

Bei einer Studie auf der Basis von Sekundärdaten sind die zu vollziehenden
Schritte anders. Dort folgen auf das Stadium der Hypothesenformulierung oder
der Spezifizierung des Sachverhalts die Prüfung der Eignung von Datenquellen,
der Entwurf der Methodik und die Analyse. Es entfallen also die Schritte des
Methodik- und des Studienentwurfs zur Datengewinnung. Gerade in diesem Sachverhalt liegen die Vor- und Nachteile von Sekundärdaten. Bei der Nutzung von
solchen Daten sind also zwei wesentliche Fragen:

Was kann man mit ihnen untersuchen?
Wie fängt man das an?

Damit liegt der Schwerpunkt der Arbeit mit Sekundärdaten bei der Analyse,
während er für die Arbeit mit Primärdaten bei der Studienplanung liegt (SELL-

TITZ u.a., 1959).

Wegen der Nichtübereinstimmung von Forschungsziel und Zweck der Sekundärdaten-
erhebung eignen sich Sekundärdaten vor allem für deskriptive Studien. Diese
können wegen der großen Datenmengen, die besonders in Routinestatistiksystemen
zur Verfügung stehen, sehr detailliert sein. Im Gegensatz dazu können geplante
Erhebungen verläßlichere Daten über die Beurteilung von Phänomen durch Personen, über Vergleiche, Einstellungen, Verhaltensweisen und Bewertungen erbrin-
gen.

Analytische Studien auf der Basis von Sekundärmaterial sind nicht ausgeschlossen. Jedoch müssen für sie die Hypothesen so operationalisierbar sein, daß
eine weitgehende Übereinstimmung mit den gespeicherten Variablen zutrifft.
Damit gelten für diese Studien noch strengere Maßstäbe als für deskriptive
Studien auf der Basis von Sekundärdaten.

Bevor man sich also an die Aufarbeitung von Sekundärdaten für das eigene Stu-
dienziel begibt, muß man sich eine Reihe von Fragen stellen. Diese sind inhalt-
licher und methodischer Natur. Beispielhaft seien einige dieser Fragen genannt:

<u>Fragen mit inhaltlicher Ausrichtung</u>

1. Kann mit dem vorliegenden Material die Fragestellung beantwortet werden
   oder welche Fragen sind mit dem vorliegenden Material zu beantworten?

2. Sind die Daten inhaltlich so beschaffen, daß auch Teilfragen zu bearbeiten
   sind?

3. Eignen sich die Daten nur für deskriptive oder auch für analytische Studien?

4. Werden die Daten durch die Verknüpfung mit anderen Quellen interessanter?

<u>Fragen mit methodischer Ausrichtung</u>

1. Reichen die Daten mengenmäßig aus, um die Fragen zu beantworten?

2. Muß alles Material verwendet oder können Stichproben gezogen werden?

3. Auf welche Weise wurden die vorliegenden Daten erhoben (Formulare, Interviews, Telefonerhebung, etc.)?

4. Wer war der Datenerheber?

5. Kann die Population, auf die sich die Daten beziehen, in Umfang und Struktur
   beschrieben werden?

6. Fehlen wesentliche Teile der angestrebten Population und sind diese in
   ihrer Struktur und Verhaltensweise vom vorhandenen Anteil verschieden?

7. Wie vollständig sind die für die Studie notwendigen Daten?

8. Wie aufwendig ist es, die Daten in die für die Fragestellung notwendige
   Form zu bringen?

Obwohl sich die Interessen der einzelnen Nutzergruppen von Sekundärdaten unterscheiden, müssen sich alle diese oder ähnliche Fragen in Hinblick auf das zu
nutzende Material stellen. Wenn der Nutzer von Sekundärdaten die genannten
Fragen für sich selbst zufriedenstellend beantworten kann, dann lohnt es sich,
mit der für ihn oft aufwendigen Datenaufbereitung zu beginnen.

Bei den Nutzern von Primärdaten anderer liegen die Schwerpunkte oft bei der
Wiederanalyse oder Neuinterpretation unter den ursprünglichen oder unter abge-
wandelten Gesichtspunkten. Im Gegensatz dazu weichen die Ziele der Nutzer von
Routinedaten und Daten der amtlichen Statistik oft erheblich vom ursprünglichen
Erhebungsziel ab, und daraus ergeben sich zahlreiche Schwierigkeiten.

Notwendige Voraussetzung für jedwede Nutzung von Sekundärdaten ist jedoch,
daß die Datensammlung hinreichend gut dokumentiert ist. Ohne diese Dokumenta-

tion ist Sekundärdatenanalyse nicht möglich.
Die Probleme bei der Sekundärdatenanalyse sind je nach Datenquelle unterschiedlich. Sie sind außerdem davon abhängig, wie anspruchsvoll die Nutzer bezüglich
der inhaltlichen Fragestellung sind, denn schwierige inhaltliche Fragestellungen, wenn überhaupt mit solchen Daten analysierbar, werden auch Methoden mit
entsprechendem Zuschnitt erfordern. Im Gegensatz zur Analyse von Primärdaten,
bei denen die Verwendung bestimmter Verfahren von vornherein geplant ist, erfordert die Sekundäranalyse oft Kompromisse in analytischer Hinsicht. Das führt
dazu, daß Aussagen zwar gemacht werden können, ob diese aber allgemein gelten,
ob die Größenordnungen stimmen, ob Unterschiede tatsächlich existieren, ist
oft fraglich. Auf einzelne Aspekte dieser Problematik soll nun eingegangen
werden.

Schwierigkeiten bei der Analyse sind insbesondere dadurch bedingt, daß einer
vorhandenen Datenbasis ein neuer Sachverhalt aufgezwungen wird (SCHEUCH, 1973).
Dieses Vorgehen hat zur Folge, daß die Analysen den fremden Studiensachverhalt
ebenso zu berücksichtigen haben wie die zur Schaffung der Datenbasis verwandten
Methoden. Da Sachverhalt und Methoden nicht, wie bei Primärerhebungen, aufein-
ander abgestimmt sind, ergeben sich dabei Konflikte.

Diese Schwierigkeiten können bei der Auswahl aus dem vorhandenen Material,
bei dessen Aufbereitung und bei der Datenanalyse auftreten. Außerdem werden
die Probleme jeweils davon abhängen, ob das Interesse des Forschers mehr bei
der Beschreibung oder bei der Untersuchung von Zusammenhängen liegt. Im ersten
Fall ist zu prüfen, ob die hochgerechneten Größenordnungen stimmen können,
wenn z.B. die Schätzungen nur auf einem Ausschnitt aus der Grundgesamtheit
beruhen. Ebenso ist beim Studium von Beziehungen zu prüfen, ob diese verallge-
meinerbar sind, wenn sie auf Grund der Daten für nur einen Ausschnitt der Bevölkerung geschätzt wurden. Ist dieser Ausschnitt nämlich nicht repräsentativ
für die Bevölkerung, auf die geschlossen werden soll, dann sind u. U. auch
die geschätzten Beziehungen anders als in der Gesamtbevölkerung. Untersucht
man Beziehungen, so ist ferner zu klären, ob diese über das Aggregationsniveau hinaus gelten. Es ist nämlich bekannt, daß Beziehungen zwischen Variablen
auf dem Niveau von geographischen Einheiten, Familien oder anderen Gruppierungen von Personen nicht unbedingt auch für Einzelpersonen gelten (ökologischer
Fehlschluß, s. z.B. SCHEUCH, 1973).

a) Schätzung der Arztinanspruchnahme in einem Jahr

Im einzelnen sollen mögliche Probleme bei der Analyse von Sekundärdaten anhand
eines Beispiels gezeigt werden. Angenommen, man möchte den Anteil von Personen
aus der Bevölkerung schätzen, die in einem Jahr mindestens einmal einen Arzt
aufsuchen. Für diese Schätzung sollen Daten einer AOK verwendet werden. Anhand
von diesen Daten wird im folgenden eine mögliche Vorgehensweise aufgezeigt,
die Aspekte der Stichprobenziehung, der Datenaufbereitung und -analyse schil-
dert.

Es ist zunächst zu klären, inwieweit die Versicherten einer Kasse repräsentativ
für die Gesamtheit der Bevölkerung sind. Da wir Angaben für die Gesamtbevölkerung nur hinsichtlich von einigen demographischen Merkmalen kennen, werden
diese mit den entsprechenden Merkmalen der Studienpopulation verglichen. Fällt
diese Prüfung unter Berücksichtigung des Studienziels positiv aus, so wird
die Stichprobenziehung in Angriff genommen.

Für die gewünschte Schätzung würde man sich als Untersuchungsgrundlage eine
Zufallstichprobe aus der Gesamtbevölkerung wünschen. Bei einer Primärerhebung
wäre eine Personenstichprobe anzustreben. Die erforderliche Rate:

$$\text{Rate} = \frac{\text{Personen, die in einem Jahr mindestens einmal den Arzt aufgesucht haben}}{\text{Durchschnittliche Bevölkerung des Jahres}} * 1000$$

erhielte man auf diese Weise direkt. Benutzt man vorhandenes Material einer
AOK, dann findet man dort keine Liste der Versicherten vor, sondern nur eine
Liste der beitragszahlenden Mitglieder, also im wesentlichen der Beschäftigten. Daß diese sich von der Gesamtbevölkerung unterscheidet, ist offensichtlich, da sie Frauen nicht ausreichend und Kinder gar nicht umfaßt. Die Frage

ist nun, ob man den fehlenden Bevölkerungsanteil in die Untersuchungspopulation einbeziehen kann. Dieses ist tatsächlich möglich, indem man die Inanspruchnahme von medizinischen Leistungen der Kassenversicherten über längere Zeiträume hinweg aufzeichnet. Die Annahme ist, daß dieses Vorgehen im Laufe der Zeit der Kasse alle Versicherten durch Leistungsinanspruchnahme bekannt macht und daß auf diesem Umweg die Versichertenbevölkerung zu rekonstruieren ist.

Aus Kostengründen möchte man aber nicht alle Versicherten, sondern nur eine Stichprobe für die Schätzung benutzen. Die oben beschriebene Rekonstruktionsmethode sollte also auch für Teilgesamtheiten praktikabel sein. Eine Zufallsstichprobe von Personen kann aber nur für die beitragszahlenden Mitglieder aus einer Liste gezogen werden. Für Familienangehörige sind andere Methoden erforderlich. Die letztere Gruppe muß nämlich, wie oben beschrieben, über ihre Leistungsinanspruchnahme erfaßt werden. Da Leistungen auf Papierdokumenten festgehalten werden, muß eine Stichprobe aus Dokumenten (z.B. aus Kranken- und Überweisungsscheinen) gezogen werden. Um die Familienangehörigen für ein Jahr identifizieren zu können, müssen Leistungsunterlagen für mehr als ein Jahr zur Person zusammengeführt werden. Das ist notwendig, weil nicht zu erwarten ist, daß alle Familienangehörigen während eines bestimmten Jahres einen Arzt aufsuchen. Innerhalb von zwei Jahren wird das jedoch auf die überwiegende Mehrheit der Versicherten zutreffen. Da auf diesen Dokumenten nur Name und Geburtsdatum einigermaßen vollständig vorhanden sind, können Auswahlen nur auf der Basis dieser Angaben gezogen werden. Daß solche Pseudoauswahlen jedoch im allgemeinen keine Zufallsauswahlen liefern, ist bekannt (SCHACH und SCHACH, 1978 und 1979). Verwendet man Pseudostichproben, die nach Gesichtspunkten der Qualitätskontrolle ausgewählt wurden, so ist es u.U. möglich, repräsentative Untergruppen von Bevölkerungen zu bestimmen. Solche Qualitätskontrolle erfordert methodische Vorstudien, deren Ergebnisse für jedes weitere Kollektiv erneut zu erarbeiten sind.

Wie oben gezeigt, lassen sich durch die Kombination verschiedener Techniken näherungsweise Stichproben von Personen aus den Versicherten einer Kasse gewinnen. Damit sind die Stichprobenprobleme der Ratenschätzung zunächst gelöst.

b) <u>Datenaufbereitung</u>

Um die oben beschriebene Stichprobe zu erhalten, müssen eine Stichprobe aus einer Datei und entsprechende Stichproben aus Dokumenten gezogen werden. Wenn die dazu verwandten Unterlagen in Form von Papierdokumenten vorliegen, erfolgt die Stichprobenziehung per Hand. Die gezogenen Dokumente werden auf EDV-Datenträgern erfaßt, zur Person zusammengeführt, anonymisiert, um dann analysiert werden zu können.

Dabei sind viele praktische Schwierigkeiten zu überwinden. So ist z.B. damit zu rechnen, daß wegen Unvollständigkeit, unleserlicher Schriften, wegen Namenswechsel bei Frauen nicht alle Dokumente einwandfrei der richtigen Person zugeordnet werden können.

c) <u>Analyse</u>

Die Schätzung der Rate muß nun entsprechend dem verwandten Stichprobenplan erfolgen. Allerdings ist unbekannt, wie man bei Proben auf der Basis von Pseudoauswahlverfahren verfährt. Es wird vorgeschlagen, sowohl für die Raten als auch für die Varianzschätzung auf die Formeln für die einfache Zufallstichprobe zurückzugreifen. Dabei ist zu beachten, daß die Rate selbst verzerrt sein und daß die geschätzte Varianz erheblich von der tatsächlichen abweichen kann.

Eine Schätzung der Rate von Personen, die mindestens einmal im Jahr den Arzt in Anspruch nehmen, ist also durchführbar. Jedoch müssen auf Grund der Beschaffenheit des Datenkörpers besondere Anstrengungen unternommen werden, um dieses zu ermöglichen. Andererseits können so gewonnene Ergebnisse auch auf andere vergleichbare Datenkörper angewandt werden. Solche Vorarbeit erhöht daher den Nutzen dieser Daten für andere Forscher.

5.Schluß

Die Nutzung und Analyse von Sekundärdaten hat für den Forscher den Vorteil,
daß er auf vorhandene Datenkörper zurückgreifen kann. Sie bringt jedoch die
Verpflichtung mit sich, mit diesem Datenkörper verantwortungsvoll umzugehen.
Das bedeutet insbesondere, daß bei der Nutzung von Sekundärdaten für
Forschungszwecke Analysen nicht mechanisch erfolgen können, sondern daß adäquate Analysemethoden vielfach erst gesucht oder speziell entworfen werden
müssen. Das hat wiederum zur Folge, daß vorhandene Analyseprogrammpakete nicht
unverändert verwandt werden können.

Die Nutzung von Sekundärdaten stellt nicht nur auf methodischem Gebiet besondere Anforderungen an den Forscher. Ihre Verwendung erfordert eben solchen
Einfallsreichtum bei der Formulierung von Forschungsfragen und bei der Suche
von geeigneten Datenquellen. Da aber jede Forschungsidee auf verschiedene Weisen in Studien umsetzbar ist, eigenen sich Sekundärdaten oft als Untersuchungs-
material. Die dabei zu erwartenden Vorteile und Schwierigkeiten wurden geschil-
dert.

Literatur:

Klingemann, H.D.; E. Mochmann 1975:
    Sekundäranalyse,
    in: Koolwijk, I.v. und M. Wieken-Mayser (Hg.) Techniken der empirischen
    Sozialforschung. Oldenbourg-Verlag, München.
Pflanz, M. 1978:
    Daten aus epidemiologischen Studien. Manuskript.
Schach, E.; S. Schach 1978:
    Pseudoauswahlverfahren bei Personengesamtheiten I: Namensstichproben,
    in: Allgemeines Statistisches Archiv, Band 62 (1978), Heft 4,
    S. 379 - 396.
Schach, E.; S. Schach 1979:
    Pseudoauswahlverfahren bei Personengesamtheiten II: Geburtstagsstichpro-
    ben,
    in: Allgemeines Statistisches Archiv, Band 63 (1979), Heft 2,
    S. 108 - 122.
Scheuch, E.K. 1973:
    Entwicklungsrichtungen bei der Analyse sozialwissenschaftlicher Daten,
    in: R. König (Hg.) Handbuch der empirischen Sozialforschung. Enke,
    Stuttgart.
Selltitz, C.; M. Jahoda; M. Deutsch; S.W. Cook 1959:
    Research Methods in Social Relations, Holt, Rinehart and Winston,
    New York.
Statistisches Bundesamt 1979:
    Statistisches Jahrbuch für die Bundesrepublik Deutschland 1979, Kohl-
    hammer, Stuttgart.

Datenschutz und Datenzugang der Forschung im Gesundheitsbereich

von BÄRBEL ZIEGLER-JUNG

1.Einführung:

Mit dem Inkrafttreten der Datenschutzgesetze[1] hat die Datenschutzproblematik
auch für die Forschung im Gesundheitsbereich stärkere Bedeutung bekommen.
Vielen Wissenschaftlern wurde der Datenzugang unter Berufung auf den Datenschutz verwehrt. Dadurch entstand im Forschungsbereich die Meinung, daß der
Datenschutz sinnvolle Forschung beschränke oder sogar verhindere. Ein Ausweg
aus dieser Situation ist bis heute noch nicht gefunden.

Die Ursachen dieser prekären Lage sind insbesondere in einer Rechtsunsicherheit begründet, die viele staatliche Institutionen veranlaßte, den Datenzugang der Forschung einzuschränken. Die Rechtsunsicherheit hat zugenommen, weil
in den meisten Fällen keine Rechtsgrundlage für die Verarbeitung personenbezogener Daten für Forschungszwecke gegeben ist. Die Belange der Forschung sind
in den Datenschutzgesetzen nicht ausreichend berücksichtigt.

Zudem zeigte die Datenschutzdiskussion im Forschungsbereich, daß zwischen dem
Datenschutz und der Wissenschaftsfreiheit ein Spannungsverhältnis besteht.
Der Datenschutz geht von dem Persönlichkeitsrecht des Individuums aus, das
auch beinhaltet, daß der einzelne den Verwendungszweck seiner Daten selbst
bestimmen kann und daß die Bindung an diesen Zweck gewährleistet ist. Demge-
genüber steht das konkurrierende Grundrecht der Wissenschaftsfreiheit. Dieses
Spannungsverhältnis besteht bei der Forschung im Gesundheitsbereich im besonderen Maße, da hier ein Bedarf an Daten erhoben wird, der viele datenschutzrechtliche Probleme aufwirft. Der Unterschied zwischen Forschungspraxis und
rechtlichen Gegebenheiten ist im Hinblick auf den Inhalt der Bestimmungen der
ärztlichen Schweigepflicht und des Sozialgeheimnisses besonders ausgeprägt.

Die Beseitigung des Spannungsverhältnisses ist schwierig, da neben der Rechtsunsicherheit unterschiedliche Interessen die Verwirklichung eines sinnvollen
Datenschutzes und den von der Forschung geforderten Datenzugang bestimmten.
Dies sind die speziellen Interessen der an der Gesundheitsversorgung und -ver-
waltung Beteiligten. So ist der Datenzugang der Forscher erschwert, die Projekte zu brisanten gesundheitspolitischen Fragestellungen durchführen wollen
(z. B. bei Vorhaben zum Arzneimittelverbrauch und zur Effizienz von Gesundheitseinrichtungen). Dagegen haben die Wissenschaftler eher Datenzugang, die
Forschungsprojekte bearbeiten, die im Interesse der Gesundheitseinrichtungen
liegen (s. z. B. SCHWEFEL u.a. 1979).

Im folgenden sollen die Rechtspositionen des Datenschutzes und der Forschung
dargestellt werden. Die Gegenüberstellung von Datenschutzbedarf und Datenbedarf der Forschung im Gesundheitsbereich führt zu dem Hinweis auf bestehende
Regelungslücken und zu praktischen Verfahren. Abschließend sollen Lösungsmöglichkeiten aufgezeigt werden.

2. Rechtspositionen

2.1 Datenschutz

Der Datenschutz i. e. S. (STEINMÜLLER u.a. 1978, S. 18) knüpft hauptsächlich
an das in Artikel 2,1 Grundgesetz (GG) garantierte Persönlichkeitsrecht an,
mit dem der einzelne selbst bestimmen kann, wie seine Daten verwendet werden.
Dieses "informationelle Selbstbestimmungsrecht" (MALLMANN 1976) enthält im
Gesundheitsbereich auch das Recht des Individuums auf Geheimnisschutz, das
in den Bestimmungen der ärztlichen Schweigepflicht[2] konkretisiert wird.
In diesem Sinne ist die Integrität des betroffenen Individuums das Schutzgut
des Datenschutzes. Wie die Diskussion der letzten Jahre gezeigt hat, kann der
Datenschutz i. e. S. nicht auf den Schutz einer abgrenzbaren Privatsphäre ab-
zielen. Die Privatsphäre ist nicht mit objektiven Maßstäben festlegbar, da
sie von subjektiven Wertvorstellungen des einzelnen abhängt; d. h. sie ist
"relativ". Außerdem ist die Privatsphäre in Anbetracht gesellschaftlicher Realitäten ein zu restriktiver Ansatz, um einen wirkungsvollen Persönlichkeits-
schutz zu erreichen.

Datenschutz i. w. S. bezweckt darüber hinaus die Herstellung und Wahrung des Informationsgleichgewichtes zwischen den Institutionen der Gesellschaft (STEIN-MÜLLER u.a. 1978, S. 18); d. h. z. B. zwischen den Kassenärztlichen Vereinigungen und den Krankenkassen. Danach ist Datenschutz die Menge aller Vorkehrungen zur Verhinderung unerwünschter Datenverarbeitung oder unerwünschter Folgen erwünschter Datenverarbeitung. Unerwünscht ist, was rechtlichen und rechtspolitischen Zielvorstellungen widerspricht (STEINMÜLLER u.a. 1978, S. 19). Zielvorstellungen sind hier insbesondere das "informationelle Selbstbestimmungsrecht", die ärztliche Schweigepflicht und das Informationsgleichgewicht innerhalb der Gesellschaft.

2.2 Forschung

Die Freiheit von Wissenschaft und Forschung ist in Artikel 5 Absatz 3 GG garantiert. Damit sich dieses Recht realisieren läßt, benötigt die Forschung einen normativ abgesicherten Zugang zu notwendigen Arbeitsunterlagen (STEIN-MÜLLER 1979a, S. 3). Forschungsfreiheit beinhaltet also auch ein Informationsrecht der Wissenschaft, dessen Inhalt insbesondere im Zusammenhang mit der Definition der Forschung diskutiert wird. Die Entscheidung des Bundesverfassungsgerichts (Neue Juristische Wochenschrift (NJW) 1973, S. 1176), die die Forschung als "geistige Tätigkeit mit dem Ziel, in methodischer und nachprüfbarer Weise neue Erkenntnisse zu gewinnen" bezeichnet, bietet nur allgemeine Kriterien. Die Ableitung des Informationsrechts der Forschung aus Artikel 5 Absatz 1 GG bietet dagegen konkretere Anhaltspunkte (s. SCHERER 1980, S. 95).

3. Datenschutzbedarf und Datenbedarf

3.1 Gefahren

Die Verarbeitung von Gesundheitsdaten[3] für Forschungszwecke enthält Risiken für die betroffenen Personen und gesamtgesellschaftliche Gefahren.
Für das betroffene Individuum sind folgende Risiken ersichtlich, die anhand der Zweckbestimmung der Information dargestellt werden:

Die Zweckbestimmung wird nicht eingehalten (unzulässige Datenverarbeitung, Datendiebstahl usw.)

Die Zweckbestimmung wird zwar eingehalten, aber zum Nachteil des Individuums ausgelegt, da ein extensiv gefaßter gesetzlicher Interpretationsrahmen[4] besteht.

Die Zweckbestimmung wird zwar eingehalten, die Daten entsprechen aufgrund der raschen Änderung der gesundheitlichen Verhältnisse nicht mehr dem gegenwärtigen Gesundheitszustand

Die Zweckbestimmung wird zwar eingehalten, die Daten stellen aber - dem ursprünglichen Kontext entzogen - ein falsches Bild über das Individuum dar.

Eine ähnliche Betrachtungsweise hat DAMMANN (1974, S. 274 ff) vorgeschlagen, der letztere Punkte mit den Begriffen der "Entfremdung" und der "Festschreibung" zusammenfaßt.

Diese Gefahren bestehen sowohl bei der manuellen als auch bei der automatisierten Datenverarbeitung (ADV) (GRIESSER 1977, S. 1; SCHAEFER 1979, S. 16ff). Sie sind aber bei der ADV in besonderem Maße gegeben. Der Einsatz der ADV in der Medizin hat zu systematischer Sammlung und zu einer Anhäufung von Gesundheitsdaten geführt. Die ADV hat auch die Möglichkeit geschaffen, daß Gesundheitsdaten, die zur Durchführung der Aufgaben der Gesundheitseinrichtung nicht erforderlich sind, quasi auf Vorrat gespeichert werden. Durch letzteres ist aber das individuelle Selbstbestimmungsrecht beeinträchtigt, denn nach verfassungsmäßigen Prinzipien darf in Grundrechte nur aufgrund eines Gesetzes und im verhältnismäßigen, notwendigen und geringstmöglichen Ausmaß eingegriffen werden (s. insbesondere SCHWAN 1979, § 1 Randnummer (Rdnr.) 8 ff).

Darüber hinaus hat die Verarbeitung von Gesundheitsdaten mittels ADV die Gefahr in den Vordergrund gerückt, daß Gesundheitsdaten für rechtlich und rechtspolitisch unerwünschte Zwecke verwendet werden. Die folgenden Beispiele sollen diese These veranschaulichen:

- Die Verarbeitung personenbezogener Daten über Raucher innerhalb eines Forschungsvorhabens kann den Zweck haben, Wege zu finden, Raucher eigenverant-
wortlich zu entwöhnen und vor Gesundheitsschäden zu bewahren. Die Ergebnisse
des Projektes können aber auch dazu dienen, diesem Personenkreis gesellschaftliche Sanktionen aufzuerlegen.

- Durch die schnelle Zusammenführung von Gesundheitsdaten aus verschiedenen
Datenquellen können wissenschaftliche Hypothesen überprüft werden. Es besteht aber auch die gefährliche Möglichkeit, durch Verknüpfung von Daten
Abbilder eines Individuums zu erstellen und sie zu Gesundheitsprofilen zusammenzufassen.

Aus den Beispielen geht deutlich hervor, daß die Verwendung von Gesundheitsdaten zu schwerwiegenden Nachteilen führen kann. Im ersten Fall können die For-
schungsergebnisse z. B. dazu verwendet werden, Raucher als gesellschaftsschä-
digend zu betrachten und ihnen höhere Versicherungsbeiträge aufzuerlegen; die
Ursachen des Rauchens und die gesamtgesellschaftliche Verantwortung bleiben
dagegen unerforscht.

In dem zweiten Beispiel kann einem Individuum daraus ein Schaden entstehen,
daß seine gesundheitlichen Verhältnisse unvollständig und unrichtig wiedergegeben werden. Letzteres wird anhand des Streites um die Validität von Diagnosen besonders deutlich (REICHERTZ 1978, S. 584). Gesundheitsprofile können
den einzelnen nicht richtig abbilden, weil sie in der Regel nur harte Fakten
enthalten. Das Individuum wird aber erst im Zusammenhang mit dem Kontext seiner Lebensgeschichte und seiner sozialen Umwelt entsprechend dargestellt.
Die gespeicherten Daten sind häufig auch veraltet, weil sie infolge der raschen Änderung des Gesundheitszustandes keine Aktualität besitzen. Der in dem
ersten Tätigkeitsbericht des BUNDESBEAUFTRAGTEN FÜR DEN DATENSCHUTZ (1979,
S. 34) erwähnte Fall eines Lehrers, dessen frühere psychische Erkrankung ihm
die Chance einer Neueinstellung nimmt, weil sein jetziger - völlig veränder-
ter - Gesundheitszustand aus der Personalakte nicht ersichtlich ist, zeigt
sehr eindrucksvoll, welcher Schaden aus Daten entstehen kann, die veraltet
sind.
Außerdem werden Gesundheitsprofile nur wenige objektive Aussagen über ein Individuum treffen können, da sie in erheblichem Maße auf subjektiven Wertungen basieren, die möglicherweise von Arzt zu Arzt variieren.

Der Einsatz der ADV in der Medizin hat sich auch nachteilig auf das individuelle Verhalten ausgewirkt. Immer mehr Menschen befürchten, daß ihre intim-
sten Daten Unbefugten offenbart werden. Sie leben in der Angst vor der Ausfor-
schung durch andere (s. FRANKFURTER ALLGEMEINE ZEITUNG vom 5.11.1979). Damit
sie nicht auffallen, nicht aktenkundig werden, passen diese Menschen ihr Verhalten an gegebene Normen an und verlieren auf diese Weise einen Teil ihrer
Individualität. Daß diese Angst krankmachende Faktoren enthält und sich nivel-
lierend auf das soziale Leben innerhalb der Gesellschaft auswirkt, ist bereits
gegenwärtig zu beobachten (HOFFMANN 1979).

3.2 Datenbedarf

Die Prüfung des Datenbedarfs der Forschung im Gesundheitsbereich hat ergeben,
daß im wesentlichen Daten benötigt werden, die Aussagen über die Eigenschaften
von Kollektiven wie Patientengruppen, Einrichtungstypen der gesundheitliche
Versorgung u.ä. ermöglichen. Außerdem werden Daten gebraucht, die die Merkmale des Gesundheitsverhaltens einzelner Bürger enthalten. Diese Daten werden
als Individualdaten bezeichnet (vgl. MÜLLER 1974, S. 30; BRENNECKE u.a. 1977,
S. 10). Da eine Identifikation des betroffenen Individuums bei vielen For-
schungsmethoden notwendig bzw. möglich ist, hat das Datenschutzrecht bei der
Verarbeitung von Individualdaten Bedeutung.

Daten mit direktem Personenbezug werden nach Aussagen von Epidemiologen (GREI-
SER 1980) in ihrem Arbeitsbereich insbesondere für Krankheitsregister, retrospektive Fall- Kontroll- Studien und Kohorten-Studien benötigt. Aggregierte
Daten, deren Verarbeitung datenschutzrechtlich unbedenklich ist, finden aufgrund ihrer problemspezifischen Ungenauigkeit nur beschränkte Verwendung.

4. Rechtliche Regelungen

4.1 Datenschutzrecht im Gesundheitsbereich

Das Datenschutzrecht umfaßt im Gesundheitsbereich im wesentlichen die Bestimmungen der Datenschutzgesetze und die Regelungen des Geheimnisschutzes [5].

Die Datenschutzgesetze, die aus Bundesdatenschutzgesetz (BDSG) und Landesdatenschutzgesetzen (LDSG) bestehen, sind inzwischen in allen Bundesländern bis auf Hamburg in Kraft getreten (s. Überblick bei SIMITIS u.a. 1980a, Anhang). Im Gesundheitsbereich gilt das BDSG für privatrechtliche und für öffentlich-rechtliche Gesundheitseinrichtungen des Bundes. Für die Gesundheitsverwaltung der Länder gelten in der Regel die Landesdatenschutzgesetze mit Ausnahme öffentlich-rechtlicher Gesundheitseinrichtungen, die als Wettbewerbsunternehmen zu qualifizieren sind[6], falls sie Bundesrecht ausführen und keine landesrechtlichen Spezialbestimmungen gegeben sind. Die Datenschutzgesetze sind anzuwenden, wenn personenbezogene Daten natürlicher Personen in Dateien gespeichert, verändert, gelöscht oder aus Dateien übermittelt werden (§ 1 Abs. 2 BDSG).

Datenschutzrechtliche Bestimmungen beinhalten aber auch die Regelungen des Geheimnisschutzes. Hier handelt es sich um die Normen der ärztlichen Schweigepflicht, die sich aus den Berufsordnungen der Ländesärztekammern[7] ergeben und deren Ahndung in § 203 StGB enthalten ist. Die ärztliche Schweigepflicht verbietet u.a. dem Arzt, seinen Gehilfen und Beamten des öffentlichen Gesundheitsdienstes ein unbefugtes Offenbaren von Geheimnissen, die ihnen in ihrer beruflichen Eigenschaft anvertraut oder auf andere funkionsbezogene Weise bekannt wurden.

Die Regelungen des Geheimnisschutzes umfassen außerdem das in § 35 Sozialgesetzbuch (SGB) geregelte Sozialgeheimnis, über dessen Novellierung[9] gegenwärtig (Stand: Juni 1980) abschließend im Bundesrat beraten wird. In der noch geltenden Fassung garantiert § 35 StGB jedem, der sich an die Leistungsträger der sozialen Sicherung wendet, den Anspruch, daß seine Geheimnisse nicht unbefugt offenbart werden.

Für das Verhältnis der Vorschriften der Datenschutzgesetze und der Bestimmungen des Geheimnisschutzes zueinander gilt:

- Die Regelungen des Sozialgeheimnisses in § 35 StGB gelten nach § 45 Satz BDSG für die Weitergabe von Versichertendaten vorrangig (HEUSSNER 1978, S. 65)

- Die rechtlichen Fragen des Verhältnisses der Bestimmungen der ärztlichen Schweigepflicht zu den Datenschutzgesetzen sind bislang noch nicht geklärt. Die juristische Bewertung knüpft an § 45 Satz 1 BDSG an, der bestimmt, daß "das ärztliche Geheimnis unberührt bleibt". Daraus und aus der Subsidiarität der Zulässigkeitsregelungen nach § 3 BDSG kann geschlossen werden, daß bei der Weitergabe von nach der ärztlichen Schweigepflicht geschützten Daten die Bestimmungen der Datenschutzgesetze nachrangig gelten (ZIEGLER-JUNG 1979, S. 200).

4.2 Informations- und Datenschutzrecht für die Forschung im Gesundheitsbereich

Die Verarbeitung personenbezogener Gesundheitsdaten für Forschungszwecke richtet sich im wesentlichen nach den Bestimmungen der Datenschutzgesetze und den Regelungen des Geheimnisschutzes. Darüber hinaus gehende Spezialvorschriften sind bislang nur in Einzelfällen gegeben (z. B. Saarländisches Gesetz über das Krebsregister vom 17.1.1979). An dieser Stelle soll auch darauf hingewiesen werden, daß der Entwurf eines Sozialgesetzbuches (Bundestagsdrucksache 8/2034) Regelungen für die Datenübermittlung zum Zwecke der Forschung oder Planung im Sozialleistungsbereich enthält. Die Auswirkungen dieser Neuregelung auf die Datenverarbeitung für Forschungszwecke sind derzeit noch nicht absehbar.

Besondere Vorschriften für die Forschung sind nur in den Landesdatenschutzgesetzen von Baden-Württemberg (§ 20), Hessen (§ 15), Nordrhein-Westfalen (§ 12) und Rheinland-Pfalz (§ 25) gegeben. Diese Regelungen beziehen sich auf

Einrichtungen des Landes mit der Aufgabe unabhängiger wissenschaftlicher Forschung, d.h. primär auf Universitäten. Dagegen ist einzuwenden, daß die Unab-
hängigkeit der Forschung kein ausreichendes Abgrenzungskriterium bietet, denn
auch der Hochschulbereich, von dessen Weisungsunabhängigkeit ausgegangen wird,
ist vielfältigen äußeren Einflüssen ausgesetzt (z. B. Drittmittelfor- schung).
Im übrigen enthalten diese landesrechtlichen Bestimmungen keine ausreichenden
Kriterien für die Verarbeitung personenbezogener Gesundheitsdaten für Forschungszwecke. In den anderen Landesdatenschutzgesetzen und im Bundesdatenschutzgesetz fand die Forschung vermutlich keine Berücksichtigung, weil die
Notwendigkeit des Datenschutzes für Forschungsvorhaben im Verlauf des Gesetz-
gebungsverfahrens ungenügend analysiert wurde (BRENNECKE u.a., 1977 S. 2).

Bei der Anwendung der Datenschutzgesetze auf die Forschung im Gesundheitsbereich ist zuerst zu klären, ob personenbezogene Daten (1) in Dateien (2) verarbeitet werden. Wenn dies feststeht, muß untersucht werden, ob diese Verarbeitung zulässig ist (3).

1. Nach dem oben beschriebenen Datenbedarf der Forschung im Gesundheitsbereich
(s. 3.2) werden Daten mit direktem Personenbezug nur in einigen Fällen benötigt; hauptsächlich sind Individualdaten erforderlich. Die Prüfung, ob es sich
bei Individualdaten um personenbezogene Daten handelt, bereitet erhebliche
Schwierigkeiten.
Personenbezogene Daten sind nach den Datenschutzgesetzen (vgl. § 2 Abs. 1
BDSG) "Einzelangaben über persönliche oder sachliche Verhältnisse einer bestimmten oder bestimmbaren natürlichen Person (Betroffene)". Das für die Qualifikation ausreichende Kriterium der "Personenbeziehbarkeit" kann bei Individualdaten gegeben sein. Deshalb stellt sich hier im besonderen Maße die Frage,
welche Daten als anonymisiert gelten und in welchen Fällen eine Reidentifikation des Betroffenen möglich ist.

Es ist heute weitgehend unbestritten, daß der Verzicht auf direkte Identifi-
kationsmerkmale wie Namen und Adressen keineswegs ausreicht, die Bestimmbarkeit von Personen auszuschließen. Eine Reidentifikation kann durch die Anwendung geeigneter technischer Verfahren (z.B. durch "Hintertreppenidentifika-
tion" SCHLÖRER 1980, S. 118 ff) und durch Zusatzwissen (s. BURKERT 1980, S.
143 ff) über die betroffene Person erfolgen. Insbesondere SCHLÖRER (1976, S.
204 ff) hat nachgewiesen, daß eine Reidentifikation immer durchführbar ist.
Theoretisch gesehen ist damit eine vollständige Anonymisierung von Forschungs-
daten ausgeschlossen oder führt dazu, daß so modifizierte Einzelangaben für
wissenschaftliche Zwecke nur sehr eingeschränkte Aussagekraft haben.

In diesem Zusammenhang ist z. B. von COX (1978) gezeigt worden, daß auch die
Aggregation von Daten zu Tabellen keineswegs eine vollständige Anonymisierung
sichert. Auch hier existieren Techniken, die eine Bestimmbarkeit von Personen durch Kombination von Tabellen durchaus wahrscheinlich machen.

Als Ausweg aus dieser Situation, die zu einer Anwendung der Datenschutzgesetze auf alle Daten führen müßte, wurde in der Literatur (vgl. DAMMANN 1980,
§ 2 Rdnr. 37) Übereinstimmung erzielt, daß für das Kriterium der Bestimmbarkeit nicht jede theoretische Möglichkeit in Betracht zu ziehen ist, sondern
nur eine solche Situation, in der eine Reidentifikation nach der Lebenserfah-
rung nicht auszuschließen ist. Wenn danach eine Reidentifikation entfällt,
bleibt für den Betroffenen ein Restrisiko, das als zumutbar angesehen wird.

An diesen Grundsatz knüpft das in der Sozialwissenschaft entwickelte Konzept
der "faktischen" Anonymisierung (BRENNECKE 1980, S. 158 ff) an. Daten sind
danach als "faktisch" anonymisiert anzusehen, wenn sie sich im Bereich des
"zumutbaren Restrisikos" befinden. Die Abbildung 1 veranschaulicht die Problematik (s. STEFFENS u.a. 1979, S.6).

Gelten Daten nach diesen Überlegungen als "faktisch" anonymisiert, so sind
die Datenschutzgesetze unmittelbar nicht anzuwenden. Um das bestehende Restrisiko für die Rechte des betroffenen Individuums zu mindern, wird hier die
Ansicht vertreten (s. auch ZIEGLER- JUNG 1979, S. 204), daß dennoch geeignete
technische und organisatorische Maßnahmen zu treffen sind. Für die aufzustel-
lenden Vorkehrungen wird § 6 BDSG und die Anlage dazu analog angewendet. Diese
Meinung findet Unterstützung in den Ansichten von BRENNECKE (1980) und
SCHLÖRER (1980). BRENNECKE und SCHNEIDER (1977, S. 34) vertreten bei der Dis-

kussion um die Anwendung der Datenschutzgesetze die Meinung, daß im BDSG vorgesehene Datenschutzmaßnahmen explizit für die Forschung gelten sollen.
SCHLÖRER (1976, S. 225) schlägt vor, anonyme Datensätze, deren Inhalt eine
Identifikation erlaubt, weitgehend wie personenbezogene Datensätze zu behandeln und zu schützen.

Abbildung 1:

Anwendung der Datenschutzgesetze

	personenbeziehbar	'faktisch' anonym
	direkte Anwendung	analoge Anwendung
personen- bezogen	§ 6 BDSG	abnehmendes Risiko
Risiko	unzumutbares Risiko	zumutbares Risiko

In diesem Zusammenhang ergibt sich aus dem in § 6 BDSG enthaltenen Verhältnis-
mäßigkeitsprinzip, daß bei "faktisch" anonymisierten Daten ein wesentlich geringerer Aufwand erforderlich ist als bei der Verarbeitung personenbezogener
Daten. Als Maßnahmen werden die Verschlüsselung und die Protokollierung aller
Aktivitäten vorgeschlagen.

2. Hat man festgestellt, daß es sich um personenbezogene Daten handelt, so
ist als nächstes zu prüfen, ob diese Daten in Dateien verarbeitet werden. Bei
automatisierten Verfahren ist generell eine Datei gegeben (vgl. § 2 Abs. 3
Nr. 3 BDSG). Abgrenzungsschwierigkeiten bestehen bei manuell geführten Datensammlungen, insbesondere bei Krankenakten. Bei der Bewertung von Unterlagen
müssen die in einer Akte enthaltenen Informationsträger bzw. die in einer Ak-
tensammlung enthaltenen Akten auf eine "Formatierung" untersucht werden. Dieser in der aktuellen Diskussion vertretene "Formatierungsgrundsatz" besagt,
daß alle formatierten Blätter, die sich in Akten befinden, als Datei betrachtet
werden. Die auch vom BUNDESBEAUFTRAGTEN FÜR DEN DATENSCHUTZ (1980, S. 60) gefor-
derte extensive Auslegung des Dateibegriffs sollte dazu führen, daß die gesamte
Akte als Datei behandelt wird. Daraus ergibt sich die Tendenz, daß dem Datei-
begriff bei der Anwendung der Datenschutzgesetze nur geringe Bedeutung zukommt.
Für die Verarbeitung von Gesundheitsdaten für Forschungszwecke ist davon auszugehen, daß diese Daten in Dateien verarbeitet werden.

3. Nach der Prüfung der Anwendungsvoraussetzungen der Datenschutzgesetze ist
die Zulässigkeit der Verarbeitung personenbezogener Gesundheitsdaten festzustellen. Nach § 3 BDSG und den entsprechenden Vorschriften der Landesdatenschutzgesetze ist die Zulässigkeit gegeben, wenn

- Vorschriften der Datenschutzgesetze oder eine andere Rechtsvorschrift die
  Verarbeitung personenbezogener Gesundheitsdaten erlauben oder

- der Betroffene eingewilligt hat.

Da informationsrechtliche Vorschriften außerhalb der Datenschutzgesetze gegenwärtig nicht existieren, richtet sich die Zulässigkeit nach Einzelvorschriften
der Datenschutzgesetze oder der Einwilligung des Betroffenen. Im folgenden
sollen die in Frage kommenden Bestimmungen der Datenschutzgesetze exemplarisch
dargestellt werden. Dabei ist davon auszugehen, daß für ein privatrechtlich
organisiertes Forschungsinstitut die Bestimmungen des 1., 3., 5. und 6. Abschnittes des BDSG gelten. Forschungsinstitute, die der Bundesverwaltung zuzuordnen sind, unterliegen dem 1., 2., 5. und 6. Abschnitt des BDSG. Im übrigen
finden die Landesdatenschutzgesetze Anwendung (z. B. für die Forschung von
Universitätsklinika). Besondere Probleme sind gegeben, wenn ein privatrechtliches Institut, das durch den Zusammenschluß öffentlich-rechtlicher Stellen

entstanden ist, Forschungsvorhaben durchführt (Näheres s. PODLECH 1978).

Die Verarbeitung personenbezogener Gesundheitsdaten durch ein privatrechtliches Forschungsinstitut ist nach §§ 23 - 25, 27 Abs. 3 BDSG im wesentlichen im Rahmen der Zweckbestimmung eines Vertragsverhältnisses oder vertragsähnlichen Vertrauensverhältnisses oder zur Wahrnehmung berechtigter Interessen des Forschungsinstituts zulässig. Letztere Alternative hat aber zur Voraussetzung, daß keine schutzwürdigen Belange des Betroffenen entgegenstehen. Da die Verarbeitung von Gesundheitsdaten für Forschungszwecke in der Regel nicht im Rahmen eines Vertragsverhältnisses oder vertragsähnlichen Vertrauensverhältnisses mit dem Betroffenen durchgeführt wird und bei der dritten Alternative schutzwürdige Belange des Betroffenen entgegenstehen (vgl. SIMITIS u.a. 1980, § 24 Rdnr. 45), kommen diese Vorschriften nicht zum Zuge.

Ähnliches gilt auch für die Forschungsinstitutionen, für die die Landesdatenschutzgesetze Anwendung finden. Hier wäre eine Legitimation aus der rechtmäßigen Aufgabenerfüllung möglich (s. z. B. §§ 9 - 11 des Berliner Datenschutzgesetzes). Da generell die Forschung nicht in den rechtmäßigen Aufgaben öffentlichrechtlicher Institutionen enthalten ist und insbesondere bei der Übermittlung personenbezogener Gesundheitsdaten schutzwürdige Belange des Betroffenen entgegenstehen, sind die entsprechenden Bestimmungen der Landesdatenschutzgesetze nicht anwendbar (als Ausnahme siehe PODLECH 1978). Ausnahmen sind in den Ländern Baden-Württemberg, Hessen, Nordrhein-Westfalen und Rheinland-Pfalz gegeben. Diese Normen gelten jedoch nur für den Hochschulbereich.

Darüber hinaus ergibt sich, daß gegenwärtig bei der Verarbeitung personenbezogener Gesundheitsdaten für Forschungszwecke die Einwilligung des Betroffenen einzuholen ist. Die Einwilligung bedarf der Schriftform (s. § 3 Satz 2 BDSG). Sie ist widerrufbar, wenn die für ihre Erteilung maßgeblichen Gründe entfallen sind oder sich wesentlich geändert haben, so daß schutzwürdige Belange des Betroffenen beeinträchtigt sind oder eine Beeinträchtigung bevorsteht (ORDEMANN u.a. 1979, § 3 Anm. 4.3). Der Inhalt der einzuholenden Einwilligung richtet sich nach den Kriterien eines "Informed Consent" (WESTIN 1976, S. 286 ff). Danach ist der Betroffene über den Zweck der Datenverarbeitung, die Art der Daten und die Art der Datenverarbeitung, die Empfänger seiner Daten und die Speicherungsdauer zu informieren. Im übrigen ist die Einwilligung nur wirksam, wenn der Betroffene sie freiwillig erteilt hat.

5. Konsequenzen

Die derzeitige Rechtslage hat für die Forschung im Gesundheitsbereich zu schwerwiegenden Konsequenzen geführt. Die Verarbeitung personenbezogener Gesundheitsdaten für Forschungszwecke ist nach den vorstehenden Ausführungen in der Regel nur mit Einwilligung des Betroffenen zulässig. Die Einwilligung, die zur Mitbestimmung des Betroffenen über die Verwendung seiner Gesundheitsdaten führen soll, hat sich in ihrer Ausgestaltung in der Forschungspraxis als fragwürdig herausgestellt. Der Betroffene, der eine Gesundheitsleistung erhalten will, wird notgedrungenermaßen immer einwilligen, so daß eine freie Entscheidung und eine echte Mitwirkung faktisch nicht möglich sind. Diese Situation ist besonders dann gegeben, wenn die Aufgaben der Patientenversorgung und der Forschung untrennbar miteinander verbunden sind (z. B. Universitätsklinika). Außerdem ist die Einholung der Einwilligung problematisch bei der Forschung über lebensgefährdende Krankheiten (z. B. Krebs). Die mit der Aufforderung zur Einwilligung notwendige Mitteilung einer Diagnose kann zu einer Verschlechterung des Gesundheitszustandes des Patienten, im äußersten Falle zu einem Suizid führen (WAGNER 1979, S. 71 ff).

Letztere Konsequenz wird auch im Zusammenhang mit dem Auskunftsrecht des Betroffenen über seine gespeicherten personenbezogenen Gesundheitsdaten diskutiert. Eine Rechtsgrundlage für eine Auskunftsverweigerung ist den Datenschutzgesetzen nicht zu entnehmen (ZIEGLER- JUNG 1980a mit weiteren Nachweisen). Die Möglichkeiten einer Auskunftsverweigerung, die auch von Forschern gefordert wird, haben m. E. geringere praktische Bedeutung, als vielfach behauptet wird. Untersuchungen in den USA (KÜBLER-ROSS 1970) haben gezeigt, daß der Patient die Wahrheit über eine lebensbedrohende Krankheit verkraften kann, sofern nur der Arzt ständige, beratende Unterstützung leistet. In Anknüpfung an diese Aussagen ist ein für den Forschungsbereich praktikables Verfahren denkbar.

Ein weiteres Problem liegt in dem ungeklärten Verhältnis der Bestimmungen der ärztlichen Schweigepflicht zu den Regelungen der Datenschutzgesetze. Dies hat insbesondere Auswirkungen auf die Weitergabe personenbezogener Gesundheitsdaten an ein externes Dienstleistungsunternehmen, das diese Daten im Auftrag verarbeiten soll. Bei der vorrangigen Geltung der Bestimmungen der ärztlichen Schwei·gepflicht (s. 4.1) ist die Weitergabe der geheimnisgeschützten Daten an den Auftragnehmer unrechtmäßig, wenn die Einwilligung des Betroffenen nicht eingeholt wurde, weil dann ein "unbefugtes Offenbaren" gegeben wäre. Dazu wird in der Literatur die Meinung vertreten (DAMMANN 1975, Anm. 52), daß in der Weitergabe kein Offenbaren im Sinne des § 203 StGB zu sehen sei, da die Daten "zur Verarbeitung" und nicht "zur Kenntnisnahme" weitergegeben würden. STEINMÜLLER (1979a, S. 32) verneint den Tatbestand des Offenbarens mit dem Argument, daß die Bestimmungen der ärztlichen Schweigepflicht "datenschutzgesetzkonform" ausgelegt werden müßten. Der Grundsatz des § 2 Abs.3 Nr. 2 BDSG, aus dem hervorgehe, daß in der Weitergabe personenbezogener Daten an den Auftragnehmer keine Übermittlung liege, müsse analog bei den Bestimmungen der ärztlichen Schweigepflicht gelten. Im Gegensatz dazu wird die Ansicht vertreten (DAMMANN 1980, § 8 Rdnr. 5), daß die Beauftragung eines externen Dienstleistungsunternehmens bei besonders sensiblen Daten unzulässig sei. Danach ist hier eine Regelungslücke gegeben, die auch mit teleologischer Interpretation nicht geschlossen werden kann. Ein Verstoß gegen die Bestimmungen der ärztlichen Schweigepflicht ist nicht auszuschließen.

Die gegenwärtige Rechtslage hat also zur Folge, daß ein Teil der Forschung im Gesundheitsbereich illegitim durchgeführt wird. Diese Auswirkungen gehen insbesondere aus den Stellungnahmen von PFLANZ und GREISER (1980) hervor. Deshalb sind bereichsspezifische Regelungen dringend erforderlich.

6. Verfahrenslösungen

6.1 Generelle Lösungsmodelle

Die Datenschutzproblematik im Forschungsbereich findet in der Literatur in zunehmendem Maße Berücksichtigung (DAMMANN 1975, BORCHERT 1977). In den Jahren 1978 und 1979 führte eine Gruppe von Forschern verschiedener Wissenschaftsbereiche eine Kolloquienreihe zu der Thematik "Datenzugang und Datenschutz, Konsequenzen für die Forschung" durch (KAASE u.a. 1980).

Die weitestgehenden Datenschutzregelungen für die Forschung im Gesundheitsbereich brachte das Gutachten von STEINMÜLLER (1979a) zu den Erfordernissen des Datenschutzes bei der wissenschaftlichen Auswertung von Informationen der gesetzlichen Krankenversicherung. Die Lösungsmöglichkeiten für die Forschungsdatenverarbeitung werden hier in einem technischen, juristischen und in einem organisatorischen Verfahren aufgezeigt. Der technische Weg besteht in der - Anonymisierung der Daten, der juristische Weg in der Vergabe von Datenverarbeitungsaufträgen und der organisatorische Weg in der rechtlichen Einbindung der Forscher bei dem Datengeber. Der organisatorische Lösungsweg ist bedenklich, da auf diese Weise die Bestimmungen der ärztlichen Schweigepflicht, denen zwar formaljuristisch Genüge getan wird, inhaltlich umgangen werden könnten (ZIEGLER-JUNG 1979, S. 207).

6.2 Juristische Lösungsmodelle

Rechtliche Fragen der Datenverarbeitung in der Medizin werden in der Literatur zunehmend behandelt (KILIAN u.a. 1979; BEIER 1979). In dem Gutachten von PODLECH (1978) werden Grundlagen für die Forschungskompetenz der Stellen der Sozialversicherung gelegt. PODLECH betrachtet die Forschung unter bestimmten Voraussetzungen als akzessorische Aufgabe im Bereich der jeweiligen Verwaltungskompetenz. In Anbetracht der Eingriffsnatur der Datenverarbeitung und der dafür erforderlichen gesetzlichen Grundlage, die sich auch aus dem rechtsstaatlichen Prinzip der Gesetz- mäßigkeit der Verwaltung ergibt, erscheint die Meinung PODLECHs kaum vertretbar.

STEINMÜLLER (1979b, S. 145 ff) hat einen Gesetzgebungsvorschlag zur Datenverarbeitung für wissenschaftliche Zwecke unterbreitet. Diese Regelung ist detaillierter als die in einigen Landesdatenschutzgesetzen enthaltenen Spezialvorschriften (s. 4.2). Im Gegensatz zu der hier vertretenen Meinung geht STEINMÜLLER jedoch wie PODLECH von der akzessorischen Forschungskompetenz der Verwaltung aus. Problematisch erscheint an dieser Regelung außerdem, daß sie sich nur auf die "unabhängige" wissenschaftliche Forschung bezieht. Dieses Abgrenzungskriterium hätte für die Forschungspraxis erhebliche Konsequenzen.

6.3 Anonymisierungsverfahren

Anonymisierungsverfahren werden gegenwärtig als die Lösung für die Praxis schlechthin betrachtet, da sie die nicht unerhebliche Problematik formal juristischer Lösungsmodelle des Datenzugangs vermeiden können und den erforderlichen Datenbedarf der Forschung berücksichtigen. Das Anonymisierungskonzept basiert auf dem Spezifikum der empirischen Forschung, die für eine Reihe von Forschungszwecken Individualdaten, nicht aber den Zugang zu einem bestimmten Menschen benötigt. Die Merkmale einzelner Individuen spielen in der Regel für die empirische Forschung nur insofern ein Rolle, als sie Grundlage für statistische Aussagen über Populationen sind. Das Individuum wird dabei als Merkmalsträger bezeichnet. In dieser Beziehung unterscheiden sich grundsätzlich Forschungsdateien von Verwaltungsdateien, die in der Regel personenbezogene Daten enthalten.

Aufgrund dieses Sachverhalts kann in der Forschung auf die Erhebung und Speicherung direktbezogener Merkmale, wie Namen und Adressen, weitgehend verzichtet werden, da sie für die Entwicklung statistischer Aussagen über Population keinerlei Bedeutung haben. Damit wird der Stellenwert des Anonymisierungskonzeptes als Lösungsmodell des Konfliktes zwischen den schutzwürdigen Belangen der Betroffenen und dem Informationsbedarf der Forschung unmittelbar deutlich: Gelingt es, durch Anonymisierungsverfahren die Bestimmbarkeit einzelner Personen wirksam zu unterbinden, ist zumindest die Legitimation der Forschungsvorhaben nicht mehr in Frage gestellt.

Die Verfahren lassen sich zwei Gruppen zuordnen, die sowohl einzeln als auch kombiniert anwendbar sind. Die erste Gruppe wird als datenorientiertes Verfahren, die zweite Gruppe als systemorientiertes Verfahren bezeichnet. Die datenorientierten Verfahren zielen insgesamt darauf ab, den Informationsgehalt von Einzelangaben über Personen so zu verändern, daß die Bestimmbarkeit von Einzelpersonen nicht oder nur mit sehr hohem Aufwand möglich ist. Der Schwerpunkt derartiger Anonymisierungstechniken liegt in der Entwicklung und Überprüfung von Verfahren, die das Risiko einer Reidentifikation auf ein vertretbares Restrisiko herabsetzen. Dieses Konzept wird als "faktische Anonymisierung" bezeichnet. Ansätze, dieses Reidentifikationsrisiko aus definierten Dateien quantitativ zu schätzen, liegen bereits vor und erlauben damit im Prinzip den differenzierten Einsatz von vorhandenen Anonymisierungstechniken (direkte Anonymisierung, Merkmalsanonymisierung, Kombinationsanonymisierung, Aggregationsanonymisierung, Einführung von Zufallsfehlern etc.). Konkretere Kriterien wurden von BRENNECKE (1980) und STEINMÜLLER (1980) erarbeitet.

Der Ansatz von BRENNECKE (1980) zielt darauf ab, Kriterien zur Verfügung zu stellen, mit denen vergleichbar und differenziert beurteilt werden kann, ob bestimmte Dateien als "faktisch anonymisiert" eingestuft werden können. Dieser Ansatz ist vorzugsweise als Lösungsmodell entwickelt worden, um auch in der Bundesrepublik Deutschland Voraussetzungen dafür zu schaffen, sogenannte Public Use Files für die wissenschaftliche Forschung erstellen zu können, wie dies in den USA bereits seit einiger Zeit möglich ist.

Der systemorientierte Ansatz von STEINMÜLLER (1980) geht eher davon aus, daß nicht die Daten an sich, sondern deren Verwendung erst zur Gefährdung der schutzwürdigen Belange führt. Der systemorientierte Ansatz unterzieht deshalb das datenverarbeitende System insgesamt einer Risikoanalyse, um von dort Risiken für die Betroffenen und Datenschutzmaßnahmen organisatorischer und technischer Art zu bestimmen. Entwickelt wurden hierzu Checklisten zur Beurteilung der Organisation wie der Verarbeitung von Daten in konkreten datenverarbeitenden Systemen. Der Grad der Anonymisierung ist in diesem Konzept eine Funktion von Abgeschlossenheit und Umfang der datenverarbeitenden Systemgrenzen. Der Anwendungsbereich dieses Ansatzes liegt schwerpunktmäßig darin, Beurteilungskriterien zu liefern, ob Daten an eine bestimmte forschende Stelle übermittelt werden können.

7. Zusammenfassung

Die Darstellung der für die Forschung im Gesundheitsbereich geltenden Datenschutzvorschriften und der dazu in der Literatur entwickelten Verfahren hat gezeigt, daß der Konflikt zwischen Datenschutz und Forschung noch nicht gelöst ist. Der Rahmen für die bereichspezifischen Regelungen sollte aus einem "Schutzgesetz für Gesundheitsdaten" hervorgehen, das in einzelnen zusätzlichen Bestimmungen konkretisiert werden kann.

Voraussetzung für rechtliche Bestimmungen ist aber, daß der Datenbedarf der Forschung im Gesundheitsbereich präzisiert wird. Solange Unsicherheit über die Notwendigkeit der Verarbeitung personenbezogener Gesundheitsdaten für Forschungszwecke besteht, ist ein verfassungswidriger Eingriff in das Persönlichkeitsrecht des Betroffenen nicht auszuschließen. Erst wenn Forschungsinteresse und dessen Realisierung transparent und kontrollierbar sind, können die Belange des Datenschutzes ausreichend berücksichtigt werden. Dabei ist nicht an eine Festlegung im Detail, sondern an eine generelle Beschreibung des Nutzens gedacht; erstere würde die Forschung in unvertretbarem Maße beschränken. An dieser Stelle soll betont werden, daß diese Prüfung nicht zu einer inhaltlichen Kontrolle der Forschung oder gar zu einer Zensur unliebsamer Forschungsvorhaben führen darf (vgl. SIMITIS 1980, S. 85).

Grundsätzlich ist davon auszugehen, daß die Grenzen der Forschungsfreiheit überschritten sind, wenn ihre Ausführung materielle oder immaterielle Nachteile für den Betroffenen bringt. Die Wissenschaftsfreiheit rechtfertigt keine Überrumpelung des Betroffenen (SIMITIS 1980, S. 90). Deshalb ist der Betroffene an der Verarbeitung seiner Gesundheitsdaten umfassend zu beteiligen. Zusätzlich zu dem Informieren und der direkten Mitwirkung des Betroffenen empfiehlt es sich, die Genehmigung riskanter Forschungsvorhaben einer unabhängigen Institution zu übertragen, an der auch Bürgervertreter beteiligt sind (s. ZIEGLER-JUNG 1980b).

Die bereichsspezifischen Regelungen knüpfen an Datenschutzgrundsätze an, die beinhalten, daß

- der Datenbedarf des Forschungsvorhabens primär festgelegt wird,
- der Zweck des Projektes aufgezeigt und die Bindung an diesen Zweck eingehalten wird,
- die Forschungsvorhaben unabhängig von Versorgungs- und Verwaltungsaufgaben realisiert werden ("Forschung als Einbahnstraße"),
- der Betroffene umfassend beteiligt wird,
- die Möglichkeiten eines "übergreifenden" Informationsschutzes vorab geprüft werden (Verfahren der Anonymisierung),
- die Forscher die Durchführung der Projekte nach einem besonderen Verhaltenskodex richtet.

Es ist notwendig, diese generellen Anmerkungen zu bereichspezifischen Regelungen für die jeweiligen Forschungsvorhaben bzw. Forschungsgebiete zu konkretisieren. Hierfür sind neben den im Einzelfall zu prüfenden Datenschutzerfordernissen auch weiter Forschungen und Untersuchungen notwendig (GESELLSCHAFT FÜR SYSTEMFORSCHUNG UND DIENSTLEISTUNGEN IM GESUNDHEITSWESEN 1980).

<u>Fußnoten</u>

1)   Bundesdatenschutzgesetz (BDSG) vom 27.1.1977 (BGBL. I. Seite 201); die
       Landesdatenschutzgesetze wurden in den Jahren 1970 - 1980 erlassen

2)   vgl. § 203 Strafgesetzbuch (STGB) und jeweilige Vorschriften der Berufs-
       ordnungen der Landesärztekammern

3)   Unter Gesundheitsdaten werden alle im "Medizinbetrieb" anfallenden Daten
       verstanden (ZIEGLERJUNG 1979, Seite 201)

4)   z. B. die Klausel des § 1 Abs. 1 des BDSG (Gesetz zum Schutz vor Miß-
       brauch personenbezogener Daten bei der Datenverarbeitung vom 27.1.1977,
       Bundesdatenschutzgesetz - BDSG (BGBL. I. Seite 201) "keine entgegenste-
       henden schutzwürdigen Belange des Betroffenen" wird zum Nachteil des
       Individuums ausgelegt

5)   Die Bestimmungen der Landeskrankenhausgesetze sollen nicht näher erläu-
       tert werden, da sie nur für die Auswertung von Daten aus Krankenhäusern
       gelten würden. Außerdem enthalten sie in der Regel keine expliziten Da-
       tenschutznormen (Ausnahmen: Art. 12 Bay. Landeskrankenhausgesetze und
       § 14 Hess. Krankenhausgesetz)

6)   z.B. gilt für öffentlich-rechtliche Krankenhäuser das BDSG, da sie als
       Wettbewerbsunternehmen zu qualifizieren sind (vgl. ZIEGLER- JUNG 1980a)

7)   z.B. § 2 der Berufsordnung der Landesärztekammer Berlin (Amtsbl. f.
       Berlin v. 4.4.1978)

8)   vgl. Bundestagsdrucksache 8/2034

Literatur:

Beier, B. 1979:
     Datenschutz in der Medizin, Dissertation an der Universität Frankfurt
Berliner Datenschutzgesetz (Bln DSG) vom 12. Juli 1978 (GVB L. S. 1317)
Borchert, G. 1977:
     Personenbezogene Daten aus der gesetzlichen Krankenversicherung als em-
     pirische Basis für wissenschaftliche Untersuchungen,
     in: Datenverarbeitung im Recht (DVR), Band 6 (1977), S. 345-366
Brennecke, R.; H. Schneider 1977:
     Zur Problematik des Datenschutzgesetzes für die Forschung, SPES-Arbeits-
     papier Nr. 63, Frankfurt
Brennecke, R. 1980:
     Kriterien zur Operationalisierung der faktischen Anonymisierung,
     in: Kaase et al., 1980, S. 158-175
Bundesbeauftragter für den Datenschutz 1979:
     1. Tätigkeitsbericht, Deutscher Bundestag, 8. Wahlperiode, Drucksache
     8/2460, Verlag H. Heger, Bonn
Bundesbeauftragter für den Datenschutz 1980:
     2. Tätigkeitsbericht, Deutscher Bundestag, 8. Wahlperiode, Drucksache
     8/3570, Verlag H. Heger, Bonn
Bundesdatenschutzgesetz (BDSG) vom 27.1.1979,
     in: Bundesgesetzblatt, Teil 1, Nr. 7/1977, S. 201 ff
Bundestagsdrucksache 8/2034:
     Neuregelung des Sozialgeheimnisses und des Schutzes der Sozialdaten bei
     der Datenverarbeitung
Burhenne, E.; K. Perband 1980:
     EDV-Recht, Band 2, Erich Schmidt Verlag, Berlin
Burkert, H. 1980:
     Das Problem des Zusatzwissens, in: Kaase et al., 1980, S. 143-147
Cox, L.H. 1978:
     Supression Methodology and Statistical Disclosure Control, Confiden-
     tiality in Surveys, Report No. 26, Rept. Statistics, University of
     Stockholm
Dalenius, T. 1978:
     Information, Privacy and Statistics, U.S. Bureau of the Census, Working
     Paper 41, Washington
Dammann, U. 1974:
     Strukturwandel der Information und Datenschutz,
     in: DVR Band 3 (1974), S. 267-301
Dammann, U. 1975:
     Datenschutz und Forschungsfreiheit, in: DVR Band 4 (1975), S. 201-225
Dammann, U. 1980:
     in: Simitis et al., 1980
Federal Committee on Statistical Methodology 1978:
     Statistical Policy Working Paper Nr. 2, U.S. Department of Commerce
     Washington
Feistel, H. 1973:
     Cryptography and Computer Privacy,
     in: Scientific American. Vol. 228 (1973) No. 7, S. 15-23
Frankfurter Allgemeine Zeitung vom 5.11.1979:
     Leben in der Angst vor der Ausforschung durch andere
Gesellschaft für Systemforschung und Dienstleistungen im Gesundheitswesen 1980:
     Datenschutzregelungen für die Forschung im Gesundheitsbereich, von der
     Stiftung Volkswagenwerk gefördertes Forschungsvorhaben, Manuskript,
     Berlin
Greiser, E. 1980:
     Epidemiologische Forschung und Behinderung des Datenzugangs,
     in: Kaase et al., 1980, S. 77-82
Griesser, G. (Hg.) 1977:
     Realization of Data Protection in Health Information Systems, Verlag
     North Holland, Amsterdam
Heussner, H. 1978:
     Probleme des Datenschutzes der Sozialversicherung,
     in: Zeitschrift f. d. ges. Versicherungswirtschaft 1978, S. 57-76
Hoffmann, G. 1979:
     Erfaßt, registriert, entmündigt, Fischer- Verlag, Frankfurt/Main
Jacobs, G. 1973:

Die Unwirksamkeit der Anonymisierung von Individualdaten,
in: Öffentliche Verwaltung und Datenverarbeitung (ÖDV) 1973, S. 258-261
Kaase, M.; H.-J. Krupp; M. Pflanz; E.K. Scheuch; S. Simitis (Hg.) 1980:
Datenzugang und Datenschutz - Konsequenzen für die Forschung, Athenäum
Verlag, Königstein
Kamlah, R.; W. Schimmel; E. Schwan 1979:
Kommentar zum Bundesdatenschutzgesetz, Loseblattsammlung,
in: Burhenne et al., 1970
Kilian, W.; A. Porth (Hg.) 1979:
Juristische Probleme der Datenverarbeitung in der Medizin, Springer-Ver-
lag, Berlin - New York
Kübler-Ross, E. 1970:
On Death and Dying, New York
Mallmann, C. 1976:
Datenschutz in Verwaltungs- Informationssystemen, München
Mallmann, O. 1977:
Zielfunktion des Datenschutzes (Kybernetik, Datenverarbeitung, Recht
Band 6), Alfred Metzner Verlag, Frankfurt
Müller, P.J. 1974:
Datenschutz und Sicherung der Individualdaten der empirischen Sozialfor-
schung, in: Datenverarbeitung in Steuer, Wirtschaft und Verwaltung (DSWR)
1974, S. 2-12
Ordemann, H.J.; R. Schomerus 1979:
Bundesdatenschutzgesetz, Kommentar, 2. Aufl., Beck Verlag München
Pflanz, M.; E. Greiser 1980:
Datenbedarf für die Epidemiologie, in: Kaase et al., 1980. S. 23-30
Podlech, A. 1978:
Datenschutzprobleme einer Dokumentation im vertrauensärztlichen Dienst
und der gemeinsamen Forschung im Bereich der gesetzlichen Sozialversiche-
rung BPT-Bericht 4/78, Gesellschaft für Strahlen- und Umweltforschung,
München
Reichertz, P.L. 1978:
Datenschutz in der Medizin, in: Niedersächsisches Ärzteblatt 17/1978,
S. 581-586
Saarländisches Gesetz über das Krebsregister vom 17.1.1979:
in: Saarländisches Amtsblatt Nr. 7/1979, S. 105 ff
Schaefer, O.P. 1979:
Gefährdung von Patientendaten bei konventioneller und automatischer Ver-
arbeitung im System der kassenärztlichen Versorgung, in: Kilian et al.,
1979, S. 13-27
Scherer, J. 1980:
Datenzugang des Forschers zwischen Informationsanspruch und Geheimhal-
tungsgrundsatz, in: Kaase et al., 1980. S. 92-106
Schlörer, J. 1976:
Zum Statistikgeheimnis - Risiken und Schutz statistischer Datenbanken,
in: DVR Band 5 (1976), S. 204-247
Schlörer, J. 1980:
Anonymisierung von Mikrodaten der Forschung, in: Kaase et al., 1980,
S. 118-142
Schwan, E. 1979:
in: Burhenne et al., 1980
Schwefel, D.; G. Brenner; F.W. Schwartz 1979:
Beiträge zur Analyse der Wirtschaftlichkeit ambulanter Versorgung,
Deutscher Ärzte-Verlag, Köln
Simitis, S.; U. Dammann; O. Mallmann; H.J. Reh 1980:
Kommentar zum Bundesdatenschutzgesetz, 2. Aufl., Nomos-Verlag,
Baden-Baden
Simitis, S. 1980:
Datenschutz und Wissenschaftsfreiheit, in: Kaase et al., 1980, S. 83-91
Steffens, J.; B. Ziegler-Jung 1979:
Datenschutz bei faktisch anonymisierten Individualdaten (BASIG-Arbeits-
papier Nr. A 63), Technische Universität Berlin
Steinmüller, W.; L. Ermer; W. Schimmel 1978:
Datenschutz bei riskanten Systemen, Springer- Verlag, Berlin - New York
Steinmüller, W. 1979a:
Erfordernisse des Datenschutzes bei der wissenschaftlichen Auswertung
von Informationen der gesetzlichen Krankenversicherung (Wido-Materialien
Band 6), Verlag der Ortskrankenkassen, Bonn - Bad Godesberg

Steinmüller, W. 1979b:
    Der Schutz medizinischer Daten, in: Kilian et al., 1979, S. 135-148
Steinmüller, W. 1980:
    Ein organisationsunterstütztes Verfahren zur Anonymisierung von
    Forschungsdaten, in: Kaase et al., 1980, S. 111-117
Wagner, G. 1979:
    Krebsregister und Datenschutz, in: Kilian et al., 1979, S. 71-75
Westin, A. 1976:
    Computers, Health Records, and Citizen Rights, NBS Monograph 157, U.S.
    Department of Commerce/National Bureau of Standards, New York
Ziegler-Jung, B. 1979:
    Datenschutz bei der Forschung mit Gesundheitsdaten,
    in: DVR Band 8 (1979), S. 193-212
Ziegler-Jung, B. 1980a:
    Anwendung des Datenschutzrechts im Krankenhaus,
    in: Datenschutz und Datensicherung, Heft 3,1980, S. 133-138
Ziegler-Jung, B. 1980b:
    Rechtliche und rechtspolitische Auswirkungen des Computereinsatzes in
    der Medizin, Informationssysteme für die 80er Jahre, Fachtagung 1980
    in Linz, Band 2, S. 702-715

II. DATENQUELLEN UND DATENBESCHREIBUNGEN

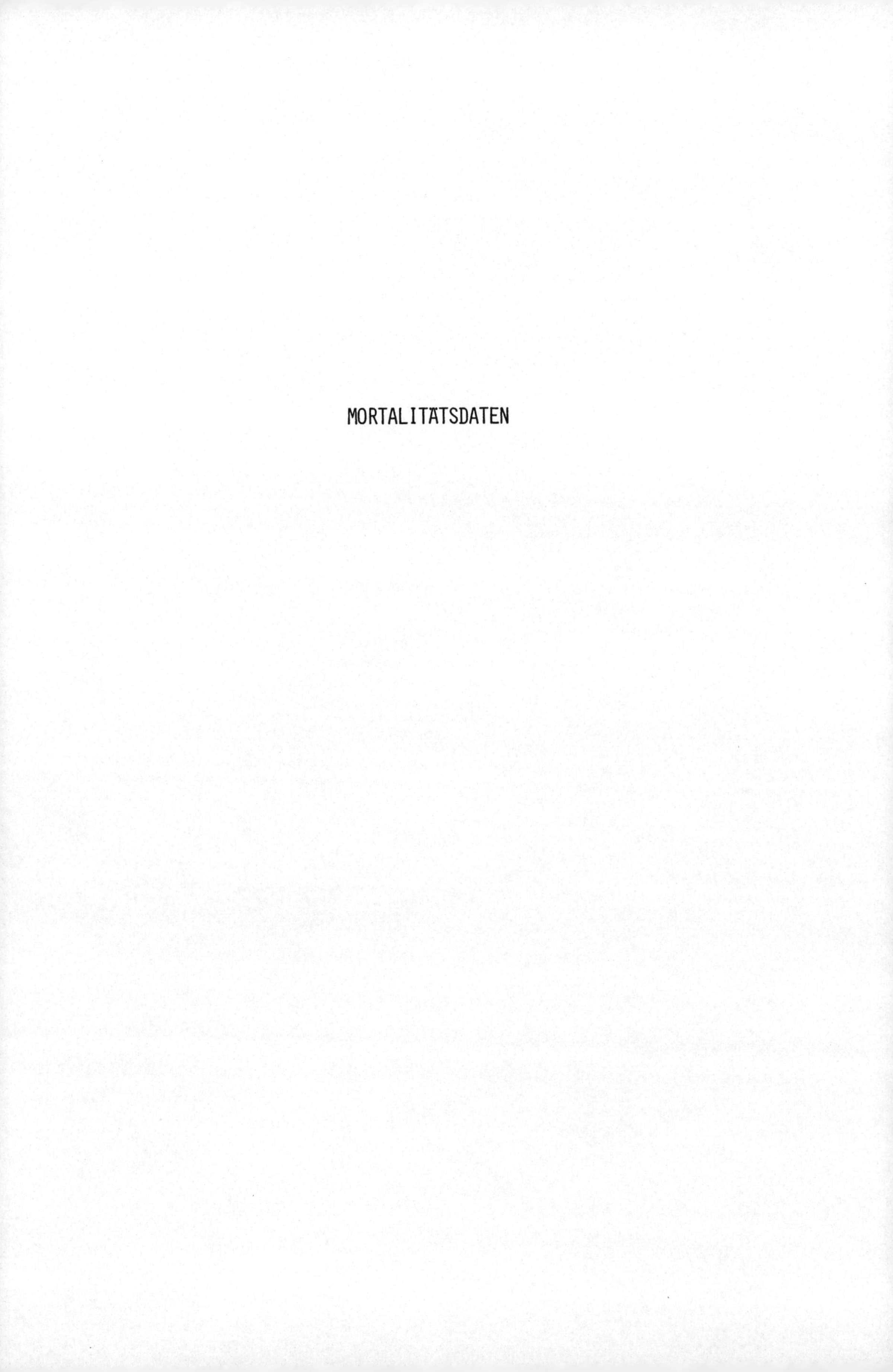

MORTALITÄTSDATEN

STERBLICHKEIT UND TODESBESCHEINIGUNG

von RAINER FRENTZEL-BEYME und ULRICH KEIL

<u>Kurzfassung</u>

<u>1.1 Kurzbezeichnung</u>:

Die Todesbescheinigung (TB) (Leichenschauschein oder Todesschein) ist das für
jeden individuellen Todesfall gesetzlich erforderliche Dokument mit Angaben
zur Todesursache (ärztliche Diagnose) zum Zeitpunkt des Todes.

<u>1.2 Institutionen</u>

<u>1.2.1 Datenerheber</u>:

Der zu einem Todesfall gerufene Arzt stellt als Leichenschauer die TB aus.
In den meisten Fällen ist er gleichzeitig auch behandelnder Arzt gewesen und
kennt die Diagnosen der (unmittelbaren) Todesursachen und vorangehender Krankheiten. Andere Aussteller sind der Notarzt, Gerichtsmediziner und Amtsarzt.

<u>1.2.2 Datenhalter</u>:

Das Gesundheitsamt der Region als Sammelpunkt für alle Bescheinigungen des
Einzugsgebietes. Die Dauer der Aufbewahrung ist unterschiedlich.

<u>1.2.3 Zweck der Datenerhebung</u>:

Der Zweck war ursprünglich juristischer und demographischer Art (Beschreibung
der Bevölkerungsbewegung). Später kamen medizinalstatistische Informationsbe-
dürfnisse (Beschreibung der Krankheitslandschaft) hinzu.

<u>1.3 Dateninhalt</u>

<u>1.3.1 Dokumente</u>:

Siehe die Abbildung 1 (Anhang) der Todesbescheinigung, die in der Bundesrepublik Deutschland seit 1969 verwendet wird. Vor 1969 waren unterschiedliche
Formen in Gebrauch.

<u>1.3.2 Variablenliste</u>:

Vor- und Nachname des Verstorbenen, Wohnort (Anschrift zum Zeitpunkt des Todes), Geburtsdatum, Geburtsort, Geschlecht, Sterbedatum, Art des Todes (natür-
lich/unnatürlich), unmittelbare Todesursache, das Grundleiden (dieses wird
als einzige Krankheitsangabe verschlüsselt), Begleitumstände des Todes sowie
Art der Feststellung des Todes, Aussteller, Arzt und Krankenhaus.

<u>1.4 Methodik</u>

<u>1.4.1 Datenerhebung</u>:

Vorschriften zur Ausfüllung der Todesbescheinigung und ein einheitliches Formular sollen ein standardisiertes Vorgehen bei der Ausfüllung gewährleisten.

Als Anleitung für das sachgerechte Ausfüllen der Todesbescheinigung dient eine
vom Bundesminister für Jugend, Familie und Gesundheit herausgegebene Broschüre,
deren Ziel eine gewisse Verbesserung und Standardisierung der Angaben auf der
Todesbescheinigung ist. Die Anweisungen entsprechen den Übereinkünften der
Ländervertreterkonferenz und entsprechen dem Schlüsselverzeichnis der Internationalen Klassifikation der Krankheiten.

Beispiele der Bemühungen eines Statistischen Landesamtes zur Vereinheitlichung
der Dokumentation und zur Verbesserung der Angaben sind im Anhang wiedergegeben.

1.4.2 Population:

Es handelt sich um eine Totalerhebung.

1.4.3 Instrumente:

Die Verschlüsselung der klartextlichen Eintragung von Todesursachen (z.B. Leberzirrhose) erfolgt mit Hilfe der Internationalen Klassifikation von Krankheiten (International Classification of Diseases - ICD). Ab 1968 wurde in der Bundesrepublik die von der WHO empfohlene 8. Revision, seit 1980 die 9. Revision verwendet. In den Statistischen Landesämtern nehmen geschulte Signierer die Verschlüsselung aller Todesfälle (jeweils nur Grundleiden) des Landes vor. Die Ämter bilden auch eine Summenstatistik. Die seit 1968 standardisierten Angaben werden an das Statistische Bundesamt übermittelt (Magnetband) und dienen dort zur Erstellung der bundesweiten Todesursachenstatistik, die auch für die WHO aufbereitet wird, da sie dank des international standardisierten Vorgehens auch für internationale Vergleiche geeignet sind.

1.4.4 Periodizität:

Die Darstellung der Todesfälle pro Bundesland und Todesursache erfolgt jährlich (mit etwa 1-jähriger Verzögerung), vierteljährlich werden Zahlen in Form von Zwischenberichten verfügbar gemacht. Relative Zahlen (Raten) nach Alter, Geschlecht und pro 100.000 Bevölkerung für die Bundesrepublik erscheinen in der Reihe "Bevölkerung und Kultur" des Statistischen Bundesamtes.

1.4.5 Zeitraum der Datenerhebung:

Kontinuierlich seit mehreren Jahrzehnten.

1.4.6 Datenaufbereitung:

Sie erfolgt in Standardtabellen (z.B. Tabelle N50: Nach Altersgruppen, Geschlecht und Einzeldiagnosen pro Jahr). Bis vor kurzem wurden aus historischen Gründen die Infektionskrankheiten sehr ausführlich dargestellt (z.B. Pest, Malaria und Ruhr mit eigenen Zeilen in jeder Tabelle), während die heute von ihrer Bedeutung her wichtigen Todesursachen oft in Form von Krankheitsgruppen (z.B. bösartige Neubildungen) ohne Detailangabe des Sitzes oder Organs dargestellt wurden. Eine Abänderung der Routineauswertungen des Statistischen Bundesamtes erfolgte inzwischen im Rahmen des Ausschusses "Statistik im Gesundheitswesen", in dem Erörterungen über die Weiterentwicklung der Medizinalstatistik mit dem Ziel stattfinden, mehr relevante Tabellen verfügbar zu machen.

1.4.7 Archivierung:

Jedes Statistische Landesamt (außer Schleswig-Holstein) speichert die kreisweise aggregierten, verschlüsselten Sterbedaten seit 1968 auf Magnetband. Die Todesbescheinigungen lagern als Originale in den Gesundheitsämtern und werden dort mindestens 5 Jahre lang aufbewahrt (gesetzliche Grundlage). Dabei findet keine platzsparende Archivierung über längere Zeiträume statt (etwa als Mikrofilm).

1.5 Verfügbarkeit

1.5.1 Form der Datenträger:

a) Todesbescheinigung: s. Abb. 1 im Anhang

b) Gespeicherte Daten: Die Individualdaten werden nach Verschlüsselung in den Statistischen Landesämtern auf Magnetband gespeichert und in dieser Form dem Statistischen Bundesamt übermittelt.

c) Die Publikationen erfolgen in Tabellenform.

1.5.2 Zugänglichkeit:

Todesbescheinigungen: s. Langfassung.
Magnetbandkopien der individuellen Sterbedaten sind unter sehr eingeschränkten
Bedingungen von einigen Statistischen Landesämtern erhältlich, und zwar nach
Abschluß besonderer Vereinbarungen über die Verwendung der Daten. Dabei wird
in einer Verpflichtungserklärung die Weitergabe an Dritte untersagt. Auf Wunsch
werden dagegen Summensätze der Daten, z.B. nach Alter, zugänglich gemacht,
wobei Programmierkosten unterschiedlicher Höhe entstehen (s.Anhg., Tab. 1).

Am Beispiel eines Angebotes des Landesamtes für Datenverarbeitung und Statistik
von Nordrhein-Westfalen sollen zwei mögliche Summensätze nach ihrem Satzaufbau
beschrieben werden:
"Nach § 12 des Gesetzes über die Statistik für Bundeszwecke (StatGes) vom
3. September 1953 (BGBL. I S. 1314) sind die Einzelangaben über persönliche
und sachliche Verhältnisse, die für eine Bundesstatistik gemacht werden, von
den Auskunftsberechtigten geheim zu halten, soweit durch Rechtsvorschrift
(§6 StatGes) nichts anderes bestimmt ist. Da im Gesetz über die Statistik
der Bevölkerungsbewegung und die Fortschreibung des Bevölkerungsbestandes
vom 4.7.1957 (BGBL. I S. 694), das die Rechtsgrundlage für die Todesursachenstatistik bildet, spezielle Regelungen über die Weitergabe von Daten nicht
getroffen wurden, ist die Übermittlung von Individualdatensätzen über Sterbefälle nur unter Vermeidung jeglicher personenbezogener Identifizierungsmög-
lichkeit zulässig.

In Anbetracht dieser Rechtslage wären im konkreten Fall folgende Alternativen
der Datenübermittlung möglich:

Alternative A (Satzaufbau)
1. Wohnortbezogener Regionalschlüssel
   (Kreisfreie Stadt bzw. Kreis)
2. Sterbejahr
3. Alter in 5-Jahres-Gruppen
4. Geschlecht
5. Todesursache (ICD)

Alternative B (Satzaufbau)
1. Wohnortbezogener Regionalschlüssel
   (Kreisfreie Stadt bzw. Kreis)
2. Sterbealter (in Jahren)
3. Geschlecht
4. Todesursache (ICD)

Im Rahmen der Alternative B müßte der Gesamtdatenbestand des Zeitraumes 1970
bis einschl. 1975 bzw. 1970 bis einschl. 1976 geschlossen geliefert werden."

Diese Angaben lassen erkennen, daß individuelle Sterbedaten für die Identifizierung von Personen mit bestimmten Todesursachen (beispielsweise für eine
Berufsrisikostudie) nicht verfügbar sind, was die Daten für solche Studien
wertlos macht.

1.5.3 Veröffentlichung:

Auf Wunsch stehen die Summensätze der Todesfälle jedes Bundeslandes in Form
einer Standardtabelle (N 50) zur Verfügung. Da es sich um absolute Zahlen handelt, ist die Aussagekraft dieser Daten beschränkt, denn Vergleiche sind nur
dann möglich, wenn die Größen der Risikobevölkerungen verfügbar gemacht und
dann Raten berechnet würden.

Einige Landesämter (z.B. Rheinland-Pfalz, Baden-Württemberg) veröffentlichen
statistische Berichte über Sterbefälle nach Todesursache, Geschlecht und Altersgruppen (teilweise in 15-Jahresgruppen). Darüber hinaus werden meldepflichtige Krankheiten und Neubildungen nach Verwaltungsbezirken ausgewiesen (z.B.
für Rheinland-Pfälz Gesamtzahlen und teilweise auch Inzidenzraten).

1.5.4 Aggregationsgrad:

Die Statistischen Landesämter veröffentlichen aggregierte Daten der Sterblichkeit, wie zum Beispiel nach Verwaltungsbezirken, großen Städten oder Landkreisen, gegliedert. Die Zusammenfassung von Altersjahrgängen in 15-Jahresgruppen erscheint dabei im Hinblick auf die epidemiologische Forschung als unzweckmäßig. Aus diesem Grund ist es in den meisten Fällen unerläßlich, über diese Veröffentlichungen hinaus die Angaben der Tab. N 50 nach 5-Jahresgruppen zu verwenden.

1.5.5 Linkage:

Ein Beispiel für eine Verknüpfung von Mortalitätsdaten mit anderen Daten (Merkmale der Mutter) ist die Untersuchung über die Säuglingssterblichkeit und ihrer Einflußgrößen (HÖHN 1978).

2. Langfassung

Vorbemerkung

Die moderne epidemiologische Forschung beruht auf dem Vergleich von Krankheits-
raten, das heißt, Beziehungen werden durch den Vergleich der Häufigkeiten des
Auftretens von Krankheiten in Bevölkerungen mit und ohne Exposition gegenüber
einem vermuteten ursächlichen Faktor untersucht. Der Gewinnung von Inzidenzraten (Rate der Neuzugänge an Krankheitsfällen in einem festen Zeitraum pro
Bezugsbevölkerung) kommt in diesem Zusammenhang eine große Bedeutung zu. Dabei
sind Nenner und Zähler der Rate wichtig. Der Zähler - die Zahl der Krankheitsfälle - ist erst bei vollständiger Erfassung aller Fälle in einer Bezugsbevölkerung als ausreichend für den Vergleich von Inzidenzraten zu bezeichnen.

2.1 Mortalitätsstatistik und Validität der Todesbescheinigungen

Es ist eine weitverbreitete Meinung, daß Mortalitätsdaten zur Beurteilung der
Krankheitslandschaft ungeeignet seien, da ihre Validität zu wünschen übrig
läßt. Die Kritik betrifft besonders die Angaben auf den Todesbescheinigungen
(TB). Diese Ansicht wurde z.B. auf der Jahrestagung des Bundesverbandes der
Medizinalbeamten (1977) von einigen Diskussionsrednern geäußert. Es wurde z.B.
angeführt, daß 30 % der Angaben auf dem Leichenschauschein der Überprüfung
durch den Pathologen nicht standhielten (bei den Todesfällen im Krankenhaus).
Dieser Ansicht wurde in der nachfolgenden Diskussion heftig widersprochen.

Woher stammt diese Skepsis an der Güte der Todesursachenstatistik, und welche
Untersuchungen sprechen für diese Skepsis, welche dagegen? Gibt es Studien,
die die Brauchbarkeit von Mortalitätsdaten demonstrieren?

Um über den Informationswert der Todesursachendiagnosen Klarheit zu gewinnen,
sollen einige der bisher angestellten Untersuchungen zu diesem Fragenkomplex
betrachtet werden.

In den meisten Industrieländern ist die Statistik der Sterbefälle die einzige
medizinisch relevante vollständige Erhebung. Mit nur wenigen Ausnahmen wird
jeder Sterbefall registriert. Daher sind die aus den Sterbedaten abgeleiteten
spezifischen Ziffern nach Alter und Geschlecht ziemlich zuverlässig. Sie sind
für die demographische Analyse der Bevölkerungsentwicklung sowie die Berechnung
der Sterberisiken von großer Bedeutung. Da der Tod ein entscheidendes Datum
im Verlauf einer Krankheit ist, können mit Hilfe der Todesursachenstatistik
medizinisch relevante Aussagen gemacht werden, wenn die zur Zeit des Todes
existierenden Krankheiten aufgezeichnet werden. Angaben aus der Todesursachenstatistik werden über die Deskription hinaus aber auch für Zwecke der analytischen (hypothesengesteuerten) Epidemiologie (z.B. in Kohortenstudien) verwendet. Im allgemeinen wird nach regionalen und zeitlichen Unterschieden gefragt
und nach sozio-ökonomischen Variationen, um schließlich möglichen kausalen
Einflüssen auf die Spur zu kommen.

2.1.1 Wert der Mortalitätsunterlagen:

Der Wert der einzig vollständigen, juristisch fundierten Dokumentation über
die Sterblichkeit wird kaum noch diskutiert. Bei internationalen Vergleichen
ist nämlich festzustellen, daß die wirklich vollständige Erfassung aller aufgetretenen Sterbefälle noch nicht in allen Ländern selbstverständlich ist.
In Deutschland stirbt keine einzige Person, ohne daß diese Tatsache dokumentiert würde, und die einfachste Zusatzangabe neben dem Alter bei Tod ist die
Angabe der Art des Todes: unnatürlich, natürlich oder ungeklärt.
Obwohl Sterbedaten genau das Gegenteil des Gesundheitszustandes repräsentieren,
sind alters- und geschlechtsspezifische Sterbeziffern wichtige Indikatoren
für das soziale System und auch das System der medizinischen Versorgung. Säuglingssterblichkeit, Sterbeziffern von Kindern und Jugendlichen sowie Erwachsenen mittleren Alters sind im zeitlichen Verlauf sowie im regionalen Vergleich
wichtige Indikatoren für komplexe soziale und biologische Vorgänge. Sie dürfen
allerdings auch nicht überinterpretiert werden. Eine laufende Erstellung von
regional gegliederten Todesursachenstatistiken kann außerdem wichtige Hinweise
auf mögliche Krankheitsursachen geben. Derartige Statistiken sind ein gutes
Mittel zur Überwachung der Krankheitssituation, (engl: Monitoring). Besonders
zur Überwachung der Umweltsituation können derartige Daten herangezogen werden,

sofern man sich dabei der vielen methodischen Probleme bewußt ist und die große Komplexität der Vorgänge nicht außer acht läßt, welche die Sterblichkeit günstig oder ungünstig beeinflussen können.

Ebenso können Trendanalysen des zeitlichen Verlaufs von Sterbeziffern Hinweise auf das Auftreten neuer oder das Verschwinden bisheriger Risiken geben. Wenn die Zahl der Todesfälle an einer bestimmten Ursache nicht zu gering ist, geben auch unterschiedliche Tendenzen in einzelnen Regionen wichtige Hinweise auf mögliche Krankheitsursachen. Die Sterbedaten können unter Umständen auch zur Feststellung spezifischer Expositionen, zur Abschätzung von Risiken und von Erfolgen von Maßnahmen der Gesundheitspolitik benutzt werden. Hierzu ist es aber in der Regel erforderlich, die Sterbedaten mit anderen Unterlagen zusammenzuführen, um berufs-, betriebs- oder andere spezifische Risiken schätzen zu können. Hier ist allerdings der Weg von den Sterbedaten zu anderen Daten über die Verstorbenen, etwa im Sinne einer Fall-Kontroll-Studie, weniger günstig als der umgekehrte, der von Expositionen ausgeht und in definierten Kohorten die Sterbeziffern und Todesursachen berechnet. Die in den Todesbescheinigungen niedergelegten Todesursachen stellen in diesem Fall nur ein Datum unter vielen dar.

2.1.2 Qualität

Wichtig für die Nutzung der Mortalitätsstatistik ist die Qualität der Angaben über die Todesursachen. Fragen sind hierbei, ob verschiedene Ärzte bei gleichem Krankheitsbild dieselben Grundleiden und Begleitkrankheiten in die Todesbescheinigung eintragen würden, ob die Kodierer bei vergleichbaren Todesursachen dieselbe Kodenummer wählen und - vor allem - wie weit das kodierte Grundleiden mit dem "in Wirklichkeit" vorhandenen Grundleiden übereinstimmt. Um letzteres zu beantworten, werden verschiedene Methoden benutzt. Zunächst läßt sich die Validität der Todesursachen an den Obduktionshäufigkeiten ablesen, die für verschiedene Krankheiten unterschiedlich sind (Tab. 4). Man geht dabei von der Annahme aus, daß sich bei der Obduktion das Grundleiden sicherer feststellen läßt als aufgrund der Kenntnisse des Verlaufs und der Begleitumstände des Todes. Obwohl diese Annahme im allgemeinen zutrifft, darf doch nicht verkannt werden, daß auch der Pathologe Schwierigkeiten haben kann, aus den vielen vorliegenden Befunden eine einzige "zugrundeliegende" Todesursache abzuleiten.

Die neu eingeführte Kodierregel der 9. Revision der ICD (International Classification of Diseases and Causes of Death), bei Tod durch Komplikationen infolge von Behandlungsmaßnahmen diese und nicht das Grundleiden zu kodieren, kann zusätzliche Schwierigkeiten mit sich bringen, abgesehen von dem Problem der eingeschränkten Vergleichbarkeit mit Statistiken, die vor dieser Zeit (1979) erarbeitet wurden.
Eine Methode zur Feststellung der Validität von diagnostischen Eintragungen in Leichenschauscheinen ist der Vergleich zwischen jenen Eintragungen und Daten, die zusätzlich bei den ausfüllenden Ärzten erhoben werden und denen aus dem Autopsiebefund. Untersuchungen durch die WHO (1973,1977) - auch in der Bundesrepublik - haben gezeigt, daß den Ärzten in der Regel noch sehr viele Daten zur Verfügung stehen, die nicht auf die Todesbescheinigung eingetragen werden. Es wäre allerdings zu fragen, ob sich die Gesundheitsämter nach solcher Zusatzinformation erkundigen und wie sie solche Daten nutzen.

In der Bundesrepublik Deutschland wurde im Jahre 1970 eine Studie über die Validität der Todesursachen durchgeführt, in der die Übereinstimmung der TB-Einträge mit der bei Tod verfügbaren Information über die Todesursache verglichen wurden. Der Studienplan stammte von der WHO, und die Untersuchung wurde vom Institut für Medizinische Statistik und Dokumentation der Universität Mainz vorgenommen. Verwandt wurde eine repräsentative Stichprobe von TB in drei Bundesländern, die auf Übereinstimmung der Diagnose mit allen beim Tode des Individuums verfügbaren Daten untersucht wurde. An die nationale Bewertung wurde ein internationaler Vergleich angeschlossen. Obwohl diese Studie eine gewisse Bedeutung hinsichtlich der dringend benötigten Angaben zur Qualität der Eintragungen auf deutschen TB hatte, wurde sie nie vollständig publiziert (KOLLER o.J.).

Deshalb werden hier einige erwähnenswerte Ergebnisse referiert. Von 4371 TB beruhten 83 % der Diagnosen auf Angaben von vorangegangenen Behandlungen, Diagnosen ohne vorherige Behandlung lagen bei 11 % vor und in 6 % fehlten Angaben über die Behandlung. Damit konnte also in über 80 % mit günstigen Voraussetzungen für die relativ exakte Eintragung der Diagnose gerechnet werden. Andererseits hatten in 8 % der Todesfälle die Ärzte den Verstorbenen erstmals nach dem Tode gesehen.

Die Todesursachenangaben wurden auch nach bescheinigenden Ärztegruppen analysiert, wobei Krankenhausärzte und niedergelassene Ärzte unterschieden wurden. Beide Gruppen behandeln unterschiedliche Gruppen von Patienten, da sich im Krankenhaus Patienten mit seltenen und schweren Krankheiten häufen. Zusätzlich sind oft im Krankenhaus die diagnostischen Möglichkeiten besser. Beim niedergelassenen Arzt werden plötzliche Sterbefälle und Todesfälle mit aussichtslosen Krankheitsformen häufiger erwartet. Entsprechend diesen Unterschieden gab es bevorzugte Diagnosengruppen in den beiden Ärztegruppen.

<u>Tabelle 1:</u>

Todesursachendiagnosen nach Arztgruppen.
(+ = vorwiegend durch eine Ärztegruppe vergeben)

Krankheitsgruppe	Niedergelassener Arzt	Krankenhausarzt
Hypertonus	+	
Ischämische Herzerkrankungen	+	
Sonstige Herzerkrankungen	+	
Pneumonie		+
Krankheiten der Verdauungsorgane		+
Suizide	+	

Quelle: Koller o.J.

Eine weitere Möglichkeit der Beurteilung der Validität von Sterbestatistiken eines Landes beruht darauf zu untersuchen, wie oft die Kategorie "Altersschwäche, nicht näher bezeichnete und unbekannte Todesursachen" benutzt wird (Tab. 2). Die Annahme, die Validität sei umso höher, je seltener diese Angabe vorkommt, trifft nur eingeschränkt zu. Ohne autoptischen Befund ist nämlich vor allem bei älteren Menschen oft tatsächlich nicht mit Bestimmtheit eine spezifische Todesursache anzugeben. Ein sehr niedriger Prozentsatz dieser Restkategorie kann auch darauf hindeuten, daß Druck ausgeübt wird, diese Kategorie zu vermeiden und dann Diagnosen mit "Rechtfertigungscharakter" auftauchen. In diesem Falle wäre evtl. zu vermuten, daß die die Todesbescheinigung ausfüllenden Ärzte auch sonst ihr eigenes Urteil hinter anderen Kategorien verbergen.

Die Untersuchung der Übereinstimmung zwischen Autopsidiagnosen und Eintragungen in Todesbescheinigungen ist Gegenstand zahlreicher Arbeiten in verschiedenen Ländern gewesen.

Aus einer schwedischen Studie gehen einige Hinweise hierzu hervor (FAIRE et al. 1976).

Die Validität der zum Tode führenden Ursache (underlying cause) kann mittels der Sensitivität und Bestätigungsrate beschrieben werden, wenn die Validierung durch einen Vergleich von Diagnosen auf der Todesbescheinigung und durch Revision der auf verfügbaren Unterlagen unabhängig gestellten Diagnosen erfolgt. Sensitivität gibt die Kapazität der TB an, eine Todesursache den wahren Verhältnissen entsprechend zu identifizieren.

Aufgrund der Analyse schwedischer Todesbescheinigungen (Tab. 3) ergibt sich die Schlußfolgerung, daß das Grundleiden auf diesen Dokumenten für bestimmte Todesursachen, wie Krebs, cerebrovaskuläre Krankheiten, ischämische Herzkrankheiten, Bronchitits, Asthma, Emphysem sowie Unfälle und Selbstmorde aufgrund anderer genauerer Unterlagen bestätigt werden konnte. Nicht valide erschienen Angaben wie Diabetes, psychiatrische Leiden, rheumatische Herzkrankheiten und andere Herzkrankheiten (FAIRE et al. 1976).

Tabelle 2:

Anteil der Angabe Altersschwäche, nicht näher bezeichnete und unbekannte Todesursachen und Anteil der Angabe Krebs (alle Formen) in verschiedenen Ländern

Alterschwäche, nicht näher bezeichnete und unbekannte Todesursache %	Land	Krebs als Todesursache		
		15 %	5 - 15 %	5 %
0,2	Nordirland	17,7		
0,2	Rumänien		12,9	
0,3	Ungarn	18,9		
0,3	Finnland	17,5		
0,4	Schottland	20,1		
0,4	Neu-Seeland	18,5		
0,5	Schweden	21,1		
0,6	Australien	16,6		
0,7	England u. Wales	20,6		
0,7	Kanada	19,7		
0,8	Kuba	16,6		
1,1	Island	19,3		
1,2	Schweiz	22,0		
1,3	CCSR	19,6		
1,4	USA	17,5		
1,6	Dänemark	23,5		
1,7	Österreich	19,8		
2,0	Irland	17,8		
2,1	DDR	16,1		
3,4	Italien	19,0		
3,5	Israel	18,3		
3,6	Niederlande	23,3		
3,8	BR Deutschland	19,9		
3,9	Puerto Rico		14,5	
4,3	Luxemburg	19,7		
4,9	Barbados		12,4	
5,3	Norwegen	18,8		
5,4	Bulgarien		14,1	
5,5	Chile		11,9	
5,1	Trinidad u.Tobago		9,0	
5,8	Malta		13,0	
6,1	Uruguay	19,6		
6,7	Japan	17,9		
7,7	Argentinien	16,5		
8,1	Spanien	15,7		
8,3	Belgien	20,1		
8,8	Hong Kong	20,9		
9,6	Polen	16,6		
10,0	Frankreich	19,7		
10,5	Peru			4,5
10,7	Costa Rica		10,8	
11,4	Kolumbien		6,2	
12,0	Singapur		14,9	
12,3	Griechenland	16,1		
13,7	Mexiko			4,0
15,5	Portugal		11,7	
16,1	Ryukyu Inseln	15,0		
16,7	Jordan			3,0
18,5	Philippinen			3,8
18,8	Mauritius			4,6
19,1	Panama		6,9	
21,2	Paraguay		5,9	
21,4	Ägypten			1,7
21,9	Venezuela		8,0	
27,7	Jugoslawien		11,2	

Quelle: W. Logan, 1975

Tabelle 3:

Diagnosen, Sensitivität und Bestätigungsraten für ausgewählte Todesursachen

ICD	Diagnosen	Sensitivität	Bestätigungsrate
140-209	Krebs (alle Lokalisationen)	98,2 %	99,5 %
204-207	Leukämie	81,3 %	100,0 %
250	Diabetes	60,0 %	81,8 %
	Alkoholismus	81,0 %	94,4 %
	Psychosen	59,1 %	100,0 %
410-414	Ischämische Herzkrankheiten	93,9 %	92,2 %
430-438	Cerebrovaskuläre Krankheiten	96,0 %	97,0 %
393-398	Rheumatische Herzkrankheiten	85,3 %	96,7 %
420-427	andere Herzkrankheiten	64,7 %	36,7 %

Quelle: U. de FAIRE et al. 1976

Wichtiger als die Übereinstimmung zwischen dokumentierter Todesursache und
Autopsiebefund ist die Frage, wie oft die Autopsiediagnose identisch ist mit
der vom statistischen Amt kodierten Todesursache. Denn es kann sein, daß das
in der Code-Nummer zusammengefaßte komplexe Bild besser mit der Autopsiediagnose übereinstimmt als jede einzelne Eintragung. Im allgemeinen findet sich
bei Todesfällen unter jüngeren Personen eine bessere Übereinstimmung als unter
älteren Personen. Ferner ist der Grad der Übereinstimmung von der Todesursache
selbst abhängig. Durch diese Unterschiede wird auch erklärt, weshalb manche
Autoren die Angaben auf Todesbescheinigungen für unzureichend valide halten,
während sie von anderen als ausreichend bezeichnet wird. Über die mögliche
Diskrepanz zwischen TB-Diagnosen und Obduktionsbefunden gibt die oben zitierte
Studie keine Auskunft - in der Bundesrepublik stehen Obduktionsbefunde bei
der Eintragung der Todesursache in die Bescheinigung im allgemeinen noch nicht
zur Verfügung. Daß die Obduktionshäufigkeit von der vorbestehenden Krankheit
abhängig ist, ergibt sich auch daraus, daß in Krankenhäusern bei klinisch un-
klaren Diagnosen 16 % der Todesfälle obduziert werden, während in anderen Fällen nur dann Obduktionen stattfinden, wenn versicherungsrechtliche Probleme
auftreten, (durchschnittlich über alle Altersgruppen 10 %). Tabelle 4 gibt
Aufschluß über den Anteil der Obduktionen bei den häufigsten Diagnosen.

Tabelle 4:

Anteil von Obduktionen bei Todesursachendiagnosengruppen (Krankenhaus-Todesfäl-
le) in einer Auswertung von Todesbescheinigungen in der Bundesrepublik
Deutschland.

Diagnose	Obduktionen
Maligne Tumoren	15 %
Benigne Tumoren	21 %
Diabetes mellitus	10 %
Chronische rheumatische Herzkrankheiten	17 %
Hypertonie	15 %
Ischämische Herzkrankheiten	18 %
Sonstige Herzkrankheiten	13 %
Hirngefäßkrankheiten	11 %
Pneumonien	17 %
Bronchitits, Asthma, Emphysem	18 %
Leberzirrhose	22 %

Quelle: Unveröffentlichter Bericht zur WHO-Studie: Medical certification of
causes of death.
Institut für Medizinische Dokumentation und Statistik der Universität Mainz
(s.a. SCHICKETANZ 1973)

Weitere Ausführungen zu diesem Thema finden sich in einer detaillierten Darstellung des Validitätskomplexes (FRENTZEL-BEYME et al. 1980).

Weitere Studien hinsichtlich der Krebsmortalität:
In den USA wurden ebenfalls Untersuchungen über die Validität von diagnostischen Angaben auf Todesbescheinigungen gemacht. MORIYAMA et al. (1958) untersuchten 1956 eine Stichprobe von 1837 Totenscheinen in Pennsylvanien und holten
bei den Ärzten, die die Totenscheine ausgefüllt hatten, per Fragebogen weitere
Informationen über die verstorbenen Personen ein. Die Angaben der Ärzte wurden
bewertet und mit den Angaben auf dem Totenschein verglichen. Die Bewertung
der Richtigkeit der Angaben auf der TB wurde von einem Internisten vorgenommen.
Vier Kategorien wurden gebildet, nach denen die Fälle eingeordnet wurden. Die
vier Kategorien lauteten: "Diagnose sicher", "Diagnose ziemlich sicher", "Diagnose zweifelhaft", "Diagnose wahrscheinlich falsch". Es stellte sich heraus,
daß in der Gruppe der kardiovaskulären Krankheiten die gewählte Diagnose auf
der TB nur in 32,8 % als sicher bezeichnet werden konnte. Dagegen konnte bei
Fällen mit malignen Neoplasmen des lymphatischen und hämatopoetischen Systems
in 89,3 % die Diagnose auf der TB als sicher angesehen werden und in 10 % als
ziemlich sicher. In dieser Gruppe kamen die Kategorien "zweifelhaft" und "wahrscheinlich falsch" gar nicht vor. Im Durchschnitt mußten 5 % der Diagnosen
auf der TB der Kategorie "wahrscheinlich falsch" zugeordnet werden.

Aus dieser und anderen Untersuchungen ist zu folgern, daß pauschale Urteile
über den Informationswert diagnostischer Angaben auf TB wenig sinnvoll sind.
Vielmehr variiert die Validität der Angaben mit der jeweiligen Krankheitsgrup-
pe. Auch das Alter hat einen Einfluß auf die Validität der Angaben auf der
TB. Mit zunehmendem Alter nimmt nämlich die Validität der diagnostischen Angaben ab. Die größte Zuverlässigkeit ist bei Angaben über Neoplasmen bei Personen
unter 65 Jahren zu finden.

Besonders sichere Diagnosen auf dem Totenschein sind offenbar: Brustkrebs,
Neoplasmen des lymphatischen und hämatopoetischen Systems, Neoplasmen des Harn-
wegsbereiches und Bronchial- Neoplasmen. Der Angabe Diabetes mellitus bei älteren Personen hingegen kann man nur eine diagnostische Sicherheit von 50 % und
weniger zubilligen. Die von ENGEL und Mitarbeitern (1980) veröffentlichte Studie zur Übereinstimmung von Todesbescheinigungen mit Autopsiebefunden bei 251
Todesfällen hat die Verläßlichkeit der Information für bestimmte Krankheitsgruppen bestätigt. Für maligne Neoplasmen wurde eine Bestätigungsrate von
89 % und eine Untererfassung von etwa 10 % gefunden. Neben der Erwähnung einer
Krankheit überhaupt wurde die Zuordnung der Grundleiden auf der Todesbescheinigung in 72 % durch die Autopsie bestätigt. Das Grundleiden geht ja in die
offizielle Sterblichkeitsstatistik ein, während für eine epidemiologische Studie auf der Basis aller Eintragungen auf der TB die Information an anderer
Stelle als unter "Grundleiden" nicht verloren ist.

Die Weltgesundheitsorganisation (WHO) hat sich mit dem Wert der Sterblichkeitsstatistik für die Überwachung der Krebshäufigkeit beschäftigt. Bei einer internationalen Tagung über Krebsstatistikinformations-Sub-Systeme (LOGAN 1975)
wurde betont, daß die Krebssterblichkeitsstatistiken als Hauptmittel zur Beurteilung des Ausmaßes des Krebsproblems dienen und daß es wünschenswert wäre,
die Verteilung der Krebshäufigkeit nach Geschlecht, Alter, Wohnort, Beruf,
Tumorart und jahresmäßiger Verteilung zu kennen. Den wohlbekannten Einschränkungen in der Verwendung von Krebssterblichkeitsstatistiken als Anzeiger der
Inzidenzrate stehen die routinemäßige Verfügbarkeit der Angaben über viele
Jahre, der hohe Vollständigkeitsgrad in Ländern mit funktionierendem Melde-
wesen und die für diese Diagnoseart hinreichend gute diagnostische Genauigkeit,
ihre Einheitlichkeit und Vergleichbarkeit, gegenüber. Angestrebte Verbesserungen betreffen die verbindliche Festlegung von Definitionen und Klassifikatio-
nen, Verschlüsselungsmethoden, Altersgruppierung und die Bestimmung von Bezü-
gen zu Gebieten zur Verbesserung der Bewertbarkeit der Angaben. Ein besonderes
Gewicht wird dabei auf die nach Geschlechtern getrennten Angaben gelegt, da
zusammengefaßte Angaben für Männer und Frauen selten nützlich sind.

Die Validität von Todesursachendokumentationen wird zuweilen auch am Anteil
der unbekannten Todesursachen an der Gesamtzahl aller Sterbefälle gemessen.
In einer Vergleichstabelle der WHO (Tab. 2) ist der Anteil der unbekannten
Todesursachen in den offiziellen Sterblichkeitsstatistiken der Bundesrepublik
Deutschland im Vergleich mit denen anderer europäischer Länder zu erkennen.

Auch hieraus ist zu entnehmen, daß das administrativ gelenkte Dokumentations-
system der Sterblichkeit vergleichsweise gut und für die deskriptiv-epidemio-
logische Forschung durchaus zu verwerten ist.

Die Repräsentativität der Sterbedaten ist gut, wenn man darunter die Genauigkeit der Wiedergabe der wahren Verhältnisse versteht. Probleme ergeben sich
jedoch bei der Berechnung der Sterbeziffern. Der Nenner ergibt sich aus der
nur alle 10 Jahre vorgenommenen Volkszählung. Für die Gesamtsterblichkeit wird
als Nenner die Bevölkerungszahl in der Mitte des Jahres genommen, die man in
der Bundesrepublik durch Fortschreibung erhält. Es gibt eine Reihe von Formeln
zur Berechnung dieser Bevölkerungszahlen in den Jahren zwischen den Volkszählungen (WHO 1977). Durch Wanderungsbewegungen, Mängel in der Registrierung
und andere Fehlermöglichkeiten bedingt, sind aber diese fortgeschriebenen Zahlen für einzelne Altersgruppen, Kreise bzw. Gemeinden oder Berufsgruppen mit
zunehmendem Abstand von der Volkszählung immer ungenauer. Genauere alters-
und geschlechtsspezifische bzw. altersstandardisierte Todesursachenstatist'ken
für Untergruppen der Bevölkerung (Berufe, Betriebe, Familienstand usw.) erhält
man nur, wenn man die Todesbescheinigung mit dem Zählblatt der Volkszählung
zusammenführt.

Über die zeitliche und regionale, insbesondere internationale Vergleichbarkeit
gibt es eine Reihe von Untersuchungen. Die zeitliche Vergleichbarkeit wird
vor allem eingeschränkt durch die Änderungen der ICD und durch diagnostische
Moden. Die Einflüsse der Änderungen der ICD-8 gegenüber der ICD-7 lassen sich
für einige wichtige Gruppen von Todesursachen mit Hilfe von Gewichtungsfaktoren
berücksichtigen (WHO 1977); für die Bundesrepublik ist allerdings zu berücksichtigen, daß 1968 nicht von der ICD-7 auf ICD-8 umgestellt wurde, sondern
von der Deutschen Systematik für Krankheiten auf die ICD-8. Die Entwicklung
internationaler Unterschiede war auch ein Ziel der genannten WHO-Studie (WHO
1973), die wiederum bestätigt hat, daß es einerseits erhebliche wirkliche Unterschiede im Anteil einzelner Todesursachen gibt, daß aber andererseits die
Eintragungen und die Kodierweise durchaus erhebliche Unterschiede aufweisen
können. Ob es innerhalb der Bundesrepublik ebenfalls unterschiedliche diagnostische Verhaltensweisen und Kodierarten gibt, ist nicht zu sagen.

3. Verwendungsmöglichkeiten

Aufgrund der wiederholt beschriebenen Unsicherheit und Diskrepanzen in der
Validität der Angaben sollte bei jeder epidemiologischen Studie nach Möglichkeit eine eigene Validierung der Angaben erfolgen. Dieses Vorgehen erlaubt
eine Abschätzung der Fehler und eventueller Abweichungen. Diese Validierung
erfolgt mit Hilfe der erreichbaren klinischen Angaben zur Diagnose. Die klinischen Angaben müssen aufgrund der Anschrift des ausstellenden Arztes eingeholt werden, wozu Einblick in die TB erforderlich ist. Der Vorgang der Einholung weiterer Informationen wird mit zunehmender Anzahl seit dem Tode vergan-
gener Jahre zunehmend schwieriger, und oft lassen sich keine Angaben mehr finden. Andererseits sind gesicherte Angaben für eine Studie von so großer Bedeutung, daß möglichst alle Schritte unternommen werden müssen, um die erforderlichen Unterlagen zu beschaffen. Das gilt selbst für den Fall, daß TB-Informa-
tionen valide sind. Sowohl die Studie von KOLLER als auch eigene Erfahrungen
haben gezeigt, daß Möglichkeiten zur Informationsbeschaffung aus verschiedenen
Quellen bestehen. Folgende Verbesserungen des Ist-Zustandes sind daher unabdingbar, soll die Mortalitätsstatistik z.B. für ein effektives Umwelt-Monito-
ring und die Ursachenforschung generell nutzbar gemacht werden:

1. Archivierung:
   Der Ist-Zustand ist der Tabelle 5 zu entnehmen. Dringende Empfehlungen zur
   Verbesserung betreffen die Archivierung auf unbegrenzte Zeit, die zentrale
   Zusammenführung mit geeigneten Dokumentationsmethoden, zweckmäßigerweise
   auf Mikrofilm oder einem ähnlichen Datenträger. Wegen des vermutlich auf-
   tauchenden Arguments des Platzmangels sogar in kleinen Institutionen wäre
   auch dort eine Archivierung auf Mikrofilm zu empfehlen.

2. Verbesserungsmöglichkeiten:
   Der Ist-Zustand läßt sich aus der Tabelle 5 entnehmen, als Empfehlung für
   eine Verbesserung ergeben sich:

a) Die Validierung der Todesursachen durch Sektionsergebnisse, soweit solche vorliegen.
b) Validierung durch eine Vereinheitlichung der Kodierung in allen Bundesländern (Cross-Check der Verschlüsselungsziffer).
c) Multikausale Auswertung der Todesursachen.
d) Auswertung unter Heranziehung von demographischen und sozioökonomischen Deskriptoren (Beruf, soziale Schicht, Bildungsstand, Krankenkasse).
e) Zusammenführung der Daten mit Angaben aus anderen Datensammlungen, wie z.B. Mikrozensus und Verwendung in zusätzlichen Studien.

4. Verfügbarkeit für wissenschaftliche Untersuchungen

Die veröffentlichten Todesursachenstatistiken des Bundes und der Länder stehen jedem zur Verfügung. In ihnen sind Daten enthalten, die Wissenschaftler noch weiter auswerten können. Die auf den Bändern der Statistischen Landesämter gespeicherten Daten stehen im Prinzip auch Wissenschaftlern zur Verfügung, sofern es nicht möglich ist, Personen zu identifizieren. Letzteres wird in den einzelnen Bundesländern unterschiedlich interpretiert. Es ist aber damit zu rechnen, daß man zu einheitlichen Richtlinien kommen wird und daß die Daten nur in einer irgendwie aggregierten Weise herausgegeben werden.
Augenblicklich stehen einem Zugang zu den Totenscheinen verschiedene Hindernisse im Wege, die allerdings oft von subjektiven Entscheidungen abhängen. Aufgrund des Bundesdatenschutzgesetzes sowie des Gesetzes über Statistiken für Bundeszwecke sind gegenwärtig regional unterschiedliche Verfahrensweisen bei der Entscheidung zu beobachten, ob Informationen über Todesursachen herausgegeben werden oder nicht. In Bayern gibt es bei Einwilligung der Angehörigen eine Möglichkeit der Einsichtnahme in die Todesbescheinigung, in Nordrhein-Westfalen ist nach einem Erlaß des Ministeriums für Arbeit, Gesundheit und Soziales vom August 1976 die Herausgabe von Daten aus dem vertraulichen Teil verboten. Im Gesundheitsamt Mannheim wurde der Zugang zu den Todesbescheinigungen aufgrund einer fehlenden Zustimmung des Innenministers des Landes Baden-Württemberg verwehrt, obwohl in vielen anderen Orten des Landes die Auskünfte gegeben werden, wenn die wissenschaftliche Verwendung der Angaben nachgewiesen wurde. Generell ist zur Verfügbarkeit von Informationen aus Todesbescheinigungen eine verbesserte Regelung erforderlich, sollen die von offizieller Seite in zunehmendem Maße gewünschten Beurteilungen über die gesundheitliche Gefährdung der Bevölkerung durch sogenannte Umweltrisiken und andere Gefährdungen des modernen Lebens beurteilt und bewertet werden.

In England und Wales, wo es durchaus strengen Datenschutz gibt, besteht diese Möglichkeit, da Todesbescheinigungen einschließlich Namen und Todesursachen als "public record" jedermann in den Räumen des Office of Population Censuses and Surveys zur Verfügung stehen.

In Deutschland gibt es bereits forschungsfreundliche Auslegungen der Bestimmungen, wie im folgenden Beispiel am Ende des Zitats deutlich wird: "Der vertrauliche Teil des Leichenschauscheines unterliegt der Geheimhaltungspflicht gemäß § 12 des Gesetzes über die Statistik für Bundeszwecke vom 3. September 1953 (BGBL. I S. 1314), zuletzt geändert durch Gesetz vom 14.12.76 (BGBL. I S.3341). Die Geheimhaltungsverpflichtung trifft den Amtsarzt in seiner Eigenschaft als Auskunftsberechtigter im Sinne des Gesetzes über die Statistik für Bundeszwecke. Eine Pflichtverletzung ist mit strafrechtlichen Sanktionen gemäß § 203 bzw. 353 b Strafgesetzbuch belegt. Aus dem Gesetz über die Statistik der Bevölkerungsbewegung und die Fortschreibung des Bevölkerungsstandes vom 4. Juni 1957 (BGBL. I S. 694), das Grundlage für die Erhebung der Daten im vertraulichen Teil des Leichenschauscheines ist, ergeben sich keine Rechtsvorschriften, die das Gesundheitsamt von seiner Geheimhaltungspflicht entbinden.

Auch unter dem Aspekt, daß die Rechtsnatur des vertraulichen Teils des Leichenschauscheines sich nicht in seiner Eigenschaft als statistisches Zählblatt im Sinne des Gesetzes über die Statistik für Bundeszwecke erschöpft, stellt die Weitergabe von Informationen aus dem Leichenschauschein eine unbefugte Verletzung der ärztlichen Schweigepflicht (§203 Abs. 1 Nr. 1 Strafgesetzbuch) bzw. eine unbefugte Verletzung des Dienstgeheimnisses (§353b Strafgesetzbuch) dar.

Eine Preisgabe von Geheimnissen liegt dann nicht vor, wenn Einzelheiten aus dem vertraulichen Teil des Leichenschauscheines in anonymisierter Form durch das Gesundheitsamt mitgeteilt werden.

Darüber hinaus kann die Preisgabe ärztlicher Geheimnisse dann gerechtfertigt
sein, wenn dies ausdrücklich durch Rechtsvorschriften gebilligt wird (z.B.
nach der Strafprozeßordnung für Staatsanwaltschaft und Gericht), wenn eine
Einwilligung der Angehörigen oder des Toten zu seinen Lebzeiten vorliegt
(z.B. für Zwecke einer Lebensversicherung) oder wenn das Geheimnis im Sinne
des § 203 Strafgesetzbuch nicht "offenbart" wird, da es innerhalb der öffentlichen Verwaltung bleibt, die in ihrer Gesamtheit durch das Dienstgeheimnis
gebunden ist bzw. besonderen Geheimhaltungsregeln unterliegt, die die Weitergabe von ärztlichen Geheimnissen im Wege der Amtshilfe vorsehen (vgl. z.B.
§ 35 Sozialgesetzbuch für die Sozialversicherungsträger).

Darüber hinaus muß, jedenfalls solange keine Gesetzesänderung im Sinne des
von Ihnen zitierten Beschlusses der Arbeitsgemeinschaft der Leitenden Medizinalbeamten der Länder herbeigeführt ist, in jedem Einzelfall geprüft werden,
ob bei der Auswertung des Leichenschauscheines zu wissenschaftlichen Zwecken
"ein Geheimnis offenbart" wird. Dabei ist zu prüfen, ob nicht eine Verletzung
des Persönlichkeitsrechts bzw. des Grundsatzes des statistischen Geheimnisses
vorliegt, wenn höherwertige Interessen die Weitergabe der Daten rechtfertigen.
Demzufolge muß im Einzelfall geprüft werden, ob den wissenschaftlichen Zielen
der Untersuchung eine überragende Bedeutung zukommt, ob im Einzelfall gewährleistet ist, daß der Kreis derer, denen Daten bekanntgegeben werden, begrenzt
bleibt, und ob nicht mehr offenbart wird, als zur Erreichung des wissenschaftlichen Zweckes unbedingt notwendig ist. Ausnahmsweise kann also der Inhalt
des Leichenschauscheines weitergegeben werden, ohne daß persönliche Daten anonymisiert werden." (Wiedergegeben mit freundlicher Genehmigung von Prof. Dr.
E. Maier, Ministerialdirigent)

Unterscheiden lassen sich wissenschaftliche Untersuchungen mit epidemiologischen Methoden, die ohne zusätzliche Recherchen bei den Angehörigen oder anderen Informationsträgern erfolgen und solche, die vom Typ der Untersuchung her
zusätzliche Angaben erforderlich machen.

Zu Untersuchungsmethoden ohne zusätzliche Recherchen gehören Kohortenstudien,
die sich durchführen lassen, ohne daß die Mitglieder der Kohorte von dieser
Untersuchung Kenntnis bekommen bzw. ihre Angehörigen in irgend einer Weise
berührt werden. Ebenso sind Longitudinalstudien jeder Art und die Überwachung
des Gesundheitszustandes von Bevölkerungen aufgrund der Angaben in Krankheitsregistern zunächst ohne die Erhebung der Angaben beim Individuum möglich.

Studienformen, die zusätzliche Recherchen erfordern, sind Fall-Kontroll-Studien
(ein Teil der Fälle kann bereits verstorben sein, dennoch sind Nachforschun-
gen zu Unterlagen über ein vermutetes Gesundheitsrisiko erforderlich). Im weiteren Sinne gehören zu solchen Fall-Kontroll-Studien alle Untersuchungen von
Krankheitsrisiken an Neuerkrankungsfällen, die beim Fehlen von Krankheitsregistern oft erst aufgrund der Sterblichkeit identifiziert werden können (Untersuchungen von Arzneimittelnebenwirkungen, Untersuchungen über die Ursache seltener Erkrankungen mit hoher Letalität, Untersuchungen über Sterblichkeit nach
chirurgischen Eingriffen, Säuglingssterblichkeit und Müttersterblichkeit).

Die denkbaren Regelungen für einen verbesserten Zugriff zur Information auf
der Todesbescheinigung durch wissenschaftliche Institutionen müßten berücksichtigen, daß folgende Kriterien erfüllt sind:

a) Prüfung des Forschungsvorhabens durch wissenschaftliche Fachkommissionen.
b) Verpflichtung der mit der Bearbeitung betrauten Mitarbeiter auf Einhaltung
   der Schweigepflicht.
c) Gewährleistung der erforderlichen Datenschutzbestimmungen.

Aufgrund dieser Empfehlungen für die Verbesserung der Verwertbarkeit von routinemäßig erhobenen Angaben und der erforderlichen Regelung für einen Zugriff
zu den Todesbescheinigungen sind gesetzliche Voraussetzungen wünschenswert,
die eine Novellierung des Gesetzes über die Statistik für Bundeszwecke erfordern und eine Schaffung von Ländergesetzen, die das Gebiet der medizinischen
Datenverarbeitung unter Einschluß der Todesbescheinigungen legalisieren helfen.
Dafür gibt es bereits in § 3 des Bundesdatenschutzgesetzes eine Erweiterungs-
möglichkeit.

Die Vorschläge zur Verbesserung der Todesursachenstatistik lassen sich in drei
Gruppen einteilen:

a) Verbesserung der Validität der Angaben,
b) Erweiterung durch Auswertung multipler Todesursachen,
   und
c) Analyse der Todesursachen unter Berücksichtigung von Merkmalen zusätzlich
   zu Alter und Geschlecht.

Neben allgemeinen Maßnahmen der besseren Ausbildung und Fortbildung der Ärzte
sind die Gesundheitsämter aufgerufen, die Todesbescheinigungen sorgfältiger
zu überprüfen; mehrere peinliche Vorfälle haben dazu geführt, daß auch in Lan-
desparlamenten und in der Presse diese Forderung erhoben wurde. Eine Verbesserung der Kodierung ist möglich einerseits durch eine bessere Schulung und
Überprüfung der Kodierer, andererseits durch die Einführung eines computerge-
steuerten Algorithmus, welcher sämtliche auf der Todesbescheinigung enthaltenen Daten ausnutzt und automatisch kodiert (in den USA, ACME).

Die Auswertung multipler Todesursachen, der allerdings auch eine erweiterte
Information auf den Todesbescheinigungen vorangehen muß, gilt in der Wissenschaft als eine Maßnahme, die zu einer fundamentalen Verbesserung der Aussagefähigkeit der Todesursachenstatistik führen könnte. Allerdings ist dies nicht
ein rein technisches Problem, sondern ein inhaltliches, welches bisher noch
nicht befriedigend gelöst wurde. Ansätze sind mit Hilfe von Modellen konkurrie-
render Sterberisiken denkbar, sie müßten zu einem neuen Verständnis des Begrif-
fes "Sterbewahrscheinlichkeit" führen.

Wenn es aufgrund der Datenschutzbestimmungen nicht möglich ist, weitere Auswertungen der Todesursachenstatistik nach kleineren und größeren Regionen, nach
Berufen und anderen sozialen Merkmalen, nach vorangehenden Expositionen und
Risikofaktoren in wissenschaftlichen Institutionen vorzunehmen, wird es keine
andere Alternative geben, als daß solche Arbeiten von den statistischen Ämtern
selbst vorgenommen werden; im Ausland gibt es hierfür hervorragende Vorbilder.
Als Schlußfolgerung der bisher gemachten Angaben über den Wert und die Verfügbarkeit von Informationen über die Sterblichkeit muß daran erinnert werden,
daß Sterblichkeitsangaben nur ein Minimum an Information ergeben, da nur letal
verlaufende Krankheiten mit diesem System erfaßt werden (vorausgesetzt sei
eine korrekte Diagnose usw.).

Für die Ursachenforschung reichen diese auf dem Kriterium der Letalität beru-
henden Angaben nicht mehr aus. Man kann sich leicht vorstellen, daß die Bekämpfung der noch vor 30 oder 40 Jahren gesundheitspolitisch äußerst relevanten
Infektionskrankheiten ebenfalls nicht effektiv hätte erfolgen können, wenn
für epidemiologische Bewertungen der Gesundheitsaspekte dieser Krankheiten
nur die Angaben über die Sterblichkeit an diesen Krankheiten in Betracht gezogen worden wären. Die Planung von Bekämpfungsmaßnahmen gegen die Tuberkulose
oder die Kinderkrankheiten wäre unmöglich gewesen, hätten nur Mortalitätsanga-
ben zur Verfügung gestanden (vgl. Beispiel der Herzinfarktmorbidität und Erfassung der Häufigkeit durch Mortalitätsstatistik im Kapitel Krankheitsregister).

5. Beispiele einer Verwendung von Mortalitätsdaten für epidemiologische Forschung

Drei mögliche Anwendungsbereiche von Mortalitätsdaten sollen anhand von Beispielen demonstriert werden. Zusammenfassend können diese Möglichkeiten mit
1) der Generierung von Hypothesen über die Ätiologie bestimmter Krankheiten,
2) der Untersuchung von Hypothesen, die auf der Basis von Auswertungen meist
   anderer Daten gebildet wurden und
3) einer Basis für die Überwachung des Gesundheitsstatus einer Bevölkerung
   charakterisiert werden.

1) Eine der ältesten und bisher fruchtbarsten Auswertungen von Mortalitätsdaten ermöglicht die Kartierung von krankheitsspezifischen Angaben in definierten
administrativen Einheiten. Beziehungen zu verschiedenen demographischen und
Umweltdaten können dann mit den Mortalitätsdaten in solchen Arealen hergestellt
werden. In den USA wurde vom National Cancer Institute ein Atlas von alters-

standardisierten Krebssterblichkeitsraten für alle US-Counties (Bezirke) hergestellt. Die Darstellung dieser Daten macht bereits deutlich, daß große Unterschiede in den Mortalitätsraten bestehen und zwar auf nationaler Ebene zwischen
den Bundesstaaten und sogar auf County-Ebene. Solche Daten sind Indikatoren
für das unterschiedliche Auftreten vieler Krebsarten, und zwar besonders solcher mit geringer Überlebenszeit, was für die epidemiologische Forschung von
großer Bedeutung ist. Bei der Untersuchung dieser Daten stellte sich z.B.
heraus, daß im Süden der USA, einem vorwiegend landwirtschaftlichen Gebiet,
eine zunächst nur statistische Beziehung besteht zwischen dem Gebrauch von
Pestiziden und der Lungenkrebsmortalität für weiße Männer (CLARK et al. 1977).
Da es sich bei diesem Befund zunächst nur um eine ökologische Assoziation handelt, wird die Gültigkeit dieser gefundenen Beziehung hinsichtlich ihrer Kau-
salität für Individuen zur Zeit mit Hilfe einer Fall-Kontrollstudie weiter
untersucht.

Beispiele für den Wert von Mortalitätsdaten beziehen sich aber nicht nur auf
Krebs, sondern auch auf andere chronische und Infektionskrankheiten. JOHN SNOW,
einer der Begründer der modernen Epidemiologie, verwendete bei seiner Studie
über die Choleraepidemien in London bekanntlich auch Mortalitätsdaten. Nach
Auswertung dieser Daten kam er zu dem Schluß, daß die Cholera eine durch ver-
unreinigtes Trinkwasser hervorgerufene Infektionskrankheit sein muß, da sich
deutliche Beziehungen herstellen ließen zwischen Trinkwasserquelle und Krankheitsfällen. Die Probe auf die Spezifität dieser Beziehung wurde mittels präventiver Maßnahmen sehr schnell möglich.

2) Die Verwendung von Mortalitätsdaten zur Testung von Hypothesen, die aus
Analysen von Daten aus anderen Quellen stammen, läßt sich am Beispiel des Anstiegs und Abfalls der Asthmasterbeziffer in England demonstrieren. Von 1964
- 1967 erschienen in der medizinischen Literatur klinische Berichte über Asthmatodesfälle, wobei man annahm, daß die Todesfälle durch den vermehrten Gebrauch von Asthmasprays hervorgerufen worden sein könnten. Bei der Untersuchung
der Trends in der Asthmamortalität in den Jahren 1958 - 1968 fanden INMAN und
ADELSTEIN (1969) einen Anstieg in der Zahl der verkauften Sprays bei gleichzei-
tigem Anstieg der Asthmatodesfälle. Besonders in der Altersgruppe 10 - 14 fanden die Untersucher eine siebenfache Zunahme der Todesfälle über die Untersu-
chungszeit von 11 Jahren. Weitere Untersuchungen dieser Beziehung in anderen
Ländern zeigten, daß die Zunahme der Mortalität offenbar in Beziehung zum vermehrten Gebrauch von hochkonzentrierten Asthmaprays stand (STOLLEY 1972). Als
der Verkauf und die Verwendung dieser Bronchodilatatoren eingeschränkt wurde,
nahm die Zahl der Asthmatodesfälle merkbar ab. An diesem Beispiel kann man
verdeutlichen, wie eine sorgfältige Analyse der Sterbeziffern dazu führte,
daß die von Klinikern gegebenen Hinweise verifiziert werden konnten. In diesem Falle hätte weder eine Fall-Kontroll-Studie noch eine prospektive Studie
die Beziehung zwischen Asthmasprays und Asthmatodesfällen besser aufzeigen
können als die Auswertung der entsprechenden Sterbeziffern. Einer Drosselung
der Verschreibung von Asthmasprays folgte ein schneller Abfall der asthmaspe-
zifischen Mortalität.

Auch bei der Untersuchung der gesundheitlichen Situation von Gruppen von Industriearbeitern können Mortalitätsdaten von großem Wert sein. Sie werden bei
epidemiologischen Studien in der Arbeitsmedizin zur Generierung und Testung
von Hypothesen über die Ätiologie chronischer Krankheiten herangezogen. Seit
1972 wird beispielsweise von der arbeitsmedizinischen Studiengruppe (OHSG)
an der Universität von North Carolina in Chapel Hill und einer ähnlichen Studiengruppe an der Harvard Universität die Arbeitsumwelt der amerikanischen
Reifen- und Gummiindustriearbeiter untersucht (Mc MICHAEL 1976). Für die Epidemiologen der OHSG sind die Daten auf den TB von grundlegendem Interesse und
gewinnen Bedeutung für die Aufdeckung von Gesundheitsrisiken, da sie die Todesursachen aller auftretenden Todesfälle in den Kohorten von Arbeitern dokumen-
tieren. Mit einer retrospektiven (= historisch prospektiven) Kohorten-Studie
kann z.B. festgestellt werden, ob in einem Industriezweig wie der Chemischen
Industrie oder der Gummi-Industrie erhöhte Mortalitätsziffern für bestimmte
Todesursachen oder eine erhöhte Gesamtsterblichkeit vorliegen und ob solche
erhöhten Ziffern in Beziehung zu bestimmten Arbeitsplatz-Expositionen stehen.
In der Regel werden in solchen Studien die Todesfälle, die in einer bei Beginn
der Studie genau definierten Kohorte von Arbeitern aufgetreten sind, registriert und mit den aufgrund einer Standardpopulation (z.B. Gesamtbevölkerung
der USA 1970) berechneten erwarteten Todesfällen verglichen. Der Quotient von

beobachteten zu erwartenden Todesfällen wird als standardisierte Mortalitäts-
ziffer (ratio) = SMR bezeichnet und ist ein häufig benutzter Index für die
Gesamtmortalität und/oder todesursachenspezifische Sterblichkeiten spezifischer
Gruppen. Die SMR wird wie folgt berechnet:

$$\text{SMR} = \frac{\text{beobachtete Todesfälle}}{\text{erwartete Todesfälle}} \times 100$$

Die Studie zeigt, daß in der amerikanischen Gummi-Industrie erhöhte Sterberaten
besonders für Magenkrebs, Darmkrebs und Prostatakrebs sowie für Neoplasmen
des lymphatischen und haematopoetischen Systems gefunden wurden und eine erhöhte Sterblichkeit an Diabetes mellitus und Arteriosklerose (Mc MICHAEL et al.
1975). Um zu klären, ob diese erhöhten Sterbeziffern in Beziehung zu spezifischen Tätigkeiten in der Gummi-Industrie stehen, ist eine Reihe von speziellen
analytischen Studien durchgeführt worden, wobei ebenfalls hauptsächlich die
Daten auf den TB verstorbener Arbeiter ausgewertet wurden. Auch in Europa werden Untersuchungen an Gruppen von Industriearbeitern durchgeführt, bei denen
aufgrund von Befunden der Arbeitsmedizin oder der experimentellen Krankheitsursachenforschung der Verdacht besteht, daß sie einem erhöhten Krankheitsrisiko
ausgesetzt sind.

3) Auch für die Beurteilung der gesundheitlichen Situation der Bürger eines
ganzen Landes sind routinemäßig gesammelte Mortalitätsdaten von unschätzbarem
Wert. Eindrucksvoll ist in diesem Zusammenhang der starke Rückgang der Gesamtsterblichkeit in fast allen Altersgruppen bei weißen und schwarzen Amerikanern
seit Anfang der 60er Jahre. Dieser betrifft nicht alle Krankheitsgruppen in
gleichem Maße, er ist auch nicht auf die Herz- und Kreislaufkrankheiten beschränkt. Der Rückgang war Anlaß, die Wirkung präventiver Maßnahmen optimi-
stischer als bisher zu beurteilen, obwohl die Gründe für die Verminderung der
Sterblichkeit noch keineswegs klar sind. In diesem Zusammenhang ist auch die
Analyse zeitlicher und regionaler Trends der Sterblichkeit einzelner bösartiger
Tumoren in der BRD zu erwähnen. Für die Jahre 1955, 1966 und 1975 wurden standardisierte Sterbeziffern berechnet und die Trends der Krebssterblichkeit der
letzten 20 Jahre in Form eines Krebsatlasses veranschaulicht (FRENTZEL-BEYME
et al. 1979).

Die Zunahme der Mortalität an Lungenkrebs bei Männern und besonders bei Frauen
in den letzten 2 Jahrzehnten ist ein wichtiger Hinweis auf die Beziehungen
zwischen Zigarettenkonsum oder den Faktoren, die zum Zigarettenrauchen veranlassen, und Lungenkrebs, da besonders bei Frauen in den letzten Jahrzehnten
der Zigarettenkonsum stark zugenommen hat. Zum Monitoring gehört die systematische Überwachung der Sterblichkeit als eines Indikators für gesundheitsschä-
digende Vorgänge in der Umwelt und deren Auswirkungen auf Teile der Bevölkerung. In den englischen Bergwerken wurden früher bekanntlich Kanarienvögel
mit in die Kohlengruben genommen zur Erkennung eines Gesundheitsrisikos in
Folge von Ansammlung giftiger Gase. Fiel ein Vogel betäubt um, bestand unmittelbare Lebensgefahr und die Bergleute verließen die risikoträchtige Umwelt
sofort. Sinngemäß sind alle diejenigen Krankheitsfälle und Todesfälle, die
nicht erwartet wurden in einer Bevölkerung und damit häufiger als erwartet
auftreten, ähnliche Indikatoren für Risiken, die ebenfalls vermeidbar sein
können.

Die besondere Bedeutung der Registrierung und Auswertung von Todesfällen läßt
sich auch am Beispiel der vor Jahren von der Weltgesundheitsorganisation in
17 Gemeinden in Europa eingerichteten Herzinfarktregister demonstrieren. Ein
wichtiges Ergebnis dieser Herzinfarktregisterstudien ist, daß etwa zwei Drittel
aller Herzinfarkttodesfälle innerhalb der 1. Stunde nach Auftreten von Symptomen und außerhalb des Krankenhauses auftreten. Dieser Befund weist in besonderem Maße auf die Bedeutung der primären Prävention für den Herzinfarkt hin.
Ohne Register und Analyse der Todesfälle im jeweiligen Registergebiet wäre
ein verzerrtes Bild der Herzinfarktmortalität und -morbidität entstanden.

Ein weiterer Bereich in dem Mortalitätsdaten eine bedeutende Rolle spielen
ist die Evaluation, das heißt, die Bewertung und Beurteilung von präventiven

und kurativen medizinischen Leistungen. So konnte z.B. nach Einführung eines
Impfprogramms gegen Diphtherie in England während des zweiten Weltkrieges eine
eindrucksvolle Abnahme der Todesfälle an dieser Krankheit nachgewiesen werden.
Die genannten Beispiele zeigen, daß Mortalitätsdaten, ob routinemäßig oder
für spezielle Untersuchungen erhoben, wichtige Informationsquellen für die
Epidemiologie sind, um Beziehungen zwischen Umweltfaktoren und Krankheit zu
entdecken und den Gesundheitsstatus definierter Populationen zu überwachen.

<u>Tabelle 5:</u>

Gegenwärtige Situation zur Auswertung von Todesbescheinigungen (Ist-Zustand)
in der Bundesrepublik Deutschland

I. Archivierung:
    Ort: In dem jeweiligen Gesundheitsamt, in dessen Bereich der
                    Sterbeort liegt.
    Zeitraum: Gesetzliche Frist 5 Jahre.
    Bemerkungen: Die TB werden in vielen Fällen darüber hinaus aufbewahrt,
                    vereinzelt auf Datenträger (z.B. Mikrofilm).

II. Auswertung:
    Ort: 1. Erste Überprüfung durch das zuständige Gesundheitsamt,
                       z.T. mit Rückfragen beim ausstellenden Arzt (bei
                       ungeklärter Todesursache oder zweifelhafter Abfolge
                       der zum Tode führenden zusätzlichen Ereignisse).
                       Gelegentliche Auswertung
                    2. Codierung und statistische Auswertung im Statistischen
                       Landesamt, ohne zentrale, wiederholte Validierung auf
                       Übereinstimmung. Nur das Grundleiden wird nach ICD
                       9 verschlüsselt.
    Art: Auswertungen nach dem zum Tode führenden Grundleiden.

III. Verfügbarkeit für wissenschaftliche Untersuchungen:
    Probleme: Behinderung des Zugriffs durch regional unterschiedliche
                    Bereitschaft der Gesundheitsämter, die Bestimmungen wis-
                    senschaftsfreundlich auslegen.
    Bestimmungen: Bundesdatenschutz.
                    Gesetz über Statistiken für Bundeszwecke.
                    Regional: Erlaß des Ministeriums für Arbeit, Gesundheit
                              und Soziales des Landes Nordrhein-Westfalen,
                              August 1976.

Literatur:

Clark, L.; C. Shy 1977:
    Cancer Mortality and agricultural pesticide use in the Southeastern U.S.,
    paper presented at 8th International Scientific Meeting, International
    Epidemiologic Association, San Juan, Puerto Rico, September 17-23, 1977.
Engel, L.W.; J.A. Strauchen; L. Chiazze; M. Heid 1980:
    Accuracy of death certification in on autopsied population with specific
    attention to malignant neoplasma and vascular diseases, in: Amer. J.
    Epidemiol., Vol. 111 (1980), p. 99 - 112
Fassl, H. 1977:
    Wie lassen sich die höheren Sterblichkeitszahlen an Krebs in den Groß-
    städten erklären? in: Öff. Gesundh.-wesen, Band 39 (1977), S. 451-457
Faire, de. U.; L. Friberg; U. Lorich; T.B. Lundman 1976:
    A validation of Cause-of-death certification in 1156 deaths, in:
    Acta. Med. Scand., Vol. 200 (1976), p. 223-228

Frentzel-Beyme, R.;R. Leutner; G. Wagner; H. Wiebelt 1979:
    Krebsatlas der Bundesrepublik Deutschland, Krebssterblichkeit in den
    Ländern der Bundesrepublik Deutschland 1955 - 1975, Springer-Verlag,
    Berlin
Frentzel-Beyme, R.; U. Keil; M. Pflanz; R. Struba; G. Wagner 1980:
    Mortalitätsdaten und Mortalitätsstatistik.
    Bedeutung für Gesundheitswesen und epidemiologische Forschung.
    Münch. Med. Wschr. 12 (1980), p. 901-906
Höhn, Ch. 1978:
    Entwicklung der Säuglingssterblichkeit und ihrer Einflußgrößen, Ergeb-
    nis einer Sonderauszählung für das Jahr 1973, in: Wirtschaft und Sta-
    tistik, Heft 1, 1978, S. 30-37
Inman, W.H.W.; A.M. Adelstein 1969:
    Rise and fall of asthma mortality in England und Wales, in relation to
    use of pressurized aerosols, in: Lancet 2, p. 279-85.
Koller, S. o.J.:
    Studie über die Todesursachen auf den Totenbescheinigungen in der
    Bundesrepublik Deutschland, Mainz
Logan, W. 1975:
    National Cancer Statistics Information Systems. DSI/CAN/WP/76.3 der WHO,
    unpublished working paper
Mc Michael, A.J.; R. Spirtas; J.F. Gamble; P.M. Tonsey 1976:
    J. Occup. Med., Vol. 18 (1976), p. 178-185
Moriyama, I.M.; LS.S. Baum; W.M. Haenszel; B.F. Mattison 1958:
    Inquiry into diagnostic evidence supporting medical certifications of
    deaths, in: Amer. J. Pub. Health, Vol. 48 (1958), p. 1376 - 1387.
Schicketanz, K.H. 1972:
    Empirische Analyse der diagnostischen Terminologie bei Todesbescheinigun-
    gen, in: Lange et al (Hg.) 1973
Stolley, P.D. 1972:
    Why the U.S. was spard an epidemic of deaths due to asthma, in: Am. Rev.
    Resp. Tis., Vol. 105 (1972), p. 833-890
World Health Organization 1973:
    Medical certification of causes of death, Report on a study, Regional
    Office of Europe, Copenhagen
World Health Organization 1977:
    Manual of mortality analysis, World Health Organization, Geneva

Aɴʜᴀɴɢ

Aʙʙɪʟᴅᴜɴɢ 1:

Seite 1

Statistisches Landesamt   Stuttgart, im Oktober 1972
Baden-Württemberg

Merkblatt zum Ausfüllen des vertraulichen Teils
des Leichenschauscheines

Am 1. Januar 1971 wurde in Baden-Württemberg der neue Leichenschauschein eingeführt. Das Formular besteht aus zwei Teilen, dem offenen und dem geschlosse-
nen, dem sogenannten "Vertraulichen Teil". Der offene Teil bringt Angaben zur
Person des Verstorbenen, während der vertrauliche Teil dem Eintrag der Todesursache dient. Er ist auf der letzten Seite dieses Merkblattes wiedergegeben.

Auf Grund der Erfahrungen mit dem neuen Leichenschauschein weisen wir auf folgende Punkte hin, die bei der Angabe der Todesursache beachtet werden sollten:

a) Die amtliche Todesursachenstatistik wird unikausal aufbereitet, d.h. für
   jeden Sterbefall wird nur eine einzige Todesursache signiert, und zwar das
   den Tod verursachende Grundleiden. Sonach geht also nur das Grundleiden in
   die Todesursachenstatistik ein. Es ist deshalb wichtig, daß die Todesursachen in der richtigen Reihenfolge eingetragen werden.

Hierzu folgendes Beispiel:

Vertraulicher Teil

Todesursachen (Bitte möglichst **Ursachenkette** angeben. **Keine Endzustände** eintragen, wie z.B. Herz- und Kreislaufversagen, Atemlähmung)		ggf. Zeitdauer zwischen Krankheitsbeginn und Tod
1. Unmittelbare Todesursache: (z.B. Pneumonie)	_postoperative Magenblutung_	1 Tag
2. Diese ist Folge von: (z.B. Lungenembolie)	_Magenresektion_	vor 5 Tagen
3. Hierfür ursächl. Grundleiden: (z.B. Thrombose)	_Magen-Ca._	5 Jahre
Andere wesentliche Krankheitszu- stände im Zeitpunkt des Todes: (z.B. Diabetes)	_Emphysembronchitis Cor pulmonale_	

Obigen Eintragungen liegt ein Sektionsbefund zugrunde: ja ☐ nein ☒

b) Andere wesentliche Krankheitszustände im Zeitpunkt des Todes sind in den
   dafür vorgesehenen Zeilen zu vermerken.

c) Ob den Eintragungen zur Todesursache ein Sektionsbefund zugrunde liegt,
   ist durch Ankreuzen mit <u>ja</u> oder <u>nein</u> zu beantworten.

d) Erhebliche Unklarheiten bestehen beim Ausfüllen des zweiten Abschnittes des
   "Vertraulichen Teiles" des Leichenschauscheines.

   Bei unnatürlichen Sterbefällen (Unfall, Vergiftung, Gewalteinwirkung, Selbsttötung) ist außer den im oberen Teil gemachten Eintragungen <u>zusätzlich</u> das
   jeweilige Kästchen anzukreuzen. Eine Fußnote weist darauf hin, daß ggf. mehrere Kästchen angekreuzt werden können.

   Eine Vergiftung kann sowohl Unfall, Gewalteinwirkung als auch Selbsttötung
   sein. Solche und ähnlich gelagerte Fälle bleiben bei nur einmaliger Ankreuzung unklar. Nachstehend aufgeführte Kombinationen bzw. Mehrfachankreuzungen
   sind möglich:

Unfall   - Vergiftung

Vergiftung - Gewalteinwirkung

Vergiftung - Selbsttötung

und umgekehrt.

Fehler beim Ankreuzen werden besonders oft beim Begriff <u>Gewalteinwirkung</u>
festgestellt.

Unter Gewalteinwirkung sind nach der ICD 1968 zu verstehen:

     Mord, Totschlag und vorsätzliche Verletzung durch
     eine andere Person;

     Verletzungen durch gesetzliche Maßnahmen;

     Schadensfälle bei Kriegshandlungen.

Diese Definition <u>schließt die</u> z.B. häufig vorkommenden <u>Kombinationen</u>

Unfall   - Gewalteinwirkung

Selbsttötung - Gewalteinwirkung

<u>aus.</u>

Unter Punkt 1. des zweiten Abschnittes des "Vertraulichen Teiles" sollte
kurz der Ereignishergang eingetragen werden.

Unter Punkt 2. (Unfallkategorie) können auch mehrere Kästchen angekreuzt
werden. Bei Verkehrsunfällen ist dies sogar die Regel, da nur durch mindestens
doppelte Ankreuzung etwas über die beteiligten Personen ausgesagt werden kann.

e) Die letzten, nur Frauen betreffenden Fragen sind durch Ankreuzen, zutref-
   fendenfalls durch Eintrag des Monats bzw. <u>Datums der Entbindung</u> zu beantworten.

Hierzu folgende Beispiele:

1.

Bei Unfall ☒ Vergiftung ☒ Gewalteinwirkung ☐ Selbsttötung[1] ☐

1. Nähere Angaben über den Hergang, ggf. auch über Art der beteiligten Fahrzeuge:

CO-Vergiftung durch unvollständige Verbrennung von Kohle im Ofen

2. Unfallkategorie[1]

a) Verkehrsunfall ☐	b) Arbeits- oder Dienstunfall ☐
der Verstorbene war	c) Schulunfall ☐
Fahrer ☐	d) Sport-/Spielunfall ☐
Mitfahrer ☐	e) häuslicher Unfall ☒
Radfahrer ☐	f) sonstiger Unfall ☐
Fußgänger ☐	
Sonstiges ☐	[1](ggf. können mehrere Kästchen angekreuzt werden)

Bei Frauen: Ist bekannt, ob
1. eine Schwangerschaft vorlag? ja ☐ __________ Monat, nein ☐,
2. in den letzten 3 Monaten eine Entbindung erfolgte?
    ja ☐ am __________________________   nein ☐.

2.

Bei Unfall ☒ Vergiftung ☐ Gewalteinwirkung ☐ Selbsttötung[1] ☐

1. Nähere Angaben über den Hergang, ggf. auch über Art der beteiligten Fahrzeuge:

Pkw wegen überhöhter Geschwindigkeit aus der Kurve getragen und gegen Baum geprallt

2. Unfallkategorie[1]

a) Verkehrsunfall ☒	b) Arbeits- oder Dienstunfall ☐
der Verstorbene war	c) Schulunfall ☐
Fahrer ☐	d) Sport-/Spielunfall ☐
Mitfahrer ☒	e) häuslicher Unfall ☐
Radfahrer ☐	f) sonstiger Unfall ☐
Fußgänger ☐	
Sonstiges ☐	[1](ggf. können mehrere Kästchen angekreuzt werden)

Bei Frauen: Ist bekannt, ob
1. eine Schwangerschaft vorlag? ja ☐ __________ Monat, nein ☐,
2. in den letzten 3 Monaten eine Entbindung erfolgte?
    ja ☐ am __________________________   nein ☐.

Zusammenfassung:

1. Todesursache in Kausalkette eintragen. Grundleiden unter Punkt 3.

2. Bei unnatürlichen Todesursachen (Unfall, Vergiftung, Gewalteinwirkung, Selbsttötung) kurze Schilderung des Hergangs und Ankreuzung, ggf. mehrfach, in vorgesehenen Kästchen.

Durch die Beachtung dieser Punkte tragen Sie zur Verbesserung der Todesursachen statistik bei, wofür Ihnen das Statistische Landesamt Baden-Württemberg dankbar ist.

Vertraulicher Teil

Todesursachen (Bitte möglichst **Ursachenkette** angeben. **Keine Endzustände** eintragen, wie z.B. Herz- und Kreislaufversagen, Atemlähmung)

ggf. Zeitdauer zwischen Krankheitsbeginn und Tod

1. Unmittelbare Todesursache: (z.B. Pneumonie)

2. Diese ist Folge von: (z.B. Lungenembolie)

3. Hierfür ursächl. Grundleiden: (z.B. Thrombose)

Andere wesentliche Krankheitszustände im Zeitpunkt des Todes: (z.B. Diabetes)

Obigen Eintragungen liegt ein Sektionsbefund zugrunde: ja ☐ nein ☐

Bei Unfall ☐ Vergiftung ☐ Gewalteinwirkung ☐ Selbsttötung[1) ☐

1. Nähere Angaben über den Hergang, ggf. auch über Art der beteiligten Fahrzeuge:

2. Unfallkategorie[1)

a) Verkehrsunfall ☐

  der Verstorbene war

  Fahrer ☐
  Mitfahrer ☐
  Radfahrer ☐
  Fußgänger ☐
  Sonstiges ☐

b) Arbeits- oder Dienstunfall ☐
c) Schulunfall ☐
d) Sport-/Spielunfall ☐
e) häuslicher Unfall ☐
f) sonstiger Unfall ☐

[1)(ggf. können mehrere Kästchen angekreuzt werden)

Bei Frauen: Ist bekannt, ob
1. eine Schwangerschaft vorlag? ja ☐ _______ Monat, nein ☐ ,
2. in den letzten 3 Monaten eine Entbindung erfolgte?
  ja ☐ am _______________________ nein ☐ .

ANHANG

TAB.1: VERFÜGBARKEIT VON MORTALITÄTSDATEN AUF KREISEBENE VON DEN STATISTISCHEN LANDESÄMTERN

Statistisches Landesamt	Datum	Abgabe der Daten bzw. Bemerkungen bei Verweigerung	Kosten	Auflagen
Hessen	10. 3.77	1. Natürliche Bevölkerungsbewegung (= Bevölkerung auf Kreisebene 1968-1975 2. Todesursachenstatistik 1971-1975	5.120,- 6.075,-	Summensätze in 5-Jahresgruppen
Bayern	30. 3.77	1. Einzeldatensätze der Sterbefälle anonymisiert	4.000,-	
Baden-Württemberg	15.12.76	1. Bevölkerungsstand nach Kreis und Alter 1970-1975 2. Sterbefälle 1968-1975	1.106,- 884,-	Verpflichtungserklärung zur Geheimhaltung
Bremen	14.12.76	Aus Gründen der statistischen Geheimhaltung keine Magnetbandkopien. Angebot der Tabelle Nr. N50 für alle Kreise 1970-1976	Dienstleistungsangebot	
Niedersachsen	12. 2.77	Anonymisierte Einzeldatensätze: Kopieren der Magnet-Bänder Gebietsstandsläufe Verarbeitung der Bevölkerungsziffern	900,- 3.500,- 1.750,-	
Rheinland-Pfalz	1.12.76	1. Sterbefälle-Einzelsätze 1968-1976 2. Bevölkerungsfortschreibung 1972-1976	keine Gebühren	keine Auflagen
Schleswig-Holstein	29.12.76	Einzeldatensätze ab 1971-1975 Angebot der Tabelle N50 für einzelne Diagnosen	keine Gebühren	
Saarland	20. 1.77	1. Sterbefälle-Einzeldatensätze 1970-1975 2. Bevölkerung kreisweise 1970-1975	keine Gebühren	
Hamburg		Kein Angebot nach Anfrage		
Nordrhein-Westfalen	20. 1.77	1. Sterbefälle Summensätze 1968-1975 2. Bevölkerung kreisweise 1968-1975	200,- pro Jgg. 215,-	Summensätze in 5-Jahresgruppen

MORBIDITÄTSDATEN

Patientenbezogene Datensammlung in Krankenhäusern

von KONRAD W. TIETZE

Vorbemerkung

Es gibt bisher keine in allen Krankenhäusern einheitliche patientenbezogene
Datenerfassung für die Bundesrepublik. Im folgenden werden exemplarisch

A die Krankenblattdokumentation auf der Basis des "Allgemeinen Krankenblattkopfes" (AKK)

B der Deutsche Hospitalindex behandelt.

Für jeden der beiden Teile ist eine gesonderte Kurzfassung und eine gesonderte
Langfassung vorhanden. Der Abschnitt "Perspektiven" behandelt die vermutliche
Entwicklung beider Datenquellen.

A   Krankenblattdokumentation auf der Basis des "Allgemeinen Krankenblatt-
     kopfes" (AKK)

1.1 Kurzbezeichnung:

Krankenblattdokumentation
Unter Krankenblattdokumentation wird hier nur die Dokumentation der Daten stationär aufgenommener Patienten verstanden.

1.2 Institutionen

1.2.1 Datenerheber:

Verwaltungs- und Abrechnungsdaten werden von Verwaltungsangestellten in den
Räumen der Verwaltung aufgenommen. Daten über die stationäre Versorgung werden
auf der Station von Schwestern, meist aber vom Arzt aufgenommen. Die Befunddo-
kumentationen besonderer Untersuchungen (Zytologie, Röntgen, Histologie, Endos-
kopie) entstehen in den jeweiligen Arbeitsbereichen. Diese Daten müssen am
Ende des stationären Aufenthalts des Patienten mit den Basisdaten zusammengeführt werden. Spätestens bei der Erstellung des Arztbriefes trägt der Stations-
arzt zum Beispiel die Ergebnisse dieser speziellen Untersuchungen in die entsprechenden Kategorien des "Allgemeinen Krankenblattkopfes" ein.

1.2.2 Datenhalter:

Datenhalter ist ein einzelnes Krankenhaus oder eine einzelne Fachklinik oder
aber ein Krankenhauskomplex (z. B. Universitätsklinik). Die Aufgaben der Archivierung, der Aufbereitung, Verdichtung und Präsentation liegen in den Händen
der Verwaltung. Universitätskliniken haben diese Aufgaben meist an die Institute für Medizinische Statistik und Dokumentation delegiert.

1.2.3 Zweck der Datenerhebung:

Soweit erkennbar, gibt es zur Zeit kein übergreifendes Ziel für die klinische
Dokumentation mit dem AKK - wenn man von dem Ziel einer einheitlichen Dokumentation der Diagnosen absieht.

1.3 Dateninhalt

1.3.1 Dokumente:

Das Dokument der hier besprochenen Datensammlung ist der Allgemeine Krankenblattkopf (AKK; Abb. 1). Er wird von der Verwaltung oder einer Dokumentations-
assistentin in der jeweiligen Fachklinik bei der Aufnahme des Patienten angelegt. An den Orten, wo er eingeführt ist, ist er für die sich beteiligenden
Kliniken in Teilen (s. z. B. Abb. 1, Spalte 1 - 40 und Spalte 47 - 76) einheitlich. Er muß für jeden stationären Aufenthalt gesondert ausgefüllt werden.
Der allgemeine Krankenblattkopf ist als eine Abstraktion des Krankenblattin-
haltes zu verstehen. Dieser besteht im wesentlichen aus einer Beschreibung
des körperlichen und seelischen Aufnahme- und Entlassungsbefundes und aus der
Protokollierung der dazwischenliegenden Ereignisse wie: Auftreten oder Verschwinden von Symptomen, Befindlichkeitsänderung, Histologie, funktionsdiag-
nostischer Befund. Zusammen mit den Kurzbezeichnungen der genannten Befunde
sind Laborbefunde auf der dem Krankenblatt bei der Entlassung des Patienten
beigefügten Fieberkurve zu finden. Besonders auf Intensivstationen ist die
Zahl der Eintragungen (Symbole, Linien, Farben) sehr hoch. Sie spiegeln nicht
nur alle Meßdaten, sondern auch Maßnahmen wie Infusionen, Gymnastik, Operationen usw. wider.

Der Krankenblattkopf wird einerseits der Krankenakte zugeordnet. Andererseits
gelangt ein Doppel in die Datenverarbeitung des Krankenhauses. Grundlage für
das Ordnungssystem ist die I-Zahl (Identifikationszahl zur Identifizierung
des Patienten; sie besteht aus der Verschlüsselung von Geschlecht und Mehrlingseigenschaften, aus den verschlüsselten Anfangsbuchstaben des Geburtsnamens und aus dem Geburtsdatum). Sie ist in der Abbildung 1 in den Feldern
12 - 21 zu finden.

TABELLE 1:

<u>INHALTSVERZEICHNIS</u> <u>des Standardjahresberichtes der Universitäts-</u>
<u>kliniken Mainz</u>

A. Vorwort, Definitionen

B. Häufigkeitsverteilungen der Angaben des Allgemeinen Krankenblattkopfes [+]

   1. In die Klinik im Berichtsjahr aufgenommene Patienten nach Alter und
      Geschlecht (mit graphischer Darstellung)
   2. Gestorbene Patienten nach Alter und Geschlecht
   3. Staatsangehörigkeit, Familienstand und Mehrlingseigenschaften
   4. Kostenträger, Aufnahmemonat
   5. Aufnahmetag, Konfession
   6. Einzugsgebiete mit Berücksichtigung der Einwohnerzahlen der ent-
      sprechenden Verwaltungseinheiten (mit graphischer Darstellung)
   7. Verweildauer, Aufnahmeart
   8. Aufnahmeanlaß, Unfall
   9. Exogene Schadensursache
  10. Entlassung

  [+] Grundlage sind die Angaben auf den im IMSD angegebenen Krankenblatt-
     köpfen
     Bearbeitungsstand: 31. 12. 1976

C. 1. Diagnosen bei den 1975 in die Klinik aufgenommenen Patienten aufge-
     teilt in die 17 Obergruppen der ICD (internat. Verzeichnis der Krd.
     WHO) nach Geschlecht, Gesamtzahl, davon Gestorbenen, davon Sezierten

   2. Paradiagnosen bei den 1975 in die Klinik aufgenommenen Patienten
     nach Geschlecht, Gesamtzahl, davon Gestorbenen, davon Sezierten

D. Diagnosenliste

  Die in der Klinik aufgetretenen Diagnosen geordnet nach dem Diagnose-
  verzeichnis der ICD/E

E. Liste der Paradiagnosen

  1. Zustand nach einer Krankheit

  2. Verdacht auf eine Krankheit

  3. (Zustand nach einer) Therapie
    und andere Angaben im Diagnosenfeld wie z.B. Kanülenwechsel, Schutz-
    impfungen, Durchuntersuchung mit Aufschlüsselung der einzelnen
    Paradiagnosen

F. 1. Diagnosen bei 1975 in die Klinik aufgenommenen Patienten nach Alter,
     Geschlecht, Verweildauer, Gestorbenen, Sezierten

   2. Paradiagnosen bei den 1975 in die Klinik aufgenommenen Patienten
     nach Alter, Geschlecht, Verweildauer, Gestorbenen und Sezierten

G. Liste der 1975 aufgenommenen und verstorbenen Patienten geordnet
  nach der sog. I-Zahl

H. Liste der nicht an das Institut für Medizinische Statistik und Dokumentation abgelieferten Krankenblattköpfe des Jahrganges 1975 - Stand 31.12.76

1.3.2 Variablenliste:

Im AKK (Abb. 1) kann differenziert werden zwischen Aufnahmediagnosen, Haupt-
diagnosen und Paradiagnosen. Paradiagnosen bezeichnen zum Beispiel einen Verdacht auf .. oder Zustand nach .. (FASSL, 1968 a). Eine zweite Gruppe von
Merkmalen kennzeichnet in diesem Dokumentationsblatt Vorgänge wie die konsiliarische Untersuchung, Art der Röntgenuntersuchung usw.. Unter diesen ist
die "Therapieform" ("konservativ", "operativ", "strahlentherapeutisch") für
Übersichten von größerem Gewicht. Beispiel für das Monitoring spezieller Risiken ist die Dokumentation des Narkose-Risikos der Mainzer Universitätskliniken (Grundlage des Risikokatasters; s. auch FASSL, 1968 b).

Vertretend für mögliche Variablenlisten zum allgemeinen Krankenblattkopf geben
wir hier das Inhaltsverzeichnis des Standardjahresberichtes der Kliniken der
Universität Mainz wieder (Tab. 1)

1.4 Methodik

1.4.1 Datenerhebung:

Die Datenerhebung erfolgt auf der Grundlage der Krankenblätter, d. h. aller
Krankendokumente, die während des stationären Aufenthaltes des Patienten entstanden sind. Frühestens unmittelbar nach der Entlassung kann somit ein verar-
beitungsfähiger Erhebungsbogen über den Krankenhausaufenthalt des Patienten
vorliegen. Die Codierung erfolgt durch die Datenhalter, gelegentlich auch durch
die Datenerheber (Diagnoseverschlüsselung).

1.4.2 Population:

Die mit der Krankenblattdokumentation erfaßte Population besteht aus Personen,
die "definitiv zur ärztlichen Betreuung ein Krankenbett zugewiesen" bekommen
haben. "Personen, bei denen in der Klinik nur noch der Tod festgestellt wurde,
gelten nicht als aufgenommen" (INSTITUT FÜR MEDIZINISCHE STATISTIK UND DOKUMEN-
TATION DER UNIVERSITÄT MAINZ, 1976).

1.4.3 Instrumente:

Das Erhebungsinstrument ist der Allgemeine Krankenblattkopf als Belegbogen,
soweit nicht die Datenaufnahme über ein Terminal erfolgt. Für die Diagnosen-
verschlüsselung wird das Handbuch der internationalen Klassifikation der Krankheiten, Verletzungen und Todesursachen (ICD) benutzt (STATISTISCHES BUNDESAMT
1968; DER BUNDESMINISTER FÜR JUGEND, FAMILIE UND GESUNDHEIT, 1979). Krankenhäuser für Akutkranke und Universitätskliniken mit automatischer Datenverarbeitung bevorzugen den Klinischen Diagnosen-Schlüssel (KDS, IMMICH, 1966). Darüber
hinaus werden in manchen Bereichen spezielle Schlüssel verwandt (s. hierzu
idis- INSTITUT FÜR DOKUMENTATION UND INFORMATION ÜBER SOZIALMEDIZIN UND ÖFFENT-
LICHES GESUNDHEITSWESEN 1973, S. 17).

Alle sonstigen Sachverhalte sind mit ihren Ausprägungen im Belegbogen mit Code-
ziffern versehen.

1.4.4 Periodizität:

Im Rhythmus der Krankenhausentlassungen muß auch die Fertigstellung der Belegbögen erfolgen. In der Praxis wird die Erstellung der verarbeitungsfähigen
Bögen nach der Entlassung von noch ausstehenden Befunden und von der Arbeits-
einteilung der Stationsärzte bestimmt.

1.4.5 Zeitraum der Datenerhebung:

Der Zeitraum der Datenerhebung umfaßt entsprechend der vorher (1.4.2) gegebenen Definition der Krankenhausaufnahme die Zeit des gesamten Krankenhausauf-
enthaltes - also die Verweildauer (Abb. 1 Feld 33 - 35). Es handelt sich aber
nicht um eine Verlaufsdokumentation über den jeweiligen Aufenthalt hinweg,
sondern um eine Zusammenfassung der Ereignisse und Merkmale des gesamten Aufenthaltes. Sinngemäß gilt dies auch für Sachverhalte, die zu Beginn des stationären Aufenthaltes erhoben wurden. So ist die "Einweisungsdiagnose" ein

Abb. 1: Allgemeiner Krankenblattkopf

Hals-, Nasen-, Ohren-Klinik der Universität Mainz | 8

Adressatte

Kartenart | Klinik | Nr. | Jahrgang
1 2 3 4 5 6 7 8 9 10 11

Geschl. | Tag | Geburtstag Monat | Jahr | Name | Mehrling | Staatsangeh. | Fam.-stand | Wohnort | Kostenträger | Alter | 2.stat. 1.amb.
12 13 14 15 16 17 18 19 20 21 22 23 24 25 26 27 28 29 30

Entlassungs-Datum ggf. bei Tod Uhrzeit

Aufn.-Monat — 31 32 | Verweildauer — 33 34 35

36 Aufnahmeart

| Neuaufnahme | 1 | Wiederaufnahme bei gleicher Erkrankung | 3 | Verlegung aus anderer Klinik des Klinikums | 5 | Einstellungs-untersuchung | 7 | | |
| Neugeborenes im Klinikum | 2 | Wiederaufnahme aus anderem Grund | 4 | Verlegung aus anderem Krankenhaus | 6 | Konsiliarfall | 8 | Sonstige Aufnahmeart | 9 |

Aufnahme-art 36 | Aufnahme-anlaß 37

37 Aufnahmeanlaß

| | | Diagnostik allein | 2 | nur Therapie | 4 | Gutachten | 6 | | 8 |
| Diagnostik u. Therapie | 1 | Teildiagnostik | 3 | Vorbeugung | 5 | vorw. wiss. Motiv | 7 | Sonstiger Anlaß | 9 |

38 Unfall

| nein | 0 | Arbeitsunfall ohne Wegeunfall | 2 | Hausunfall | 4 | | 6 | | |
| Verkehrsunfall | 1 | Wegeunfall nach RVO | 3 | Sport-Spiel-Unfall | 5 | | 7 | Sonstiger Unfall | 9 |

Unfall 38 | Äußere Verletzungsursache 39 40

39 40 Äußere Verletzungsursache — Unfallsituation und -vorgang angeben, z. B. Verbrühung bei Kesselexplosion, Vergiftung durch Trinken von Sublimat-Lösung

41 Konsiliarische Untersuchungen

internistisch	1	gynäkologisch	3	neurologisch psychiatrisch	5	dermatologisch	7	neurochirurgisch	9
keine	0								
chirurgisch-orthopädisch	2	pädiatrisch	4	ophthalmologisch	6	rhino-oto-laryngologisch	8	odontologisch kieferchirurgisch	X

Konsiliar-Untersuchung — 41

42 Röntgen-Untersuchungen

| keine | 0 | Gesichtsschädel/Nebenhöhlen/Felsenbein | 2 | Extremitäten | 4 | Lunge/Pleura Mediastinum | 6 | Urogenitaltrakt | 8 |
| Hirnschädel Schädelhöhle | 1 | Wirbelsäule/-kanal | 3 | Herz/Blutgefäße Brustwand/Hals | 5 | Magen-Darm-Trakt Abdominalorgane | 7 | Sonstige Röntgen-untersuchungen | 9 |

Röntgen-Untersuchung — 42

43 Sonstige spez. Untersuchungen

| keine | 0 | audiolog. Prüfungen | 2 | Geruchs-u. Geschmacks-Prüfungen | 4 | Photographie | 6 | Endoskopie | 8 |
| Probeexcision | 1 | Vestibularis-Prüfungen | 3 | Phoniatrische Untersuchungen | 5 | Spezielle Röntgenaufnahmen | 7 | Sonstige spez. Untersuchungen | 9 |

Sonstige Spezial-Untersuchung — 43

44 Anästhesie bei operativen Eingriffen

| keine | 0 | Leitungsanästhesie | 2 | i.v.-Narkose allein | 4 | i.v.- u. Inhalationsnarkose kombiniert | 6 | ITN mit Potenzierung, Hypotens., Hypothermie | 8 |
| Lokalanästhesie | 1 | Spinale und peridurale Anästhesie | 3 | einfache Inhalationsnarkose | 5 | einfache Endotracheal-Narkose | 7 | Sonstige Anästhesien | 9 |

Anästhesie — 44

45 Behandlung

keine	0	Bestrahlung ohne Operation		Operative Behandlung ohne Bestrahlung			Operation und Bestrahlung		
		curativ	2	radikal	4	instrumentell	6	radikal u. Bestrahl.	
Konservative Therapie	1	palliativ	3	palliativ	5	probatorisch	7	palliat./probat. u. Bestr.	9

Behandlung — 45

46 Entlassung

| Entlassung ohne poliklin. Weiterbehandl. | 0 | nur vorübergehende Entlassung | 2 | Verlegung in andere Klinik des Klinikums | 4 | Tod mit Sektion | 6 | | 8 |
| Entlassung mit poliklin. Weiterbehandl. | 1 | Entlassung gegen ärztlichen Rat | 3 | Verlegung in anderes Krankenhaus | 5 | Tod ohne Sektion | 7 | Sonstige Entlassungsform | 9 |

Entlassung — 46

47 76 Diagnosen: Einweisungsdiagnose:

Bitte auch angeben, ob es sich um einen Verdacht auf ..., Zustand nach... oder um ein Recidiv der Krankheit nach ... Operation, Bestrahlung oder sonstiger Behandlung handelt.

Ergänzende Angaben zu jeder Diagnose: Bitte zu jeder Diagnose die zutreff. Zeichen eintragen

| Bestand die Krankheit bei der Aufnahme? **A** Ist Krankheit als Komplikation (interkurrent) im Krankenhaus aufgetreten? **K** | Hat die Krankheit die Verweildauer beeinflußt? Ja + nein − | Ausgang (zutreffende Ziffer bitte eintragen) |

nicht behandelt 0 | behandelt | geheilt oder gebessert 1 | unverändert 2 | verschlechtert 3

Bei Todesfällen: Haupttodesursache 7 | mitwirkende Todesursache 8 | kein Einfluß auf Ausgang 9 | Klappenrand beachten !

Diagnosen — 47 48 49 50 51 52

1. Unter 1 die Krankheit angeben, die zur Aufnahme führte (nicht „Einweisungsdiagnose")

2. ________

3. ________

4. ________

53 54 55 56 57 58
59 60 61 62 63 64
65 66 67 68 69 70
71 72 73 74 75 76

Art der Behandlung:

80 Entlassungsgrund

Klinisch zeitgerecht	0	Verlängerung der Behandlung durch soziale Gründe		Verkürzung der Behandlung durch soziale Gründe	
verlängerte Schonung	1	Häusl. Pflege mangelhaft 3	Sonst. Grund f. Verlängerung 5	Sorge u. Kinder/Houshalt 7	Persönl. Wunsch (Heimweh) 9
Wohnverhält. unzureichend 2	Verleg. in Heim verzögert 4	wegen Berufsarbeit 6	Finanzielle Belastung 8	Sonst. Grund f. Verkürzung X

Wichtige Feststellungen

77 Wichtige Feststellungen für künftige Behandlungen

Allergie und Unverträglichkeit	nicht bekannt od. nicht gefragt 0	Allergie o. Unverträglichkeit gegen bestimmte Stoffe bekannt (Arzneimittel o. a. einzeln aufführen)	Asthma u. ä. in Anamnese	1
		Warnung vor: ___________		2
Diabetes	nicht bekannt od. nicht gefragt 0	Insulinbehandlung	3	Sonstige Behandlung 4
Epilepsie	nicht bekannt od. nicht gefragt 0	Anfälle mit Bewußtlosigkeit	5	Sonstige Formen 6
Sonstige bedrohliche Zustände	nicht bekannt od. nicht gefragt 0	Sonstige bedrohliche Zustände (z.B. Sucht, Blutungsleiden)		7
Gravierende Dauerbehandlung	nicht vorgesehen 0	Dauerbehandlung (z. B. Marcumar, Corticoide) (einzeln aufführen!)		8

Blutgruppe 78 | Didaktik 79 | Entlassung 80

Unterschrift des Stations-Arztes

78 Blutgruppe

nicht bestimmt	0		
0 Rh + 1	B Rh + 5	
0 rh − 2	B rh − 6	
A Rh + 3	AB Rh + 7	
A rh − 4	AB rh − 8	

Erinnerung! Wurde Patient in Kontrollkartei oder Sonderkartei aufgenommen? Welche? Bei Todesfällen: Eintragungen auf Klappenrand!

79 Didaktische Verwertbarkeit | nicht vorgesehen 0 | als typischer Fall 1 | als atypischer Fall 2

Arztbrief diktiert am :

verschlüsselt :

geprüft :

Merkmal des jeweiligen stationären Aufenthaltes. Dieser wird - gleichgültig ob kurz oder langdauernd - gewissermaßen auf einen Punkt zusammengezogen.

1.4.6 Datenaufbereitung:

Über fortlaufende Datenaufbereitungsarbeiten der Krankenblattdokumentation und ihre Ergebnisse ist nichts bekannt geworden. Das Institut für Medizinische Statistik und Epidemiologie der TU München teilte jetzt in einer ausführlichen Broschüre u. a. auch das Vorgehen auf diesem Gebiete mit (LANGE u.a. 1979, S. 81 - 83). In dieser Broschüre findet sich auch eine Beschreibung der verschiedenen Teile der Datenaufbereitung und Datenauswertung (LANGE u.a. 1979, S. 144 - 157 u. 304 - 326). Das Konzept darf als richtungsweisend betrachtet werden: den mit der Datensammlung zu leistenden Funktionen (Unterstützung der unmittelbaren Patientenversorgung, Unterstützung der klinischen Forschung, Unterstützung der Klinikleitung und der Verwaltung, Medizinische Selbstkontrolle) sind spezielle Auswertungssysteme zugeordnet. An anderen Kliniken stehen für die Auswertung der archivierten Daten statistische Programmpakete zur Verfügung.

1.4.7 Archivierung:

Die Archivierung der Originalbelege erfolgt bei den Datenerhebern in den Krankenblattarchiven der Krankenhäuser. Die daraus gewonnenen verschlüsselten Daten werden auf Datenträgern (Karte, Magnetband) von den Datenhaltern aufbewahrt.

1.5 Verfügbarkeit

1.5.1 Form der Datenträger:

Das idis-Institut für Dokumentation und Information über Sozialmedizin und öffentliches Gesundheitswesen hat in einer Publikation von 1973 alle diejenigen Krankenhäuser aufgeführt, die nach einer Umfrage im September 1972 eine (Krankenblatt-) Diagnosenstatistik erstellen. Daraus ist indirekt zu entnehmen, in welcher Form die Daten vorliegen. Krankenhäuser, denen eine automatische Datenverarbeitung zur Verfügung steht, müssen ihre Daten auf Karten, Magnetbändern oder Magnetplatten halten. Ihr Anteil betrug damals fast 40 %. Es ist nicht bekannt, wie verbreitet der Allgemeine Krankenblattkopf als Belegbogen ist. Aber der Vermerk "Sonstige Statistiken" bei den Adressen der einzelnen Krankenhäuser weist auf seine Verwendung hin (idis-INSTITUT FÜR DOKUMENTATION UND INFORMATION ÜBER SOZIALMEDIZIN UND ÖFFENTLICHES GESUNDHEITSWESEN 1973, S. 71 - 146).

1.5.2 Zugänglichkeit:

Eine Weitergabe der Krankenhausdaten - auch in weitestgehend anonymisierter Form oder aggregiert - erfolgte meines Wissens bisher nicht. Die Krankenblätter sind natürlich nicht einsehbar. Datenkarten oder Magnetbänder können nicht überlassen werden.

1.5.3 Veröffentlichung:

Es werden Jahresberichte herausgegeben. Die bereits genannte Publikation von idis nennt 25 Beispiele (idis-INSTITUT FÜR DOKUMENTATION UND INFORMATION ÜBER SOZIALMEDIZIN UND ÖFFENTLICHES GESUNDHEITSWESEN 1973, S. 147 - 149). Das Mainzer Risikokataster wurde vierteljährlich neu aufgelegt und diente ausschließlich dem internen Gebrauch. Da es individualbezogen den vollen Namen der betroffenen Patienten wiedergab, mußte inzwischen die Herausgabe wegen der neuen Datenschutzbestimmungen bis zur Anwendung neuerer Abfragetechniken eingestellt werden.

1.5.4 Aggregationsgrad:

Die in Einzelpublikationen zugänglichen Krankenblattdaten sind immer zu Gruppendaten aggregiert. Die nicht zugänglichen Originaldaten liegen personenbezogen vor.

<u>1.5.5 Linkage:</u>

Soweit mir bekannt, erfolgte eine Zusammenführung der Daten bisher noch nicht
einmal zwischen den Kliniken eines Klinikkomplexes. Hiervon machte das Mainzer
Risikokataster eine Ausnahme. Prinzipiell ist eine Zusammenführung über die
I-Zahl vorgesehen und bis zu einem gewissen Grade auch erreichbar.

B   Deutscher Hospital-Index

1. Kurzfassung

1.1 Kurzbezeichnung:

Deutscher Hospital-Index (DHI) von Infratest Gesundheitsforschung München

1.2 Institutionen

1.2.1 Datenerheber:

Dem Aufbau des Erhebungsinstrumentes entsprechend sind beim DHI sowohl die Verwaltungen der Krankenhäuser als auch die Ärzte auf den Stationen Datenerheber.

1.2.2 Datenhalter:

Datenhalter ist das Institut Infratest Gesundheitsforschung, München.

1.2.3 Zweck der Datenerhebung:

Die Ziele des Deutschen Hospital-Index werden wie folgt angegeben (INFRATEST Gesundheitsforschung, 1976):

- Erhebung der Strukturdaten aller Kranken häuser für Akutkranke zur Untersuchung des Niveaus und der Verteilung des stationären Leistungsangebotes.
- Ermittlung und Analyse der Bestimmungsfaktoren für den Bedarf an Krankenhausleistungen. Hierzu sollten die Zusammenhänge zwischen Krankenhaushäufigkeit, Verweildauer, Bettennutzung, Pflegebedürftigkeit, soziodemographischen Patientenmerkmalen und Krankenhausmerkmalen untersucht werden.
- Aufdeckung von Zusammenhängen zwischen Patientenmerkmalen und Krankenhausstrukturmerkmalen einerseits und den Kosten der stationären Behandlung andererseits.

1.3 Dateninhalt

1.3.1 Dokumente:

Entsprechend dem Verfahren und den Zielen des Deutschen Hospital-Index liegen 2 Arten von Dokumenten vor:

- Formulare zur Erhebung der Struktur des Krankenhauses (s. Abb. 2).
- Bettenerhebungsbögen (s. Abb. 3).

1.3.2 Variablenliste:

Der DHI liefert außer einer Patientenstatistik, die Diagnosen, Pflegebedürftigkeit und Patientenstruktur berücksichtigt, eine Krankenhausstatistik. Diese berücksichtigt Größe, Art und Kostenaufwand. Mit dem Erhebungsbogen des DHI zur Struktur des Krankenhauses werden folgende Variablen erfaßt:

- das Krankenhaus
- der Krankenhausträger
- die Art der Leitung
- die Fachabteilungen
- die Apotheke
- die technischen Einrichtungen
- das Labor.

Mit dem Bettenerhebungsbogen des DHI werden am Stichtag folgende Variablen hierarchisch, d. h. ausgehend vom gesamten Krankenhaus bis zum einzelnen Patienten des Krankenhauses, erhoben:

- Belegungszustand
- Patientendaten
- Diagnose
- Therapie.

ABBILDUNG 2:

DEUTSCHER HOSPITAL INDEX
STRUKTURERHEBUNG 1975

1 Krankenhaus

Verwaltungsleitung
Anschrift

∟

Bei unvollständiger oder unrichtiger Anschrift bitten wir um Korrektur.

2 Krankenhausträger _________________________

- ☐ öffentlich
- ☐ frei-gemeinnützig
- ☐ privat

3 Art des Krankenhauses

Allgemeines Krankenhaus ☐ **mit** / ☐ **ohne** abgegrenzten Fachabteilungen

Fachkrankenhaus ☐ für _________________________

4 Krankenhaus—Leitung (Bitte Namen mit Titel)

41 Ärztliche Leitung _________________________

42 Pflegedienst Leitung _________________________
43 Krankenhausapotheker _________________________
44 Leitung Wirtschafts— und
Verwaltungsdienst _________________________

5 Fachdisziplinen der Ärzte und Fachabteilungen

Alle Ärzte nach Fachdisziplinen Anzahl		Abteilungen Anzahl	Alle Ärzte nach Fachdisziplinen Anzahl		Abteilungen Anzahl
____	Anästhesie	____	____	Radiologie	____
____	Augenheilkunde	____	____	Urologie	____
____	Chirurgie allgemein	____	____	Wachstation	____
____	Herz- und Gefäßchirurgie	____			
____	Kosmetische Chirurgie	____			
____	Thorax-Chirurgie	____			
____	Dermatologie und Venerologie	____			
____	Geriatrie	____			
____	Geburtshilfe	____		Abteilungen ohne eindeutige Fachrichtung	
____	Gynäkologie	____		Ärzte ohne Facharztanerkennung	
____	Hals—Nasen—Ohren—Heilkunde	____	____		
____	Innere Medizin	____			
____	Intensivpflege	____			
____	Kinder- und Jugendpsychiatrie	____			
____	Laboratoriumsmedizin	____			
____	Mund- und Kieferchirurgie	____			
____	Neurochirurgie	____			
____	Neurologie	____			
____	Nuklearmedizin	____			
____	Orthopädie	____			
____	Pädiatrie	____			
____	Pathologie	____			
____	Psychiatrie	____			
____	Pulmologie	____			

Spezial—Abteilungen

Blutbank/Blutkonservendepot ☐
Dialyse—Zentrum ☐
Frauenmilchsammelstelle ☐
Knochenbank ☐
Organbank ☐
Vergiftung / Toxikologie ☐

Forschungsabteilungen bzw. —zentren für :

____
____
____
____

ABB. 3: DEUTSCHER HOSPITALINDEX, BETTENERHEBUNGSBOGEN

BETT lfd.Nr. leer ☐ belegt durch Patienten ☐ belegt durch Begleitperson ☐ | **PFLEGEBEDÜRFTIGKEIT** Hier bitte den entsprechenden Buchstaben eintragen (siehe dazu Anlage)

PATIENT Aufnahme-Nr. |_|_|_|_|_|_| Aufnahme-Tag |_|_|_| 1974 Geschlecht: männlich ☐ weiblich ☐ Geburtsdatum |_|_|_|_|_| Beruf des Patienten:

Familienstand : ledig ☐ verheiratet ☐ verwitwet ☐ geschieden ☐ Wohnort des Patienten |_|_|_|_|_| Praxisort des einweisenden Arztes |_|_|_|_|_|

Versicherung des Patienten : AOK ☐ LKK ☐ BKK ☐ IKK ☐ AEV ☐ Knappschaft ☐ DAK ☐ BEK ☐ TechnK ☐ VKK ☐ DKV ☐ Selbstzahler ☐ Sonstige, und zwar :

Voraussichtliche Entlassung : Unbestimmbar ☐ HEUTE vormittags ☐ nachmittags ☐ Innerhalb von Tagen / Wochen

Ursache der Aufnahme : Unfall ☐ Akute Krankheit ☐ Chronische Krankheit ☐ Beobachtung/Untersuchung ☐ Entbindung ☐ Sonstiges, und zwar :

DIAGNOSE des einweisenden Arztes (lt.Einweisungsformular) Nicht gestellt ☐ Gestellt, und zwar :

MEDIZINISCH-, THERAPEUTISCH-, DIAGNOSTISCHE DATEN ÜBER DEN PATIENTEN

DIAGNOSE (oder Symptome)	TÄTIGKEITEN / MASSNAHMEN 1.Ärztliche Tätigkeit am Stichtag 2.Pflegerische Tätigkeit am Stichtag 3.Diagnostische Maßnahmen (ohne Labor) seit AUFNAHME pro Diagnose	THERAPIE pro Diagnose am Stichtag Arzneimittel-,Med.Techn.-,Roe.-,Nuklear-,InfusionsTherapie: Medikament bzw. Geräteanwendung	Form / Stärke	Dosis	Zweck oder beabsichtigte Wirkung der Therapie	Sonstige therapeutische Maßnahmen am Stichtag Physik.Med./Diät, usw. Bemerkungen
HAUPTDIAGNOSE Vermutet ☐ Gesichert ☐ Zustand nach ___	Ärztl.Tätigkeit — 1 Visite ☐ Blutdruck ☐ ___ mal			x		
	Pfleg.Tätigkeit — 2 Temperatur ☐ ___ mal / Puls ☐ ___ mal			x		
	Diagn.Maßn. — 3 EKG ☐ ___ mal / EEG ☐ ___ mal BSG ☐ ___ mal / Schellong ☐ ___ mal Roentgen Thorax ☐ ___ mal Roentgen sonstiges, und zwar :			x		
NEBENDIAGNOSE Vermutet ☐ Gesichert ☐ Zustand nach ___ Weitere Nebendiagnosen bitte auf der Rückseite eintragen	Ärztl.Tätigkeit — 1			x		
	Pfleg.Tätigkeit — 2			x		
	Diagn.Maßn. — 3			x		

LABOR – DIAGNOSTIK seit AUFNAHME des Patienten

Hier bitte die seit Aufnahme des Patienten vorgenommenen labor-diagnostischen Maßnahmen ankreuzen. Hier nicht aufgeführte Diagnostika bitte auf der Rückseite in diese Spalte eintragen.

BLUT UND SERUM

☐ α-Amylase (Diastase)
☐ Alk.Phosphate
☐ α-HBDH
☐ Artosintest
☐ Astrup-Blutgasanalyse
☐ Basenüberschuß
☐ β_{1c}-Globulin
☐ β-Lipoproteide
☐ Bikarbonat
☐ Bilirubin ges.
☐ Bilirubin dir.
☐ Blei
☐ Blutbild groß
☐ Blutbild klein
☐ Blutgruppe
☐ Blutungszeit
☐ Bromthaleintest
☐ Calcium
☐ Chlorid
☐ Cholesterin
☐ Cholinesterase
☐ Coeruloplasmin
☐ Cortisol
☐ CPK
☐ CTG
☐ Dir.Coombstest
☐ Eisen
☐ Eisenbind.Kap.
☐ Eisenresorptionstest
☐ Eiweiß gesamt
☐ Elektrophorese
☐ Ery-Durchmesser
☐ Ery-Resistenz
☐ Erythrozyten
☐ Färbeindex
☐ Fibrinogen
☐ Freie Fettsäuren
☐ γ A Globulin
☐ γ G Globulin
☐ γ G T
☐ γ M Globulin
☐ Gerinnungszeit
☐ Gerinnung
☐ Gesamt-Lipide
☐ Gesamtthyroxin
☐ GLDH
☐ Glucose
☐ Glucosebelastung
☐ GOT
☐ GPT
☐ Guthrie-Test
☐ Hämatokrit
☐ Hämoglobin
☐ Harnsäure
☐ Harnstoff
☐ Harnstoff-N
☐ Hb / E
☐ Heparintest
☐ Heparintoleranz
☐ Indir.Coombstest
☐ Insulin, nüchtern
☐ Kalium
☐ Kell-Faktor
☐ Kollertest
☐ Kongorot-Probe
☐ Kreatinin
☐ Kreuzprobe
☐ Kupfer
☐ LAP
☐ LDH alk.
☐ Leukocytenphosphata
☐ Leukozyten
☐ Lipase
☐ Lipid-Elektrophorese
☐ Magnesium
☐ MCHC
☐ MCV
☐ MKR
☐ Natrium
☐ NCT
☐ Neutralfett
☐ Part.Thromboplastinz
☐ PBT / T_4
☐ pCO_2
☐ pH
☐ Phenolrot-Test
☐ Phosphor anorg.
☐ Phospholipide
☐ Plasmathrombinzeit
☐ Prostataphosphatase
☐ Recalzifizierungszeit
☐ Reninbest.
☐ Rest-N
☐ Reticulozyten
☐ Rh-Faktor
☐ Rh-Untergruppe
☐ Säure-Basen-Status
☐ Saure Phosphatase
☐ Standard-Bikarbonat
☐ STH (=HGH)
☐ Tagesprofil
☐ Takata
☐ TBI / T_3
☐ Thrombozytenaggreg
☐ Thromboplastinzeit
☐ Thrombozyten
☐ Thymol
☐ Thyroxin
☐ Tolbutamid-Test
☐ Transferrin
☐ Triglyceride

LIQUOR

☐ Chlorid
☐ Eiweiß
☐ Elektrophorese
☐ Glucose
☐ Kolloidreaktionen
☐ Liquorstatus
☐ Liquoruntersuchung
☐ Zellen

BAKTERIOLOGIE (Keimzahlbest. / Resistenzbest.)

☐ Abstrich Bakt.Unters.
☐ Abstrich Rachen
☐ Abstrich Wunde
☐ Blut
☐ Eiter
☐ Liquor
☐ Sputum
☐ Stuhl
☐ Uricult
☐ Urin
☐ Vaginal
☐ Resistenz-Best.

IMMUNOLOGIE

☐ Anti-Staphylolysin
☐ Anti-Streptolysin
☐ Antiglobulinkonsumptionstest
☐ Au / SH-Antigen
☐ Cardiolipin-Mikroflockentest
☐ Gruber-Widal Reaktion
☐ HepatitisAntikörpertest
☐ Herzmuskel-AK
☐ Immunelektrophorese
☐ Infekt.Mononukleose
☐ Insulinantikörper
☐ Kälteagglutinine
☐ Komplementbindungsreaktion
☐ LE-Faktor
☐ LE-Zelltest
☐ Leukocytäre Antikörper
☐ Nelsontest
☐ Pregnostikon-Test
☐ Rheumatest
☐ Tbc-Serologie
☐ Tine-Test
☐ Toxoplasmintest
☐ ToxoplasmoseTest
☐ Waaler-Rose-Test
☐ Wärmeagglutinine
☐ Wassermann-KBR

MAGEN–DARM–STUHL

☐ Chymotrypsin
☐ Desmoidprobe
☐ Gallensaftunters.
☐ Gastracid-Test
☐ Guaiak-Probe
☐ Magens.Anal.d.Frakt. Ausheb.
☐ Magensaft
☐ Pentagastrintest
☐ pH-Bestimmung
☐ Trypsin
☐ Xylosetest

URIN–ALLGEMEIN

☐ Dreigläserprobe
☐ 24-stundenmenge
☐ Katheder-Urin
☐ Restharnbestimmung
☐ Spez.Gewicht
☐ Urinstatus

URIN–SPEZIELL

☐ Aceton Bestimmung
☐ Benzidinprobe
☐ Bilirubin
☐ Eiweiß
☐ Elektrophorese d.Urins
☐ Esbach Reaktion
☐ Gallensäuren
☐ Glucose
☐ 5-Hydroxyindolessigs.
☐ Indikanprobe
☐ Porphyrine
☐ Schillingtest
☐ Urobilinogen
☐ Urobilin
☐ Vanillinmandelsäure

Weitere Labor-Diagnostik bitte auf der Rückseite eintragen

74–1000 / SH / 6.74

1.4 Methodik

1.4.1 Datenerhebung:

Die Datenerhebung beim DHI erfolgt nach der Stichprobenziehung auf den gezogenen Stationen. Von 1975 bis 1977 wurden Daten von mehr als 62.000 Patienten aufgenommen (INFRATEST Gesundheitsforschung, 1980). Das Formular zur Erhebung der Krankenhausstruktur-Daten richtet sich an den Verwaltungsleiter, der Bettenerhebungsbogen an die Stationsärzte.

1.4.2 Population:

Die Grundgesamtheit des DHI besteht aus allen "Patientenstichtagen" in Krankenhäusern für Akutkranke mit mindestens 50 Betten in der Bundesrepublik Deutschland und in Berlin (West), die den folgenden Fachrichtungen zugeordnet werden können:

- Innere Krankheiten (einschließlich Infektionskrankheiten)
- Säuglings- und Kinderkrankheiten
- Chirurgie (einschließlich Orthopädie und Zahn-, Mund- und Kieferkrankheiten)
- Gynäkologie und Geburtshilfe
- Hals-Nasen-Ohren-Krankheiten
- Haut- und Geschlechtskrankheiten
- Psychiatrie (einschließlich Neurologie und Neurochirurgie)
- ohne eindeutige Zuordnung (einschließlich Anästhesie, Intensivpflege).

Als Patientenstichtag wird dabei der Zeitraum vom Dienstbeginn der Tagschwester bis zum Dienstende der Nachtschwester je Patient definiert.

1.4.3 Instrumente:

Für den DHI gibt es spezielle Belegbögen. Die patienten- und tagesorientierten Bögen gleichen Krankenbettkurven.

1.4.4 Periodizität:

Im Rahmen des DHI wurde in den Jahren 1975 bis 1977 einmal pro Jahr eine Strukturerhebung gemacht. Die Grundlage für die einmal pro Quartal eines jeden Jahres gezogene Stationsstichprobe bilden die Stationen (bzw. Pflegeeinheiten) der beteiligten Krankenhäuser. Die Daten sind repräsentativ für die Bundesrepublik und Berlin (West).

1.4.5 Zeitraum der Datenerhebung:

Im DHI ersetzt ein definierter "Bettenstichtag" in der Stichprobe den "Patientenstichtag" der Grundgesamtheit. Er dauert vom Dienstbeginn der Tagesschwester bis Dienstende der Nachtschwester und umfaßt alle Vorgänge, bezogen auf das einzelne Bett im Krankenhaus.

1.4.6 Datenaufbereitung:

Für den DHI gibt es flexible Auswertungsangebote von Seiten des Datenhalters. Es liegt eine alters- und geschlechtsspezifische Morbiditätsstatistik von 1974/75 vor (INFRATEST Gesundheitsforschung o.J.).

1.4.7 Archivierung:

Die Erhebungsbögen werden bei Infratest Gesundheitsforschung aufbewahrt, desgleichen die Datenträger.

1.5 Verfügbarkeit

1.5.1 Form der Datenträger:

Die Daten des DHI sind auf Magnetbändern gespeichert worden.

1.5.2 Zugänglichkeit:

Die Daten stehen auf Individualdatenbasis, d. h. anonymisiert, zur Verfügung und können käuflich erworben werden. Kontakte sind mit Infratest Gesundheitsforschung, München, aufzunehmen.

1.5.3 Veröffentlichungen:

In den Berichten des DHI sollen die wichtigsten Strukturdaten der Krankenhäuser für Akutkranke der Bundesrepublik und von Berlin (West) wiedergegeben werden und ihr Niveau und damit die regionale Verteilung des stationären Leistungsangebotes vermittelt werden. Gleichzeitig soll eine Bedarfsanalyse der Krankenhausleistungen durchgeführt werden. Mit Hilfe multivariater Analyseverfahren sollen außerdem die mit Stichproben aus Krankenhäusern ausgewählten Einrichtungen strukturell ähnlichen Typen zugeordnet und mit den ihnen entstehenden Kosten verglichen werden. Mit Ausnahme der o. g. Morbiditätsstatistik (1.4.6) sind jedoch keine Berichte bekannt geworden.

1.5.4 Aggregationsgrad:

Die Daten des DHI sind nicht aggregiert, sondern auf Individualbasis vorhanden, soweit die Patientendaten betroffen sind. Alle weiteren Daten sind verschieden hoch aggregiert (Krankenhaus, Region).

1.5.5 Linkage:

Die Definition des "Bettenstichtages" und die Anonymisierung läßt eine Längsschnittverfolgung eines einzelnen Patienten nicht zu. Sie ist auch nicht beabsichtigt. In den mitarbeitenden Krankenhäusern führt Infratest auch andere Erhebungen, wie z. B. Arztbefragungen, durch. Auf diese Weise können Befragungsergebnisse mit den Ergebnissen des Hospital-Index verbunden werden (INFRATEST Gesundheitsforschung 1975, S. 11).

2. Diskussion zur Datenquelle "Krankenhaus"

A. Krankenblattdokumentation

Durch ihren wichtigsten Teil ist die Krankenblattstatistik eine Diagnosenstatistik. Mit der Einführung des "Allgemeinen Krankenblattkopfes" durch die Deutsche Gesellschaft für Medizinische Dokumentation, Informatik und Statistik e. V. (GMDS) ist ein zunächst erfolgversprechender Versuch gestartet worden, darüber hinaus eine breitere Information über ärztliche Tätigkeit im Krankenhaus zu erhalten. Dieses Formblatt wurde in Universitätskliniken und großen Krankenhäusern eingeführt. Den Bedürfnissen der einzelnen Krankenhäuser entsprechend sind Modifikationen vorgenommen worden. Der allgemeine Krankenblattkopf ist für die maschinelle Datenverarbeitung eingerichtet. Er enthält außer Verwaltungsdaten des Patienten Platz für mehrere Diagnosen (u.a. Einweisungsdiagnose) und Raum für Kategorisierungen anderer Art wie z. B. Risikofaktoren des Patienten, Therapiearten und andere Leistungen. Aber weder für einzelne Städte noch für Länder ist eine Vereinheitlichung der Dokumentation durchgesetzt worden. Wie die Beispiele der Kurzfassung zeigten, darf von einheitlicher Dokumentation nur in Kliniken gesprochen werden, die mit dem gleichen Datenhalter zusammenarbeiten (z. B. Institute für medizinische Statistik).

In Großbritannien ist die Entwicklung zu einer Datenbasis im Gesundheitswesen kontinuierlicher verlaufen. Beispiele können im Bereich der Geburtshilfe und Pädiatrie genannt werden (BUTLER u.a. 1969, CHAMBERLAIN u.a. 1975). Allgemeine Morbidität von Patienten, die in ein Krankenhaus aufgenommen werden, wird mit dem "Hospital In-Patient Enquiry" erfaßt (ALDERSON 1974). Es gibt auch regionale Untersuchungen, die von den Abteilungen für Epidemiologie der großen Krankenhäuser ausgehen (CHALMERS u.a. 1976, JONES u.a. 1978). Zu dieser Durchdringung und Spiegelung des Gesundheitswesens in England trägt im wesentlichen der Rahmen bei, den der National Health Service darstellt.

In der Bundesrepublik konnte eine solche Entwicklung von Forschungsprojekten ausgehen, bei denen in bestimmten Bereichen wie z. B. in der Geburtshilfe

(SELBMANN u.a. 1977 und 1980; OETER u.a. 1979) Krankenhausdaten einer Region
zusammengeführt wurden. Die an die Krankenhäuser zurückgegebenen statistischen
Kennziffern über Tätigkeit und Ergebnisse in jedem einzelnen Krankenhaus führten durch den Vergleich mit Gesamtdurchschnitten der Region zu einer Art Qualitätskontrolle des ärztlichen Bereiches. Eine deutliche Beschränkung bei
der Auswahl der Variablen sicherte den Erfolg.

2.1 Methodik und Qualität der Daten in der Krankenblattdokumentation

Über die Verbreitung des allgemeinen Krankenblattkopfes ist mir nichts bekannt.
Der Versuch, durch eine Umfrage diese Lücke zu schließen, scheiterte. In der
bereits genannten Veröffentlichung über die Dokumentation der periodischen
medizinischen Statistiken in der Bundesrepublik (idis 1973) bauen wahrscheinlich alle diejenigen Institutionen, die zu den Diagnosen noch Sachverhalte
der Therapie oder diagnostischer Maßnahmen registrieren, auf dem Formular des
allgemeinen Krankenblattkopfes auf. Er ist einheitlich in wichtigen Struktur-
merkmalen wie "Verweildauer", "Entlassungsgrund" o. ä., nicht aber in weiteren medizinischen Merkmalen und im Aufbau. Im Handbuch der Medizinischen
Statistik (KOLLER u.a. 1971) sind mehrere Versionen wiedergegeben. Auch der
Diagnosen-Schlüssel ist nicht überall der gleiche. Vor allem werden der Klinische Diagnosen-Schlüssel (IMMICH 1966) und die Internationale Klassifikation der Krankheiten (ICD; Statistisches Bundesamt 1968) benutzt, daneben aber
auch eine Reihe eigener Schlüssel (idis 1973, S. 16). Allgemein verbindliche
Definitionen, die die weitere klinische Dokumentation betreffen, gibt es nicht.
In der Universitätsklinik Mainz gelten folgende Definitionen für die Begriffe
"Stationäre Aufnahme" und "Entlassung":

Ein Patient gilt dann stationär aufgenommen, wenn er definitiv zur ärztlichen
Betreuung (Behandlung, Diagnostik, Beobachtung, Begutachtung) ein Krankenbett
zugewiesen bekommen hat, auch dann, wenn die Verweildauer in der Klinik nur
kürzeste Zeit umfaßt.

Entsprechend dieser Definition sollen auch Patienten als stationär aufgenommen
gelten, bei denen nach kurzer Untersuchung eine Entlassung oder Weiterverlegung
erfolgt oder die gegen ärztlichen Rat die Klinik verlassen. Personen, bei denen
bei Ankunft in der Klinik nur noch der Tod festgestellt werden kann, gelten
als nicht stationär aufgenommen, hingegen sollen Patienten, bei denen in der
Klinik erfolglose Reanimationsversuche durchgeführt wurden, als stationär
aufgenommen gelten.

Wenn ein Patient nach einer zusammenhängenden Dauer ärztlicher Betreuung die
Klinik verläßt, so gilt er als entlassen. Kurzfristige Beurlaubungen sind
formal nur als Entlassung und Wiederaufnahme zulässig. Bei Verlegungen innerhalb des Klinikums wird der Patient in der einen Klinik entlassen und in der
anderen aufgenommen; erfolgt eine Rückverlegung zur ersten Klinik, so wird
der Patient hier wieder als Neuaufnahme registriert.

Damit ist zugleich die Population definiert. Bei der Auswertung könnte sowohl
eine Fallzählung über die Aufnahmenummer als auch eine Patientenzählung über
die Identifikationszahl (I-Zahl) erfolgen. Wagner schreibt: "Die ... I-Zahl
kann einerseits als Ordnungs- und Archivierungsbegriff ... verwendet werden,
andererseits soll sie ... dazu dienen, den einzelnen Patienten ... zu charakterisieren" (WAGNER 1963). In der DDR wird vom 01.01.1979 an die I-Zahl durch
die Personenkennzahl (PKZ) ersetzt (SCHNEIDER u.a. 1978). Damit wird erwartet,
daß in Zukunft eine personenbezogene Datenverknüpfung möglich ist. Es ist aber
offensichtlich geworden, daß trotz der beschriebenen Techniken eine Zusammenführung der Daten eines im Laufe der Zeit mehrmals aufgenommenen Patienten
Schwierigkeiten bereiten kann.

Eine Zählung der Diagnosen ist möglich unabhängig von der Reihenfolge ihrer
Nennung auf dem Formular. Die Bezeichnungen "Zustand nach ...", "Verdacht
auf ..." o.ä. gelten als Paradiagnosen. Zusammen mit der Aufnahmediagnose
bilden sie für den Arzt eine Quelle wichtiger zusätzlicher Information. Ge-
wöhnlich besteht die Auswertung in der Herausgabe eines Standardjahresberichtes.

Leider war bis vor kurzer Zeit das Gespräch zwischen Datenhalter und Datenverwender wenig fruchtbar. Dabei soll der Zweck der Basisdokumentation "...

darin zu sehen (sein), einen schnellen und exakten Überblick über das Krankengut einer Klinik zu gewinnen" (IMMICH u.a. 1971). Sie geht zunächst nicht
über die Belange eines Krankenhauses oder eines Klinikums hinaus. Aber auf
ihr bauen "krankheitsspezifische Standarddokumentationen" und "problemspezi-
fische Spezialdokumentationen" auf. Wegen der Verwendungsmöglichkeit für Fall-
Kontroll-Studien werden die problemspezifischen Spezialdokumentationen neben
der Diagnosenstatistik eine zunehmend wichtiger werdende Funktion erhalten.

Über die Qualität der Daten lassen sich keine Angaben machen. Es wird bedauert,
daß der Validierung noch nicht so viel Aufmerksamkeit gewidmet wird wie beispielsweise der Validierung von Labordaten (FEINSTEIN 1970).

In München können in den mit dem Institut für Medizinische Statistik und Epidemiologie der TU zusammenarbeitenden Abteilungen sowohl inhaltliche als auch
formale Fehler durch maschinelle Decodierung erkannt und beseitigt werden
(LANGE u.a. 1979, S. 29 und 81). Ein formal und inhaltlich weitgreifendes
System von Plausibilitätsprüfungen hat KARKUT - entsprechend dem Eingabemodus
über Bildschirm - im geburtshilflichen Bereich des Klinikums Berlin-Steglitz
durchgeführt.

<u>2.2 Benutzung der Daten</u>

Im Handbuch der medizinischen Dokumentation und Datenverarbeitung heißt es
(IMMICH u.a. 1971, S. 373): "Es steht außer Frage, daß der allgemeine Krankenblattkopf bzw. die darauf aufbauenden Systeme .. einen erzieherischen und
fortbildenden Effekt, insbesondere bei den jungen Ärzten, haben". Wenn ich
an die eigenen Erfahrungen als Kliniker denke, kann ich nur mein Unbehagen
bei diesem Zitat äußern. Bis zur Mitte der 70er Jahre fehlten überzeugende
Motive. Die Datenerhebung wurde deswegen nicht sorgfältig durchgeführt. Wir
wissen, daß eine kontinuierliche Datenhaltung und -wiedergabe selbst bei fort-
schrittlicher Maschinenausrüstung Mühe bereitet. Die Arbeit muß stagnieren,
wenn die Erträge bei den Ärzten keine Abnahme finden. Der allgemeine Krankenblattkopf ist nicht entsprechend den Intentionen seiner Befürworter gebraucht
worden.

Eine breite Orientierung und Diskussion über Diagnosenprofile und Therapie-
formen erfolgte bis zum Anfang der 70er Jahre in keiner uns bekannten Klinik.
Der "schnelle und exakte Überblick" über das Krankengut erfolgte vereinzelt
und hatte keine wesentliche Konsequenz. Die von KARKUT am Klinikum Berlin-Steglitz eingerichtete Datei erfaßt die über 43 Bildschirmmasken abrufbaren geburtshilflichen Daten im Kreißsaal und Daten der Schwangerenvorsorge. Die medizinische Hochschule Hannover nennt für 7 Jahre 3 primärwissenschaftlich orientierte Bereiche mit bis zu 2.500 Fällen (Rettungshubschrauber) und primär rou-
tineorientierte Bereiche mit Fallzahlen zwischen 1.000 (Herzkatheter) und
80.000 (Pathologie). Die Basis-Diagnosedokumentation umfaßt in dieser Zeit
18.000 Fälle (MEDIZINISCHE HOCHSCHULE HANNOVER 1979). Eine umfangreiche Darstellung der Leistung der "Klinischen Datenverarbeitung in der Fakultät für
Medizin der Technischen Universität München" geben H.-J. LANGE und R. THUR-
MAYER als Herausgeber einer Broschüre (LANGE u.a. 1979). Es handelt sich um
die Beschreibung der Krankenhaus-Statistik von 5 Departments der Technischen
Universität. Die Darstellung ist sehr überzeugend. Sie nennt als Aufgaben und
gibt Beispiele für

- Unterstützung der unmittelbaren Patientenversorgung
- Unterstützung der klinischen Forschung
- Unterstützung der Klinikleitung und der Verwaltung ("Transparenz des Klinik-
  geschehens")
- Medizinische Selbstkontrolle
- Spezielle Aufgaben (halbautomatisch erstellte Arztbriefe und Operationsbe-
  richte).

Es werden jährlich 3.600 Einzelauskünfte ausgegeben und 70 Anfragen im Rahmen
wissenschaftlicher Fragestellungen beantwortet. Mit Hilfe der halbautomati-
schen Berichterstellung werden jährlich 4.500 medizinische Berichte erstellt.
Was tatsächlich angeboten wird und was gebraucht wird, kann wohl nur derjenige beurteilen, der in einem solchen Krankenhausverbund arbeitet.

Der Entwicklungsstand an den großen Kliniken ist jedoch unterschiedlich. So

gibt es beispielsweise in keinem Berliner Klinikum eine allgemeine Krankenblattdokumentation. Das Institut für Dokumentation und Information über Sozialmedizin und öffentliches Gesundheitswesen in Bielefeld hat in den Jahren
1968, 1970 und 1972 schriftliche Umfragen veranstaltet. Bei einer äußerst
niedrigen Antwortrate hatten nur 43 % der Universitätskliniken die Frage nach
einer Diagnosenstatistik bejaht. Dabei begann in der Bundesrepublik Deutschland im Vergleich zu anderen europäischen Ländern die Entwicklung einer Dokumentation im Krankenhaus früh. Sie ist eng mit der Arbeit der Deutschen Gesellschaft für Medizinische Dokumentation, Informatik und Statistik e. V.
verbunden und ihre Anfänge reichen in die Geschichte der Entstehung dieser
Gesellschaft zurück (Arbeitsausschuß Medizin in der DGD 1961).

1971 vermerken IMMICH und WAGNER, daß "einige der hochgesteckten Ziele ...
nicht erreicht worden sind". Man muß darüber hinaus feststellen, daß die Daten des Krankenblattkopfes in der vorliegenden Art mit Ausnahme der Verwaltungsdaten und der Diagnosen nicht brauchbar sind. Aber es scheint sich ein
Wandel zu vollziehen. Zunehmend wird der Wunsch nach "Qualitätskontrolle",
nach "Medical Audit" und nach einem "Monitoring" geäußert. Dazu haben m. E.
besonders die bereits zitierte Münchner Perinatalstudie und auch die Einrichtung von sogenannten "Tumorzentren" mit den entsprechenden Dokumentationsvor-
haben beigetragen. Gerade solche Einrichtungen verlangen wegen der eingreifen-
den und hochdifferenzierten operativen und medikamentösen Therapie sowie der
Strahlenbehandlung eine kontinuierliche Kontrolle der Verläufe und ein Register. Damit scheint sich bei den beteiligten Datenerhebern allmählich ein stär-
keres Interesse für den Gebrauch der Daten einzustellen.

Für die Strukturforschung im Gesundheitswesen sind Krankenhaus- und Diagnose-
statistiken besonders vor dem Hintergrund fehlender allgemeiner Morbiditätsstatistiken von großer Bedeutung. Dafür sprechen auch die zahlreichen Bemühungen um eine allgemeine Krankenhausstatistik von Kreisen außerhalb der Institution "Krankenhaus". Für diesen Nutzungsbereich kann man den Gebrauch des
Englischen "Hospital In-patient Enquiry" als Beispiel heranziehen. 1974 wird
in einer Publikation festgestellt, daß er für die Planung und Überwachung der
Gesundheitsversorgung nützlich ist und daß er ein Licht werfen kann auf das
Ausmaß und die Natur von Krankheiten in der Gemeinde (ALDERSON 1974, S. 43).

B   Der Deutsche Hospital-Index von Infratest-Gesundheitsforschung

3.1 Methodik

Durch das Vorhaben "Deutscher Hospital-Index" von Infratest wurden zwischen
1973 und 1977 patienten- und krankenhausorientierte Daten in Krankenhäusern
für Akutkranke in der Bundesrepublik und Berlin (West) erhoben. Es handelt
sich nicht um eine fortlaufende Dokumentation von Vorgängen in diesen Krankenhäusern wie bei der Krankenblattdokumentation. Vielmehr geht es um wiederholte
Querschnittsuntersuchungen. Diese Untersuchungen erfaßten im Bereiche des Krankenhauses Daten auf verschiedenen Ebenen:

- Ebene der Krankenhäuser
  Das Objekt der Untersuchung ist das ein zelne Krankenhaus mit Merkmalen
  wie "Arten der Fachabteilungen", "Ärzteanzahl", "Infrastruktur", "Trägerschaft" usw.. Das Untersuchungsinstrument ist ein an die Verwaltungsleitung
  gerichteter Fragebogen (Beispiel s. Abb.2).

- Ebene des Patienten
  Das Objekt ist ein stationär aufgenommener Patient am Stichtag. Es werden
  vor allem Daten erhoben, die Ereignisse innerhalb von 24 Stunden im Zusammenhang mit Pflege, Diagnostik und Therapie am Patienten wie dergeben. Gleichzeitig werden auch retrospektive Daten (z. B. Dauer des bisherigen Aufenthaltes) und prospektive (vermutlicher Entlassungstermin) aufgenommen. Die Daten
  werden mit einem Formular erfaßt, das von den Ärzten ausgefüllt werden muß.

- aggregierte Strukturmerkmale
  wie z.B. "Belegungszustand" des Krankenhauses im vorangegangenen Jahr.

Mit diesen Daten sollen

- demographische und strukturelle Merkmale der Region (Arztdichte, Bettenan-
  gebot, Wohndichte usw; s. a. INFRATEST Gesundheitsforschung 1976, S. 20)
  verbunden werden. Folgende Ziele sollen erreicht werden (INFRATEST Gesundheitsforschung 1976, S. 2):

1. Es soll das Niveau und die Verteilung des Leistungsangebotes im Untersu-
   chungsbereich (s.o.) gemessen werden.

2. Es sollen die Bestimmungsfaktoren für den Bedarf an Krankenhausleistungen
   analysiert werden. Krankenhausfälle pro Jahr ("Krankenhaushäufigkeit"),
   Bettennutzung, Pflegebedürftigkeit und soziodemographische Merkmale des
   Patienten werden als Beispiel genannt.

3. Durch das Zusammenführen der Daten des Krankenhauses mit denen der an
   der Einheit "Patient-Bett" gewonnenen soll eine Kostenanalyse durchgeführt werden. Dabei werden Kosten und Nutzungsgrad aus dem der Untersuchung vorangegangenen Jahr einbezogen.

Der Hospital- Index bezieht sich demnach auf das Versorgungssystem im Bereiche
der stationären Behandlung von Akutkranken. "Patientenorientiert" bedeutet
in diesem Zusammenhang, daß ein Patiententag mit seinen zahlreichen Dimensio-
nen einschließlich retrospektiver und prognostischer Merkmale in die Auswertung als Variable eingeht. Diese Variable trägt Individualdaten-Charakter.
Mit ihr verbunden werden soll der Ist-Zustand des jeweiligen Krankenhauses
am Stichtag. Schließlich sollen auch noch regionale Kenndaten in höher aggregierter Form hinzugezogen werden.

Für die Verweildauer als Bestimmungsfaktor des Bettenbedarfs sind zum Beispiel
die folgenden Einflußfaktoren benannt worden (INFRATEST Gesundheitsforschung
1976, S. 23 ff.):

- Patientenbezogene Merkmale:
  Art und Schwere der Krankheit
  Alter der Patienten
  Geschlecht der Patienten
  Familienstand und Wohngemeinschaft
  Einkommensverhältnisse
  Versicherungsschutz
  Lebensgewohnheiten (z. B. Rauchen, Sport,   Alkohol)
- Krankenhausbezogene Merkmale:
  Größe, Alter, Zweckbestimmung und Trägerschaft des Krankenhauses, Angebot
    an Betten in den einzelnen Fachabteilungen und deren Nutzung,
  medizinisch-technische und personelle Ausstattung des Krankenhauses,
  Aufnahme- und Entlassungspraxis des Krankenhauses.

Folgende Auswertungen waren vorgesehen (INFRATEST Gesundheitsforschung 1976,
S. 25):

Durchschnittliche Verweildauer und Streuung der Verweildauer für

(a) Diagnosengruppen, Geschlecht, Altersgruppen und Familienstand
(b) Fachabteilungen, Geschlecht und Altersgruppen
(c) Fachabteilungen, Krankenhauszweckbestimmungen und Trägerart
(d) Fachabteilungen, Anforderungsstufen und Land
(e) Fachabteilungen, Geschlecht und Pflegebedürftigkeit
(f) Fachabteilungen, Altersgruppen, Geschlecht und Kassenzugehörigkeit
(g) Fachabteilung und Bettennutzung
(h) Bettengrößenklassen, Zweckbestimmung und Träger
(k) Fachabteilungen und Arztdichte
(l) Fachabteilungen und Ärztestruktur
(m) Fachabteilungen und Pflegepersonaldichte
(n) Fachabteilungen und medizinisch-technische Ausstattung
(o) Fachabteilungen und Organisationsstand der ärztlichen und pflegerischen
    Versorgung der Krankenhäuser
(p) Fachabteilungen und Aufnahmetag

(q) Fachabteilungen und struktur- und leistungsgleiche Gruppen von Krankenhäu-
    sern

Es versteht sich, daß für eine ganze Reihe von Merkmalen Indices zu entwickeln
waren (z. B. Arztdichte, Stand der medizinisch-technischen Ausstattung usw.).

3.2 Benutzung der Daten

Auf der Basis des Deutschen Hospital-Index ist eine Morbiditätsstatistik (IN-
FRATEST Gesundheitsforschung o.J.) veröffentlicht worden. Leider ist es m.
W. zu einer weitergehenden Auswertung und Erprobung des Index nicht gekommen.
Soweit erkennbar, stellt der komplexe Aufbau der Daten besondere Anforderungen
an die Auswertungsmethode und verlangt eine kritische Interpretation der Ergebnisse. Nach Auskunft von Infratest ist die Einführung des DHI als Projekt
durch den Bundesminister für Arbeit und Sozialordnung vorgeschlagen worden.
Die Bund-Länder-Kommission vermißte jedoch die Möglichkeit, repräsentative
regionale Werte (auf Länderbasis) zu gewinnen und brachte den Antrag zu Fall.
Das für die Jahre 1975 bis 1977 vorliegende Datenmaterial beruht auf Erhebungen an mehr als 62.000 Patiententagen (INFRATEST Gesundheitsforschung 1980).

3.3 Zukünftige Entwicklung

Infratest Gesundheitsforschung beabsichtigt zur Zeit erneut, eine Strukturerhebung in Akutkrankenhäusern durchzuführen (INFRATEST Gesundheitsforschung
1980). Die darin erfaßten Daten über die einzelnen Krankenhäuser sollen weit
über den Rahmen hinausgehen, der in der Strukturerhebung von 1975 abgesteckt
wurde. Ein Erhebungsbogen kann vom Institut angefordert werden.

4. Perspektiven

Auf Grund meiner Kenntnis der in den vorangegangenen Abschnitten beschriebenen
Datenquellen halte ich eine regionale Erfassung und Aufbereitung von Krankenhausdaten mit dem Ziel der "Qualitätskontrolle" zur angemessenen Versorgung
der Bevölkerung für ein sinnvolles Ziel. Für eine Krankenhausstatistik des
stationären Bereichs ist auf einer Sitzung des Ausschusses "Statistik des Gesundheitswesens" (Wiesbaden, 23.02.78) Datenerhebung in folgenden Gebieten
gefordert worden:

- Krankenhauseinrichtungen
- Krankenhausleistungen
- Krankenhauspatienten und -diagnosen
- Personalstrukturangaben

Auf der Sitzung konstituierte sich eine Arbeitsgruppe (Arbeitsgruppe Krankenhausstatistik 1978), die sich unter anderem mit einer inhaltlichen Vorbereitung der Rechtsverordnung auf der Basis des § 28 KHG befassen soll. Diese
Rechtsgrundlage deckt nämlich bisher nur ein Minimalprogramm ab, erlaubt aber
keine Erweiterung des Merkmalkataloges im Hinblick auf eine Krankenhauspatien-
ten- und -diagnosestatistik. Das Bemühen, kontinuierliche Strukturdaten über
diesen Sektor des Gesundheitswesens zu erhalten, hat sich in den letzten Jahren verstärkt. Beim Erfolg dieser Bemühungen werden Daten für epidemiologische
Untersuchungen im Sinne der Ätiologieforschung nicht zur Verfügung stehen.

Erfassung und Steuerung medizinischer Krankenhausleistungen und die Bewertung
therapeutischer Strategien im Sinne einer "Qualitätskontrolle" könnten zur
Verbesserung der Leistungen auf diesem Gebiet führen. Die Daten sind also für
die Evaluationsforschung innerhalb der Epidemiologie und Sozialmedizin zu ge-
brauchen.

Literatur:

Alderson, M. 1974:
    Hospital In-Patient Enquiry
    in: Maunder, F.W. (Hg.) 1974, S. 41 ff
    Review of United Kingdom Statistical Sources, Vol. II

Central Government Routine Health Statistics London 1974
Arbeitsgruppe Krankenhausstatistik 1978:
    siehe Tagungsbericht über die Tagung "Statistik des Gesundheitswesens"
    am 23. 02. 1978 in Wiesbaden, Statistisches Bundesamt, 13. 03. 1978,
    Gesch. 2. VII - E - MO 1
Arbeitsausschuß Medizin in der DGD 1961:
    Ein dokumentationsgerechter Krankenblattkopf für stationäre Patienten
    aller klinischen Fächer (sog. Allgemeiner Krankblattkopf),
    Med. Dok. Heft 5 1961, S. 57 - 70
Butler, N.R.; E.D. Alberman (Hg.) 1969:
    Perinatal Problems; Livingstone, Edinburgh
Chalmers, I.; J.E. Zlosnik; K.A. Johns; H. Cambell 1976:
    Obstetric practice and outcome of pregnancy in Cardiff residents 1965-
    1973, in: British Medical Journal, Heft 1 1976, S. 735 - 738
Chamberlain, R.; G. Chamberlain; B. Howlett, A. Claireaux 1975:
    British birth, 1970, The first week of life,
    Heinemann, London
Dreyer, V. 1976:
    Die Entwicklung eines Dokumentationssystems zur Verarbeitung von geburts-
    hilflichen Daten mit Hilfe der elektronischen Datenverarbeitung sowie
    Auswertung von anamnestischen Daten der Geburtshilfe im Hinblick auf
    bestimmte Fragestellungen unter Verwendung eines speziellen Datenverar-
    beitungsprogrammes. Med. Diss. Berlin
Fassl, H. 1968a:
    Zusatzklassifikation zur Kennzeichnung von Personen ohne akute Beschwer-
    den oder Krankheiten, in: Meth. Inform. Med. Heft 7 1968 S. 141 - 151
Fassl, H. 1968b:
    Das Risikopatientenregister der Universitätskliniken Mainz, in
    Meth. Inform. Med. Heft 7 1968 S. 214 - 218
Feinstein, A.R. 1970:
    Quality of data in the medical record, in: Comput. biomed. Res.
    Heft 3 1970 S. 426 - 435
idis-Insitut für Dokumentation und Information über Sozialmedizin und öffent-
    liches Gesundheitswesen Bielefeld (Hg.) 1973:
    Dokumentation der periodischen medizinischen Statistiken in der Bundes-
    republik Deutschland, Ausgabe 1973
Immich, H. 1966:
    Klinischer Diagnoseschlüssel, Schattauer Verlag, Stuttgart
Immich, H.; G. Wagner 1971:
    Basisdokumentation in der Klinik, in: Koller, S. et al. (Hg.) 1971
Institut für Medizinische Statistik und Dokumentation der Universität Mainz
    1976:
    Standardjahresbei icht der Universitätskliniken Mainz 1976, S. 373

Infratest Gesundheitsforschung 1975:
    Deutscher Hospital-Index. Seine Möglichkeiten, seine Methoden, seine
    Zukunft, Infratest Angebot, Oktober 1975
Infratest Gesundheitsforschung 1976:
    Bereitstellung und Aufbereitung von Patienten- und krankenhausorientier-
    ten Daten für eine Analyse des Krankenhauswesens in der Bundesrepublik
    (Deutscher Hospital-Index) Infratest Angebot, Oktober 1976
Infratest Gesundheitsforschung o. J.:
    Deutscher Hospital-Index 1974/75, Morbiditätsstatistik
Infratest Gesundheitsforschung 1980:
    Persönliche Mitteilung
Jones, R.A.K.; E. Belsen 1978:
    Common mistakes in infant feeding: survey from a London borough,
    in: British Medical Journal, Heft 2 1978 S. 112 - 114
Karkut, G. 1979:
    Frauenklinik und Poliklinik, Klinikum Berlin-Steglitz, Manuskript 1979
Koller, S.; G. Wagner (Hg.) 1971:
    Handbuch der Medizinischen Dokumentation und Datenverarbeitung
    Schattauer Verlag, Stuttgart
Lange, H.-J.; R. Thurmayr (Hg.) 1979:
    Klinische Datenverarbeitung in der Fakultät für Medizin der Technischen
    Universität, München TUM, München
Maunder, F.W. (Hg.) 1974:
    Review of United Kingdom Statistical Sources Vol. II Central Government

Routine Health Statistics, Heinemann, London
Medizinische Hochschule Hannover 1979:
    Department für Biometrie und Medizinische Informatik.
    Persönliche Mitteilung
Oeter,K.; J. Collatz;H. Hecker;J. J. Rohde 1979:
    Werden die präventiven Möglichkeiten der perinatalen Medizin ausreichend
    genutzt? Erste Ergebnisse der Perinatalstudie Hannover, in: Gynäkologe
    Heft 12 1979 S. 164 - 174
Pflanz, M. 1973:
    Allgemeine Epidemiologie, Thieme, Stuttgart
Selbmann, H.K.; M. Brach; H. J. Höfling; R. Jonas; M. A. Schreiber; K. Überla
    1977:
    Münchner Perinatal-Studie 1975, Zentralinstitut für die kassenärztliche
    Versorgung in der Bundesrepublik Deutschland 1977,
    Band VIII Deutscher Ärzteverlag, Köln-Lövenich
Selbmann, H.K.; M. Brach; H. Elser; K. Holzmann; J.Johannigmann; K. Riegel
    1980:
    Münchner Perinatal-Studie 1975 - 1977.
    Daten, Ergebnisse, Perspektiven.
    Zentralinstitut für die kassenärztliche Versorgung in der Bundesrepublik
    Deutschland, Band XVII, Deutscher Ärzteverlag, Köln-Lövenich

Schneider, W.; G. Ehle; K. Lemke, F. Schieritz 1978:
    Einführung eines weiterentwickelten dokumentationsgerechten Krankenblatt-
    kopfes in Verbindung mit der Anwendung der 9. Revision der Internationa-
    len Klassifikation der Krankheiten, Verletzungen und Todesursachen, in:
    Dt. Gesundh.-wesen Heft 33 1978 S. 1637 - 1643
Statistisches Bundesamt 1968:
    Handbuch der Internationalen Klassifikation der Krankheiten, Verletzungen
    und Todesursachen (ICD) 1968, Verlag Kohlhammer, Stuttgart/Mainz
Wagner, G.; G. Stutzer 1963:
    Über die Selektivität der sog. I-Zahl im "Allgemeinen Krankenblattkopf"
    und die Brauchbarkeit ihrer einzelnen Komponenten, in: Meth. Inform.
    Med. Heft 2 1963 S. 148 - 155

MIKROZENSUSERHEBUNGEN

von RALPH BRENNECKE

1.1 Kurzbezeichnung der Datenquelle

"Kranke und unfallverletzte Personen":

Zusatzbefragung zum Mikrozensus 1966, 1972, 1973 und 1974.

"Fragen zur Gesundheit" im Mikrozensus 1976 und 1978.

1.2 Institutionen

1.2.1 Datenerheber

Die Daten werden von den Statistischen Landesämtern der BRD in Zusammenarbeit
mit dem Statistischen Bundesamt durch Befragung im Rahmen der Bestimmungen
der jeweiligen Mikrozensus-Gesetzgebung erhoben.

1.2.2 Datenhalter

Die Daten werden auf den Erhebungsbögen bei den Statistischen Landesämtern
sowie auf Computerbändern bei den Landesämtern und dem Bundesamt aufgehoben.

1.2.3 Zweck der Datenerhebung

Untersucht man die in der Literatur geäußerten Zielsetzungen der verschiedenen
Mikrozensus-Zusatzerhebungen, so stellt man einige Divergenzen fest. In der
für 1966 veröffentlichten Sonderpublikation "Kranke und unfallverletzte Personen" wird implizit als Zielsetzung "repräsentative Morbiditätsstatistik" genannt (STATISTISCHES BUNDESAMT 1966, S.5). Für den Mikrozensus 1970 lautete
das Ziel "möglichst viele Informationen über Art und Dauer der Krankheit bzw.
der Unfallverletzung, Arbeits- bzw. Schulunfähigkeit und die Art und Dauer
der Behandlung zu ermitteln" (WIRTSCHAFT UND STATISTIK (WISTA) 10/72, S. 570).
Für 1972 wurden lediglich "Krankheiten und Unfälle" als Erhebungsziel genannt
(WISTA 1/74, S. 23). 1973 wurde die Morbidität für den jeweiligen Befragungstag
und/oder den vorangehenden 4-Wochenzeitraum als Zielsetzung angegeben (WISTA
7/75, S. 456) und für 1974 eine "statistische Gesamtschau der Morbidität der
Bevölkerung" (WISTA 9/76, S. 554) ins Auge gefaßt. Ab 1976 sind die Fragen
zum Thema Gesundheit im Abstand von 2 Jahren in den festen Bestand des Mikrozensus aufgenommen worden. Ziel der Einbeziehung ist es, den "im Gesundheitsbereich bestehenden vielschichtigen Forderungen nach aktuellen Daten ausreichend
Rechnung tragen zu können" (WISTA 2/78, S. 125). Dabei werden die Schwerpunkte
der Fragenkomplexe in den verschiedenen Erhebungen unterschiedlich gesetzt.
1976 lag einer der Schwerpunkte "auf der Untersuchung der körperlich, geistig
und seelisch behinderten Personen" (WISTA 2/78, S. 125). 1978 standen Fragen
zum Übergewicht und zu den Rauchgewohnheiten im Mittelpunkt.

1.3 Dateninhalt

1.3.1 Dokumente

Die Erhebungsbögen mit den Gesundheitsfragen haben sich im Laufe der einzelnen
Befragungen erheblich gewandelt. Bis 1974 wurden getrennte Fragebögen für die
Fragen zur Gesundheit entwickelt, da die Beantwortung freiwillig war. 1966
und 1974 wurden maschinenlesbare Belege verwandt, die neben den Markierungen
der vorgegebenen Antworten auch Klartexteintragungen enthielten, die vor der
Eingabe des Erhebungsbogens in den Belegleser in Schlüsselzahlen vercodet wurden.

Der Erhebungsbogen 1966, der als Abb. 1 hier wiedergegeben ist, enthielt lediglich als demographische Angaben den Namen und das Geschlecht des Befragten
sowie die Zuordnungsnummer zum Haushalt des Mikrozensus. Dagegen wurde der
Fragebogen für die Erhebung 1970 abgewandelt. Er berücksichtigte sämtliche
Personen eines Haushaltes und enthielt die Fragen (WISTA 10/72, S. 570):
1. Sind Sie heute krank?
2. Leiden Sie heute (noch) an den Folgen eines Unfalls?
3. Haben Sie ein langfristiges oder chronisches Leiden?

ABBILDUNG 1

Erkrankungen und Unfälle

Freiwillige Zusatzbefragung Mikrozensus April 1966

Land
Regierungsbezirk
Auswahlbezirksnummer
Haushaltsnummer

IBM 100 255

		Name	Vorname	Lfd. Nr. der Person			
1		Handelt es sich um Krankheit, regelmässige ärztliche Behandlung, Unfall?	Krankheit ::::: regelm. ärztl. Behandlg. :::::			Unfall :::::	
2		Art der Krankheit/Art der Unfallschädigung (Wenn mehrere: schwerwiegendste unterstreichen!)	Klartext eintragen!				
3a	Falls	Beginn der Krankheit........	vor 1. April :::::			im April :::::	
3b	"Krank-	Krankheit endete.. .	im April :::::			nach 30. April bzw. dauert noch an . :	
3c	heit"	Wie lange dauerte die Krankheit (bis 30. April)	bis 2 Tage ::::: bis 5 Wo :::::	3 Tg-1 Wo ::::: bis 6 Wo :::::	bis 2 Wo ::::: bis 7 Wo :::::	.bis 3 Wo ::::: bis 8 Wo :::::	bis 4 Wo ::::: über 8 Wo :::::
4	An alle !	in ärztlicher Behandlung (gewesen) ?	Ja :::::			Nein :::::	
5		bettlägerig (gewesen) ?	Ja, aber nicht über 30. April hinaus ::::: Ja, über 30. April hinaus :::::			Nein :::::	
5a	Wegen dieser Krankheit......../ dieser Unfallschädigung..........	Falls "Ja", wie lange (bis 30. April) ?	bis 2 Tage ::::: bis 5 Wo :::::	3 Tg-1 Wo ::::: über 5 Wo :::::	bis 2 Wo :::::	bis 3 Wo :::::	bis 4 Wo :::::
6		Krankenhausaufenthalt ?	Ja, aber nicht über 30. April hinaus ::::: Ja, über 30. April hinaus :::::			Nein :::::	
6a		Falls "Ja", wie lange (bis 30. April) ?	bis 2 Tage ::::: bis 5 Wo :::::	3 Tg-1 Wo ::::: über 5 Wo :::::	bis 2 Wo :::::	bis 3 Wo :::::	bis 4 Wo :::::
7		arbeitsunfähig (gewesen) ?	Ja, aber nicht über 30. April hinaus ::::: Ja, über 30. April hinaus :::::			Nein :::::	
7a		Falls "Ja", wie lange (bis 30. April) ?	bis 2 Tage ::::: bis 5 Wo :::::	3 Tg-1 Wo ::::: über 5 Wo :::::	bis 2 Wo :::::	bis 3 Wo :::::	bis 4 Wo :::::
8		Wieviel Wochen vor dem 30. April ereignete sich der Unfall?	bis 1 Wo ::::: bis 6 Wo :::::	bis 2 Wo ::::: bis 7 Wo :::::	bis 3 Wo ::::: bis 8 Wo :::::	bis 4 Wo ::::: bis 9 Wo :::::	bis 5 Wo ::::: üb. 9 Wo :::::
9	Falls "Unfall"	Handelt es sich um.......?	Unfall auf dem Weg zur Arbeitsstelle :::::	Sonstiger Arbeitsunfall :::::	Unfall auf dem Weg zur Schule :::::	Sonstiger Unfall :::::	
10		Umstände des Unfalls	Strassenverkehrsunfall ::::: Unfall im Haushalt ::::: Sonstiger Unfall :::::		Sport- / Spielunfall ::::: Unfall in Arbeitsstätte :::::		
11		Ist eine dauernde körperliche Schädigung eingetreten oder damit zu rechnen?	eingetreten ::::: unwahrscheinlich :::::		wahrscheinlich ::::: nein :::::		
12		Handelt es sich bei dem Erkrankten bzw. Geschädigten um einen körperlich oder geistig Behinderten ?	Ja, körperlich ::::: Ja, körperlich und geistig :::::		Ja, geistig ::::: Nein :::::		

a	0 1 2 3 4	Ausw. Bez. Nr.	5 6 7 8 9		0 1 2 3 4	Hh. Nr.	5 6 7 8 9		
	0 1 2 3 4		5 6 7 8 9	b	0 1 2 3 4		5 6 7 8 9		
	0 1 2 3 4		5 6 7 8 9		0 1 2 3 4	Lfd.Nr. d.Person	5 6 7 8 9		
c	männlich :::::	Geschl.	weiblich :::::	d	0 1 2 3 4	i.Haush.	5 6 7 8 9		
e	0 1 2 3 4	schwerwiegendste Behind.	5 6 7 8 9	f	0 1 2 3 4	weitere Krankh.	5 6 7 8 9		
g	0 1 2 3 4		5 6 7 8 9	h	0 1 2 3 4		5 6 7 8 9		

Quelle: Fachserie A Reihe 7 Sonderbeitrag Kranke und unfallverletzte Personen April 1966, S. 19

4. Haben Sie heute sonstige gesundheitliche Beschwerden?
5. Sind Sie dauernd körperlich oder geistig behindert?
6. Haben Sie im Oktober (1970) bei einem Unfall oder sonstwie eine Verletzung (Verbrennung, Vergiftung) erlitten?
7. Waren Sie im Oktober krank oder hatten Sie sonstige gesundheitliche Beschwerden?
8. Waren Sie im Oktober in ärztlicher Behandlung?
9. Waren Sie im Oktober in zahnärztlicher Behandlung?

Der Fragebogen für 1972 enthielt "einige erhebungstechnische Vereinfachungen.., die jedoch zu keiner wesentlichen Schmälerung der Ergebnisse führten" (WISTA 1/74, S. 23).
Für 1973 wurden keine methodischen Änderungen vorgenommen.

Ab 1976 sind die Fragen zur Gesundheit in die Erhebungslisten der Mikrozensen integriert worden. Als Beispiel ist die Liste des Mikrozensus 1978 in Abb.2 wiedergegeben.

1.3.2 Variablenliste

Die Umsetzung der in den Erhebungslisten enthaltenen Angaben des Mikrozensus in Variable für spätere Auswertungen unterscheidet sich in den einzelnen Jahren nur geringfügig. Dagegen unterliegen die Variablen der Gesundheitsfragen einer starken Veränderung infolge der Fragebogen-Veränderungen.

Da die genaue Zuordnung eines Fragebogeninhaltes zum Satzaufbau des Computerbandes mir für die Mikrozensus-Erhebung 1978 nicht bekannt ist, wird in Übersicht 1 die Variablenliste des Mikrozensus 1966 mit der Anzahl der möglichen Ausprägungen pro Variable wiedergegeben. Diese Variablenliste ist derjenigen von 1978 sehr ähnlich. Für die Fragen zur Gesundheit konnte die tatsächliche Variablenzahl sowie deren Ausprägungsabgrenzungen nicht festgestellt werden.

1.4 Methodik

1.4.1 Datenerhebung

Die Erhebung der "Fragen zur Gesundheit" wird zusammen mit den Mikrozensuserhebungen durchgeführt und die Haushalte werden identisch - z.T. jedoch mit vermindertem Auswahlsatz - ausgewählt. Daher gelten die Grundinformationen der Stichprobenauswahl und der Erhebung vom Mikrozensus auch für die Zusatzerhebung.

a) Stichprobengrundlage

In den Jahren 1966 bis 1978 wurden sowohl die Anzahl der Erhebungen pro Jahr als auch der Stichprobenplan der Mikrozensen verändert.

Bis einschließlich 1971 war der Mikrozensus eine angepaßte, rotierende, geschichtete, einstufige, zwei- bzw. dreiphasige Klumpenstichprobe (Flächenstichprobe). Er wurde viermal im Jahr mit den Auswählsätzen 0,1 % (Januar), 1 % (April), 0,1 % (Juli) und 0,1 % (Oktober) der Bevölkerung erhoben. Die Anpassung erfolgte dabei beim 1 %-Mikrozensus an die fortgeschriebenen Volkszählungsergebnisse 1961, bei den 0,1 %-Erhebungen an die Ergebnisse der 1% Erhebung sowie an die Volkszählungsergebnisse.

Die Rotation bedeutete, daß jährlich ein Drittel der in der Stichprobe enthaltenen Klumpen aus der Stichprobe ausschied und ein neues Drittel hinzugenommen wurde. Die Schichtung erfolgte nach Bundesländern (11), Gemeindegrößenklassen (10), Anzahl der Zählbezirke je Gemeinde (22) und nach der Anzahl der Gebäude im Zählbezirk (STATISTISCHES BUNDESAMT 1964, S. 88 ff.). In der ersten Phase wurden Zählbezirke festgelegt, in der zweiten Phase dann die einzubeziehenden Zählbezirke ausgewählt. Bei den 0,1 %-Erhebungen war eine dreiphasige Auswahl vorhanden, wobei die dritte Phase die 10 %- Auswahl aus der vorangegangenen 1 %-Erhebung enthielt. Schließlich handelte es sich um eine Klumpenauswahl, da die letzte Auswahleinheit der Zählbezirk war und alle Personen und Haushalte eines Zählbezirks in die Stichprobe gelangten.

Abbildung 2, Teil A

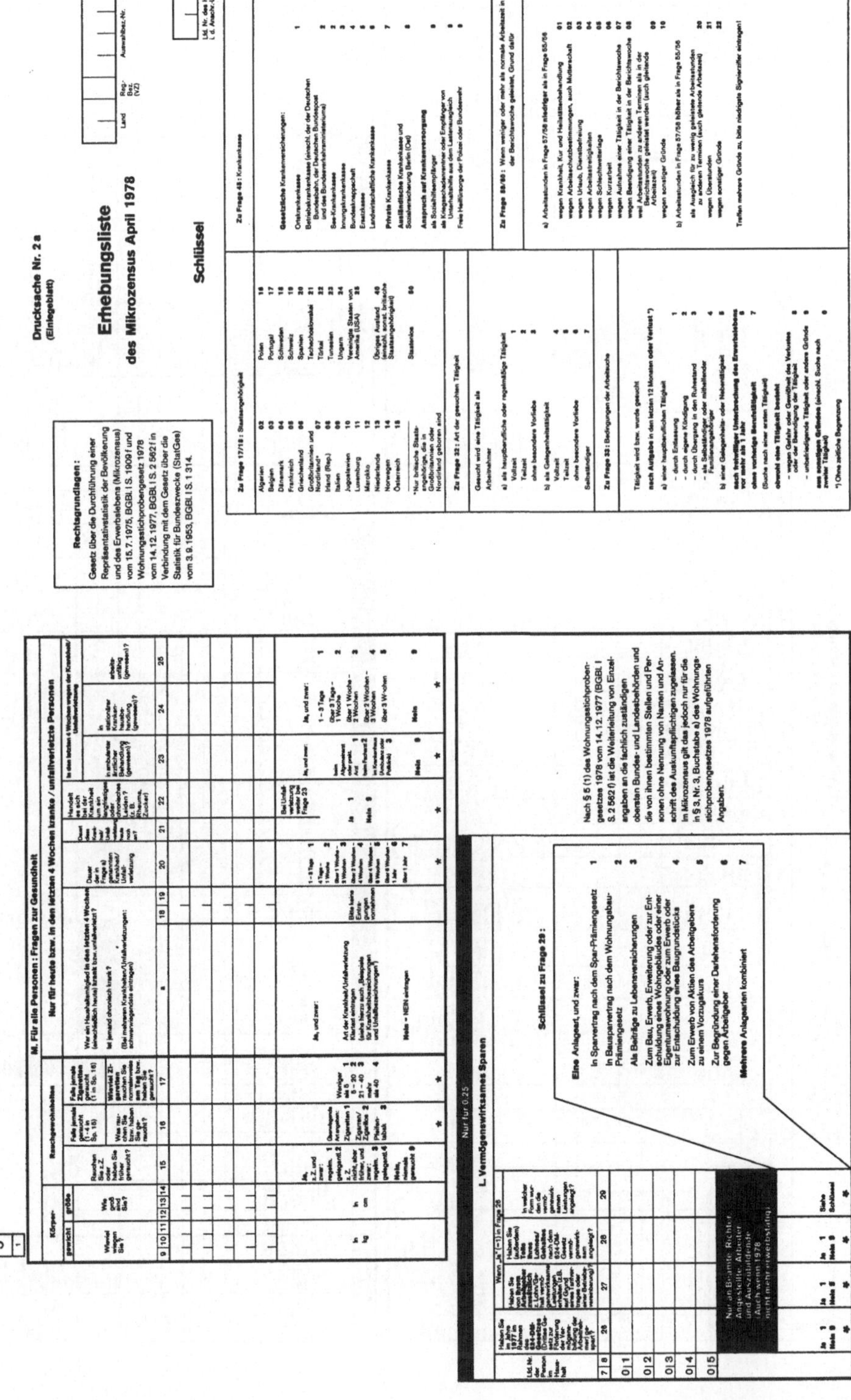

Abbildung 2, Teil B

ÜBERSICHT 1

Personenangaben des Mikrozensus 1966 (1%)

Variable	Ausprägungen
1. Ordnungsangaben	
Auswahljahr	3
Bundesland	11
Regierungsbezirk	1o
Gemeindegrößenklasse	1o
Haushaltsnummer	
lfd. Nr. der Person im Haushalt	99
bzw. Anstaltsart	19
2. Angaben zur Person	
Wohnsitz am 1.9.1939	6
Geschlecht / Anstaltsinsasse	4
Geburtsjahr	99
Stellung zum Haushaltsvorstand	6
Anwesend bzw. Grund der Abwesenheit	17
weiterer Wohnraum	3
- von dort zur Arbeit oder Berufsausbildung	3
Familienstand	4
Eheschließungsjahr	1oo
Staatsangehörigkeit	12
Nach Kriegsende in das Bundesgebiet oder Berlin (West) zugezogen -Jahr-	1oo
Nach Kriegsende in das Bundesgebiet oder Berlin (West) zugezogen - aus der SBZ oder dem Sowjetsektor von Berlin -	3
Bundesvertriebenen- (Flüchtlings-) Ausweis	7
3. Krankenversicherung	
Krankenkassenart	11
Pflichtversicherung usw.	9
zusätzlich in der privaten Krankenversicherung versichert (auch mitversichert)	3
4. Altersvorsorge	
selbst pflichtversichert in der... (Art der Rentenversicherung)(am Stichtag)	4
nicht pflichtversichert, aber in den letzten 12 Monaten Pflichtbeiträge gezahlt zur... (Art der Rentenversicherung)	4
weder zur Zeit noch in den letzten 12 Monaten Pflichtbeiträge gezahlt, aber in den letzten 12 Monaten freiwillige Beiträge , gezahlt zur ... (Art der Rentenversicherung)	4
weder zur Zeit noch in den letzten 12 Monaten Pflicht- oder freiwillige Beiträge gezahlt, aber nach dem 1.1.1974 überhaupt Beiträge gezahlt zur... (Art der Rentenversicherung)	5
5. Erwerbstätigkeit	
In irgendeiner Weise erwerbs- oder berufstätig	3
Hausfrau, Student, Schüler usw.	1o
Arbeitslos mit/ohne Arbeitslosengeld - hilfe	3
Woraus werden überwiegend die Mittel für den Lebensunterhalt bezogen	7
Eine Beschäftigung wird gesucht durch... (Arbeitsamt, Zeitung, Sonstiges)	7
Tätigkeit wird ausgeübt als... (Stellung im Beruf)	1o
Nur für Selbständige: Anzahl der familienfremden Arbeitskräfte	51
Nur für Nichtselbständige : mit dem Arbeitgeber verwandt, verheiratet, verschwägert	3
Geleistete Arbeitsstunden in der Berichtswoche	1oo
Gründe für weniger als 42 Stunden	15
Höhe des Nettoeinkommensim März 66	1o

Variable	Ausprägungen

6. Landwirtschaft
Bewirtschaftete landwirtschaftliche Bodenfläche - ha -	1o
In diesem landwirtschaftlichen Betrieb mitarbeitend	3

7. Vom Statistischen Landesamt zu signieren/verschlüsseln
Rentenempfänger (Quellen der Transferzahlungen)	56
Beendigung der Erwerbstätigkeit	8
Arbeitsort	1o
Geschäftszweig, Branche	99

8. Zahl der Kinder
Kinder bis unter 6 Jahren	1o
Kinder 6 bis unter 15 Jahren	1o
Kinder 15 bis unter 18 Jahren	1o
Zahl der ledigen Kinder im Alter von 18 und mehr Jahren	1o

9. Ernährungsangaben
Überwiegender Lebensunterhalt des Ernährers	1o
Geschäftszweig, Branche des Ernährers	99
Stellung im Beruf des Ernährers	8

1o. Allgemeine Angaben
Zeitpunkt der Anlage der Lochkarte	9
Reihenfolge der Familien im Haushalt	1o
0,1% - Auswahlbezirk	2
Zugang in der Befragung	99
Abgang in der Befragung	99
Grund der Veränderung	9
Haushalte in Neubauten	2
Ergänzte Ausfälle	2

Ab 1972 wurde für die Mikrozensen eine neue Auswahlgrundlage sowie ein neuer
Stichprobenplan angewandt. Als Auswahlgrundlage dienen die Ergebnisse der
Volkszählung 1970. Im Stichprobenplan wurden die bisherigen Zählbezirke (Klum-
pen) durch Segmente (künstliche AuswahlElemente) mit einheitlicher Klumpengröße
von ca. 20 bis 30 Haushalten ersetzt. Darüber hinaus wurden Neubaugebiete in
Gemeinden, die am Mikrozensus beteiligt sind, gesondert untersucht und in den
Auswahlplan einbezogen.

Aus dieser neuen Stichprobengrundlage für den Auswahlprozess resultiert ein
etwas anderes Schichtungskonzept. Nach der Schichtung der Bundesdaten der
Volkszählung nach 11 Ländern werden für jedes Land drei Schichten zusätzlich
gebildet. Großgebäude, d.h. Häuser mit mehr als 24 Haushalten, große Anstalten,
d.h. Anstalten mit mehr als 49 Personen sowie die Schicht der Sonstigen. Weiterhin erfolgte eine Schichtung nach Gemeindegrößenklassen und zusätzlich nach
Straßenarten bzw. Anteil der Erwerbstätigen in der Landwirtschaft. Aus diesen
verschiedenen Schichten werden Segmente gebildet, die nicht aus Teilen verschiedener Gemeinden und verschiedener Straßen bestehen sollen (WISTA 11/1973,
S. 631 ff).

Durch ein zweistufiges Auswahlverfahren werden dann die tatsächlich in die
Befragung gelangenden Haushalte festgelegt. Für 1972 und 1973 blieb die Aus-
wahlgrundlage für die Stichprobe identisch, ab 1974 wurden jährlich 50 % der
Segmente ausgetauscht. Damit wird das auch im alten Stichprobenplan enthaltene
Rotationsprinzip weitergeführt.

b) Interviewer

Die Erhebung erfolgte mittels Befragung durch besonders eingearbeitete Interviewer, die zusätzlich noch über ein Handbuch verfügen, in dem sowohl die Vorgehensweise bei den Interviews als auch die einzelnen Fragen und deren Beant-
wortungsmöglichkeiten sowie die dazugehörigen Signiervorschriften detailliert
festgehalten sind.

1.4.2 Population

Die Grundgesamtheit der Mikrozensuserhebungen setzt sich aus der in der Bundesrepublik wohnberechtigten Bevölkerung in Privathaushalten sowie aus den An-
staltsinsassen zusammen. Für die Mikrozensuszusatzbefragungen wurden die folgenden Auswahlsätze aus der Grundgesamtheit verwandt:
April 1966: 0,5 %, Bayern 1 %
Oktober 1970 bis Oktober 1973: 0,1 %
April 1974: 1 %

Die Fragen zur Gesundheit wurden im Mai 1976 0,25 %, im Jahre 1978 1 % der
Grundgesamtheit gestellt.

1.4.3 Instrumente

Als Instrumente sollen im folgenden die Anleitungen für die Interviewer sowie
die Verschlüsselung der Krankheitsangaben angesehen werden. Im Interviewerhand-
buch sind Abgrenzungen vorhanden, was als Krankheit, Behinderung oder Unfall
eingestuft werden kann. Darüber hinaus gibt es einen Beispielkatalog für Krankheitsbezeichnungen und Unfallbezeichnungen, der in Übersicht 2 wiedergegeben
wurde.

Die Abgrenzung des Krankheits- und Unfallbegriffs war in den Zusatzerhebungen
und Fragen zur Gesundheit nicht immer einhe'tlich (vgl. Abschnitt 2 weiter
unten). Für die MikrozensusFragen zur Gesundheit 1978 lautet die Abgrenzung:
"Eine Krankheit liegt bei einem Haushaltsmitglied dann vor, wenn es sich
während des Berichtszeitraumes oder am Befragungstag in seinem Gesundheitszustand so beeinträchtigt gefühlt hat oder noch fühlt, daß es seine übliche Beschäftigung (Spielen bei Kindern einschl. Besuch eines Kindergartens, Schulbe-
such bei Kindern und Jugendlichen, Berufstätigkeit, Haushaltsarbeit und Frei-
zeittätigkeit bei nicht berufstätigen Hausfrauen und Rentern usw.) nicht voll
ausüben konnte oder kann. Dabei kommt es nicht darauf an, ob der Betreffende
wegen seiner Beschwerden einen Arzt in Anspruch genommen hat oder nicht. Eine
Krankheit liegt insbesondere immer dann vor, wenn von einem Arzt oder Heil-
praktiker eine als behandlungsbedürftig angesehene Regelwidrigkeit des Kör-

ÜBERSICHT 2

Beispiele für Krankheitsbezeichnungen

Abszess
Alters
-Herz
-Krankheit
-Leiden
-Schwäche
-Zucker
Anämie (Blutarmut)
Angina (Halsentzündung)
Angia pectoris (Herzasthma)
Arteriosklerose
Arthritis
Arthrose, Arthrosis
Asthma (Asthma bronchiale)
Augen
-Entzündung
-Krankheit
Ausschlag
Bandscheiben
-Erkrankung
-Leiden
-Schaden
Bauchspeicheldrüsenentzündung
Bein(e)
-Leiden
-offene
Bindehautentzündung
Blasen
-Erkrankung
-Leiden
Blinddarmentzündung (Appendizitis)
Blutarmut (Anämie)
Bluthochdruck (Hypertonie)
Blutstauung
Blutunterdruck (Hypotonie)
Blutzucker (Diabetes mellitus)
Brechdurchfall
Bronchitis
Brustkrebs
Darm
-Erkrankung
-Grippe
-Infektion
-Katarrh
-Kolik
-Krebs
Diabetes (Diabetes mellitus)
Durchblutungsstörungen
Durchfall
Ekzem (Hautausschlag)

Emphysem
Epilepsie
Erkältung(s)-Krankheit
Fehlgeburt
Fieber
Frauen
-Krankheit
-Leiden
Furunkel
Gallen(blasen)
-Erkrankung
-Entzündung
-Kolik
-Leiden
-Steine
Gastritis
Gehirnschlag
Gehirnhautentzündung
   (Meningitis)
Geisteskrankheit
Gelbsucht (Ikterus)
Gelenkrheuma
Grippe (Grippaler)
-Infekt
Gürtelrose
Hämorrhoiden
Halsentzündung (Angina)
Halswirbelerkrankung
Hautausschlag (Ekzem)
Hautkrankheit
Hautkrebs
Herz
-Asthma (Angina pectoris)
-Beschwerden
-Infarkt
-Insuffizienz
-Klappenfehler
-Krankheit
-Kranzgefäßerkrankung
-Leiden
-Muskelschaden
Hirnhautentzündung(Meningitis)
Hüftgelenk
-Arthrose
-Entzündung
-Leiden
Infektion (Infekt)
Ischias
Kehlkopferkrankung
Keuchhusten (Stickhusten)

Kiefererkrankung
Kinderlähmung (spinale)
Kniegelenkentzündung
Kopf
-Grippe
Schmerzen
Krampfadern
Krebs
Kreislauf
-Erkrankung
-Schwäche
-Störung
Kropf (-leiden)
Lähmung (spastische,halbseitige)
Leber
-Entzündung (Hepatitis)
-Erkrankung
-Leiden
-Schaden
Leistenbruch
Leukämie
Lungen
-Blähung (Emphysem)
-Entzündung (Pneumonie)
-Erkrankung
-Tuberkulose
Magen
-Beschwerden
-Darmgrippe
-Erkrankung
-Geschwür
-Krebs
-Schleimhautentuündung
Mandelentzündung
Masern
Migräne
Mittelohrentzündung
Mumps (Ziegenpeter, Parotitis)
Mundschleimhautentzündung
Multiple Sklerose
Myom
Nabelbruch
Nebenhöhlenentzündung
Nerven
-Entzündung
-Erkrankung
-Leiden
Neuralgie
Nieren
-Beckenentzündung

-Entzündung
-Erkrankung
-Leiden
-Steine
Ohrenentzündung (-leiden)
Parodontose
Polyarthritis
Prostata (- leiden)
Rachenentzündung
Rachenkatarrh
Rheuma (Rheumatismus)
Rippenfellentzündung
Rückenschmerzen
Scharlach
Schilddrüsen
-Erkrankung
-Überfunktion
Schlaganfall
Schnupfen
Schultergelenkentzündung
Schuppenflechte
Schwachsinn
Schwerhörigkeit
Silikose
Spondylarthrosis
Star (grauer/grüner)
Staublungenerkrankung
(Silikose)
Stickhusten (Keuchhusten)
Stirnhöhlenentzündung
Thrombose
Tuberkulose
Unterleib(s)
-Erkrankung
-Leiden
-Operation, außer
   Krebsoperation
Venenentzündung
Verdauungsstörungen
Wasser (-sucht, in den Beinen)
Wechseljahrbeschwerden
Windpocken
Wirbelsäulenerkrankung
Wundrose
Zahnerkrankung (-schmerzen)
Zellgewebsentzündung
Ziegenpeter (Mumps,Parotitis)
Zuckerkrankheit (Diabetes)
Zwölffingerdarmgeschwür

<u>Beispiele für Unfallbezeichnungen</u> :
Zerreißungen, offene Wunden, oberfl. Verletzungen; Prellungen,Quetschungen, Verrenkungen, Verstauchungen ; Verbrennungen,
Vergiftungen, sonstige Verletzungen; Kopfverletzungen (Schädelbruch, Hirnverletzung, Gehirnerschütterung) ; andere Knochen-
brüche ; innere Verletzung der Brust, des Bauches, des Beckens

Quelle : Erhebungsliste des Mikrozensus 1978

per- oder Geisteszustandes durch eine Diagnose festgestellt wurde, die dem
Befragten bekannt ist. Hierbei kommt es - insbesondere bei chronischen lang-
fristigen Leiden - nicht darauf an, ob der Befragte in der Ausübung seiner
gewöhnlichen Beschäftigung beeinträchtigt war oder nicht". Auch ein angebore-
nes Leiden und Körperbehinderung sind, sofern eine regelmäßige ärztliche Behandlung erfolgt, als Krankheit anzusehen.

Schwangerschaft, Entbindung und Wochenbett sind nicht als Krankheit anzugeben; damit verbundene Komplikationen, die zu einer wesentlichen Einschränkung
der üblichen Tätigkeit führen oder ärztliche Behandlung erforderlich machen,
gelten dagegen als Krankheit". Unfälle sind "plötzliche Ereignisse, die die
Verletzung oder eine andere Beeinträchtigung des Gesundheitszustandes wie Gehirnerschütterung eines Menschen zu Folge haben" (Interviewanweisung 1978 -
1981, S. M 4).

Die Angaben über Krankheiten und Unfälle waren in allen Erhebungen in Klar-
schrift in die Erhebungslisten einzutragen. Die spätere maschinelle Aufbereitung erforderte eine Umsetzung der Klarschriftangaben in maschinenlesbare
Schlüssel. Dazu wurde 1966 das Verzeichnis "Krankheiten, Gesundheitsschädigun-
gen und Todesursachen für die Statistik der Sozialversicherungsträger, Ausgabe
1962" verwandt. Ab 1970 erfolgte die Verschlüsselung nach der "Internationalen
Klassifikation der Krankheiten (ICD) 1968". Ab 1974 wurde ein verkürzter ICD
als Schlüssel verwandt, der von 35 auf 28 Krankheitsgruppen verändert wurde.

1.4.4 Periodizität

Von 1966 - 1974 erfolgte die Erhebung der Daten in unregelmäßigen Zeitabständen. Ab 1976 sind die Fragen zur Gesundheit in das Grundprogramm des Mikrozensus durch das "Gesetz über die Durchführung einer Repräsentativstatistik der
Bevölkerung und des Erwerbslebens vom 15. Juli 1975" aufgenommen worden und
werden alle zwei Jahre abwechselnd mit den Auswahlsätzen 0,25 % bzw. 1 % durchgeführt. Durch § 5 des genannten Gesetzes ist zugleich eine Auskunftspflicht
für alle volljährigen oder einen eigenen Haushalt führenden minderjährigen
Personen eingeführt worden.

1.4.5 Zeitraum der Befragung

Die Fragen des Grundprogramms der Mikrozensen (ohne Gesundheitsfragen) beziehen
sich im Prinzip auf den Berichtsstichtag (Mittwoch einer Berichtswoche), die
Fragen der Zusatzerhebung bzw. die Fragen zur Gesundheit beziehen sich dagegen
auf einen Zeitraum.

1966 wurde nach kranken Personen im April 1966 bzw. nach Unfällen, die in den
Monaten Februar bis April 1966 geschehen waren, gefragt. 1970 wurde sowohl
nach Krankheiten am Befragungstag als auch nach Krankheiten bzw. Unfällen im
Oktober 1970 gefragt.

Ab 1972 führte man den sogenannten gleitenden Berichtszeitraum ein. Für die
Jahre 1972 bis 1974 wurde sowohl nach Krankheiten am Befragungstag als auch
nach Krankheiten im vorausgegangenen Vierwochenzeitraum, gerechnet vom Befra-
gungstage an, gefragt. Das gleiche galt für Unfälle. Damit beziehen sich die
Antworten auf den Zeitraum Anfang Oktober bis Ende November der Jahre 1972
und 1973. Für 1974 gilt der gleitende Berichtszeitraum Anfang April bis Ende
Mai. Ab 1976 wurde nur noch der gleitende Berichtszeitraum zugrunde gelegt,
der auch weiterhin vier Wochen umfaßt. Es werden nur Kranke am Befragungstag
und/oder Kranke im vorangegangenen Vierwochenzeitraum erhoben.

1.4.6 Datenaufbereitung

Für die Zusatzbefragung "Kranke und unfallverletzte Personen" der Jahre 1966
und 1974 wurden maschinenlesbare Bögen verwandt, die nach der Umsetzung der
Krankheitsangaben in Schlüsselzahlen unmittelbar einem Belegleser zugeführt
wurden. 1966 wurden aus den maschinell gelesenen Belegbögen Tabellen entwik-
kelt, die dann anschließend manuell weiterverarbeitet und zu den veröffentlichten Tabellen umgeformt wurden.
Eine Zusammenführung der Zusatzerhebungs-Ergebnisse mit denen des Mikrozensus
unterblieb.

1970 wurde die Befragung personenbezogen mit Angaben des Haushalts durchgeführt, so daß eine Auswertung sowohl personen- als haushaltsbezogen erfolgen
konnte. Eine Zusammenführung mit Mikrozensusmerkmalen erfolgte jedoch auch
hier nicht. Ab 1974 sind die Merkmale der Mikrozensen und der Zusatzfragen
gemeinsam personenbezogen vorhanden.

Ob bei der Umsetzung der auf den Erhebungslisten festgehaltenen Ergebnisse
in Daten in maschinenlesbarer Form Doppeleingaben zur Kontrolle bzw. andere
Überwachungsverfahren eingesetzt wurden, ist in den Publikationen nicht erläutert worden.

1.4.7 Archivierung

Die Daten der Mikrozensen und der Zusatzerhebungen sind bei den Statistischen
Landesämtern sowohl in Form der Erhebungslisten als auch in maschinenlesbarer
Form vorhanden. Das Statistische Bundesamt verfügt über Daten in maschinenlesbarer Form. In welcher Art und Weise und wie lange eine Archivierung der einzelnen Erhebungen vorgenommen wird, ist aus den Publikationen nicht ersichtlich.

1.5 Verfügbarkeit

1.5.1 Form der Datenträger

Die Daten der letzten Jahre werden auf EDV-Bändern gehalten.

1.5.2 Zugänglichkeit

Die Daten sind für Einzelauswertungen, die das Statistische Bundesamt selbst
durchführt, zugänglich. Ansonsten besteht bisher keine Zugangsmöglichkeit.

1.5.3 Veröffentlichungen

Über die Ergebnisse der Befragungen wird ca. zwei Jahre nach der Erhebung in
der Zeitschrift "Wirtschaft und Statistik" berichtet. Darüber hinaus wurden
Ergebnisse in der alten Fachserie A, Reihe 7, Gesundheitswesen bzw. in der
neuen Fachserie 12, Reihe Gesundheitswesen publiziert.

1.5.4 Aggregationsgrad

Die in den Publikationen zugänglichen Ergebnisse sind hochgerechnet auf das
Gebiet der Bundesrepublik. Es werden unterschiedliche Tabellen, gegliedert
nach Altersgruppen, Geschlecht, Krankheitsarten, Krankheitsdauer, Erwerbstätigkeit sowie soziale Stellung des Haushalts und weitere Merkmale veröffentlicht.

1.5.5 Linkage

Die Daten der Zusatzerhebungen "Kranke und unfallverletzte Personen" wurden
teilweise mit den Erhebungen des Mikrozensus verknüpft (siehe Punkt 1.4.6).

Ab 1976 ist diese Verknüpfung explizit im Erhebungsbogen vorhanden. Eine Verbindung oder Verknüpfung mit anderen Daten ist bisher nicht erfolgt.

2. Diskussion der Datenbasis

Im folgenden Abschnitt werden Aspekte der Qualität der Gesundheitsfragen im
Mikrozensus sowie Anwendungsmöglichkeiten der Daten diskutiert. Daraus lassen
sich einige Wünsche für die Ausgestaltung der Erhebungen und Publikationen
ableiten.

Methodisch hat es im Verlauf der Erhebungen zwei wesentliche Veränderungen
gegeben: ab 1972 wurde ein neuer Stichprobenplan für die Mikrozensen verwandt
und ab 1976 sind die Fragen zur Gesundheit in das Grundprogramm - und damit
in den Teil der Erhebungen, für den Auskunftspflicht besteht - übernommen worden. Es erscheint daher sinnvoll, bei der Diskussion die drei Gruppen zu unterscheiden: Alte Mikrozensus-Zusatzerhebungen 1966 bis 1970, neue Mikrozensus-
Zusatzerhebungen 1972 bis 1974 und Fragen zur Gesundheit im Grundprogramm ab

1976.

2.1 Methodik und Qualität der Daten

Die Methodik der Datenerhebung ist in Abschnitt 1 skizziert worden. Daher soll
hier der Schwerpunkt auf der Qualitätsbeurteilung der Daten liegen. Dazu soll
auf Fragen der Validität, d.h. das Ausmaß, in dem die Meßverfahren das zu mes-
sende Objekt erfassen, und auf Fragen der Reliabilität, d.h. der Zuverlässigkeit der Daten, eingegangen werden. Die methodischen Erläuterungen zur Validität und Reliabilität wurden in Abschnitt I dieses Buches in das Kapitel "Methodische Konzepte zur Beurteilung von Daten" integriert.

2.1.1 Validität der Gesundheitsfragen im Mikrozensus

Zur Einschätzung der Validität der Daten wird auf die Aspekte der Inhalts-
und der Kriterienvalidität eingegangen. Im Rahmen der Inhaltsvalidität werden
Probleme der Auswahl der Bevölkerung für die Befragung diskutiert, weil sich
hieraus ermessen läßt, inwieweit Kranke in die Befragung gelangen. Außerdem
ist der verwandte Krankheits- und Unfallbegriff zu erörtern, weil er die Abgrenzung zwischen Kranken und Gesunden manifestiert. Schließlich wird kurz
auf den Einfluß der Interview-Technik eingegangen, weil hieraus Veränderungen
der Befragungsergebnisse resultieren können.

Bei der Diskussion der Kriterien-Validität soll abgeschätzt werden, ob die
Daten, gemessen an anderen Bezugsgrößen, relativ übereinstimmende Ergebnisse
liefern. Dazu muß auch auf mögliche Aufbereitungsfehler eingegangen werden.

2.1.1.1 Probleme der Auswahl der Bevölkerung für die Erhebungen

Die Zusatzerhebungen und die Befragungen zur Gesundheit wurden in Verbindung
mit bzw. innerhalb der Mikrozensen durchgeführt. Daher gelten für sie auch
die jeweiligen Stichprobenpläne.

Die alten Mikrozensus-Zusatzerhebungen hatten als kleinste Auswahleinheit den
Zählbezirk. Problematisch hieran in bezug auf disaggregierte Gesundheitsfragen
ist, daß es Zählbezirke mit deutlich verschiedenen Prävalenz- bzw. Inzidenzraten geben kann, die, je nachdem ob sie in die Befragung einbezogen worden
sind oder nicht, die Ergebnisse beeinflussen. Beispielsweise hat ABHOLZ deutliche Unterschiede in den Durchschnittsraten der Tuberkuloseerkrankungen für
die Jahre 1971-73 in verschiedenen Bezirken von Westberlin festgestellt (AB-
HOLZ, 1976a, S. 176).

Bei der Erhebung 1966 und auch derjenigen von 1976 waren kleinere Auswahlsätze für die Gesundheitsfragen vorgesehen als für die übrigen Fragen der Mikrozensen (1966: 0,5 % für das Bundesgebiet, aber Bayern 1 %; 1976: 0,25 %).
Aus der Literatur ist nicht ersichtlich, nach welchem Konzept die Verminderung
des Auswahlsatzes erfolgte. Für 1966 kann je nach Auswahlverfahren eine Ver-
stärkung der bezirksorientierten Verzerrungen oder aber eine Abschwächung eingetreten sein, je nachdem, ob innerhalb der Zählbezirke 50 % der Haushalte
befragt oder ob 50 % der Zählbezirke einbezogen wurden.

Allerdings ist dieser mögliche methodische Fehler der bezirksspezifischen Verzerrungen mit dem neuen Stichprobenplan ab 1972 so gut wie beseitigt worden:
Die "künstlichen" Segmente mit je 20 - 30 Haushalten wurden für die Auswahl
so angeordnet, daß praktisch keine direkt zusammenhängenden Großgebiete vollständig in die Befragung eingingen.

Ein weiterer Problembereich der Auswahl der Bevölkerung für die Befragung beinhaltet Fragen über den Gesundheitszustand von Personen, die nicht direkt anwe-
send sind. Die Mikrozensen und damit auch die Gesundheitsfragen sind an die
wohnberechtigte Bevölkerung gerichtet. Dies bedeutet, daß Erwerbstätige, die
an einem zweiten Wohnsitz zur Arbeit gehen, auch dort erfaßt werden. Im Rahmen
der Gesundheitsfragen hatten diese Erwerbstätigen über den nicht anwesenden
Teil der Familie bzw. die Familie über den nicht anwesenden Erwerbstätigen
Angaben zu machen. Hierbei ist nicht auszuschließen, daß die Kenntnis über
den tatsächlichen Krankheitsstand der nicht anwesenden Personen eingeschränk-
ter ist, als dies bei Haushaltsmitgliedern der Fall wäre, die im gleichen Haushalt wohnen. Zusätzlich ist unklar, wie mit Haushalten verfahren wurde, deren

Mitglieder nicht angetroffen wurden. Insbesondere bei Einpersonenhaushalten
können Krankenhaus- und Sanatorienaufenthalte dazu führen, daß sie nicht in
die Erhebung einbezogen wurden. Außerdem ergibt sich bei dem Konzept der wohnberechtigten Bevölkerung auch das Problem der Doppelzählung: Haushalte mit
auswärts arbeitendem Ernährer können doppelt in die Befragung gelangt sein.

Schließlich liegt für die alten und neuen Mikrozensus-Zusatzerhebungen ein
Problem darin, daß die Auskunft freiwillig war. Das Statistische Bundesamt
gibt hierzu an, daß 1970 1,1 % der Einwohner der Bundesrepublik die Auskunft
verweigerten, 1973 waren es 0,7 %. Es ist zu vermuten, daß zwischen den Ant-
wortverweigerungen und dem Vorhandensein von Krankheitsmerkmalen eine enge
Korrelation besteht. Diese Fehlermöglichkeit ist ab 1976 weitgehend eingedämmt
worden, da durch die Aufnahme der Fragen zur Gesundheit in die Mikrozensen
eine Antwortpflicht gesetzlich festgelegt wurde.

Zusammengefaßt kann man feststellen, daß die Probleme der Auswahl der Bevölkerung für die Erhebung im Laufe der Zeit schrittweise vermindert wurden. Man
muß allerdings bei Longitudinalvergleichen die Unsicherheiten der früheren
Erhebungen in die Ergebnisinterpretation einbeziehen.

2.1.1.2 Der Krankheits- und Unfallbegriff der Erhebungen

Neben der Zielsetzung, "ausreichende Informationen über die Häufigkeit des
Auftretens der verschiedenen Krankheiten bei Männern und Frauen unterschiedlichen Alters" (WISTA 10/72, S. 570) zu erhalten, lag eine Aufgabe der Gesundheitsfragen darin, die Morbidität der Bevölkerung festzustellen. Dazu muß der
idealtypische Begriff Morbidität bzw. Krankheit in einen entsprechenden empirischen Gattungsbegriff, d.h. eine erhebbare Abgrenzung des Begriffs, umgewan-
delt werden.

Verwendet man die Begriffe Krankheit bzw. Unfall als empirische Gattungsbegrif-
fe für die Morbidität, so müssen diese in ihrer Reichweite und Bedeutung genau
beschrieben werden. Abgesehen von einer Zirkeldefinition, die innerhalb der
Ergebnisdarstellung des Mikrozensus 1972 vorgenommen wurde und kranke Personen
als solche Personen definiert, die am Befragungstag oder in den letzten vier
Wochen vor der Befragung krank waren (entsprechend für Unfallverletzte), wurde
u.a. im Sonderbeitrag zur Zusatzerhebung 1966 auf die Begriffe Krankheit und
Unfall näher eingegangen. Dazu heißt es: "Die Gruppe von Erkrankungen, denen
der Name Krankheit zukommt, läßt sich mit naturwissenschaftlichen Mitteln deshalb nicht eindeutig festhalten, weil der Krankheitsbegriff seinem Wesen und
Zweck nach über die Bereiche einer sachlichen Beobachtung und kausalen Begründung hinausreicht. Die Zahl der Grenz- oder Übergangsfälle, bei denen der Name
Krankheit seinen verbindlichen Charakter einbüßt, ist außerordentlich groß"
(STATISTISCHES BUNDESAMT, 1966, S. 7). Daher wurde zunächst der Weg beschrit-
ten, den empirischen Gattungsbegriff von jedem Befragten selbst festlegen zu
lassen, indem alles, was subjektiv als Krankheitsvorstellung vorhanden war,
auch genannt werden konnte. Erst in der Publikation der Ergebnisse der Zusatzerhebung 1974 wurde Krankheit im Sinne eines Beeinträchtigungskonzepts abgegrenzt (vgl. Abschnitt 1.43).

Daß die Interviewer diese Abgrenzung auch schon bei den vor 1974 erfolgten
Zusatzerhebungen verwandt haben, wird erst in der Publikation der Ergebnisse
von 1976 bejaht.

Aus der in den Zusatzerhebungen dem Befragten überlassenen Definition des
Krankheitsbegriffs folgt, daß subjektive Faktoren die Antworten beeinflußt
haben. Das Statistische Bundesamt nennt selbst als Einflußfaktoren: Art der
Krankheit, Zahl der ärztlichen Konsultationen, Auswirkung der Krankheit auf
die Lebensweise, individuelle Einstellung zur Krankheit, Kostspieligkeit,
Schweregrad und das Verständnis für die Befragung und die Antwortbereitschaft
(STATISTISCHES BUNDESAMT, 1966, S.8).

Es läßt sich vermuten, daß die individuelle Bandbreite der Antwortmöglichkeiten
relativ hoch war. Ob allerdings hieraus systematische Fehler oder Zufallsfehler
resultieren, könnte nur mit einer speziellen Kontrollerhebung ermittelt werden.
Das Statistische Bundesamt hat zwei in die systematischen Fehler einzuordnen-
de Phänomene beschrieben: Den Erinnerungsfehler und den sogenannten telescoping-effect. Der erste Fehler besteht darin, daß ein Ergebnis oder der Zeit-

punkt eines Ereignisses um so eher vergessen wird, je größer der zeitliche
Abstand des Ereignisses vom Befragungsstichtag ist. Der telescoping-effect
bewirkt ein Verschieben des Zeitpunkts der Krankheit in Richtung der Gegenwart (STATISTISCHES BUNDESAMT, 1966, S.9).

Um den telescoping-effect zu reduzieren, wurde der Befragungszeitraum auf einen
Monat festgelegt. Zur Eindämmung der Erinnerungsfehler und um die individuelle
Bandbreite der Antwortmöglichkeiten einzuschränken, sind die in Übersicht 2
wiedergegebenen Beispiele für Krankheiten den Interviewern an die Hand gegeben worden.

Zusätzlich zu den hier genannten Faktoren ist zu vermuten, daß das Verbalisie-
rungsvermögen (abhängig vom Bildungsgrad) und das Gedächtnis die Ergebnisse
beeinflußt haben. Dies ist jedoch für alle Befragungen charakteristisch, die
auf die Verwendung von "objektiv" aufgezeichneten unterstützenden Unterlagen
wie z.B. Krankenscheine verzichten.

2.1.1.3 Der Einfluß der Interviewtechnik auf die Befragungsergebnisse

Infolge der gerade bei den Gesundheitsfragen vorhandenen Antwortspielräume
kommt der Interviewtechnik eine wesentliche Bedeutung für die Ausgestaltung
der Ergebnisse zu. Das Statistische Bundesamt stellt den Interviewern Handbücher zur Verfügung, in denen zum Bereich Gesundheit der Zweck der Befragung,
Grundsätzliches zur Befragung sowie Angaben zu den einzelnen Fragen enthalten
sind. Ein Ziel dieser Handbücher sollte es sein, die Erhebung so einheitlich
wie möglich durchzuführen.

In bezug auf "objektive" Merkmale wie beispielsweise Anzahl der Personen im
Haushalt, Art der Erwerbstätigkeit usw. ist eine einheitliche Erhebungsform
noch relativ einfach zu gewährleisten. Probleme ergeben sich schon bei der
Feststellung des Haushaltsnettoeinkommens. Wie KORTMANN und SCHMAUS (1975)
gezeigt haben, wird das Einkommen häufig zu niedrig angegeben, weil Weihnachts-
geld, Deputate usw. von den Befragten nicht zu den Summen addiert werden.

Bei den Zusatzerhebungen und bei den Fragen zur Gesundheit ist jedoch insofern
eine besondere Erhebungssituation vorhanden, als die Beurteilung von Krankheiten einer objektiven und subjektiven individuellen Wertung unterliegt. Objektive Wertungen sind insoweit vorhanden, als Befunde von Ärzten, aber auch Ein-
schätzungen von anderen Personen übernommen werden. Daher erfordert eine Befragung von Krankheiten und Unfällen im Prinzip eine ärztliche Ausbildung, die
die Interviewer nicht hatten. Infolgedessen schlagen die möglichen Einflußfaktoren der Interviewer stärker zu Buche, als dies bei einer medizinischen
Ausbildung der Fall wäre.

Als mögliche Einflußfaktoren können angesehen werden: Die Abgrenzung von Krankheiten gegenüber Bagatellfällen, die Kennzeichnung der jeweils schwerwiegendsten Krankheit, die Zahl der aufgenommenen und als unterschiedlich gekennzeich-
neten Krankheiten sowie die individuelle Hilfestellung, die der Interviewer
dem einzelnen Befragten zuteil werden ließ. Es wäre wünschenswert, eine even-
tuelle Ergebnisverzerrung durch die Interviewer quantitativ auszuweisen. Im
Rahmen der Probeerhebungen zum Mikrozensus 1958 wurde vom Statistischen Bundesamt eine varianzanalytische Messung des Einflusses von Interviewern auf das
Befragungsergebnis vorgenommen.

Wie wichtig eine derartige Prüfung ist, unterstreicht das damalige Ergebnis
des Statistischen Bundesamtes. Für die Mikrozensen bis 1962 war die Auswahleinheit die Wohnung. Bei der Prüfung auf Ergebnisverzerrungen durch die Interviewer wurde die Hypothese überprüft, ob eine Interviewereinwirkung bei der Abgrenzung der Anzahl der Wohnungen statistisch gesichert ist. Als Ergebnis er-
hielt man bei einer Irrtumswahrscheinlichkeit von 5 %, daß eine Ergebnisverzerrung durch die Interviewer in bezug auf Wohnungsabgrenzungen vorhanden ist.

Obwohl damals angegeben wurde, daß beabsichtigt ist, "die Prüfmethode auf Merkmale, die sachlich wichtig sind, anzuwenden" (STASTISTISCHtES BUNDESAMT 1960,
S.175), unterblieb meines Wissens eine derartige Prüfung für alle Erhebungen,
die hier genannt sind. Selbst wenn man den Originaldatensatz der einzelnen
Erhebungen zur Verfügung hätte, ist eine derartige Prüfung nachträglich nur
dann zu vollziehen, wenn in den einzelnen Ergebnissen die Nummer des jeweili-

gen Interviewers mit enthalten ist.

2.1.1.4 Fehlermöglichkeiten bei der Aufbereitung

Zur Beurteilung der Gültigkeit und der Zuverlässigkeit der Ergebnisse ist eine
kurze Diskussion der Fehlermöglichkeiten notwendig, die bei der Umsetzung der
Erhebungslisten vorgekommen sein können und dann die Ergebnisse verfälscht
haben, obwohl diese Verzerrungen im ursprünglichen Material nicht enthalten
sind.

Die 1966 und 1974 verwandten Fragebögen waren in maschinenlesbarer Form vorgesehen. Nach der Verschlüsselung der Krankheiten und Unfallangaben sind Aufbereitungsfehler durch falsche Codierung bzw. Eingabe der Einzelergebnisse der
Befragung weitgehend ausgeschlossen. Soweit mir bekannt ist, waren die Antworten zu den anderen Gesundheitsfragen sowohl in den Zusatzerhebungen als auch
ab 1976 im Rahmen des Grundprogramms in nicht maschinenlesbare Erhebungslisten
einzutragen. Ob bei der Aufbereitung der Erhebungslisten eine Doppeleingabe
oder andere Prüfverfahren (Summenprüfung, Prüfziffer u.a.) zur Fehlerkontrolle verwandt wurden, kann aus den Publikationen des Statistischen Bundesamtes
nicht entnommen werden.

Ein besonderer Problembereich ist jedoch in bezug auf die Auswahl von Krankheiten und deren Verschlüsselung vorhanden. In der 1966 vorgenommenen Erhebung
wurden zwei Krankheiten in den Fragebogen aufgenommen. Hierbei war als Kriterium angegeben, daß die aus der Sicht der Befragten schwerwiegendste Krankheit zu unterstreichen war. Fehlte eine derartige Kennzeichnung, so wurde angenommen, daß die erste im Fragebogen enthaltene Krankheit die schwerwiegendste
war. Hierbei kann insoweit ein Aufbereitungsfehler entstehen, als die erstge-
nannte Krankheit eine Manifestation der an zweiter Stelle genannten, aber
schwerwiegenderen Krankheit sein kann. Ab 1970 wurde die Einordnung des Schwe-
regrades vollständig dem Befragten überlassen, indem nur eine Krankheit in
die Erhebungsliste übernommen wurde. Äquivalent wurde mit den Fragen nach den
Unfällen bzw. den Behinderungen verfahren. Als Resultat der Befragung ergibt
sich, daß - insbesondere bei der Verwendung der den Interviewern an die Hand
gegebenen Bezeichnungen - Krankheiten schriftlich eingetragen werden, bei denen
weder sicher ist, daß sie tatsächlich die schwerwiegendste Krankheit waren,
noch garantiert werden kann, daß die Bezeichnung, die eingetragen wurde, tatsächlich dem Befinden des Befragten entsprach. Daraus folgt theoretisch, daß
die Angaben auf den Fragebögen nicht interpersonell zusammengefaßt werden können.

Zur Aufbereitung der Ergebnisse werden die in schriftlicher Form festgehaltenen
Krankheiten dann in Schlüsselverzeichnisse von Krankheiten vercodet. Dazu diente ab 1970 der ICD (International Classification of Diseases). Dieses Klassifi-
zierungsverzeichnis stellt, da leider alle Versuche gescheitert sind, eine
"logisch einwandfreie statistische Klassifikation der pathologischen Zustände
aufzustellen", "einen Kompromiß dar zwischen einer Klassifizierung nach der
Lokalisation der pathologen Veränderung, nach dem Alter, den Umständen des
ersten Auftretens der Krankheit und dem Wert der ärztlichen Angaben" (STATI-
STISCHES BUNDESAMT; o.J. (1968), S. 15). Da den Befragten selbst die Angabe
einer Erkrankung oblag, sind ärztliche Angaben nicht vorhanden. Das gleiche
gilt für die Umsetzung der Angaben in das Schlüsselverzeichnis.

Problematisch hieran sind zwei Bereiche. Erstens werden die Klassifikationsan-
gaben gleichermaßen für medizinische und nichtmedizinische Befunde verwandt.
Statistiken aus anderen Quellen mit gleicher Krankheitsbezeichnung sind jedoch
aus den obigen Gründen nicht ohne weiteres vergleichbar, obwohl die Namen dies
suggerieren. Zweitens unterliegt, zumindest ab 1974, die Befragung nach Krankheiten nicht einem medizinischen, sondern einem anderen Konzept. Krankheit
wurde so abgegrenzt, daß dadurch die Durchführung von normalen Tätigkeiten
eingeschränkt wurde. Damit ist eine Form des Beeinträchtigungskonzeptes angewandt worden, deren Ergebnisse mit einem unzulänglich erscheinenden Schlüssel
vercodet wurden.

2.1.1.5 Bezugsgrößen für eine Kriterienvalidität

Um zu überprüfen, ob die verwandten Skalen zur Messung von Krankheiten, Unfällen und Behinderungen tatsächlich die intendierten Sachverhalte wiedergeben,

kann man anhand eines "Außenkriteriums", d.h. einer anderen Variablen, die
bei der entsprechenden Person mit erhoben wurde, versuchen, deren Übereinstimmung zu prüfen.

Für Krankheiten ist ein derartiges Außenkriterium jedoch schwer zu finden.
Die nach der ICD-Vercodung naheliegende pathologische Auslegung würde als
Außenkriterium - zumindest für einige Krankheitsarten - einen Arztbesuch bzw.
einen Krankenhausaufenthalt nahelegen. Das Statistische Bundesamt hat in der
Befragung von 1970 auch nach ärztlicher bzw. zahnärztlicher Behandlung und
1974 zusätzlich nach Arbeitsunfähigkeit und Krankenhausaufenthalt gefragt.

Bei diesem Vergleich ist jedoch problematisch, daß die Krankheitsangaben von
den Betroffenen vorgenommen wurden und daher eher Befinden als Befund wiedergeben. Infolgedessen kann es vorkommen, daß pathologisch orientierte Krankheitsbezeichnungen, die unbedingt ärztliche Behandlung erfordern, bei einem Befragten nicht mit ärztlicher Behandlung verbunden sind. Leider ist meines Wissens
eine in dieser Richtung durchgeführte Prüfung der Meßinstrumente nicht vorgenommen worden, sondern die Befragung nach Arztbesuchen usw. diente dazu, "die
Krankheiten insbesondere in ihrem Schweregrad zu objektivieren" (WISTA 9/76,
S.554).

Auch eine andere Prüfung der Validität der Skalen, die explizit das Beeinträchtigungskonzept berücksichtigt, ist mit den erhobenen Merkmalen nur unzulänglich
durchführbar. Denkbar wäre es, daß die Angaben über Krankheiten, die die üblichen Beschäftigungen verhindern, mit den Angaben über Arbeitsunfähigkeitstage
für Erwerbstätige verglichen werden. Dieser Vergleich ist jedoch nur dann möglich, wenn die Beeinträchtigung so abgegrenzt war, daß sie zu einem totalen
Verhindern der Beschäftigung führte und gleichzeitig nicht nur die ärztlich
bescheinigte Arbeitsunfähigkeit erhoben wurde.

In Abständen veröffentlicht das Statistische Bundesamt Ergebnisse, die teilweise der Kriterienvalidität angerechnet werden können, teilweise jedoch auch
Reliabilitätsangaben beinhalten. Für die Erhebung 1966 wurde u.a. ein Vergleich
der in der Zusatzerhebung enthaltenen Angaben über Unfälle mit denjenigen der
Unfallstatistik vorgenommen. Übersicht 3 verdeutlicht, daß im Verhältnis zu
den Unfallanzeigen über Arbeitsunfälle die Angaben der Mikrozensuszusatzerhe-
bung 1966 für den Monat April erheblich überhöht scheinen. Das Statistische
Bundesamt führt dieses Ergebnis auf den telescoping-effect zurück. Allerdings
erscheinen die Abweichungen so hoch, daß auch Differenzen in den Angaben zwischen der Unfallstatistik und den bei den Betroffenen erhobenen Angaben nicht
ausgeschlossen sind.

Für den Mikrozensus 1976 wurde ein Vergleich zwischen den Angaben über das
Krankenversicherungsverhältnis in der Befragung und den Ergebnissen der Ge-
schäftsstatistik der gesetzlichen Krankenversicherung publiziert. Zielsetzung
war hier allerdings, die Ergebnisse über den Krankenversicherungsschutz darzustellen (STATISTISCHES BUNDESAMT 1976 b, S.5 ff). Die Abweichungen zwischen
beiden Statistiken schwanken um rund 11 % bei den Extremfällen, im
Durchschnitt jedoch nur um 0,3 %, obwohl die Erhebungskonzepte zwischen beiden Statistiken stark differieren. Eine Diskussion der Eignung des Mikrozensus
zur Bestimmung der Mitglieder und der Familienangehörigen hat ROSENBERG (1976)
vorgenommen, mit dem Ergebnis, daß erhebliche methodische Probleme vorhanden
sind.

Insgesamt ist jedoch eine detaillierte Beurteilung der Validität der Daten
und der Fragebögen aus den Publikationen nur eingeschränkt möglich.

2.1.2 Die Reliabilität der Gesundheitsfragen

Zur Beurteilung der Konsistenz und der Stabilität der Zusatzerhebungen besteht
prinzipiell die Möglichkeit, Reliabilitätsuntersuchungen vorzunehmen. Im folgenden soll dazu die Wiederholungs- und die Paralleltestreliabilität kurz diskutiert werden.

2.1.2.1 Die Wiederholungsreliabilität

Das ursprüngliche Konzept der Wiederholungsreliabilität, die gleiche Befragung
nach einem kurzen Abstand den Befragten erneut vorzulegen, ist bei den Fragen

ÜBERSICHT 3:

VERGLEICH DER ANGABEN ÜBER UNFÄLLE IN DER MIKROZENSUS-ZUSATZ-ERHEBUNG 1966 MIT DER AUSZÄHLUNG EINER REPRÄSENTATIVEN AUSWAHL VON UNFALLANZEIGEN ÜBER ARBEITSUNFÄLLE

Zeitpunkt des Unfalls	Unfallverletzte Personen (Mikrozensus)		Bei Straßenverkehrs-unfällen Verletzte (Straßenverkehrs-unfallstatistik)	Arbeitsunfälle[1] (Statistik der Un-fallversicherungs-träger)
	1000		Februar = 100	
1966				
Februar	166	100	100	100
März	199	120	125	116
April	383	231	132	106

1) Ergebnis der Auszählung einer repräsentativen Auswahl von Unfallanzeigen über Arbeitsunfälle (vgl. Unfallverhütungsbericht der Bundesregierung 1966)

Quelle: Statistisches Bundesamt: Fachserie A: Bevölkerung und Kultur, Reihe 7: Gesundheitswesen, Sonderbeitrag Kranke und unfallverletzte Personen, April 1966, S. 9

ÜBERSICHT 4:

CHRONISCH KRANKE PERSONEN NACH EIGENEN ANGABEN AUF 10.000 EINWOHNER*

	Oktober 1970[1]	Oktober 1972[2]	Oktober 1973[2][3]	April 1974[2]	Mai 1976[2]
Männer	1209	892	726	711	674
Frauen	1664	1239	1042	1011	953
insges.	1448	1075	892	867	820

* Ergebnisse der Mikrozensus-Zusatzerhebungen bzw. der Fragen zur Gesundheit
  Quellen: WISTA 10/72, S. 252; 1/74, S. 24; 7/75, S. 457; 9/76, S. 556 und 2/78, S. 127

1) Chronische Leiden wurden mit einer besonderen Frage erfaßt

2) Nur für die schwerwiegendste Krankheit wurde gefragt, ob sie chronisch sei. Neuer Auswahlplan für die Stichprobe

3) Für 1973 wurde die Stichprobe von 1972 beibehalten

zur Gesundheit nur sehr eingeschränkt möglich. Erstens sind dazu der Umfang
der Erhebungen und die damit verbundenen Kosten zu hoch. Als Ausweg könnte
versucht werden, eine kleine Anzahl von Befragten in die Reliabilitätsermitt-
lung einzubeziehen. Zweitens fragen die Statistischen Ämter im gleitenden Berichtszeitraum, der vom Tag des Interviews an zurückgerechnet wird. Bei einem
längeren Abstand als einem Monat würden sich die Berichtszeiträume überhaupt
nicht mehr decken. Eine Befragung nach Krankheiten vor mehreren Monaten ist
jedoch in erhöhtem Maße mit dem Erinnerungsfehler behaftet.

Als Ausweg kann man versuchen, eine merkmalsorientierte aggregierte Wiederholungsreliabilität zu messen. Als Beispiel sind in Übersicht 4 die Ergebnisse
für chronisch Kranke der Erhebungen 1970 bis 1976 zusammengefaßt. Problematisch an dem Vergleich ist, daß nicht der gleiche Zeitraum befragt wurde.

Chronische Erkrankungen wurden deshalb ausgewählt, weil sie laut Abgrenzung
des Statistischen Bundesamtes solche Krankheiten umfassen, die von den Befragten als chronisch angegeben wurden oder bereits länger als ein Jahr bestehen.

Die Ergebnisveränderung der chronischen Erkrankungen zwischen 1970 und 1972
um rund 4 Prozentpunkte ist zunächst auf methodische Ursachen zurückzuführen.
Während 1970 noch gefragt wurde, ob die Zielpersonen an einer chronischen Erkrankung litten, wurde ab 1972 nur noch erhoben, ob die nach Angaben der Befragten schwerwiegendste Krankheit chronisch war. Daraus folgt, daß dann die
Ergebnisse für chronisch Kranke zu niedrig sind, wenn ein Ziel der Erhebungen
lautet, die Häufigkeit chronischer Erkrankungen in der Bundesrepublik zu ermitteln. Neben dieser methodischen Änderung des Befragungskonzeptes wurden
außerdem zwischen den beiden Stichproben die Auswahlgrundlage und der Erhe-
bungsplan geändert.

Auffallend ist die starke Ergebnisabweichung zwischen 1972 und 1973 um 1,8
Prozentpunkte. Da sich weder das methodische Konzept der Erhebungslisten noch
die Auswahlgrundlage bzw. der Stichprobenplan geändert haben, ist das Ergebnis
nur schwer zu erklären. Das Statistische Bundesamt bemerkt zu dem Ergebnis,
daß "die Interpretation der rückläufigen Entwicklung zurückgestellt (wird),
bis die Ergebnisse der 1 %-Erhebung vom April 1974 vorliegen" (WISTA 7/75,
S.456). Jedoch auch bei der Ergebnisinterpretation der Erhebung 1974 wird festgestellt, daß der Rückgang der Krankheiten - und auch der chronischen Erkrankungen - noch weiterer Untersuchungen bedarf.

Insgesamt ist es durchaus möglich, daß im Laufe der Zeit die rückläufige Tendenz der Akuterkrankungen auch - in abgeschwächter Form - bei den chronischen
Erkrankungen aufgetreten ist. Bevor jedoch eine derartige Interpretation vorgenommen werden kann, sollte gesichert sein, daß die Ergebnisse nicht durch in-
stabile Messungen entstanden bzw. begünstigt wurden. Daher sollte die Stabilität der Messung durch eine kleine Kontrollbefragung zumindest approximativ
ermittelt werden.

2.1.2.2 Paralleltestreliabilität

Eine andere Möglichkeit der Ermittlung der Reliabilität einer Erhebungsliste
- und damit auch der Erhebung - besteht darin, den Fragebogen entweder direkt
mit Kontrollfragen zu versehen oder unterschiedliche Fragebogen mit identischem
Inhalt den Befragten vorzulegen.

In bezug auf die Gesundheitsfragen können die in der Zusatzerhebung und im
Gesundheitsprogramm gestellten Fragen nach Arztbesuch, Krankenhausaufenthalt
und Arbeitsunfähigkeit jedoch nicht als Kontrollfragen angesehen werden, da
sie sich auf die angegebene Krankheit beziehen. Gab eine Person an, nicht
krank gewesen zu sein, dann entfielen diese Fragen.

Dagegen wäre es denkbar, das Fragenkonzept zusätzlich von der anderen Seite
her aufzubauen und grundsätzlich nach Arztbesuch, Krankenhausaufenthalt und
Arbeitsunfähigkeit bzw. Tätigkeitsunfähigkeit zu fragen. Wenn sich daran noch
die Feststellung der Krankheitsart anschließt, die durchaus auch in groben
Rastern erfolgen könnte, so wäre über die Berechnung von Korrelationskoeffizienten zwischen den verschiedenen Fragen eine Abschätzung der Konsistenz der
Erhebung möglich.

Meines Wissens sind derartige Konsistenztests jedoch bisher noch nicht durchgeführt worden. Daher ist vorläufig eine Beurteilung der Konsistenz der Gesundheitsfragen nicht möglich.

Faßt man die Diskussion der Qualität der Daten zusammen, so wird deutlich,
daß sie für Krankheitsursachenforschung dann nicht geeignet sind, wenn als
Krankheiten medizinisch-pathologische Variablen verwandt werden sollen. Dagegen gibt es eine Fülle von Anwendungsmöglichkeiten für epidemiologische, sozialmedizinische und ökonomische Fragestellungen.

2.2 Benutzung und Verwendung der Daten

In diesem Abschnitt soll einerseits auf die publizierte Verwendung der Gesundheitsfragen eingegangen und andererseits beispielhaft verdeutlicht werden,
welche Nutzungsmöglichkeiten für derartige Daten vorhanden sind.

2.2.1 Bisher publizierte Ergebnisse

Das Statistische Bundesamt publiziert in unregelmäßigen Abständen in der Zeitschrift "Wirtschaft und Statistik" sowie in der "Fachserie Gesundheit" Ergebnisse der Befragungen. Die Darstellungen enthalten einen kurzen methodischen
Teil, einige Ergebnisse und Interpretationen, zum Teil auch unter Einschluß
der vorausgegangenen Erhebungen.

Schwerpunkte der Darstellung waren bisher
a) kranke Personen in der Bundesrepublik, in verschiedenen Tabellen untergliedert nach Altersgruppen, Beteiligung am Erwerbsleben, Beginn und Ende der
   Krankheit, Geschlecht, ärztlicher Behandlung, Krankheitsgruppen, Gemeindegrößenklassen sowie akuter und chronischer Erkrankung,

b) unfallverletzte Personen nach Altersgruppen, Art des Unfalls, Beteiligung
   am Erwerbsleben und Geschlecht,

c) körperlich und geistig behinderte Personen bzw. Kinder, ebenfalls in verschiedenen Tabellen untergliedert nach Alter, Geschlecht, Ursache und Grad
   der Behinderung, amtlicher Anerkennung der Behinderung, Art des letzten
   Schulabschlusses und überwiegendem Lebensunterhalt sowie

d) die gesundheitliche Situation der Kinder, gegliedert nach Krankheitsarten,
   Geschlecht, meldepflichtigen Krankheiten und weiteren Merkmalen, wobei ergänzend Ergebnisse anderer Statistiken herangezogen wurden.

Darüber hinaus wird angestrebt, sowohl die Mikrozensus-Daten als auch diejenigen der Gesundheitsfragen zur Ergänzung anderer Statistiken zu verwenden. In
diesem Zusammenhang hat das Statistische Bundesamt z.B. einen Vergleich der
vom Mikrozensus abgedeckten Merkmale mit denjenigen der Geschäftsstatistiken
der gesetzlichen Krankenversicherung publiziert (STATISTISCHES BUNDESAMT,
1976 b, S. 6). In dieser Hinsicht werden die publizierten Daten auch von wissenschaftlicher Seite verwandt. Allerdings ist mir eine darüber hinausgehende
Anwendung als anonymisierte Individualdaten für Forschungszwecke nicht bekannt.

2.2.2 Weitere Verwendungsmöglichkeiten der Gesundheitsdaten aus den
   Mikrozensen

Gerade zur Vorbereitung von Studien, aber auch als eigenständiges Untersu-
chungsmaterial ließen sich die Gesundheitsfragen relativ gut nutzen. Für die
deskriptive Epidemiologie könnten Aufschlüsse über die Verteilung von Krankheitsarten auf die Bevölkerung approximativ gewonnen werden, die zur Vorbereitung genauer Studien dienen können. Insbesondere liegt eine Möglichkeit der
Daten darin, relativ weit disaggregierte Gruppen von Personen nach verschiedenen Merkmalen zu bilden und trotzdem noch eine ausreichende Fallzahl pro
Gruppe zu haben. Dies trifft noch stärker zu, wenn als Zielvariablen nicht
ausschließlich medizinisch-somatische Krankheitsarten in die Untersuchungen
eingehen. Dabei ist natürlich zu berücksichtigen, daß die Krankheitsangaben
nur ein "Befinden" widerspiegeln und daß zusätzlich nur Ergebnisse für den
jeweiligen Befragungszeitraum vorliegen, die nicht auf das Jahr umgerechnet
werden können, weil vermutlich erhebliche saisonale Schwankungen auftreten.

Ähnliches gilt für die Sozialmedizin, deren Anliegen es ja u.a. gerade ist, Verteilung und Einflüsse von sozioökonomischen Variablen auf Krankheiten zu ermitteln.

Auch für Medizinsoziologen und Gesundheitsökonomen wären die Daten relativ gut verwendbar. So könnten beispielsweise genauere Hinweise über mögliche nichtmedizinische bzw. gesellschaftliche Einflußfaktoren auf Krankheiten gewonnen werden. Auch im Hinblick auf die Kostenentwicklung im Gesundheitssystem ließen sich die Daten verwenden, indem beispielsweise die in den Mikrozensen vermerkte Inanspruchnahme von ambulanten und stationären Gesundheitsleistungen unter Einschluß der geäußerten Krankheiten gemeinsam mit den Statistiken der Gesetzlichen Krankenkassen zur Aufgliederung und Deskription der Veränderung der Bevölkerungsstruktur und der Krankheiten verwandt würden.

2.3 Perspektiven für die zukünftige Entwicklung

Aus den bisherigen Erörterungen lassen sich mehrere Wünsche für die zukünftigen Erhebungen ableiten.

In bezug auf den Erhebungsbogen und das Ziel der Erhebung sollte entweder ein klares Beeinträchtigungskonzept für die Krankheitsermittlung oder eine eindeutige medizinische Krankheitsfeststellung angestrebt werden. In jedem Fall sollte sich die Entscheidung konsequent im Fragebogen und in der Erhebungsart widerspiegeln.

Für eine Erhebung nach dem Beeinträchtigungskonzept scheint es mir wesentlich, auch die vom Befragten festgelegte Hauptaktivität bzw. übliche Beschäftigung mit einzubeziehen. Dadurch wäre z.B. bei Erwerbstätigen mit gleicher Krankheitsart eine Differenzierung nach Arbeitsunfähigkeit und Beeinträchtigung in der Freizeit usw. möglich. Darüber hinaus wäre es wünschenswert, auch den Grad der Beeinträchtigung zu erfassen, z.B. in Dauer der Krankheit bzw. vorgegebenen Prozentsatzklassen o.ä..

Sollte dagegen eine stärker medizinisch orientierte Erfassung von Krankheitsarten angestrebt sein, dann scheint mir die Mitarbeit von Medizinern bei der Erhebung unverzichtbar.

Neben der Abgrenzung und Verbesserung der Erhebung von Krankheiten sollten auch die Fragen nach Arztbesuch, Krankenhausaufenthalt und Arbeitsunfähigkeit generell unabhängig von der schwerwiegendsten Krankheit gestellt werden. Die bisherige Einschränkung auf die genannte Krankheit oder den Unfall ist weder zur Überprüfung der Antworten noch zur Abschätzung von Inanspruchnahmekoeffizienten gut geeignet.

Schließlich sollte wie bisher ein fest umrissener Standardteil der Fragen zur Gesundheit in jeder vorgesehenen Erhebung bleiben, um die Vergleichbarkeit von Erhebungen über mehrere Jahre zu gewährleisten. Sowohl für den festen als auch den variablen Teil der Erhebungsliste wäre es wünschenswert, im Gesundheitssystem tätige Experten vor der Umfrage um Stellungnahmen zum Fragebogen zu bitten und die Zielsetzungen des Fragenkatalogs mit den dazugehörigen Stellungnahmen zu publizieren.

Für die Erhebung selbst wären methodische Begleitstudien wünschenswert, die es gestatten, die Validität und Reliabilität der Gesundheitsfragen besser zu beurteilen, als dies bisher möglich ist.

Der größte Forderungskatalog betrifft jedoch die Publikationen. Bezüglich der Methodik der Erhebungen sollte ein Standardberichtsverfahren entwickelt werden, welches von der Auswahl bis hin zur Aufbereitung alle wesentlichen Punkte incl. eines Abdrucks des Fragebogens und der Intervieweranweisungen enthält. Bezüglich der wünschenswerten inhaltlichen Publikationen wird es sehr unterschiedliche Auffassungen geben, es ist praktisch unmöglich, allen Wünschen gerecht zu werden. Es wäre jedoch wünschenswert, wie teilweise bisher auch in Zukunft Standardtabellen zu entwickeln und zu publizieren, die einen Vergleich der Ergebnisse über verschiedene Erhebungen ermöglichen. Außerdem sollte überlegt werden, ob die in den Tabellen ausgewiesenen Ergebnisse auf Wunsch (eventuell gegen Selbstkosten) auf einem Computerband bzw. auf Lochkarten geliefert werden können. Damit entfielen die Wiederablochung der Daten für die EDV und die damit verbundenen Fehlermöglichkeiten.

Noch besser ist jedoch die Bereitschaft, die Ergebnisse der Mikrozensen incl. der Fragen zur Gesundheit als anonymisierte Public Use Files (Datenbänder mit anonymisierten Einzelangaben von Erhebungen, die von Interessenten gegen Bezahlung angefordert und dann ausgewertet werden können) zumindest der Wissenschaft zur Verfügung zu stellen. Damit könnte sowohl die Anzahl der publizierten Tabellen verringert als auch die Möglichkeit eröffnet werden, für bisher noch nicht absehbare wissenschaftliche Fragestellungen direkt eine Bearbeitung vorzusehen. Dies würde außerdem dazu beitragen, daß die relativ hohen Aufwendungen für die Erhebungen für einen erheblich größeren Personenkreis verwendbar werden, als dies bisher der Fall ist.

<u>Literatur:</u>

Abholz, H.-H. 1976a:
    Sozialepidemiologische Befunde anhand der Westberliner Statistik,
    in: Abholz, 1976b (Hg.), S. 171 - 186
Abholz, H.-H. (Hg.) 1976b:
    Krankheit und soziale Lage, Befunde der Sozialepidemiologie, Campus
    Verlag, Frankfurt - New York
Der Bundesminister für Jugend, Familie und Gesundheit 1979:
    Internationale Klassifikation der Krankheiten, Verletzungen und Todesursachen (ICD) 1979, 9. Revision. Deutscher Consulting-Verlag, Wuppertal.
Nourney, M. 1973:
    Stichprobenplan des Mikrozensus ab 1972,
    in: Wirtschaft und Statistik, Heft 11 1973, S. 631 - 638
Rosenberg, P. 1976:
    Zu einem Simulationsmodell für die Gesetzliche Krankenversicherung, Untersuchung im Auftrag des Bundesministeriums für Arbeit und Sozialordnung, unveröffentlichtes Manuskript
Statistisches Bundesamt, 1960:
    Stichproben in der amtlichen Statistik, Kohlhammer Verlag
Statistisches Bundesamt 1964a:
    Stichprobenplan der Mikrozensus- Flächenstichprobe ab Oktober 1962,
    in: Fachserie A, Reihe 6, I. Entwicklung der Erwerbstätigkeit, S. 8 ff.
Statistisches Bundesamt 1964b:
    Fehlerrechnung zur 1 %-Mikrozensus-Stichprobe,
    in: Fachserie A, Reihe 6: I. Entwicklung der Erwerbstätigkeit,
    S. 27 ff.
Statistisches Bundesamt 1966:
    Kranke und unfallverletzte Personen, April 1966, Fachserie A, Reihe 7,
    Sonderbeitrag
Statistisches Bundesamt 1968a:
    Kranke Personen im April 1966 nach Altersgruppen und Beteiligung am Erwerbsleben,
    in: Wirtschaft und Statistik, Heft 2 1968, S. 84 - 86
Statistisches Bundesamt 1968b:
    Internationale Klassifikation der Krankheiten (ICD) 1968, 8. Revision,
    Kohlhammer Verlag
Statistisches Bundesamt 1972:
    Krankheiten und Unfälle 1970,
    in: Wirtschaft und Statistik, Heft 10 1972, S. 570 - 576
Statistisches Bundesamt 1974a:
    Kranke und unfallverletzte Personen, Oktober 1972,
    in: Fachserie A, Reihe 7, Gesundheitswesen, S. 15 ff. sowie Wirtschaft
    und Statistik, Heft 1 1974, S. 23 - 27
Statistisches Bundesamt 1974b:
    Kranke und unfallverletzte Personen,
    in: Fachserie 12, Gesundheitswesen, Reihe S 1, April 1974
Statistisches Bundesamt 1975:
    Kranke und unfallverletzte Personen, Oktober 1973, in Wirtschaft und

        Statistik, Heft 7 1975, S. 456 - 459
Statistisches Bundesamt 1976a:
        Kranke und unfallverletzte Personen, April 1974,
        in: Wirtschaft und Statistik, Heft 9 1976, S. 554 - 560
Statistisches Bundesamt 1976b:
        Versicherte in der Kranken- und Rentenversicherung,
        in: Fachserie 13, Reihe 1
Statistisches Bundesamt 1978:
        Kranke und unfallverletzte Personen 1976. Ergebnis des Mikrozensus Mai
        1976,
        in: Wirtschaft und Statistik, Heft 2 1978,
        S. 125 - 129
Statistisches Bundesamt: Intervieweranweisung 1978-81
        - Mikrozensus-

REGISTER

KRANKHEITSREGISTER

von RAINER FRENTZEL-BEYME und ULRICH KEIL

1. Kurzfassung

1.1 Kurzbezeichnung der Datenquelle:

Krankheitsregister

1.2 Institution

1.2.1 Datenerheber:

Datenerheber sind Ärzte, medizinisches oder nichtmedizinisches Fachpersonal,
das Neuerkrankungen diagnostiziert, Therapie, Therapieerfolge, diagnostische
Daten, Krankheitsstadien und Tod aufzeichnet.

1.2.2 Datenhalter:

Stellen, die die Sammlung, Zusammenführung und das Updating der Daten über-
nehmen, sog. Register. Sie haben meistens eine gesetzliche Grundlage (z.B.
Krebsregister des Saarlandes).

1.2.3 Zweck der Datenerhebung:

Die Zwecke der Datenerhebung sind Nachsorge bei Erkrankungsfällen, Erstellung
von Gesundheitsstatistiken zur laufenden Überwachung der Trends von Erkrankungen (Monitoring), Bereitstellung von Daten für Gesundheitsstatistiken und
Forschung sowie Bereitstellung von Krankheitsfällen für die analytisch-epi-
demiologische Forschung.

1.3. Dateninhalt

Der Dateninhalt wird gemäß der Erhebungskrankheit definiert und gliedert sich
z.B. für Krebsregister in Kerndaten und Zusatzdaten (s. Langfassung).

1.3.1 Dokumente:

Die Erfassung von Neuerkrankungsfällen und anderen berichtenswerten Tatbestän-
den für bereits registrierte Kranke geschieht durch Meldebögen, die das entsprechende Register ausgibt.

1.3.2 Variablenliste:

Die Variablen variieren inhaltlich entsprechend der erfaßten Krankheit. Folgende Daten sind fester Bestandteil von Registerinformationen: Daten zur Person (Name, Vorname, Wohnort), demographische Daten (Alter oder Geburtsdatum,
Geschlecht, Nationalität), Daten zur Krankheit (Stadium, Labor-, histologische
oder Sektionsbefunde). Für Krebs gibt es WHO-Empfehlungen über Inhalt und Form
der Erhebungstatbestände, weitere Variable, die obligat erhoben werden müssen,
sind: Erfassungsdatum, meldende Stelle, Therapie und Therapieergebnisse, Abschluß des Krankheitsfalls (Heilung, Tod).

1.4 Methodik

1.4.1 Datenerhebung:

Wegen des Registerziels, möglichst alle Neuerkrankungsfälle für eine definierte Bevölkerung und eine feste Zeitperiode zu erfassen, müssen viele Informationsquellen und -kanäle benutzt werden. Registerkontakt mit wichtigen Kliniken, niedergelassenen Ärzten, Nachsorgeeinrichtungen, Melde- und statistischen Ämtern wird daher gepflegt. Erst nach mehrjähriger Aufbauphase kann das
Register erstmalig eine Vollerfassung der Neuerkrankungsfälle erreichen. Nach
dieser Phase gehört die Pflege dieser Informationskanäle und die Erschließung
neuer Wege zur wichtigsten Aktivität des Registers. Um Doppeleintragungen zu
vermeiden, gehören routinemäßige Vergleiche von Neuzugängen mit Beständen zu
weiteren wichtigen Registeraktivitäten.

1.4.2 Population:

Um die o.g. Funktionen ausführen zu können, brauchen Register den Bezug zu
definierbaren Populationen (z.B. regionaler Bevölkerungsbezug). Da die Bezugsbevölkerung sich verändern kann, ist es Aufgabe des Registers, dafür zu sorgen, daß ihm Struktur und Umfang der Bezugsbevölkerung bekannt sind. Register
mit Gesamtbevölkerungsbezug können entsprechende Daten der amtlichen Statistik
entnehmen. Für anders definierte Bevölkerungen obliegt die Beschaffung der
notwendigen Daten unter Umständen dem Register selbst.

1.4.3 Erhebungsinstrumente:

Zu den Instrumenten eines Registers gehören Meldebögen mit Anleitungen zur
Benutzung, Karteien, Schlüsselpläne und Kodieranweisungen für die zu speichern-
den Daten.

1.4.4 Periodizität:

Daten fallen laufend an und sollten fortlaufend Eingang in Registerdateien
finden, um das Register aktuell zu halten.

1.4.5 Zeitraum der Datenerhebung:

Nach Einrichtung des Registers ist eine Dauerregistrierung beabsichtigt. Das
Register hat hohen Wert, wenn es gelingt, eine hohe Erfassungsrate der Fälle
über lange Zeiträume zu erreichen. Für Auswertungen werden Raten für in der
Gesundheitsstatistik übliche Zeiträume, wie etwa 1 Jahr, erstellt.

1.4.6 Datenaufbereitung:

Die Routineaufbereitung beinhaltet die Darstellung von Beständen und Neuzugängen nach verschiedenen Merkmalen, die Schätzung von Prävalenz- und Inzidenzraten (roh oder standardisiert) für die Bezugsbevölkerung nach ausgewählten demographischen Merkmalen für ein Jahr. Länger existierende Register weisen auch Trenddaten aus. Für die Monitoring-Funktion werden Inzidenzraten für
kurze Zeiträume (Monat, Quartal) unmittelbar nach Ablauf der Periode geschätzt
und mit entsprechenden Raten von Vorperioden verglichen, um Veränderungen
festzustellen. Für die Nachsorgefunktion werden Anforderungen zur Wiederunter-
suchung in festen Zeitabständen an die Patienten geschickt.

1.4.7 Archivierung:

Die Archivierung erfolgt in zur Person zusammengeführten Records auf EDV-Datenträgern. Originalbelege werden zusätzlich gehalten.

1.5. Verfügbarkeit

1.5.1 Datenträger:

Die Daten werden in Form von EDV-Dateien gehalten, für die ständiges Updating
möglich sein muß.

1.5.2 Zugänglichkeit:

Jährliche Veröffentlichungen enthalten Angaben über Bestände und Neuzugänge
für die registrierten Krankheiten der letzten abgeschlossenen Berichtsperiode
und Ergebnisse der Routineauswertungen (s. 1.4.6 oben).

1.5.3 Veröffentlichungen:

Hamburger Krebsdokumentation 1956-1971, Statistik des Hamburgischen Staates.
Heft 105, Hamburg 1975

Hamburger Krebsdokumentation 1972-1974, Statistik des Hamburger Staates.
Heft 116, Hamburg 1976

Hamburger Krebsdokumentation 1975-1977, Statistik des Hamburger Staates.

Heft 126, Hamburg 1979

Krebsregister Baden-Württemberg: Jahresberichte 1972 bis 1978.
Herausgegeben vom Landesverband Baden-Württemberg zur Erforschung und Bekämpfung des Krebses e.V.

Saarländische Krebsdokumentation 1967-1971, Einzelschriften zur Statistik des
Saarlandes. Heft 38, Hg. vom Statistischen Amt des Saarlandes,
Saarbrücken 1973

Saarländische Krebsdokumentation 1972-1974, Einzelschriften zur Statistik des
Saarlandes. Heft 51, Hg. vom Statistischen Amt des Saarlandes,
Saarbrücken 1976

1.5.4 Aggregationsgrad:

Die Daten werden in personenbezogenen Records gehalten und gewartet. Für die
Veröffentlichung werden sie in aggregierter Form dargestellt.

1.5.5 Linkage:

Linkage von Registerdaten mit anderen Daten setzt die Existenz von oft vorhandenen Merkmalen oder von Personenkennziffern voraus. Da es die letzteren in
der Bundesrepublik nicht gibt, wird die Verknüpfung mit Hilfe von Daten zur
Person und demographischen Merkmalen durchgeführt. Im Rahmen der Registertä-
tigkeit werden beim Zusammenführen von Daten für eine Person Linkage-Verfahren
eingesetzt. Wie erfolgreich die Registerwerte dabei sind (Doppelzählungen,
Falschzuordnungen, nicht-zuordbare Todesbescheinigungen) müssen methodische
Studien zeigen.

2. Langfassung

Registerarten, Registernutzung und zukünftige Perspektiven

2.1. Grundsätzliche Bemerkungen zur systematischen Erfassung von Krankheiten

Meldepflicht und Registrierung

Die systematische Erfassung von Krankheiten in Bevölkerungen kann durch eine Meldepflicht oder durch eine Registrierung erfolgen, unter Umständen auch durch die Kombination beider Vorgänge.

Die Verpflichtung zur Meldung übertragbarer Krankheiten wurde notwendig zur Bekämpfung von Epidemien und als Voraussetzung für die Suche nach Krankheitsherden und deren Ausschaltung. Die unbestreitbare Effektivität eines solchen Vorgehens zeigte sich, sobald plötzliche Eruptionen eines Krankheitsgeschehens unmittelbare Maßnahmen zur Eindämmung erforderten. Damit erwies sich die Meldepflicht als ein geeignetes Instrument, das die Funktion eines für präventive Maßnahmen besonders wirksamen Alarmsystems erfüllt.

Registrierung ist dann erforderlich, wenn eine langfristige Beobachtung von Erkrankten für verschiedene Fragestellungen notwendig ist. Dieser Zielsetzung entsprechend werden eher solche chronisch verlaufenden Krankheiten in Registrierungen einbezogen, bei denen Krankheitsrückfälle erwartet oder bestimmte Aufschlüsse über die Beeinflussung des Krankheitsverlaufes durch eine Behandlung gesucht werden. Zu solchen chronischen Krankheiten gehören vor allem eine Reihe nicht übertragbarer Krankheiten (frühkindliche Mißbildungen, Herzinfarkt, Schlaganfall, Krebs und psychische Krankheiten), jedoch auch chronische Infektionskrankheiten (Tuberkulose) und, in solchen Ländern, wo die Krankheiten noch häufig vorkommen, übertragbare Krankheiten, wie die Lepra.

Auch für die Krankheitsursachenforschung ist die Kenntnis aller Neuerkrankungsfälle und darüberhinaus aller Ereignisse, die der Krankheit vorangingen, von besonderer Bedeutung. Aus solchen Gründen werden Register meist für Krankheiten geführt, die nicht akut tödlich enden und somit einige der erwähnten Untersuchungen im Verlauf der Krankheit zulassen, wozu auch die Befragung im Rahmen einer epidemiologischen Studie gehören kann.

Eine Registrierung von Krankheiten geht mit der Erfassung von genauen Identifikationsangaben jedes einzelnen Erkrankten einher, die das Zusammenführen von Angaben aus verschiedenen Informationsquellen ermöglichen soll.

Zielsetzung von Registern

Die Zielsetzung von Registern hängt sehr stark davon ab, welche Funktion sie erfüllen sollen, d.h. ob ein Verzeichnis von Patienten beabsichtigt ist für die Nachsorge und Verfolgung weiterer Maßnahmen oder ob eine lückenlose Erfassung aller Neuerkrankungsfälle in einer definierten Bevölkerung beabsichtigt ist. Nach dieser Aufgabenstellung richtet sich auch das Vorgehen bei der Registrierung von Krankheitsfällen. Im folgenden werden daher die speziellen Zielsetzungen für einige der angesprochenen Registerarten aufgeführt.

3. Arten von Registern

Man kann Register nach verschiedenen Arten untergliedern. Die von den Zielrichtungen abhängenden unterschiedlichen Arbeitsformen von Krankheitsregistern bedingen auch unterschiedliche Bezugsformen und Erfassungsebenen. In diesem Beitrag soll unterschieden werden nach Bevölkerungsbezug von Registern und nach Krankheitsartenbezug.

3.1 Der Bevölkerungsbezug von Registern

In diesem Zusammenhang können drei Arten von Registern unterschieden werden:

a) Inzidenzregister,
b) Klinikregister und
c) Spezialregister.

a) Inzidenzregister bzw. Morbiditätsregister

Ein echtes Inzidenzregister für eine Krankheit ist im Prinzip vergleichbar
mit der Sterblichkeitsstatistik, in der jeder Sterbefall schon aus juristischen
und demographischen Gründen lückenlos erfaßt werden muß. Inzidenzregister erfassen bisher jeweils nur eine Art von vielen möglichen Krankheiten, z.B. die
Krebserkrankung, wobei der wesentlichste Unterschied zur Sterblichkeitsstatistik darin besteht, daß die Neuerkrankungsfälle zu Lebzeiten registriert werden. Zu einem bevölkerungsbezogenem Krankheitsregister gehört daher, daß jeder
neu auftretende Krankheitsfall der betreffenden Krankheit in der Bevölkerung
eines definierten Gebietes registriert wird. Es handelt sich also um eine Totalerhebung.

Hierbei ergeben sich Parallelen zur Meldepflicht, da für die Erfassung der
absoluten Häufigkeit von Infektionskrankheiten ebenfalls jede Neuerkrankung
festgestellt werden muß, um damit Hinweise auf die Ausbreitung der Infektion,
deren Virulenz und die Letalität zu bekommen.

Die Definition des bevölkerungsbezogenen Registers beinhaltet sinngemäß, daß
jeder neudiagnostizierte Erkrankungsfall registriert wird, sei er behandelt
oder nicht, und zwar mit Bezug zu einer Bevölkerung, aus der dieser Neuerkran-
kungsfall hervorgegangen ist und in der jedes Individuum eine Chance hat, zu
erkranken (Risikobevölkerung).

Die sog. Morbiditätsregister erlauben damit eine Aussage darüber, mit welcher
Wahrscheinlichkeit ein gesundes Individuum erkranken kann (Neuerkrankungsrate
oder Inzidenzrate). Die Anzahl neuer Erkrankungsfälle in einer definierten
Zeit werden dabei auf diejenige Bevölkerung bezogen, aus der die Krankheitsträ-
ger in dieser Zeit hervorgehen. Demnach werden also Krankheitsfälle im Alter
von 40 - 45 Jahren auch nur auf die Bevölkerung in diesem Alter (und zwar auf
einen Mittelwert zwischen zwei Stichdaten, wie z. B. Volkszählungsangaben)
bezogen. Diese Neuerkrankungsrate ist der wichtigste Indikator für die Dynamik
der Krankheit in der Bevölkerung überhaupt. Vergleiche solcher Raten von verschiedenen Bevölkerungen erfordern die Anpassung hinsichtlich der Alters- und
Geschlechtszusammensetzung auf einen gemeinsamen Standard (die alters- und
geschlechtsspezifische Standardisierung). Diese Standardisierung kann man dann
vornehmen, wenn eine einheitliche Darstellung von altersspezifischen Raten
in bestimmten Altersgruppen pro Erfassungsregion vorliegt. Solche Angaben aus
Regionen der Welt mit Krebsregistrierung werden in dem Standardwerk "Cancer
Incidence in Five Continents" zusammengefaßt dargestellt (WATERHOUSE et al.
1976).

b) Klinikregister (Krankenhausbezogene Register)

Im deutschen Sprachgebrauch wird der Begriff Krankheitsregister mit einer Buchhaltung über behandelte Patienten einer Klinik in Verbindung gebracht (z.B.
Krebsregister). Es handelt sich dabei um Verzeichnisse und Karteien von behandelten Patienten, die für eine Nachsorge und/ oder Auswertung von Therapiemaß-
nahmen benötigt werden. Dabei handelt es sich nicht um eine Einrichtung mit
dem typischen Merkmal eines Registers, nämlich dem Bezug zum Ganzen, d.h. zu
allen für die Erkrankung in Frage kommenden Personen in der Risikobevölkerung.
So ist vor allem nicht gesichert, daß die Krankheitsfälle einer Bevölkerung
ausschließlich in derjenigen Klinik behandelt werden, die zufällig eine solche
Registrierung betreibt. Daher beginnt die "Buchhaltung" erst dann komplett
zu werden, wenn das gesamte Haben - d.h. die gesamte Bevölkerung - erfaßt wird,
dem dann das Soll - hier die Zahl der Krankheitsereignisse - anteilmäßig zugeordnet werden kann.

Bei den Klinikregistern liegt die Betonung mehr bei Patienten, als bei bereits
erkrankten Personen und darüber hinaus auf der Behandlung, d.h. daß bereits
eine Maßnahme ergriffen wurde und nun deren Wirksamkeit anhand der Nachuntersuchung und Nachfolge mittels des Klinikregisters überprüft werden soll. Es
handelt sich also um Verzeichnisse von mehr oder weniger zufällig in diesen
Kliniken behandelten oder erfaßten Personen. Daraus resultiert zumindest die
Gefahr enormer Verzerrungen bezüglich der Neuerkrankungsraten, wenn statistische Auswertungen auf der Basis solcher ausgelesenen Patientengruppen erfolgen
oder Aussagen zur Krankheitsursache versucht werden sollen.

c) Spezialregister

Unter diesem Begriff werden Sammlungen von Krankheitsfällen verstanden, die
vorwiegend der Vertiefung wissenschaftlicher Erkenntnisse dienen sollen. In
Spezialregistern wird bioptisches und autoptisches Material über alle erfaßba-
ren Fälle gesammelt und für die Untersuchung spezieller Forschungsfragestel-
lungen aufbereitet. Solche Spezialregister werden in zunehmendem Maße für bestimmte Krebskrankheiten eingerichtet und haben meist noch weniger Bevölkerungsbezug als die Klinikregister.

Für solche Sammlungen ist auch die Bezeichnung "Raritätenkabinett" verwendet
worden, um auszudrücken, daß die unrepräsentative Sammlung von meist besonders
interessanten oder problemreichen Fällen zur Vertiefung wissenschaftlicher
Erkenntnisse führen soll, oft auch als Diagnose-Referenz dienen kann, jedoch
weder die Basis für eine differenzierte deskriptive Epidemiologie der betreffenden Tumorgruppen liefern noch für analytische Epidemiologie geeignet sein
können.

3.2 Registerformen nach Krankheitsarten

Für eine systematische Registrierung des Neuauftretens von Krankheiten wird
die systematische Nutzung aller Informationsquellen erforderlich. Dabei werden
unterschiedliche Quellen genutzt werden müssen, je nach der Fragestellung eines
Registers oder der Art der registrierten Krankheit. Im folgenden sollen Registerformen beschrieben werden, die einige der verbreitetsten Volkskrankheiten
betreffen.

3.2.1 Herzinfarkt- und Schlaganfall-Register

Als Beispiel internationaler Bemühungen zur Erfassung von Neuerkrankungsfällen
für die Forschung soll die multizentrische Registrierung von Herzinfarkten
nach einem von der WHO empfohlenen gemeinsamen Vorgehen ausführlicher dargestellt werden. Die WHO hat während der letzten 10 Jahre in insgesamt 19 Ländern
gemeindebezogene Herzinfarkt-Register organisiert (davon 17 in Europa, und
jeweils 1 in Israel und Australien). Diese Register beziehen Informationen
sowohl von Krankenhäusern als auch von praktischen Ärzten, pathologischen Instituten und nicht zuletzt von den Todesbescheinigungen verstorbener Personen.
Die Einwohnerzahlen der teilnehmenden Gemeinden variieren zwischen 22.000 und
330.000. Bis 1977 sind insgesamt über 13.000 Fälle von akutem Herzinfarkt erfaßt worden (KEIL, 1978).

Das einzige Herzinfarktregister in der Bundesrepublik befindet sich in Heidelberg und hat seit Beginn der WHO-Studie am 1.1.1970 ununterbrochen alle neu
auftretenden Myocardinfarkte seines Einzugsgebietes registriert. Damit ist
es das einzige Register in Europa, das über den gesamten Zeitraum kontinuierlich registriert hat und zuverlässige Angaben über die Inzidenz dieser Krank-
heitsform machen kann. Eine Anleitung für das Register enthält alle wesentlichen Einzelschritte und resultiert aus den Erfahrungen, die im Laufe der Regi-
strierarbeiten gesammelt wurden (NÜSSEL et al. 1975).

Seit dem 1.1.1980 ist die Registrierung auf Neuerkrankungsfälle an Schlaganfall
(Apoplexie) ausgeweitet worden. Hiermit ergeben sich Möglichkeiten für die
Krankheitsursachenforschung, die im folgenden Kapitel dargestellt werden.

Das Heidelberger Herzinfarktregister hat einerseits die Totalerhebung aller
diagnostizierten Fälle angestrebt, andererseits wurden für die Berechnung von
Inzidenzraten nur Krankheitsfälle mit dem ersten Wohnsitz im Bereich des alten
Stadtund Landkreises Heidelberg auf die Bevölkerung bezogen (1970: ca.
304.000). Hierbei wird sehr deutlich, welche Probleme sich mit dem Nenner der
Raten ergeben, der genauen Bezugsbevölkerung, wie z.B. der regionalen Bevölkerung, in der die Neuerkrankungsfälle auftreten. Diese läßt sich in Jahren der
Volkszählung optimal feststellen. In Jahren der Neuorganisation von administrativen Bereichen, wie z.B. Kreisreformen, treten gelegentlich Probleme auf.
Die Möglichkeiten eines Registers sind entscheidend von den Erfassungsanteilen
der Krankheiten selbst bestimmt, aber auch von der Erfassung der Risikobevölkerung. Diese kann einerseits die gesamte Wohnbevölkerung, andererseits die Bevölkerung sein, die in der Region medizinisch versorgt wird.

3.2.2 Krebsregister

Für die malignen Tumoren hat die WHO eine prägnante Zusammenfassung der Ziele
eines Morbiditätsregisters gegeben:
Morbiditätsregister sollen die Inzidenz von Krebs in einer bestimmten Region
für epidemiologische Zwecke messen. Zur Erfüllung dieses Zieles ist es die
Aufgabe eines solchen bevölkerungsbezogenen Registers, jeden Fall einer malignen Erkrankung zu erfassen und zwar ohne jeden Verzerrungsfaktor, der die Beschreibung der Krankheitsverteilung störend beeinflussen könnte.

Die internationale Krebsregister-Assoziation (IACR) hat Richtlinien aufgestellt, wonach Krebsregister eine Reihe von Kerndaten registrieren sollten,
unabhängig davon, daß bereits eine bestimmte Fragestellung feststehen muß.
Einzige verbindliche Aufgabe des Registers ist die Feststellung der Häufig-
keitsziffern für die betreffende Organ-Lokalisation der Krankheit und damit
die Verpflichtung, für die Zusammenführung sämtlicher Information bezüglich
aller Krebsfälle in einer bestimmten Region permanent zu sorgen. In der Bundesrepublik gibt es Krebsregister mit Bevölkerungsbezug und Klinikkrebsregister.
Sogenannte "gemischte" Registerformen können Klinikregister ohne Bevölkerungsbezug mit einem überregionalen Morbiditätsregister kombinieren. Zur Unterscheidung der bevölkerungsbezogenen von den Klinikregistern werden die beiden Re-
gistrierformen im folgenden getrennt abgehandelt.

3.2.2.1 Regionale (zentrale) Krebsregister

Gemäß der Definition der WHO sollte die Inzidenz von Krebs in einer bestimmten
Region für epidemiologische Zwecke gemessen werden, wozu nur Krebsregister
mit Bevölkerungsbezug geeignet sind. Das Züricher Krebsregister, das die Erfassung von Krebsneuerkrankungen in der Bevölkerung von 1,1 Millionen des Kan-
tons Zürich betreibt, berücksichtigt sowohl die Bedürfnisse der klinischen
als auch der epidemiologischen Krebsforschung. Dabei werden die benötigten
Daten für einzelne Forschungsarbeiten in kurzer Frist zur Verfügung gestellt,
wobei sich Neben-Aufgaben ohne zusätzlichen Aufwand lösen lassen, wie z.B.
Bereitstellung von Angaben über die Krankenhausbetten, die für die Krebspatienten in dem Einzugsgebiet benötigt werden. Die Organisation eines solchen
Registers ist aus der einschlägigen Literatur ersichtlich (VAN DER LINDE 1976,
GRUNDMANN et al. 1975; FRENTZEL-BEYME, 1976).

Das Krebsregister des Saarlandes wurde nach Richtlinien der WHO eingerichtet
und organisiert. Die Erfassungs- und Registrierungsmethoden berücksichtigen
mehrere Erfassungsebenen, um die Vollständigkeit der Erfassung zu garantieren.
Dabei ist das Grundprinzip der Erfassung von Neuerkrankungsfällen das Record-
Linkage-System, mit dem die Zusammenführung möglichst vieler Daten über eine
erkrankte Person erfolgt.

Die beiden Hauptinformationsquellen für die Erfassung sind
1. die mit dem Meldeblatt erhobenen ärztlichen Mitteilungen über Geschwulst-
   erkrankungen (Abb. 1)
2. die Sterbefallzählkarten, die im Statistischen Landesamt zentral von den
   Standesämtern einzelner Orte zusammenlaufen.

Diese beiden Quellen werden im Register so verwendet, daß die Informationen
aneinander vorbeigeführt werden, womit die Quote der Nichterfaßten möglichst
gering gehalten wird, da aus jeder der beiden Quellen einige Meldungen erfolgen, die in der anderen Quelle fehlen. Nach dem Eintreffen einer Neuerkran-
kungsmeldung von den Fachärzten, Krankenanstalten und radiologischen und pathologischen Instituten wird bei einer Eingangskontrolle nachgeprüft, ob es
sich um eine Erst- oder Folgemeldung handelt. Hiermit sollen Mehrfacherfassun-
gen desselben Erkrankungsfalles vermieden werden. Da die gesicherte Diagnose
eine sehr wesentliche Rolle bei der Krebsregistrierung spielt, werden dem Register auch Meldungen von den pathologischen Instituten über diagnostizierte
Krebsfälle übermittelt. Rund 90 % aller Erstmeldungen stammen aus dieser Infor-
mationsquelle.

Das Vorgehen zur Vervollständigung über die Todesursachenstatistik wird im
einzelnen von Ziegler (1974) dargestellt. Diese Methode zur Erfassung über
mehrere Ebenen ist besonders erfolgreich und wird daher auch von anderen Registern angewendet.

ABB. 1:

An das
Statistische Amt des Saarlandes
Krebsregister
Hardenbergstraße 3
6600 SAARBRÜCKEN

Mitteilung über Geschwulsterkrankung

Die Mitteilung, Erhebung und Verarbeitung der nachstehenden Daten richten sich nach dem Gesetz Nr. 1094,
,,Saarländisches Gesetz über das Krebsregister (SKRG)'' vom 17. Januar 1979 (Amtsbl. S. 105). Das Statistische
Landesamt hat die Daten zu anonymisieren. Anonymisierte Daten dürfen grundsätzlich nur an Universitäten,
wissenschaftl. Institute oder vergleichbare Einrichtungen übermittelt werden. An Einzelpersonen erfolgt eine
Übermittlung anonymisierter Daten nur dann, wenn sie ein besonders wissenschaftliches Interesse nachweisen.
Die Genehmigung zur Übermittlung von Daten erteilt der für das Gesundheitswesen zuständige Minister.

PERSONENBEZOGENE DATEN   Reg.-Nr.:

Vor- und Familienname: ....

Geburtsname: ....

Geschlecht: mannl., weibl.

Geburtstag, -monat, -jahr: ....

Familienstand: led., verh., früher verh.

Wohnort: ....

Beruf jetzt: ....

      früher: ....

Nationalität: ....

Bei Frauen: Zahl der geborenen Kinder (ohne Fehlgeburten): ....

Sterbedatum: ....

....

Hier abtrennen!

MEDIZINISCHE DATEN   Reg.-Nr.

Art der Geschwulsterkrankung: Ca., Sa., Leu., Präkanz., and.: ....

Organlokalisation: ....

Lokale Ausbreitung: T ....

Lymphknotenmetastasen: N ....

Fernmetastasen: M ....

Zusammengefaßte histologische Diagnose: ....

....

Diagnose gestellt am: ....

Art der Diagnosesicherung: hist., röntg., op., Autopsie, and.: ....

....

Zeitpunkt der ersten Beschwerden: wann: .... wie: ....

....

Schadstoffexpositionen: ja ☐ nein ☐ welche: ....

Verdacht auf Berufskrebs: ja ☐ nein ☐ welcher:...

Beginn der Behandlung: ....

Art der Behandlung: Op., ja ☐ nein ☐

Strahlenbehandlung: Röntgen ☐ Radium ☐ Gammatron ☐ Betatron ☐

Behandlung mit: Hormonen ja ☐ nein ☐ ; Cytostatika ja ☐ nein ☐

Jede wesentliche Änderung des Krankheitsbildes: Heil., Recidiv ja ☐ nein ☐ , Metastasen ja ☐ nein, ☐ and.: ....

....

Krebsvorsorgeuntersuchung: wann: .... welche: ....

Todesursache lt. Todesschein: ....

      lt. Obduktion: ....

Anschrift der berichtenden Stelle: ....
    (Name des Arztes, Zahnarztes, Leiters der Krankenanstalt, medizinischen Instituts bzw. medizinischen Laboratoriums)

Bankverbindung: .... Kto.-Nr. ....

Der nachgehende Krankenhilfsdienst der Freien und Hansestadt Hamburg (eine
Art Krebsnachsorge) hat durch eine sehr weitgehende Vollständigkeit der Erfassung aller wichtigsten Tumorarten eine ähnliche Funktion wie ein bevölkerungs-
bezogenes Register übernommen. Gleichzeitig liegen bereits langjährige Erfahrungen durch eine ununterbrochene Erfassung dieser Fälle vor. Da jedoch nicht
alle Informationsquellen systematisch genutzt werden, ist hierbei ein Erfas-
sungsdefizit von bis zu 20 % möglich, so daß die Angaben nicht mit anderen
Registerdaten vergleichbar sind, allerdings eine Untersuchung von zeitlichen
Trends im Einzugsbereich ermöglichen.

Neben diesen Krebsregistern mit Bevölkerungsbezug gibt es noch Spezialregister
für einzelne Tumorarten, meist Organtumoren, wobei jedoch oft keine vorrangigen
Bemühungen um einen Bevölkerungsbezug vorliegen.

Organregister gibt es in der Bundesrepublik für Tumoren der Lymphknoten, der
Prostata, des Skelettsystems und im Ansatz auch ein Register für Hodentumoren.
Die Registrierung von Knochentumoren wird in Japan schon seit vielen Jahren
durchgeführt. In Deutschland gibt es am Deutschen Krebsforschungszentrum ein
epidemiologisches Knochentumorregister, das jedoch nicht als Organregister,
sondern im Gegensatz zu dem japanischen als ein Inzidenzregister konzipiert
ist, so daß die Neuerkrankungen an Knochentumoren auf die gesamte Bevölkerung
bezogen werden. Dieses Register ist ein Morbiditätsregister für eine Form von
seltenen Tumoren (FRENTZEL-BEYME 1976). An diesem Beispiel der Erfassung aller
in der Bundesrepublik auftretenden Knochentumoren wird eine der möglichen Vorgehensweisen eines Inzidenzregisters dargestellt. Je nach Erfassungsmodus ist
bei aktuellem Bedarf eine Erweiterung auf andere seltene Tumoren denkbar. So
kann die Registrierung von Mesotheliomen der Lunge und des Peritonäums für
die Überprüfung der Umweltrisiken durch Asbest oder die Registrierung von Hirn-
tumoren für die Erforschung ihrer Ursachen mit epidemiologischen Methoden
durchaus zentral durchgeführt werden, solange die Voraussetzungen für eine
vollständige Meldung durch die Mitarbeit aller Institutionen gewährleistet
ist, in denen diese Tumoren diagnostiziert werden.

3.2.2.2 Klinikregister

In einem Handbuch für Klinikregister hat die WHO folgende Standardangaben gemacht, die für eine sinnvolle Registrierung als Mindestinformation benötigt
werden:

Tabelle 1:

Auszug aus: WHO-Handbook for Standardized Cancer Registries (1976)

Kerndaten mit 28 Angaben	Optionale Daten mit 25 Angaben
Registeridentifikationsnummer	Nationalität
Krankheits-Registriernummer	Krankenhausabteilung
Patienten-Identifikationsnummer	Religion, Rasse, Beruf, Industrie
Name, Geschlecht, Geburtsdatum,	(Arbeitsstelle)
Geburtsort, Adresse	Gründe für die Erfassung des Patien-
Zivilstatus	ten
Telefonnummer	Krankheitstypische Klassifikationen
Alter bei erstem Kontakt mit Arzt	Konkurrierende Krankheiten (sog.
oder Klinik	Komorbidität)
Datum der Diagnose	Seitenangaben
Krankenhausnummer	Therapieangaben
vorhergehende Diagnose und Behandlung	Dauer der Behandlung, Dauer des
Grundlagen der Diagnose	Klinikaufenthaltes usw.
Sitz, histologischer Typ	
Zustand des Patienten zum Zeitpunkt	
der Registrierung	
jährliche Nachfolgeuntersuchungen	
und Zustand des Patienten	
Todesdatum und Todesursache	

Die Zielsetzung eines klinischen Registers der Chirurg.-Univ.-Klinik Heidelberg geht aus Tab. 2 hervor und wird darin mit international vereinbarten Zielen der WHO verglichen. Nur der Punkt b) 3. der Zielsetzung des Heidelberger Registers kann als epidemiologisch relevanter Beitrag angesehen werden (BOKEL-MANN 1976).

Es ist ersichtlich, daß die Nachsorge von Patienten, der Erkenntnisgewinn hinsichtlich der wirksamsten Behandlungsformen und unmittelbare klinische Fragestellungen im Vordergrund stehen, nicht jedoch die Ausnutzung der Angaben für die Krebsursachenforschung.

4. Nutzen und Nutzung von Registerdaten:

Im folgenden Kapitel werden zunächst die Möglichkeiten einer Nutzung (des Nutzens) von Registerdaten dargestellt und anschließend anhand einiger Beispiele praktische Fälle der Verwendung skizziert.

In einem Übersichtsartikel hat WEDELL (1973) einzelne Arten von Registern und Registrierungen ausführlich dargestellt, wobei deren Wirksamkeit beleuchtet wird. In der Schlußfolgerung kommt zum Ausdruck, daß die kritische Frage lauten muß: kann das alles auf irgend eine andere Art und Weise gemacht werden? Wenn das bejaht werden kann, sind Register ein Luxus.

Die Frage nach der Relevanz von Krankheitsregistern und nach der Notwendigkeit einer konsequenten Registrierung aller Krankheitsfälle ist besonders dringlich in einem Augenblick, in dem durch die angespannte finanzielle Situation vieler öffentlicher Institutionen und die Diskussion über den Datenschutz die Notwendigkeit einer prinzipiellen und nicht anonymisierten Erfassung von Erkrankten begründet werden muß.

Diese Begründung erfordert eine ausführliche Darstellung der Bedürfnisse der epidemiologischen Forschung.

Die epidemiologische Forschung entwickelte sich aus der Untersuchung der Gesetzmäßigkeiten der Übertragung von Infektionskrankheiten mit dem Ziel, in diese gesetzmäßigen Abläufe präventiv einzugreifen. Während in der kurativen Medizin ein starkes Interesse an der deskriptiven Statistik von bereits aufgetretener Krankheit besteht, beschäftigt sich die Epidemiologie mit der Erforschung von Ursachen, die den eingetretenen Ereignissen Krankheit oder Tod vorangehen. Individualmedizinisch sind solche Fragen oft nur von bedingtem Interesse, da vor allem therapeutisch vorgegangen werden soll und zwar erst nach dem Auftreten der Krankheit. Diese kann man jedoch auch dann kurativ behandeln, wenn die Ursachen des Auftretens nicht vollständig geklärt sind. Prävention kann allerdings meist nur bei bekannter Ursache betrieben werden, selbst wenn nicht der gesamte pathogenetische Mechanismus vollständig aufgeklärt ist.

Die deskriptive Epidemiologie beschreibt das Krankheitsgeschehen in einer bestimmten Bevölkerung und stützt sich dabei bisher weitgehend auf Mortalitätsstatistiken (ausgenommen solche Länder, die über Morbiditätsstatistiken, z.B. für Krebs, verfügen). Infolge der reinen Beschreibung dieser Häufigkeiten des Auftretens von Krankheit wird die Epidemiologie leider noch zu oft als Medizinstatistik mißverstanden. Die moderne Epidemiologie will dagegen die Ursachen der Verteilung von bestimmten Krankheiten erforschen. Die Arbeitsrichtung der analytischen Epidemiologie setzt die Mittel der (prospektiven) Kohortenstudien und der (retrospektiven) Fall-Kontroll-Studien ein. Registerdaten können als die Basis für Fall-Kontroll-Studien dienen, wobei eine wesentliche Voraussetzung sein muß, daß die Daten auf einem repräsentativen Material fußen.

Für prospektive Studien sind Krankheitsregister ebenfalls von wesentlicher Bedeutung, da mit ihrer Hilfe die erkrankten Mitglieder einer Studienkohorte über das Register erfaßt werden können. Im Falle einer Krebsrisikostudie können die Kohortenmitglieder durch Record-linkage mit den in einem Krebsregister erfaßten Personen verglichen werden. Hiermit ergibt sich eine der wesentlichsten Perspektiven der Krankheitsregistrierung überhaupt.

Kohortenstudien zur Erforschung unbekannter oder verdächtiger Risikofaktoren am Arbeitsplatz basieren heute oft noch auf Mortalitätsdaten. Damit ein Erkrankungsfall, der als Indikator des erhöhten Risikos gelten kann, entdeckt werden

TAB. 2: VERGLEICH DER ZIELE DES KLINISCHEN KREBSREGISTERS DER
CHIRURGISCHEN UNIVERSITÄTSKLINIK HEIDELBERG MIT DER
WHO-ZIELSETZUNG FÜR KLINISCHE KREBSREGISTER

WHO-Zielsetzung	Ziele des klinischen Krebsregisters der Universitätsklinik Heidelberg

a) Ziele seitens der Klinik

WHO-Zielsetzung	Ziele des klinischen Krebsregisters der Universitätsklinik Heidelberg
1. Möglichkeit des Follow-up aller Patienten	1. Organisation und Durchführung der Tumorsprechstunden
2. Überlebensangaben nach dem Sitz des Tumors und dessen Ausdehnung, nach Behandlungsmethoden und Strategien bezüglich der natürlichen Verlaufsform der Krebserkrankung	2. Lückenlose Erhebung und Bereitstellung der Patientenunterlagen nach standardisierten Dokumentationsprinzipien
3. Überblick über jährliche Anzahlen von Patienten, nach verschiedenen Merkmalen, wie z.B. Sitz des Tumors	3. Führung der Patienten zwischen den Kliniken
4. Angaben über Anforderungen an die Einrichtung, die von den Patienten ausgehen. Personal- und andere Bedarfszählungen	4. Führung der Patienten in der Nachsorge (follow-up)
	5. Integrationsfunktion zwischen allen mit der Tumorbehandlung befaßten Ärzten der Klinik
	6. Integration zwischen den medizinischen Spezialfächern und theoretischen Instituten

b) Ziele allgemeiner Art

WHO-Zielsetzung	Ziele des klinischen Krebsregisters der Universitätsklinik Heidelberg
1. Angaben zu Anzahlen von behandelten oder diagnostizierten Patienten im Einzugsgebiet der Klinik	1. Qualitätskontrolle der diagnostischen und therapeutischen Maßnahmen
2. Basis für eine regionale Datensammlung, für Kommunikation und für die Organisierung gemeinsamer Studien (kollaborative Projekte)	2. Erstellung eines statistischen und analytischen Berichtes in bestimmten Zeitabständen
3. Informationen für ad hoc-Fragestellungen	3. Bereitstellung der Daten für ein Regionalregister
4. Informationen für internationale und nationale Datensammlung	4. Durchführung von wissenschaftlichen Studien
	5. Erarbeitung von Richtlinien für die laufende Weiterbildung der Ärzte und des paramedizinischen Personals
	6. Entwicklung der öffentlichen Aufklärung
	7. Weiterentwicklung des Nachsorgesystems nach wissenschaftlichen und rationellen Gesichtspunkten

kann, muß die betreffende Person an der Krankheit sterben, so daß Aussagekraft und Trennschärfe solcher auf der Mortalität basierenden Studien nicht optimal sind.

Für die Zukunft sind daher Morbiditätsangaben unentbehrlich, damit nicht, wie bisher, auch weiterhin nur solche Risikobereiche erkannt und benannt werden können, die Anlaß zum Auftreten letaler Krankheitsformen sind (so daß nur durch eine erhöhte Sterblichkeit Hinweise auf vermeidbare Gefährdungen gewonnen werden können). Auf der Basis von Morbiditätsdaten haben sich in Norwegen bereits mehrere berufliche Risikosubstanzen in eindrucksvoller Weise quantifizieren lassen: sowohl für Nickel-herstellende Berufe wie auch in der Zink-Chromat-PigmentProduktion ergaben sich Risikoraten, die in vergleichbarer Weise mit Hilfe einer Mortalitätsstudie nicht feststellbar gewesen wären. Eine Mortalitätsstudie hätte die Risikoerhöhung beträchtlich unterschätzt (LANGARD et al. 1975; PEDERSEN et al. 1973). Mit anderen Worten, anstatt ständig eine jede Person in einer prospektiven Studie auf ihr Lebensschicksal zu überprüfen und auf eine Erkrankung zu warten, kann mit der Vorbeiführung der gesamten Untersuchungsgruppe an der Gesamtliste von in einem Krankheitsregister erfassten Personen relativ einfach die Häufigkeit von Erkrankungen in der Kohorte festgestellt werden.

Fragen, die durch Registerstudien beantwortet werden könnten und zugleich weiterreichende Aufgaben und Ziele eines bevölkerungsbezogenen Registers skizzieren, können am Beispiel epidemiologischer Herzinfarkt- und Schlaganfallstudien auf der Basis solcher Register beschrieben werden. (Vgl. Anleitung der WHO)

1. Angaben zur Neuerkrankungsrate des klinisch definierten Krankheitsbildes, Herzinfarkt oder Schlaganfall, aufgegliedert nach Alter, Geschlecht, Beruf, psychologischen Variablen und sozioökonomischen Angaben (z.B. Ausbildung). Diese Krankheitsfälle werden auf die definierte Gesamtbevölkerung bezogen, womit sich Inzidenzraten ergeben.

2. Berechnung der Prävalenz an Herzinfarkt und Schlaganfall-Krankheitsfällen nach der Beziehung: Prävalenz = Inzidenz mal Krankheitsdauer (bzw. im Todesfalle Überlebenszeit).

3. Beschreibung des (natürlichen) Verlaufs der Krankheit durch wiederholte Kontrolluntersuchungen der einmal in die Studie aufgenommenen Personen. Kontrolluntersuchungen sind 3 Wochen nach dem Auftreten des Schlaganfalls, nach weiteren 3 Monaten und nach einem Jahr vorgesehen.

4. Beschreibung und Evaluation diagnostischer, therapeutischer und rehabilitativer Maßnahmen in der akuten und chronischen Phase des Schlaganfalls.

5. Abschätzung der epidemiologischen und sozialmedizinischen Bedeutung des Schlaganfalls für die Bevölkerung im jeweiligen Registergebiet, da die Daten im Gegensatz zu Krankenhausstatistiken auf eine definierte Bevölkerung (z.B. Männer) bezogen werden können.

6. Aussage über die Liegedauer der Patienten mit Schlaganfall in Akutkrankenhäusern, Rehabilitationskliniken, Langzeitkliniken und Pflegeheimen. Durch standardisierte Befunderhebung und Kontrolluntersuchungen ist der internationale Vergleich mit anderen WHO-Zentren möglich.

7. Schätzungen des Bedarfs an medizinischer und sozialmedizinischer Betreuung durch (niedergelassene) Ärzte, Gesundheitsamt und Sozialstationen sowie Bedarf an Krankenhausbetten etc..

8. Evaluation, d.h. Bewertung und Beurteilung präventivmedizinischer Programme auf Bevölkerungsebene. Zum Beispiel kann die Effektivität eines Hypertonie-Präventionsprogrammes, d.h. Hypertonie-Screening mit nachfolgender Behandlung der herausgefilterten Hypertoniker, an sinkenden Inzidenzraten für Schlaganfall in der Bevölkerung des Registergebietes gezeigt werden.

9. Integration der Schlaganfallregisterstudie mit den entsprechenden Herzinfarkt- und Hypertonieregisterstudien am gleichen Ort. Hierbei besteht in Heidelberg die Möglichkeit, zum erstenmal in der Bundesrepublik Deutschland

die häufigsten kardiovaskulären Krankheiten in einer definierten Bevölkerung
zu erforschen. Dabei kann auch geklärt werden, wie häufig Schlaganfall und
Herzinfarkt zusammen bei der gleichen Person auftreten. Weiterhin wird man
sehen, wie lange das Intervall zwischen dem Auftreten eines Herzinfarktes
und einem evtl. Schlaganfall ist. Auch eine mögliche familiäre Häufung von
Schlaganfall und Herzinfarkt kann bei einer solchen integrierten Studie
untersucht werden. Weiterhin ist es möglich, herauszufinden, wie sich Herz-
infarkt- und Schlaganfallpatienten voneinander unterscheiden und ob die
Epidemiologie des Herzinfarktes so verschieden ist von der des Schlaganfalls, wie es zur Zeit noch den Anschein hat.

10.Grundlagen für Fall-Kontroll-Studien zur Untersuchung ätiologisch wirksamer
   Faktoren v o r den ersten Symptomen oder Befunden. Hierbei besteht die
   Schwierigkeit, daß bei der beschriebenen hohen Anfangsletalität mit den
   wichtigen Angaben der akut letalen Krankheitsfälle trotz des Registers
   nicht gerechnet werden kann.

Trotz dieser Möglichkeiten, die mit der Führung von Neuerkrankungsregistern
verbunden sind, wurden die Daten bisher nur in wenigen Fällen kompetent genutzt. In Deutschland ist bisher weder in Hamburg noch im Saarland trotz einer
bevölkerungsbezogenen und verhältnismäßig vollständigen Krebsregistrierung
eine Nutzung der Daten in prospektiven Studien zu erkennen. Obwohl Inzidenzraten vorliegen und somit für bestimmte Fragestellungen Erwartungswerte für Stu-
dienkohorten berechnet werden könnten, sind in einer Reihe von Publikationen
mit dem Versuch entsprechender Vergleiche bisher weiterhin nur Häufigkeitsdar-
stellungen vorgenommen worden, wie dies bisher in klinischen Analysen mittels
prozentualer Häufigkeiten und deren Vergleich mit einfachen statistischen Tests
üblich ist.

Dieses Dilemma ist einmal mit der fehlenden Ausbildung auf dem Gebiet der Epidemiologie und der unzureichenden Anwendung epidemiologischer Methoden zu begründen, andererseits mit der nicht ausreichenden Institutionalisierung der
Epidemiologie. Aus verschiedenen Gründen müßte mit der Führung eines Krankheitsregisters auch gleichzeitig eine Institution geschaffen werden, die sich
der professionellen Auswertung der Daten mit Hilfe epidemiologischer Methoden
und mit der Planung und Durchführung von epidemiologischen Studien beschäftigt.

Ein Beispiel für eine solche Kombination von Registrierung und Forschung hat
sich in dem einzigen Register für Herzinfarkt- Neuerkrankungsfälle in der Bundesrepublik Deutschland in Heidelberg ergeben. Auf Initiative der WHO werden
in 21 großen Städten der Welt Herzinfarktregister betrieben, und hierbei hat
sich das beste Beispiel für die Bedeutung der zusätzlichen Information ergeben, die durch die Existenz eines Krankheitsregisters mit vollständiger Erfassung aller aufgetretenen Erkrankungsfälle verfügbar wird.

Die Inzidenzstatistik der ischämischen Herzkrankheiten hat zur Erkenntnis geführt, daß etwa 2/3 aller plötzlichen Todesfälle bereits eingetreten waren,
bevor ärztliche Behandlung zur Verfügung stand. Die meisten dieser (durch
Herzkranzarterienverschluß bedingten) frühzeitigen Todesfälle kamen nicht mehr
zur ärztlichen Behandlung ins Krankenhaus, da sie bereits auf dem Wege dorthin
verstarben. Mit einem krankenhausbezogenen Register hätte man sie also niemals
erfaßt. Diese Beobachtung hat mehr als jede andere Tatsache die Kliniker von
der Wichtigkeit einer systematischen Erfassung aller Neuerkrankungsfälle auch
außerhalb der Klinik überzeugen können.

Durch diese Tatsache, daß nicht einmal die Hälfte der bedrohten Patienten einer
effektiven Behandlung zugeführt werden konnte, wurde auch die Bedeutung der
primären Prävention zur Verhütung des Auftretens solcher plötzlichen Todesfälle
unterstrichen. Mit diesem starken Anteil an klinisch nicht mehr behandelbaren
akuten Todesfällen ist auch klar geworden, daß der sekundären Prävention Grenzen gesetzt sind. Für die epidemiologische Forschung, die ja vor allem der
primären Prävention gilt, ist von Bedeutung, daß eine krankenhausbezogene Registrierung für die Bestimmung des wichtigsten Maßwertes in der Krankheitsursachenforschung, der Inzidenz, einfach nicht ausreicht. Die Erkenntnis, daß auch
chronische Krankheiten, wie Krebs, mit epidemiologischen Methoden auf ihre
Ursachen hin untersucht werden und damit bekämpfbar werden, hat die WHO veranlaßt, die Entwicklung der Krebsepidemiologie mit praktischen Empfehlungen zu
fördern. Das wurde auch erkennbar an der Errichtung einer Abteilung Epidemiolo-

gie am Internationalen Krebsforschungszentrum (IARC) in Lyon. Aus der Erkenntnis, daß nicht nur epidemiologische Forschung, sondern auch deren Verbreitung
und eine Weitergabe von Methoden betrieben werden müssen, werden von dieser
internationalen Einrichtung Workshops und Weiterbildungskurse durchgeführt.
Ein erster internationaler Workshop und Kurs im Jahre 1975 diente der Weiterbildung auf dem Gebiet der Berufskrebsrisikoforschung. Teilnahmebedingung war,
daß sich Epidemiologen und Krebsregister-Fachleute paarweise beteiligten, um
die Fragestellung des Workshops gemeinsam bearbeiten zu können, nämlich wie
man die Krebsforschung auf der Basis der Register verbessern könnte und welche
Ergebnisse in der Berufskrebs-Prävention zu beobachten und zukünftig zu erwarten sind. Die Wahl dieses Themas erfolgte, da bei vielen Teilnehmern noch keine
Kenntnisse über epidemiologische Methoden vorlagen und gleichzeitig auf diesem
Gebiet einige der bisher spektakulärsten Erkenntnisse in der Krebsrisiko-For-
schung bekannt geworden sind.

Die Einsatzmöglichkeiten von Krebsregistern bei der Evaluation von Krebsfrüher-
kennungsprogrammen lassen sich am Beispiel der Daten des Krebsregisters Connecticut und des Norwegischen Krebsregisters in Oslo erkennen (PEDERSEN, et al.,
1971).

Unter Anwendung epidemiologischer Methoden und auf der Basis bevölkerungsbezogener Krebsregister war es möglich, die Dimension des Risikos zu benennen,
das unter Nickelexposition besteht, an Tumoren der oberen Luftwege zu erkranken. Mit epidemiologischen Methoden wurden die spezifischen Risiken für Blasen-
krebs in der chemischen Industrie bearbeitet und letztlich auch aufgeklärt.
Mit Hilfe von Krebsregistern werden die Blasenkrebserkrankungsraten beobachtet,
die nach der Beseitigung der risikoreichen Substanzen in der Umwelt der Chemie-
arbeiter aufgetreten sind. Damit wird die Überwachung der nach dieser Beseitigung zu erwartenden rückläufigen Trends möglich.

Die Aufdeckung des spezifischen Krebsrisikos bei Töchtern von Müttern, die
während der Schwangerschaft Diäthylstilböstrol eingenommen haben, wurde nach
der ersten klinischen Beobachtung später durch die Forschung auf der Basis
des Krebsregisters Connecticut möglich.

Weitere Möglichkeiten der Überwachung der Gesundheit von bestimmten Personengruppen lassen sich ebenfalls am Norwegischen Krebsregister demonstrieren.
Das Register begann 1953 seine Arbeit und hat seit diesem Zeitpunkt vollständige Informationen über alle im Lande diagnostizierten Krebsfälle. Die vollen
Identifikationsdaten sind im Computer gespeichert und mit Hilfe dieser Vorbe-
dingungen für ein Record Linkage konnten alle Krebsfälle in der Gruppe der
jemals gegenüber Nickeldämpfen exponierten Arbeiter gefunden werden. Dabei
war die vollständige Erfassung aller Arbeiter das Prinzip der prospektiven
epidemiologischen Studie, also auch die Erfassung von ausgeschiedenen ehemaligen Mitarbeitern der Fabrik. Deren Namen wurden an den Namen von im Register
erfaßten Personen und an den Magnetbändern mit allen Todesfällen der Zeitperiode der Studie vorbeigeführt, womit die gesamte Information über Krebsinzidenz
und -letalität vorlag. Mit der Verfügbarkeit solcher Daten wird es außerdem
möglich, die erwarteten Krankheitsfälle zu berechnen, die für den Vergleich
mit den beobachteten Krebsfällen notwendig sind.

In der Studie über das berufliche Risiko von Nickel-Raffinerie-Arbeitern in
Norwegen, an Krebs der oberen Luftwege zu erkranken (Lunge, Kehlkopf, Nasenne-
benhöhlen), wurde mit Hilfe des Registers die Erfassung aller im Zeitraum der
Studie aufgetretenen Tumor-Neuerkrankungsfälle innerhalb der definierten Gruppe
möglich. Damit ließ sich die Wirksamkeit einer neuen Methode demonstrieren,
die ja zur Entwicklung einer permanenten Überwachung der Gesundheit bestimmter
Bevölkerungsgruppen verwendet werden kann und folglich von den norwegischen
Behörden wegen der vergleichsweisen großen Effizienz bevorzugt eingesetzt werden soll (geringe zusätzliche Kosten, hoher Informationsgehalt bei geringem
Zeitaufwand).

Im Falle der norwegischen Studie wurde ein Risiko für Krebs der Atemorgane
im Bereich einer Risikorate von 27 (im Vergleich zu einem Wert von 1, wenn
keine Risikoerhöhung vorliegen würde!) gefunden, wenn Arbeiter mehr als
15 Jahre beschäftigt waren und vor 1930 in die Fabrik eingetreten sind. Bei
Eintritt in die Beschäftigung zwischen 1930 und 1940 lag die Risikorate bei
von 3 - 14 Jahren Beschäftigten um 6, bei über 15 Jahren exponierten Personen

bei 19. Aufgrund dieser Verhältnisse war es den Behörden unmöglich, die Produktion in diesem Betrieb weiter zu gestatten, bevor nicht wirksame industriehygienische Maßnahmen zum Schutz der Arbeiter installiert würden.

In allen Ländern, in denen Krebsregister fehlen, können solche Studien nur auf der Basis von Mortalitätsstatistiken durchgeführt werden und daraus ergibt sich, daß nur solche Risiken erkennbar werden, die mit hochgradig letalen Krankheiten assoziiert sind.

5. Perspektiven

Informationen über den Verlauf von Krankheiten sind heute auch für solche Krankheiten erforderlich, die in der gegenwärtigen Krankheitslandschaft einen großen, volkswirtschaftlich bedeutenden Anteil haben und darüberhinaus zu den gefährlichsten Bedrohungen des Lebens gehören. Wie ehemals viele Infektionskrankheiten, verlaufen heute viele der sog. Volkskrankheiten mit hoher Wahrscheinlichkeit tödlich. Eine logische Forderung nach einer wirklichen vollständigen Buchhaltung dieser Krankheiten ist jedoch noch nicht überall erfüllt. Dabei gehört die Bundesrepublik Deutschland zu den Ländern, in denen Krankheitshäufigkeiten bisher nur an dem Teilaspekt der tödlich ausgegangenen Krankheitsfälle und daher dann auch erst nach entsprechend langer Zeitperiode zwischen der Neuerkrankung und dem Tod erkennbar werden. Für eine wirksame Erforschung der Bedingungen, unter denen letale Krankheiten auftreten, wird die exakte Krankheitshäufigkeit benötigt und nicht nur die Sterblichkeit unter den Erkrankten, die sog. Letalität. In Abhängigkeit von der Überlebenszeit ab dem Zeitpunkt der Neuerkrankung schwanken auch die Sterblichkeitsziffern von Jahr zu Jahr, selbst wenn die Neuerkrankungsrate verhältnismäßig gleichartig verläuft. Die Schwankungsbreiten von Sterbeziffern spiegeln dann meist das unterschiedlich lange Überleben einzelner erkrankter Personen wider, deren Tod erst Hinweise auf das Vorliegen der Krankheit gibt und nach Kalenderjahren erfaßt wird. So können sich durch unterschiedlich lange Überlebenszeiten Todesfälle in einzelnen Kalenderjahren häufen. Die Mortalitätsstatistik kann daher keine genaue Information hergeben, da in keinem Fall die Dauer der Krankheit vor dem Tode bekannt ist (also der Zeitraum zwischen dem Eintritt der Erkrankung und dem Tod), womit auch die Feststellung der Neuerkrankungsfälle pro Zeiteinheit nicht möglich ist. Die oft erstaunlich ausgeglichenen Trenddarstellungen von Sterbeziffern lassen sich mit der großen Zahl der Sterbefälle und durch eine anzunehmende Gleichverteilung der Todesfälle unter den Neuerkrankten erklären.

Wesentlich für eine Registrierung von Neuerkrankungsfällen ist jedoch, daß man mittels der Sterblichkeitsstatistik allein nichts über die nicht letal verlaufenden Fälle erfährt und diese oft in späteren Jahren ein zweites oder weitere Male erkranken können. Für die Beschaffung solcher Angaben kommt den Krankheitsregistern große Bedeutung zu, da jeder Erkrankungsfall bereits zum Zeitpunkt seiner Erkennung erfaßt wird. Damit wird auch eine Alarmfunktion solcher Register begründet, sowie die schnelle Erfassung von akuten Neuinfektionen seit jeher unmittelbaren Informationswert hatte. Außerdem ist die Möglichkeit gegeben, Personen zu Lebzeiten in epidemiologische Studien einzubeziehen.

Die Rolle von Krankheitsregistern bei der Auffindung von noch unbekannten Risiken hat Sir RICHARD DOLL kürzlich betont (DOLL et al. 1977). Solche Register werden künftig die Hauptwaffen bei der Suche nach noch ungeklärten Risiken sein, die weder allein berufsbedingt noch allein umweltbedingt, vielmehr die eigentlichen Ursachen sein dürften für die Masse der Krankheitsfälle und speziell der Krebspatienten in den Krankenhäusern.

Vor allen Dingen entläßt uns die Verfügbarkeit von experimentellen Testmethoden noch nicht aus der Verantwortung, Risiken auch in menschlichen Bevölkerungen zu suchen und die Voraussetzungen für diese Suche zu arrangieren. Eine solche Voraussetzung ist die Registrierung von Krebsneuerkrankungsfällen, neben einer Verbesserung der Mortalitätsstatistik und einer besseren Nutzung des Recordlinkage von bereits bestehenden Aufzeichnungen vor der Erkrankung.

Obwohl es sehr viele Beispiele für eine effektive Forschung bei der Aufdeckung von Risiken gibt, wird bedauerlicherweise in einigen Ländern von Datenfriedhöfen gesprochen, weil trotz einer stattlichen Sammlung von Daten über Krebsinzidenz keine nennenswerte Forschung durchgeführt werden kann, da die erforderliche Methodologie nicht bekannt ist. Dabei ist infolge der traditionellen Richtung in der Ausbildung der Medizinstudenten in den deutschsprachigen Ländern ein Mangel an Ausbildung und Schulung des epidemiologischen Denkens zu beobachten, da das Hauptgewicht auf der individualmedizinischen, patientenbezogenen kurativen Denkweise liegt. In den Schools of Public Health in anglophonen Ländern, aber auch in Frankreich, Skandinavien und Jugoslawien gehört zur Ausbildung in Präventivmedizin auch die praxisnahe Unterweisung in epidemiologischen Methoden. Erst wenn solche Ausbildungsmöglichkeiten auch in Deutschland eingeführt werden, können die Register mit ihrem großen Aufwand zur vollständigen Registrierung optimal ausgenutzt werden.

Bis zur Einführung einer bevölkerungsbezogenen zentralen Registrierung werden vollständige Angaben und vor allen Dingen über Jahrzehnte zurückgehende Informationen ausschließlich aus der Todesursachenstatistik zu beziehen sein. Mortalitätsstatistiken sind aber nur dann zuverlässige Indikatoren für die Morbidität, wenn die Letalität in etwa definierbar ist und über lange Zeiträume konstant bleibt. Wenn sich als Folge des medizinischen Fortschrittes jedoch die Letalität ändert, so vermag eine Mortalitätsstatistik die Wandlung im Krankheitssystem nur noch unzureichend widerzugeben, weshalb diese Mindestangabe über Krankheitshäufigkeit für die Belange der deskriptiven Epidemiologie nun durch bevölkerungsbezogene Morbiditätsregister unterstützt werden muß. Hierin liegt eine weitere große Bedeutung von Krankheitsregistern, da jeder Erkrankungsfall bereits zum Zeitpunkt seiner Erkennung durch die Diagnostik erfaßt wird, womit auch eine gewiße Alarmfunktion des Registers möglich wird für die Erkennung von "Epidemien" oder des Anstiegs von Krankheitstrends mit epidemischem Charakter. Hierbei treffen sich die Funktionen von Krankheitsregistern mit denen der Meldepflicht an bestimmten akuten Erkrankungen, deren Registrierung wegen des unmittelbaren Informationswertes seit jeher für gerechtfertigt gehalten wird, selbstverständlich unter Wahrung der Vertraulichkeit und des Schutzes der Privatsphäre.

Die Kosten, die durch eine vollständige Krankheitsregistrierung verursacht werden, können erst dann durch einen gewissen Nutzen aufgewogen werden, wenn nicht nur registriert, sondern auf der Basis der registrierten Fälle auch Ursachenforschung betrieben wird.

Abgesehen davon, daß für die Registerdaten also ein Bedarf bestehen muß, scheint in letzter Zeit die Konzeption von neuen Krebsregistern mehr forschungsorientiert zu sein, wobei ein strikter Bevölkerungsbezug nicht mehr von höchster Priorität ist. Damit entfällt zwar die Möglichkeit, Inzidenzen zu berechnen und Trendanalysen zu betreiben, doch ist bei dem zunehmendem Gewicht von Fall-Kontroll-Studien besonders in der epidemiologischen Krebsforschung die Kosten-Nutzen-Relation solcher Registerformen weitaus günstiger.

Aus diesem Grunde bilden sich auf Empfehlung von Fachleuten auch zunehmend "Register von Spezialbevölkerungen", die z.B. alle Angehörigen eines Berufszweiges oder etwa alle Frauen erfassen sollten, die bereits einmal zu einer Krebsvorsorge gegangen sind. Auf die solchermaßen bekannte gesamte Risikobevölkerung im Register könnten dann auftretende Neuerkrankungen an bestimmten Krankheiten und besonders an Krebs bezogen werden, was gleichzeitig im Sinne einer prospektiven Studie den Vergleich mit erwarteten Neuerkrankungsfällen erlaubt. Die Forschung auf der Basis von solchen Registern ist im vollen Gange, z.B. in der Firma Du Pont, USA, (PELL et al. 1978) in Osaka, Japan (HANAI et al. 1973) und in der chemischen Industrie der Bundesrepublik Deutschland.

Literatur:

Bokelmann, D. 1976:
    Das Klinische Krebsregister, in: Med. Technik 96 (1976), S. 116-118.
Doll, R. 1977:
    Strategy for detection of cancer hazards to man, in: Nature, Vol. 265
    (1977), p. 589-596
Frentzel-Beyme, R. 1976:
    Zentrales Register für eine Form von seltenen Tumoren, in: Med. Techn.,
    Band 96 (1976), S. 68-71
Grundmann, E.; E. Pedersen (Hg.) 1975:
    Cancer Registry. Rec. Res. Cancer Res. (1975), S. 50.
    Springer-Verlag, Berlin-Heidelberg-New-York
Hanai, A.; F. Sakagami; I. Fujimoto 1973
    Computerized Cancer Registration Collation System, A quantitative Study
    on Repord linkage, in: Ann. Rep. of the Center for Adult Diseases, Cancer
    and Allied Diseases, Vol. 13 (1973)
Herbst, A.L.; H. Ulfelder; D.C. Poskanzer 1971:
    Adenocarcinoma of the vagina, in: New Engl. J. Med., Vol. 284 (1971),
    p. 878 c.
Holland, W.W.; A. Wairwright (Hg.) 1978:
    Health Care and Epidemiology, Henry Kingston Publishers, London
Keil, U. 1978:
    Myocardial infarction community registers as an example of epidemiologic
    register studies, in: Holland, W.W. et al. (Hg.) 1978
Langaard, S.; T. Norseth 1975:
    A cohort study of bronchial carcinomas in workers producing chromate
    pigments, in: Brit. J. Industr. Med., Vol. 32 (1975), p. 62-65
Linde, v.d.A.; F.M. Schwarzenbach; R. Roth 1976:
    Planung der elektronischen Datenverarbeitung und die Benützung eines
    Morbiditätsregisters am Beispiel des Züricher Krebskrankenregisters,
    in: Med. Technik, Band 96 (1976), S. 125-133
MacLennan, R.C.; C.M. Muir, R. Steinitz, A. Winkler 1978:
    Cancer Registration and its Techniques.
    IARC Scientific Publications No. 21, Lyon, 1978
Nüssel, E.; F.J. Hehl: R. Scola 1975:
    Die Gesamtkonzeption der epidemiologischen Herzinfarktforschung in Hei-
    delberg, in: Med. Techn., Band 6 (1975), S. 109-112
Pedersen, E.; K. Hoeg; P. Kolstad 1971:
    Mass Screening for Cancer of the Uterine Cervix in Østfold County, Nor-
    way. An Experiment. in: Acta Obstet. Gynec. Scand. Bd. 11 (1971),
    S. 5-18
Pedersen, E.; K. Høgetveit, A. Anderson 1973:
    Cancer of Respiratory Organs among Workers at a Nickel Refinery in Nor-
    way: An Experiment, in: Act. Obst. Gynecol. Scand., Suppl. 11 (1971)
Pell, S.; et al. 1978:
    Cancer Epidemiologic Surveillance in the Du Pont Company. J. occup. Med.
    20 (1978), S. 725-740
Waterhouse, J.; C.S. Muir; P. Correa; J. Powell 1976:
    Cancer Incidence in Five Continents, Vol III, IARC Scientific Publica-
    tions No. 15
Weddell, J.M. 1973:
    Registers and Registries: A Review, in: Int. J. Epid., Vol 21 (1973),
    S. 221-228
World Health Organization 1976:
    Handbook for Standardized Cancer Registries (Hospital Based). World
    Health Organization, Geneva
Ziegler, H. 1974:
    Stand der Arbeiten des Saarländischen Krebsregisters, in: Saarl. Ärzte-
    bl., Band 12 (1974), S. 606-609

DATEN AUS VORSORGE- UND FRÜHERKENNUNGSUNTERSUCHUNGEN

KREBSFRÜHERKENNUNGSMASSNAHMEN

von FRIEDRICH WILHELM SCHWARTZ

1.1 Kurzbezeichnung:

Dokumentation der Krebsfrüherkennungsmaßnahmen im Rahmen der Gesetzlichen Krankenversicherung (GKV)

1.2 Institutionen

1.2.1 Datenerheber:

Datenerheber sind die in niedergelassener Praxis oder einzelne der im Krankenhaus tätigen Ärzte oder das in ihrem Bereich tätige medizinische Fachpersonal (Vordrucke), danach die Kassenärztliche Vereinigung (EDV).

1.2.2 Datenhalter:

ist die Kassenärztliche Bundesvereinigung, der die Kassenärztlichen Vereinigungen der Länder ihre Daten übermitteln.

1.2.3 Zweck der Datenerhebung:

Formal soll ein gesetzlicher Auftrag erfüllt werden (§ 369 Abs. 2 RVO, s. Anlage 1). Inhaltlich dienen die Erhebungen der Prozeßevaluation der Früherkennungsprogramme, die in § 181 RVO festgelegt sind (s. Anlage 2).

1.3 Dateninhalt

1.3.1 Dokumente:

Krebsfrüherkennungsvordrucke

Diese werden getrennt für das Untersuchungsprogramm für Männer und das für Frauen ausgegeben. Sie enthalten die sog. Stammdaten der Versicherten bzw. Mitversicherten, Angaben zur Vorgeschichte, zu jetzigen Symptomen, erhobenen Befunden und Ergebnissen der Abklärungsdiagnostik. Die Vordrucke sind mehrteilig. Eine Durchschrift verbleibt beim Arzt. Abb. 1 zeigt den Vordruck für das Männerprogramm (Stand 1977).

Berechtigungsscheine

Neben diesen Früherkennungsvordrucken im engeren Sinne gibt es die sogenannten Berechtigungsscheine, die von den Krankenkassen an ihre Versicherten oder Mitversicherten ausgegeben werden und die die formelle Zugangsberechtigung zur Früherkennungsinanspruchnahme eröffnen. Diese Dokumente enthalten im wesentlichen die Stammdaten des Versicherten bzw. Mitversicherten. Sie spielen lediglich im weiteren Abrechnungsverfahren und später als Zählgrundlage für die Inanspruchnahme-Statistik der Krankenkassen eine Rolle. Sie werden hier lediglich ergänzend erwähnt (vgl. SCHACH, Daten der GKV, in diesem Band).

1.3.2 Variablenliste:

Variable zur Charakterisierung des Mitglieds bzw. des Versicherten sind: Name, Geburtsdatum, Geschlecht, Adresse und Arbeitgeber des Versicherten, Versicherungsstatus, Kassenart (bis auf Geschlecht und Geburtsjahr werden die Angaben nicht weiter verarbeitet) (Abb. 1).

Variable zur Vorgeschichte: Datum (Jahr) der letzten Untersuchung, früher bestehender Krebsverdacht; ferner bei Frauen: vorausgegangene Operationen, Bestrahlungen, Zahl der Schwangerschaften.

Variable zum jetzigen Beschwerdebild: krebshinweisende Symptome bei Stuhlentleerung, bei Frauen irreguläre Blutungen.

Organ-Befunde: Jetzige Organergebnisse von Inspektion und Palpation (Tastuntersuchung), ferner des durchgeführten Schnelltestes (bei Frauen auch der Spiegel-

ABB. 1: ERHEBUNGSBOGEN: KREBS-FRÜHERKENNUNGSUNTERSUCHUNG MÄNNER

AOK	LKK	BKK	IKK	VdAK	AEV	Knappschaft

(Name des Versicherten/Versorgungsberechtigten)   (Vorname) (geb. am)

(Ehegatte/Kind/Sonst. Angeh.)   (Vorname) (geb. am)

(Arbeitgeber/Dienststelle/Rentner/BVG/Freiw.) (Mitgl.-Nr.)   (Krankensch.-Nr.)

(Wohnung des Patienten)

Krebs-Früherkennungsuntersuchung Männer

Krankenkassen-Nr. lt.
Berechtigungsschein: Geburtsjahr: Tag der Untersuchung:

19 □□ 23 24   □□□□□□ 25 • • • • 30

I. Anamnese

Jahr der letzten Früherkennungsuntersuchung 19 □□ 31–32

Bestand damals Krebsverdacht . . . . nein □ ja □ 33
Falls ja: wurde Verdacht bestätigt . . . . . . nein □ ja □ 34

Falls ja: äußeres Genitale □ 35   Prostata □ 36
Rektum □ 37   Nieren/Harnwege □ 38
Haut □ 39

Jetzt: nein 1 ja 2

Abgang von Blut oder Schleim mit dem Stuhl . □ □ 40
Neu aufgetr. Unregelmäßigkeiten im Stuhlgang
(Neigung zu Verstopfung oder Durchfall) . . . □ □ 41
Beschwerden beim Wasserlassen (Schmerzen,
häufiges und/oder erschwertes Wasserlassen) □ □ 42
Bräunlich oder rötlich gefärbter Urin . . . . . □ □ 43
Wachstum, Verfärbung oder Blutung eines
Pigmentfleckens oder Knotens der Haut . . . □ □ 44

II. Befund

Äußeres Genitale: . . unverdächtig □ 1   verdächtig . . . □ 2 45
Prostata: . . . . . . unverdächtig □   46
isolierte Verhärtung □ 47
totale Verhärtung □ 48
Rektum: . . . . unverdächtig □   verdächtig . . . . □ 49
Region. Lymphknoten: unverdächtig □   verdächtig . . . . □ 50
Urinbefund: . . . . . unverdächtig □   51
Eiweiß . . . . □ 52
Zucker positiv . . . . □ 53
Haematurietest pathol. . . . □ 54
Bisher unbek. behandlungsbed. Nebenbefunde . nein 1 □ ja 2 □ 55

III. Bei Krebsverdacht veranlaßte weitere Maßnahmen

Eigene weitergehende Diagnostik . . . . □ 2 56
Überweisung an Facharzt . . . . □ 57
Stationäre Einweisung . . . . □ 58

IV. Ergebnis der nach III. veranlaßten Maßnahmen

Krebserkrankung	operativ-bioptisch gesichert	nicht bestätigt	Beantwortung nicht möglich	
	1	2	3	
äußeres Genitale	□	□	□	59
Prostata	□	□	□	60
Rektum	□	□	□	61
Nieren/Harnwege	□	□	□	62
Haut	□	□	□	63

Beantwortung nicht möglich, weil: ____________________

Diagnose/Stadium/Bemerkungen: ____________________

RR: /

(Arztstempel)

Ausfertigung für KV

(Datum und Unterschrift des Arztes)

40

einstellung) und der Abstrichzytologie, Ergebnisse der Abklärungsdiagnostik bei Krebsverdacht, veranlaßte Maßnahmen.

1.4 Methodik

1.4.1 Datenerhebung:

Sie geschieht nach einheitlichen technischen Richtlinien der Kassenärztlichen Bundesvereinigung.

1.4.2 Population:

Die Population ist jeweils die der teilnahmeberechtigten Männer und Frauen. Sie umfaßt alle versicherten bzw. mitversicherten Männer ab 45 Jahre bzw. Frauen ab 20 Jahre (bis zum 31.12.1980 ab 30 Jahre). Angaben über Nicht-Teilnehmer liegen nicht vor. (Hochrechnungen auf der Basis der allgemein verfügbaren demographischen Daten sind in grober Weise möglich.)

1.4.3 Erhebungsinstrumente:

Es sind detaillierte technische Richtlinien vorhanden zur Datenerfassung und Datenspeicherung, herausgegeben durch die Kassenärztliche Bundesvereinigung, die in den Kassenärztlichen Vereinigungen der Länder oder deren Bezirksstellen bei der Datenerfassung und -aufbereitung Anwendung finden. Leichte Variationen sind aufgrund spezifischer Erfassungs- und Abrechnungsverfahren einzelner KV-Rechenzentren möglich. Die Einheitlichkeit des Datenaufbaues ist gewährleistet. Es werden Rohdatenbänder übermittelt, die aufgrund spezieller Fehlerprogramme (Plausibilität und Vollständigkeit) im Rechenzentrum der Kassenärztlichen Bundesvereinigung geprüft werden. Lediglich eine Gruppe von enumerativ aufgeführten groben Fehlern werden im Rahmen einer visuellen Vorprüfung bei den Kassenärztlichen Vereinigungen erfaßt und führen zur Rückweisung der Bögen an den ausfüllenden Arzt. In der Regel ist die Beseitigung solcher Fehler Vorbedingung für eine Abrechnung der dem Vordruck zugrunde liegenden Versorgungsleistung.

1.4.4 Periodizität:

Die Daten werden von den Kassenärzten vierteljährlich den Kassenärztlichen Vereinigungen übermittelt. Bei längerwierigen Abklärungen im Rahmen der Krebsfrüherkennungsmaßnahmen sind die Kassenärzte gehalten, über den Quartalsendpunkt hinaus das Abklärungsergebnis abzuwarten. Die anspruchsberechtigte Bevölkerung ist zur jährlichen Teilnahme berechtigt. Die Ergebnisse werden jahresweise zusammengefaßt und veröffentlicht.

1.4.5 Zeitraum der Datenerhebung:

vgl. 1.4.4

1.4.6 Datenaufbereitung:

Die Daten werden visuell und maschinell sowohl auf formale Vollständigkeit als auch auf Plausibilität geprüft. Sie werden in jahresweisen Berichten nach Geschlecht, Regionen (Landesgliederung der KV), Kassenart und Altersgruppen der Inanspruchnehmer dargeboten. Die Krebsfrüherkennungsergebnisse werden zusätzlich nach dem Intervall zur Voruntersuchung gegliedert (Erstuntersuchung, Wiederholungsuntersuchung nach einem Jahr, nach zwei Jahren, nach drei und mehr Jahren).

1.4.7 Archivierung:

Die Dokumentationsvordrucke werden nach Erfassung vernichtet. Die Datenbänder werden - in jährlicher Zusammenfassung - auf Bundesebene seit Beginn der Früherkennungsmaßnahmen 1971 zunächst unbegrenzt archiviert.

1.5 Verfügbarkeit

1.5.1 Form der Datenträger:

Die Daten stehen auf jahresweise zusammengefaßten Datenbändern (vgl. 1.4.7).

1.5.2 Zugänglichkeit:

Allgemein zugänglich sind jährlich publizierte Tabellenbände (s. 1.5.3).

1.5.3 Veröffentlichungen:

Die unter 1.5.2 erwähnten Tabellenbände sind über die Kassenärztliche Bundesvereinigung, Körperschaft des öffentlichen Rechts, 5000 Köln 41, Haedenkampstr. 3, gegen Erstattung der Selbstkosten beziehbar. Ergänzende und vertiefte
Teilauswertungen sind über das Zentralinstitut für die kassenärztliche Versorgung in der Bundesrepublik Deutschland, 5000 Köln 41, Haedenkampstr. 5, beziehbar oder nachweisbar.

1.5.4 Aggregationsgrad:

Die Information wird in Form einzelner Datensätze, die ursprünglich Einzelpersonen zugehörten, gespeichert gehalten, jedoch ohne jeglichen personenbezogenen
Identifizierungshinweis. Eine personenbezogene Zusammenstellung ist daher nicht
möglich. Für die Veröffentlichungen werden die Ergebnisse gleicher Geschlechts-
und Altersgruppen addiert und auf die Teilnehmergruppen insgesamt oder auf
die Untergruppen bezogen.

1.5.5 Linkage:

Eine Verknüpfung mit Daten von Krebsregistern findet nicht statt. Sie ist aufgrund der gegebenen Lage der Krebsregistrierung in der Bundesrepublik bislang
auch nicht möglich gewesen. Ab 1980 ist in dem Entwurf zur Basisdokumentation
für Tumorkranke, die von der Arbeitsgemeinschaft Deutscher Tumorzentren herausgegeben wurde (Heidelberg, 1980), das Item "Früherkennung" mit ausdrücklichem
Bezug auf die gesetzliche Krebsfrüherkennung vorgesehen. Bis zu diesem Zeitpunkt sind entsprechende Angaben in den klinischen Tumorregistern außerordentlich unterschiedlich dokumentiert worden und aus formalen Gründen oft nicht
verwertbar.

2. Langfassung

2.1 Methodik und Qualität der Daten

Der Gesetzgeber hat die Dokumentation und Auswertung der Krebs-Früherkennungs-
maßnahmen gesetzlich verankert, allerdings ohne inhaltliche Zielvorgaben. Die
Dokumentation ist in ihrer gegenwärtigen Form überwiegend von gesundheitspolitischen und verwaltungsseitigen Erwartungen bestimmt. Zwischen diesen und den
zunehmend erhobenen wissenschaftlichen Anforderungen besteht ein Dilemma. Erwartungen der Verwaltung und der Gesundheitspolitik richten sich vor allem
auf die Beteiligung der Bevölkerung, der Ärzte und auf die Kosten.

Wissenschaftlich ist dagegen zu fragen nach Prävalenz- und Inzidenzdaten, nach
der erforderlichen Frequenz der Untersuchungen, nach der Zuverlässigkeit und
Gültigkeit der eingesetzten Untersuchungsmethoden, ebenso nach der Erfassung
bekannter und der Aufdeckung neuer Risikogruppen und ggf. externer Risikofaktoren und nach outcome-orientierten (z.B. Fatalität, Mortalität, Vergleiche von
alterskorrigierten Überlebenszeiten, Befindlichkeiten) Erfolgsmerkmalen
(SCHWARTZ 1979).

1. Ein definiertes Kollektiv als Bezugsgröße fehlt, insbesondere fehlen auch
   Angaben über Nicht-Teilnehmer an den Untersuchungen (SCHWARTZ et al. 1980).

2. Es werden nur leistungsrechtlich "präventive" Fälle erfaßt, nicht aber Früh-
   fälle, die im Rahmen einer anderweitigen ("kurativen") Behandlung zur Entdeckung kommen. Gemeint sind Fälle, die aufgrund des sogenannten "case fin-
   ding" zur Entdeckung kommen: der Patient besucht den Arzt wegen irgendeiner
   Erkrankung und dieser nutzt die Gelegenheit, eine Früherkennungsuntersuchung
   anzubieten und durchzuführen; oder eine Untersuchung wird wegen anderer
   Beschwerden durchgeführt (z.B. Kolposkopie), ergibt aber einen Frühbefund.

3. Die Dokumentation erstreckt sich nur auf den ambulanten Bereich, eine Koppe-
   lung mit dem histologisch verifizierten Ergebnis der Abklärungsdiagnostik
   und ggf. der Therapie ist daher nur lückenhaft möglich (vgl. auch Tab. 2).
   Dies gilt noch stärker für die Verknüpfung mit outcome-Kriterien (z.B. Mortalität, Überlebenszeit).

4. Es handelt sich um eine durch Rechtsverordnung bis ins Detail geregelte
   Totalerhebung für jährlich mehrere Millionen Untersuchungsfälle, nicht jedoch um präzise definierbare, auf neu auftauchende Fragestellungen flexibel
   abstellbare Erhebungen, wie sie etwa durch gezielte Stichprobenverfahren
   zu realisieren wären.

5. Der Dokumentationsvordruck ist nicht auf epidemiologische Fragestellungen
   zugeschnitten, sondern muß eine Mehrfachfunktion erfüllen: Er ist zugleich
   Leitschiene für die Untersuchung, Leistungsnachweis für die Abrechnung,
   persönliche Dokumentation für den Arzt und Überweisungsvordruck für den
   Zytologen.

6. Einer personenbezogenen Auswertung, die etwa die Verfolgung von Risikofällen
   oder die Verknüpfung mit outcome-Kriterien ermöglicht, steht eine gesetzliche Einzelregelung des Datenschutzes nach § 369, Abs. 2 RVO entgegen.

Jeder Dokumentationsbogen durchläuft in der Kassenärztlichen Vereinigung eine
beschränkte visuelle Vollständigkeits- und Plausibilitätsprüfung. Fehlerhafte
Vordrucke gehen an den einsendenden Arzt zurück. Der korrekt ausgefüllt Vordruck ist Voraussetzung für die Abrechnung. Akzeptierte Vordrucke durchlaufen
weitere detaillierte maschinelle Prüfungen auf formale Richtigkeit und Plausibilität. Die Belege enthalten Angaben über die Vorgeschichte und die zu den
einzelnen Organen erhobenen Untersuchungsbefunde sowie eine Sammelspalte über
festgestellten Krebsverdacht. Ab Juni 1975 ist ein weiteres Dokumentationsfeld
angeführt, das eine nach den untersuchten Organen differenzierte Darstellung
der Ergebnisse der Abklärungsdiagnostik vorsieht. Befund- und Ergebnisfelder
werden nur für die Dokumentationsblätter mit positiver Sammelangabe "Krebsverdacht" erfaßt. Bei den unverdächtigen Fällen wird lediglich das Geburtsdatum,
das Jahr der letzten Früherkennung und die Tatsache von Nebenbefunden erfaßt.
Wegen des hohen Aufwandes werden die anamnestischen Angaben auf den Vordrucken
lediglich für die Verdachtsfälle der Regionen Gesamtbayern und Nordrhein-Westfalen eingegeben.

Die Auswertungen waren zunächst ausschließlich von Gesichtspunkten der Ver-
waltungsstatistik geprägt: Sie beschränken sich auf reine Häufigkeitszählungen
der Kategorien: Kassenart, Bundesländer (Bezirke der Kassenärztlichen Vereinigungen), teilnehmende Arztgruppen, Altersgruppen und Geschlecht der Untersuchten sowie summarisch organbezogene Ausweisungen der Krebsverdachtsfälle. Weil
die Aussagekraft des so gewonnenen Materials nicht befriedigt, wurden ab Juni
1975 - wie bereits erwähnt - auch die Ergebnisse der diagnostischen Abklärung
abgefragt und erfaßt. Ferner wurden alle Auswertungen untergliedert in Erstun-
tersuchungen und Wiederholungsuntersuchungen nach einem, zwei, drei oder mehr
Jahren. Die häufigsten Dokumentationsfehler werden seit 1975 maschinell pro-
tokolliert.

Schriftliche seitens der Ärzte oder Kassenärztlichen Vereinigungen eingereich-
te Verständnisfragen der Kritiken am Dokumentationsvordruck finden qualitative
Berücksichtigung bei der Ergebnisbewertung und bei der Weiterentwicklung des
Vordrucks. Änderungen sind wegen des Aufwandes einer Umstellung nur alle
3 - 5 Jahre möglich.

2.2 Nutzung der Daten

Die Evaluation der organisatorischen Seite wird im gegebenen Rahmen als ausreichend angesehen bis auf die fehlenden Angaben über Nicht-Teilnehmer.

Die Evaluation der medizinischen Fragen ist noch sehr lückenhaft. Der Prädik-
tionswert der Verdachtsbefunde wird - wenn auch nicht vollständig - geprüft
anhand der erwähnten Ergebnisdokumentation (HERWIG 1975 und 1977). Die folgende
Tabelle (Tab. 1) zeigt die entsprechenden Zahlen für 1975.

TAB. 1: RELATION VON KREBSVERDACHTSFÄLLEN ZU GESICHERTEN DIAGNOSEN GESAMTDOKUMENTATION 1975 (2. HJ.) BUNDESREPUBLIK

	Verdachts-fälle	Beantwortete Fälle		Gesicherte Diagnosen	
	N	N	(%)[1]	N	(%)[2]
Männer					
Haut	560	408	(73)	99	(24,3)
Rektum	1856	1276	(69)	185	(14,5)
Prostata	8192	5553	(68)	790	(14,2)
Äuss. Genitale	1131	710	(63)	51	(7,18)
Harnwege	2821	2124	(75)	96	(4,5)
	14560	10071	(69)	1221	(12,12)
Frauen					
Haut	858	646	(75)	62	(9,6)
Uterus	41990	29344	(70)	2265	(7,72)
Rektum	3798	2604	(69)	161	(6,2)
Übrige Genitale	11541	8069	(70)	371	(4,6)
Mamma	69759	56775	(81)	1852	(3,26)
Harnwege	13500	10775	(80)	124	(1,15)
	141446	108213	(76)	4835	(4,47)

1) von Spalte 1
2) von Spalte 3

TAB. 2: GESICHERTE DIAGNOSEN BEZOGEN AUF 100.000 UNTERSUCHUNGSFÄLLE - GESAMTDOKUMENTATION 1975 (2. HJ.) BUNDESREPUBLIK -

Männer		Frauen	
Prostata	133,1	Uterus	81,2
Rektum	31,1	Mamma	66,4
Haut	16,7	Übrige Genitale	13,3
Harnwege	16,1	Rektum	5,8
Äußere Genitale	8,6	Harnwege	4,4
		Haut	2,2

Sie zeigt erhebliche organ- und methodenabhängige, aber auch geschlechtsbezogene Differenzen. Wichtigster Mangel ist sicher das Fehlen von Stadienangaben zu den Krebsdiagnosen. (Hierzu fehlt es allerdings noch in der Peripherie an einer allgemein angewandten Nomenklatur.) Ein Viertel bis ein Drittel der Verdachtsfälle konnten nicht weiter verfolgt werden, sei es, weil der Untersuchte den Arzt wechselte, zur stationären Aufnahme kam oder aus anderen Gründen. Es ist nicht bekannt, in welcher Richtung die Aufdeckung dieser "Dunkelziffer" die relative Zahl der verifizierten Diagnosen beeinflussen würde. Eine Kontrolle der negativen Richtigkeit findet nicht statt. Sie wäre nur möglich über eine personenbezogene Längsschnittdokumentation oder über Krebsregister, in die die Ergebnisse vorausgegangener Früherkennungsuntersuchungen eingehen.

Die Zuverlässigkeit läßt sich nur grob indizieren aufgrund der Konstanz wichtiger Daten in den vierteljährlich einlaufenden Ergebnissen oder deren Jahreszusammenfassung. Die erfaßten Variablen Alter, Geschlecht, Kassenzugehörigkeit und Bundesland reichen nicht aus, um Risikogruppen oder externe Risikofaktoren abzugrenzen. Hierzu bedürfte es weiterer personen- und raumbezogener Indikatoren. Altersbezogene Häufigkeitsunterschiede werden ausgewiesen. Inzidenzraten lassen sich, natürlich nur bezogen auf das Teilnehmerkollektiv, angeben (Tab. 2).

Eine grobe Ablesung des Filtereffektes des Screenings ermöglichen die längsschnittlichen Vergleiche der Jahresergebnisse und die Differenzen zwischen Erst- und Wiederholungsuntersuchungen.

Die folgende Tabelle stellt diesen Effekt am Beispiel der Zervixzytologie dar (Tab. 3). Die Inzidenzraten sinken von Jahr zu Jahr (trotz eines jährlichen Anteiles von etwa einem Drittel erstmaliger Untersuchungen); sie sinken bei Wiederholungsuntersuchungen nach einem Jahr, steigen jedoch bei größeren Untersuchungsabständen erwartungsgemäß wieder an. Unter Anwendung eines recht komplizierten statistischen Schätzungsverfahrens lassen sich aus diesen Werten Erwartungswerte für die Sensitivität und Spezifität der verschiedenen Programmteile ableiten (SCHWARTZ et al. 1976).

Eine Aufteilung der Ergebnisse nach sozialen Merkmalen (Schichten o.ä.) ist nicht möglich, da die Vordrucke solche Angaben nicht erfassen.

Zusammenfassend läßt sich sagen, daß die bisherige Dokumentation nach mehreren Verbesserungsschritten nützliche Aussagen erbringt; jedoch ist daran gemessen der Aufwand für eine bundesweite medizinische Dokumentation von jährlich einigen Millionen Untersuchungsfällen hoch.

2.3 Perspektiven

Eine Verbesserung des Datenkörpers in der Krebsfrüherkennung ist in mehrfacher Hinsicht denkbar. Stadienbezogene Angaben zu den positiven Abklärungsergebnissen würden die theoretische Aussagekraft erheblich verbessern. Zum gegenwärtigen Zeitpunkt erscheint aber die bundesweite Durchsetzung einer standardisierten Stadienzuordnung nicht praktikabel, da sich auch außerhalb der Dokumentation eine einheitliche Stadiennomenklatur für alle relevanten Krebse bislang hat nicht durchsetzen lassen. Dies gilt auch für den TNMSchlüssel, der etwa bei der Prostata mit der Einteilung nach FLOCKS und beim Dickdarm mit den Stadien nach DUKE konkurriert. Eigene Untersuchungen haben gezeigt, daß Stadienangaben noch weniger als qualitative Abklärungsergebnisse den niedergelassenen Ärzten rechtzeitig und lückenlos zur Verfügung stehen. Vorstellbar erscheint ein derartiger Versuch in einer überschaubaren Einzelregion mit wenigen, aber gut kommunizierenden Referenzeinrichtungen (Klinik, Pathologie, Krebsregister). Möglich und notwendig ist die Verbindung besser definierter organbezogener Krankheitsbegriffe innerhalb des Vordrucks in Anlehnung an die ICD. Die Aufteilung des Datenkörpers in Fälle mit bestehenden Hinweisen auf Verdachtssymptome und solche ohne derartige Symptome ist nutzbringend und in Vorbereitung.

Tab. 3: Häufigkeit einer "positiven" Zytologie (Pap. IV oder V)
bei Abstrichen auf Zervix-Krebs bezogen auf je 100.000
Untersuchungsfälle

1972	1973	1974	1975
285	229	197	81

Erst- und Wiederholungsuntersuchung (1975)

Erst-U.	W.U. nach 1 Jahr	nach 2 Jahren	nach 3 Jahren
133	54	99	111

Anlage 1

RVO § 369 Abs. 2:

Die Kassen und Kassenärztlichen Vereinigungen haben die bei Durchführung von
Maßnahmen zur Früherkennung von Krankheiten anfallenden Ergebnisse zu sammeln
und auszuwerten; dabei ist sicherzustellen, das Rückschlüsse auf die Person
des Untersuchten ausgeschlossen sind.

Anlage 2

RVO § 181 (Maßnahmen zur Früherkennung von Krankheiten):

(1) Versicherte haben zur Sicherung der Gesundheit Anspruch auf folgende Maßnahmen zur Früherkennung von Krankheiten:
1. Frauen von Beginn des (ab 1.1.81) zwanzigsten Lebensjahres an einmal
jährlich auf eine Untersuchung zur Früherkennung von Krebserkrankungen,
2. Männer von Beginn des fünfundvierzigsten Lebensjahres an einmal jährlich auf eine Untersuchung zur Früherkennung von Krebserkrankungen.

(2) § 182 Abs. 2 gilt entsprechend. Der Bundesausschuß der Ärzte und Krankenkassen beschließt das Nähere über die Art der Untersuchungen, die den in
§ 181 Abs. 1 unter den Nummern 1 bis 4 genannten Erfordernissen zu entsprechen haben.

KRANKHEITSFRÜHERKENNUNGSMASSNAHMEN BEI KINDERN

von FRIEDRICH WILHELM SCHWARTZ

1.1 Kurzbezeichnung

Krankheitsfrüherkennung bei Kindern im Rahmen der Gesetzlichen Krankenversicherung (GKV)

1.2. Institutionen

1.2.1 Datenerheber:

Datenerheber sind die in niedergelassener Praxis oder einzelne im Krankenhaus tätigen Ärzte oder das in ihrem Bereich tätige medizinische Fachpersonal (Vordrucke), danach die Kassenärztlichen Vereinigungen (EDV).

1.2.2 Datenhalter:

ist die Kassenärztliche Bundesvereinigung, der die Kassenärztlichen Vereinigungen der Länder ihre Daten übermitteln.

1.2.3 Zweck der Datenerhebung:

Formal soll ein gesetzlicher Auftrag (§ 369 Abs. 2 RVO, s. Anlage 1) erfüllt werden. Inhaltlich dienen die Erhebungen der Prozeßevaluation der Früherkennungsprogramme, die in § 181 RVO festgelegt sind: (s. Anlage 2).

1.3 Dateninhalt

1.3.1 Dokumente:

Dokumentationshefte für die Früherkennung bei Kindern:

Die Dokumentationsvordrucke werden im Durchschreibeverfahren beschriftet. Sie sind in dem für die Hand der Eltern bestimmten Dokumentationsheft, gesondert für jede der 8 Untersuchungsstufen, enthalten. Abbildung 1 stellt die 8 Stufen in ihrer zeitlichen Abfolge dar. Abbildung 2 zeigt einen Ausschnitt aus diesem Heft für die erste Untersuchungsstufe bei der Geburt (U 1) (Stand 1977).

Berechtigungsscheine:

Neben diesen Früherkennungsvordrucken im engeren Sinne gibt es die sogenannten Berechtigungsscheine, die von den Krankenkassen an ihre Versicherten oder Mitversicherten ausgegeben werden und die die formelle Zugangsberechtigung zur Früherkennungsinanspruchnahme eröffnen. Diese Dokumente enthalten im wesentlichen die Stammdaten des Versicherten bzw. Mitversicherten. Sie spielen lediglich im weiteren Abrechnungsverfahren und später als Zählgrundlage für die Inanspruchnahme- Statistik der Krankenkassen eine Rolle. Sie werden hier lediglich ergänzend erwähnt (vgl. SCHACH, Daten der GKV).

1.3.2 Variablenliste:

Einheitlich für alle 8 Untersuchungsstufen ist die Kennziffernliste zur Codierung der festgestellten Diagnosen (Tabelle 1). Diese Tabelle informiert zugleich über die gesuchten Krankheiten bzw. Entwicklungsstörungen im Rahmen dieses Programms.

Einheitlich ist ferner ein Diagramm ("Somatogramm") zur Erfassung der Entwicklungskurven von Gewicht, Größe und Schädelumfang. Diese grafisch aufgetragenen Daten werden nicht erfaßt. Sie dienen, als Bestandteil der Hefte, lediglich Ärzten und Eltern zur Orientierung über das körperliche Wachstum des Kindes. Für jede der Untersuchungsstufen gibt es gesonderte Untersuchungsanweisungen. Die Ergebnisse werden in jeweils separaten Dokumentationsblättern eingetragen. Die Dokumentation für die erste Untersuchungsstufe (U 1, Untersuchung unmittelbar nach der Geburt) wurde bereits in Abbildung 2 wiedergegeben. Die Abbildung 3 zeigt das Dokumentationsblatt für U 2, das in diesem Aufbau bis U 8 gilt.

Abbildung 1:

Gesetzliche Krankheitsfrüherkennung Kinder, 8 Stufen
(Stand: 1.1.1977)

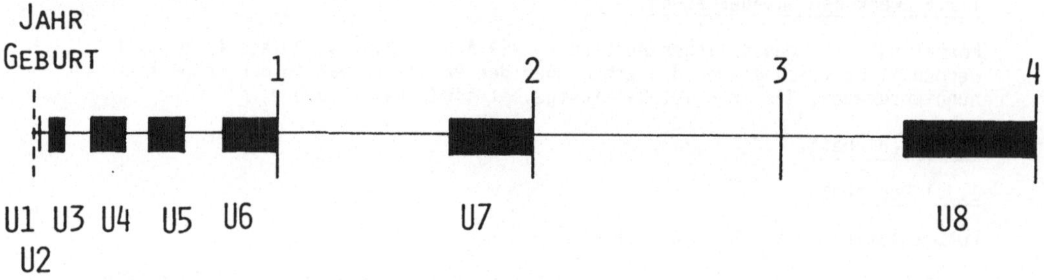

Störungen in der Neugeborenenperiode

Angeborene Stoffwechselstörungen

Endokrine Störungen, Vitaminosen

Blutkrankheiten

Entwicklungs- und Verhaltensstörungen

Fehlbildungen und Erkrankungen des Nervensystems
- der Sinnesorgane
- der Zähne, Kiefer, Mundhöhle
- des Herzens und der herznahen Gefässe
- der Atmungsorgane
- der Verdauungsorgane
- der Nieren und Harnwege, der Geschlechtsorgane
- des Skeletts, der Muskulatur, der Haut

Multiple Fehlbildungen, chromosomale Aberrationen

Abb. 2: Erhebungsbogen: Neugeborenen Untersuchung (U1)

U1
Neugeborenen-Erstuntersuchung

① | AOK | BKK | IKK | LKK | VdAK | AEV | Knapp-schaft | Sonsti-ge

② männlich / weiblich

③ **Risikoschwangerschaft:** (vgl. Mutterpaß!) ... Nein ☐ Ja ☐
ggf. welche Störungen: ....
....
Erhebliche psychische und soziale Belastungen während der Schwangerschaft ... ☐
Schwangerschaftsdauer .... Wochen: ☐☐

④ **Besonderheiten bei der Geburt:** (vgl. Mutterpaß!) ... Nein ☐ Ja ☐
ggf. welche: ....
Vorzeitiger Blasensprung .... ☐
Hydramnion .... ☐
Abnorm verlängerte oder verkürzte Geburt .... ☐
Beckenendlage .... ☐
Sonstige Lageanomalie .... ☐
   (welche: ....) ☐
Sectio aus: .... mütterlicher ☐ / kindlicher Indikation ☐
Forceps .... ☐
Vacuum-Extraktion .... ☐
Mehrlingsgeburt .... ☐
Intranatale Hypoxie (Absinken der kindlichen Herztöne < 100) .... ☐

⑤ **Zustand und Körpergröße des Neugeborenen**
Asphyxie-Index nach APGAR (Punktzahl) — 1. Min. ☐☐ 5. Min. ☐☐ 10. Min. ☐☐
Geburtsgewicht — Gramm ☐☐☐☐
Geburtslänge — cm ☐☐
Kopfumfang — cm ☐☐

⑥ **Diagnose(n)** *(siehe Kennziffernkatalog• Faltumschlag vorne)*
Kennz. | Behandlung eingeleitet
1. ☐☐ ☐
2. ☐☐ ☐
3. ☐☐ ☐
sonst. Hinweise ggf. zusammenfassende Diagnose(n):

⑦ **Weitere Diagnostik** veranlaßt **wegen Verdacht** auf: *(siehe Kennziffernkatalog• Faltumschlag vorne)*
Kennz.
1. ☐☐
2. ☐☐
3. ☐☐

* Eintragungen nach dem Kennziffernkatalog sind nur vorzunehmen, sofern die normale körperliche oder geistige Entwicklung des Kindes in besonderem Maße gefährdet ist.

Bitte Kohlepapier einlegen
Datum   Stempel/Unterschrift

Abb. 3: Erhebungsbogen: 3. – 10. Lebenstag
Neugeborenenuntersuchung (U2)

①	AOK	BKK	IKK	LKK	VdAK	AEV	Knapp-schaft	Sonsti-ge

② männlich / weiblich

U2
3.–10. Lebenstag
Neugeborenen-Basisuntersuchung

③ **Letzte Früherkennungsuntersuchung :** U-☐ ; noch keine ☐

④ Damals festgestellter **Verdacht** auf :

(siehe letzte Eintragung unter ⑦ im Untersuchungsheft)

	Kennz.	zwischenzeitlich bestätigt	nicht bestätigt	noch ungeklärt
1.	☐☐	☐	☐	☐
2.	☐☐	☐	☐	☐
3.	☐☐	☐	☐	☐

⑤ **Jetzige Früherkennungsuntersuchung :**

Befund : Erhobene und erfragte Befunde – **siehe linke Seite !** – (ohne Berücksichtigung der „Ergänzenden Angaben") **unauffällig** ☐

Nur wenn Befund auffällig, weiter mit ⑥ und ⑦

⑥ **Diagnose(n)** *(siehe Kennziffernkatalog * Faltumschlag vorne)*

	Kennziffer	Diese Diagnose(n) erstmals gestellt anläßlich	Behandlung oder Behindertenhilfe eingeleitet	fortgeführt
1.	☐☐	U-☐	☐	☐
2.	☐☐	U-☐	☐	☐
3.	☐☐	U-☐	☐	☐

⑦ **Weitere Diagnostik** veranlaßt **wegen Verdacht** auf : *(siehe Kennziffernkatalog * Faltumschlag vorne)*

Kennziffer: 1. ☐☐ 2. ☐☐ 3. ☐☐

* Eintragungen nach dem Kennziffernkatalog sind nur vorzunehmen, sofern die normale körperliche oder geistige Entwicklung des Kindes in besonderem Maße gefährdet ist.

Sonstige Hinweise, ggf. zusammenfassende Diagnose(n), Nebenbefunde :

Bitte Kohlepapier einlegen   Datum   Arztstempel/Unterschrift

TAB. 1: KENNZIFFERNKATALOG

Kennziffernkatalog

> **Eintragungen nach diesem Kennziffernkatalog sind nur vorzunehmen, sofern die normale körperliche oder geistige Entwicklung des Kindes in besonderem Maße gefährdet ist.**

Störungen in der Neugeborenenperiode

(nur U 1 oder U 2)

01 Früh-, Mangelgeburt, Übertragung
02 Asphyxie
03 Schwere Hyperbilirubinämie
04 Andere, die Entwicklung in besonderem Maße gefährdende Störungen in der Neugeborenenperiode (z. B. Sepsis, Anämie, Krämpfe)

Angeborene Stoffwechsel-Störungen

05 Mucoviscidose
06 Phenylketonurie
07 Andere, die Entwicklung in besonderem Maße gefährdende angeborene Stoffwechselstörungen (z. B. Histidinämie)

Endokrine Störungen, Vitaminosen

08 Hypo- oder Hypervitaminosen (z. B. Rachitis, D-Hypervitaminose)
09 Diabetes mellitus
10 Hypothyreose
11 Andere, die Entwicklung in besonderem Maße gefährdende endokrine Störungen (z. B. AGS)

12 Blutkrankheiten

(z. B. Hämophilien, Antikörpermangelsyndrome)

Entwicklungs- und Verhaltensstörungen

13 Somatische Entwicklungsstörungen (z. B. Dystrophie, Minderwuchs, Fettsucht)
14 Intellektuelle Minderentwicklung
15 Störungen der emotionellen oder sozialen Entwicklung (z. B. Verhaltensstörungen)
16 Andere, die Entwicklung in besonderem Maße gefährdende funktionelle Entwicklungsstörungen (z. B. Störungen der statomotorischen Entwicklung)

Nervensystem

17 Cerebrale Bewegungsstörungen (zentrale Tonus- und Koordinationsstörungen, Cerebralparesen)
18 Fehlbildungen des Zentralnervensystems (z. B. Spina bifida und Hydrocephalus)
19 Anfallsleiden
20 Andere, die Entwicklung in besonderem Maße gefährdende Erkrankungen des Nervensystems (z. B. neuromuskuläre Erkrankungen, periphere Lähmungen)

Sinnesorgane

21 Hochgradige Sehbehinderung, Blindheit
22 Schielkrankheit
23 Andere, die Entwicklung in besonderem Maße gefährdende Fehlbildungen oder Erkrankungen der Augen
24 Hochgradige Hörbehinderung, Gehörlosigkeit
25 Andere, die Entwicklung in besonderem Maße gefährdende Fehlbildungen oder Erkrankungen der Ohren

26 Sprachstörungen oder Sprechstörungen

(z. B. verzögerte Sprachentwicklung, Artikulationsstörungen, Stottern)

27 Zähne, Kiefer, Mundhöhle

Fehlbildungen oder Erkrankungen

Herz / Kreislauf

28 Fehlbildungen des Herzens oder der herznahen Gefäße

29 Atmungsorgane,

Fehlbildungen oder Erkrankungen

30 Verdauungsorgane,

Fehlbildungen oder Erkrankungen

31 Nieren und Harnwege,

Fehlbildungen oder Erkrankungen

32 Geschlechtsorgane,

Fehlbildungen oder Erkrankungen

Skelett u. Muskulatur

33 Hüftgelenksanomalien
34 Andere, die Entwicklung in besonderem Maße gefährdende Fehlbildungen oder Erkrankungen des Skelettsystems
35 Myopathien (z. B. progressive Muskeldystrophie)

36 Haut, Fehlbildungen oder Erkrankungen

37 Multiple Fehlbildungen, einschl. chromosomaler Aberrationen

(z. B. Down-Syndrom)

Lediglich die zusätzlichen Untersuchungsanweisungen ändern sich mit jeder Untersuchungsstufe.

1.4 Methodik

1.4.1 Datenerhebung:

Sie geschieht nach einheitlichen technischen Richtlinien der Kassenärztlichen Bundesvereinigung.

1.4.2 Population:

Sie umfaßt alle versicherten bzw. mitversicherten Kinder von der Geburt bis 4 Jahre. Bei Kindern schwankte der Teilnahmegrad je nach Untersuchungsstufe zwischen 85 und 50 % (HERWIG 1976). Er geht mit steigender Untersuchungsstufe bzw. Untersuchungsalter zurück. Die Teilnahmefrequenz an den ersten beiden Untersuchungen (U 1, U 2) ist im allgemeinen größer als in der Statistik ausgewiesen. Diese Untersuchungen finden in der Klinik statt. Eine lückenlose Weiterleitung der Dokumentation ist jedoch nur dort gewährleistet, wo die die Untersuchung durchführenden Ärzte dies auf eigene Rechnung tun, so daß sie ein unmittelbares persönliches Interesse an der sorgfältigen Ausfüllung und Weiterleitung der Dokumentationsvordrucke an die Sammelstellen (Kassenärztliche Vereinigung) haben. Dort, wo die beiden ersten Früherkennungsuntersuchungen im Rahmen der Pflegesätze der Krankenhäuser erbracht und abgerechnet werden, werden diese Vordrucke in der Regel nicht weitergeleitet, so daß Erfassungsdefizite entstehen können. Angesichts einer registrierten Beteiligungsquote von rund 85 % (U 1, U 2) ist dies (bislang) nur in einem geringen Teil der Untersuchungsfälle gegeben. Angaben über Nichtteilnehmer liegen nicht vor. Es bedarf der tageweisen bzw. monateweisen Verknüpfung mit den Daten der Statistischen Landesämter über die Population der Kinder, um zu Hochrechnungen zu kommen.

1.4.3 Erhebungsinstrumente:

Für beide Vordrucke gibt es detaillierte technische Richtlinien zur Datenerfassung und Datenspeicherung, herausgegeben durch die Kassenärztliche Bundesvereinigung, die in den Kassenärztlichen Vereinigungen der Länder oder deren Bezirksstellen bei der Datenerfassung und -aufbereitung Anwendung finden. Leichte Variationen sind aufgrund spezifischer Erfassungs- und Abrechnungsverfahren einzelner KV-Rechenzentren möglich. Die Einheitlichkeit des Datenaufbaues ist gewährleistet. Es werden Rohdatenbänder übermittelt, die aufgrund spezieller Fehlerprogramme (Plausibilität und Vollständigkeit) im Rechenzentrum der Kassenärztlichen Bundesvereinigung geprüft werden. Lediglich eine Gruppe von enumerativ aufgeführten groben Fehlern wird im Rahmen einer visuellen Vorprüfung bei den Kassenärztlichen Vereinigungen erfaßt und führt zur Rückweisung der Bögen an den ausfüllenden Arzt. In der Regel ist die Beseitigung solcher Fehler Vorbedingung für eine Abrechnung der dem Vordruck zugrunde liegenden Versorgungsleistung.

1.4.4 Periodizität:

Bei den Kinderfrüherkennungsmaßnahmen werden die Dokumentationsblätter ebenfalls vierteljährlich mit der Abrechnung eingereicht. Eine patientenbezogene Periodizität ergibt sich aufgrund des Verteilungsmusters der vorgesehenen 8 Untersuchungen im Laufe der ersten vier Lebensjahre des Kindes.

Die Ergebnisse werden jahresweise zusammengefaßt und veröffentlicht.

1.4.5 Zeitraum der Datenerhebung:

(vgl. 1.4.4)

1.4.6 Datenaufbereitung:

Die Daten werden visuell und maschinell sowohl auf formale Vollständigkeit als auch auf Plausibilität geprüft. Sie werden in jahresweisen Berichten nach Geschlecht, Regionen (Landesgliederung der KV), Kassenart und Altersgruppen der Inanspruchnehmer dargeboten.

1.4.7 Archivierung:

Die Dokumentationsvordrucke werden nach Erfassung vernichtet. Die Datenbänder werden - in jährlicher Zusammenfassung - seit Beginn der Früherkennungsmaßnahmen 1971 zunächst unbegrenzt archiviert.

1.5 Verfügbarkeit

1.5.1 Form der Datenträger:

Die Daten stehen auf jahresweise zusammengefaßten Datenbändern (vgl. 1.4.7).

1.5.2 Zugänglichkeit:

Allgemein zugänglich sind jährlich publizierte Tabellenbände.

1.5.3 Veröffentlichungen:

Die unter 1.5.2 erwähnten Tabellenbände sind über die Kassenärztliche Bundesvereinigung, Körperschaft des öffentlichen Rechts, 5000 Köln 41, Haedenkampstr. 3, gegen Erstattung der Selbstkosten beziehbar. Ergänzende und vertiefte Teilauswertungen sind über das Zentralinstitut für die kassenärztliche Versorgung in der Bundesrepublik Deutschland, 5000 Köln 41, Haedenkampstr. 5, beziehbar oder nachweisbar.

1.5.4 Aggregation:

Die Information wird in Form einzelner Datensätze, die ursprünglich Personen zugehörten, gespeichert gehalten, jedoch ohne jeglichen personenbezogenen Identifizierungshinweis. Eine personenbezogene Zusammenstellung ist daher nicht möglich. Für die Veröffentlichungen werden die Ergebnisse gleicher Geschlechts- und Altersgruppen addiert und auf die Teilnehmergruppen insgesamt oder auf die Untergruppen bezogen.

1.5.5 Linkage:

Über die individuelle längsschnittliche Zusammenfassung der Daten in Heftform hinaus findet kein Linkage statt.

2. Langfassung

2.1 Methodik und Qualität der Daten

Die in Abschnitt 2.1 des Artikels über Krebsfrüherkennung zur Diskussion gestellten Eigenschaften gelten grundsätzlich auch für diese Form der Dokumentation. Dies gilt insbesondere für die Methodik der Datenerhebung, Erfassung und Weiterverarbeitung. Unterschiede ergeben sich vor allem aus dem Aufbau des Untersuchungsprogrammes selbst, das kein periodisches Screening mit im Prinzip gleichen Einzeluntersuchungen wie bei der Krebsfrüherkennung darstellt, sondern ein auf die Entwicklung des Kindes abgestimmtes stufenförmiges Screening. Unter Validierungs- und Nutzungsaspekten kommt daher einer längsschnittlichen Betrachtung dieser Daten besondere Bedeutung zu. Ein wesentlicher, die Qualität der Daten berührender, Unterschied liegt darin, daß, anders als bei der Krebsfrüherkennung, der Originaldokumentationsbogen (nicht die Durchschrift für die Kassenärztliche Vereinigung) als Bestandteil des Heftes in der Hand der Eltern bleibt. Eintragungen in diese Bögen unterliegen also der "Kontrolle" der Eltern. Sie bieten Anlässe für Rückfragen sowohl bei positiven Eintragungen, als auch bei unterlassenen Eintragungen im Falle später dennoch auftretender Erkrankungen. Die Verschlüsselung der Diagnosen durch einen zweistelligen Code hat nur datentechnische Gründe, er ist im Heft selbst erklärt. Die Überlegung ist plausibel, daß diese Unterschiede die Eintragungsqualität durch die Ärzte oder ihr Personal beeinflussen.

Ein weiterer wesentlicher Unterschied besteht darin, daß die Zahl der Zielkrankheiten sehr viel größer ist und unter diesen einige sehr viel offener definiert sind, als dies bei der Krebsfrüherkennung der Fall ist. Anders als bei jener sind daher auch die Validierungskriterien für eine "gesicherte Diagnose" nicht vorgegeben. Die Dokumentation der Möglichkeit ist allerdings die Unterscheidung bzw. die Kombination der Merkmale "Verdachtsdiagnose", und "Behandlung eingeleitet". Die Kombination mit dem operationalen Merkmal der Behandlung kann den diagnostischen Angaben einen statistisch höheren Gültigkeitsgrad geben.

Da es sich um ein gestuftes, nicht aber periodisch angewandtes einheitliches Screening handelt, sind die für die Krebsfrüherkennung möglichen Schätzverfahren zur Ermittlung von Sensitivitäts- und Spezifitätsbereichen durch Vergleich der Entdeckungsraten bei verschiedenen Untersuchungsintervallen nicht anwendbar. Bei Auswahl solcher Diagnosen, die nach dem Kennziffernkatalog hinreichend klar abgrenzbar sind und für die andererseits aus der Literatur vergleichsweise valide Angaben zu erwarten sind, kann der Versuch eines Häufigkeitsvergleichs gemacht werden. Voraussetzung für einen Vergleich ist allerdings, daß beiderseits eine hinreichend klar definierte Bezugspopulation gegeben ist. In einer eigenen Untersuchung haben wir einen derartigen Vergleich z.B. für Hyperthyreose, Mucoviscidose, Myopathien und Phenylketonurie durchgeführt. Die Entdeckungsrate pro 10^5 untersuchte Kinder im Rahmen des Programms sind nahezu identisch mit den entsprechenden Erwartungswerten aus der Literatur. Dagegen zeigen dementsprechende Vergleiche bei Fehlbildungen des Herzens oder der herznahen Gefäße geringere, und die Dokumentation zerebraler Bewegungsstörungen höhere Häufigkeiten, als es nach der Literatur zu erwarten wäre. In beiden Fällen ist allerdings die Diagnosedefinition nach dem Kennziffernkatalog wenig scharf. Dies zeigt die Grenzen eines solchen Validisierungsvergleiches und seiner Interpretierbarkeit auf. Prinzipiell eröffnen die Dokumentationsdaten zahlreiche Auswertungsmöglichkeiten, da in die nicht personenbezogene Querschnittsdokumentation durch rückgreifende Fragen, etwa nach dem Ergebnis einer Diagnostik, oder der Fortführung einer Behandlung, längsschnittliche Elemente eingebaut sind. Da wir allerdings keine Informationen über die Nichtteilnehmer an dem Untersuchungsprogramm, insbesondere bei Altersstufen jenseits der U_2 (3. - 10. Lebenstag) haben, bleibt offen, ob Nichterscheinen mangelhafte Teilnahmebereitschaft der Eltern ausdrückt, oder das Kind wegen bestehender Gesundheitsstörungen aus dem Screeningprogramm vorübergehend oder dauernd ausgeschieden ist. Die erwähnten Kontrollfragen sind deshalb wichtiger als Erinnerungsstütze für Eltern und behandelnde Ärzte beim praktischen Gebrauch des Dokumentationsheftes als für eine interpretationsfähige Statistik.

Aus der Zählung der eingelaufenen Dokumentationsvordrucke lassen sich Beteiligungsraten errechnen, bezogen auf die Wohnbevölkerung. Eine soziale Schichtabhängigkeit der Beteiligung läßt sich anhand dieses Materials wegen fehlender sozialstatistischer Merkmale über die Eltern nicht überprüfen.

<u>2.2. Nutzung der Daten</u>

Eine befriedigende Evaluation der organisatorischen Seite, vor allem im Hinblick auf Beteiligungsquoten und Beteiligungsmuster, ist bei der gegenwärtigen Datenlage nur unzureichend möglich (SCHWARTZ 1980). Soweit die Untersuchungen vorwiegend im Krankenhaus stattfinden, ist eine Verschlechterung des Meldegrades in dem Maße zu befürchten, in dem Früherkennungsuntersuchungen bei Kindern als Bestandteil des Pflegesatzes betrachtet werden und deshalb eine separate Dokumentation zu Händen einer zentralen Sammelstelle (Kassenärztliche Vereinigung) entfällt. Schon heute läßt sich der tatsächliche Gebrauch des Früherkennungsheftes in Krankenhäusern nur grob abschätzen, wenngleich die gemessene Beteiligungsquote von 85 % für eine Verwertbarkeit der Daten ausreichend erscheint. Der Nutzen der Daten bei späteren Untersuchungsstufen wird dadurch stark eingeschränkt, daß Angaben über die Eltern ebensowenig vorliegen, wie Angaben über medizinische oder formelle Ausscheidungsgründe aus dem Programm. Die Evaluation der Beteiligung ist deshalb nur in sehr grober Weise möglich. Differenzierte Auswertungsmöglichkeiten bietet der Datenkörper in medizinischer Hinsicht. Neben den im vorigen Abschnitt beschriebenen Ansätzen lassen sich beispielsweise sozialmedizinisch gut verwertbare Angaben über die Geburtsgewichte, die Schwangerschaftsdauer und den Apgar-Index zusammenstellen (SCHWARTZ 1980). Das gleiche gilt für einige Merkmale der geburtshilflichen Therapie. Eine interpretationsfähige Nutzung der nach Kennziffern aufgegliederten Diagnosehäufigkeiten ist nur für wenige Krankheitsgruppen möglich (vgl. Abschnitt 2.1). Für andere Kennziffern wäre die Nutzbarkeit durch eine geringe zusätzliche Aufgliederung (z.B. Trennung von "Mißbildungen" gegenüber "Erkrankungen") deutlich zu steigern. Da Mißbildungen im allgemeinen unter oder kurz nach der Geburt (U_1 und U_2) feststellbar sind, wäre durch einen solchen Schritt eine fortlaufende anonyme Registrierung von Mißbildungsraten, bezogen auf jeweils Lebendgeborene, in vermutlich ausreichend gültiger Weise möglich, vorausgesetzt, die hohe Erfassungsquote im Krankenhaus ließe sich halten.

2.3 Perspektiven

Eine Verbesserung der Auswertbarkeit der längsschnittlich auf die Entwicklung des Kindes hin orientierten Screeningmaßnahmen ist durch eine einheitliche Numerierung der jeweils in einem Heft enthaltenen Vordrucke denkbar. Die Vordrucke würden dadurch über eine Nummer auf ein Individuum beziehbar, ohne daß den verarbeitenden Stellen der Name des betroffenen Kindes bekannt wird. Die Grenze der Auswertbarkeit solcher Longitudinaldaten liegt allerdings darin, daß der Abbruch von Beobachtungsreihen nicht interpretierbar ist (z.B. Abbruch wegen fehlender Teilnahmebereitschaft, oder aus medizinischen Gründen, oder aufgrund von Wanderungsbewegungen). Hier sind die Ergebnisse eines seit 1977 im Raum Bremen laufenden Feldversuchs abzuwarten, der vom Zentralinstitut für die kassenärztliche Versorgung betreut wird (Anschrift vgl. 1.5.3). Eine weitere Verbesserungsmöglichkeit der Daten wurde in Abschnitt 2.2 zur Diskussion gestellt.

Anlage 1

RVO § 369 Abs. 2:

Die Kassen und Kassenärztlichen Vereinigungen haben die bei Durchführung von Maßnahmen zur Früherkennung von Krankheiten anfallenden Ergebnisse zu sammeln und auszuwerten, dabei ist sicherzustellen, daß Rückschlüsse auf die Person des Untersuchten ausgeschlossen sind.

Anlage 2

RVO § 181 (Maßnahmen zur Früherkennung von Krankheiten):

(1) Versicherte haben zur Sicherung der Gesundheit Anspruch auf folgende Maßnahmen zur Früherkennung von Krankheiten:
1. Kinder bis zur Vollendung des vierten Lebensjahres auf Untersuchungen zur Früherkennung von Krankheiten, die eine normale körperliche oder geistige Entwicklung des Kindes in besonderem Maße gefährden.

(2) § 182 Abs. 2 gilt entsprechend. Der Bundesausschuß der Ärzte und Krankenkassen beschließt das Nähere über die Art der Untersuchungen, die den in § 181 Abs. 1 unter den Nummern 1 bis 4 genannten Erfordernissen zu entsprechen haben.

Literatur zu Krebs- und Krankheitsfrüherkennungsmaßnahmen:

Richtlinien des Bundesausschusses der Ärzte und Krankenkassen über die Früher-
    kennung von Krebserkrankungen (Krebsfrüherkennungsrichtlinien) in der
    geänderten Fassung vom 26. April 1976, veröff. in: Bundesanzeiger (1976)
    Nr. 214, Beil. Nr. 28/76 vom 11.11.1976
    Richtlinien des Bundesausschusses der Ärzte und Krankenkassen über die
    Früher
    kennung von Krankheiten bei Kindern bis zur Vollendung des 4. Lebensjah-
    res (Kinder-Richtlinien) in der Neufassung vom 26. April 1976, veröff.
    in: Bundesanzeiger (1976) Nr. 214, Beil. Nr. 28/76 vom 11.11.1976
Herwig, E. 1975:
    Krankheitsfrüherkennung, Krebs, Frauen und Männer. Aufbereitung und In-
    terpretation der Untersuchungsergebnisse aus den gesetzlichen Früherken-
    nungsmaßnahmen 1972. Wissenschaftliche Reihe des ZENTRALINSTITUTS für
    die Kassenärztliche Versorgung, Band 1, Deutscher Ärzteverlag, Köln
Herwig, E. 1976:
    Krankheitsfrüherkennung Säuglinge und Kleinkinder. Aufbereitung und In-
    terpretation der Untersuchungsergebnisse aus den gesetzlichen Früherken-
    nungsmaßnahmen 1972. Wissenschaftliche Reihe des ZENTRALINSTITUTS für
    die Kassenärztliche Versorgung, Band 2, Deutscher Ärzteverlag, Köln
Herwig, E. 1977:
    Krankheitsfrüherkennung Krebs, Frauen und Männer. Aufbereitung und In-
    terpretation der Untersuchungsergebnisse aus den gesetzlichen Früherken-
    nungsmaßnahmen 1973 und 1974. Wissenschaftliche Reihe des ZENTRALINSTI-
    TUTS für die Kassenärztliche Versorgung, Band 6, Deutscher Ärzteverlag,
    Köln
Schwartz, F. W.; H. Holstein; J. G. Brecht 1976:
    Ergebnisse der gesetzlichen Krebsfrüherkennung unter Effektivitätsge-
    sichtspunkten, in: Öff. Gesund.-Wesen, Band 41 (1976), S. 347-354
Schwartz, F. W.; C. Brühne 1980:
    Die Beteiligung an den Krebsfrüherkennungsmaßnahmen und das Problem ihrer
    Effektivität, in: Öff. Gesundh.-Wesen, Band 42 (1980), S. 70-78
Schwartz, F. W. 1980:
    Zur Qualität und diagnostischen Effektivität des Kinderscreenings in
    der Bundesrepublik, in: Der Kinderarzt (1980), Heft 10/11
Schwartz, F. W. 1979:
    Probleme, Methoden und Ergebnisse der gesetzlichen Früherkennungsdokumen-
    tation, in: Ehlers, C. Th.; R. Klar (Hg.) 1979: Informationsverarbeitung
    in der Medizin, Springer-Verlag, Berlin, S. 619-625

BERUFSGESUNDHEITSDATEN

DATEN DES VERTRAUENSÄRZTLICHEN DIENSTES (VÄD)

von RAINER FRENTZEL-BEYME und HANS JÜRGEN SEELOS

1.1 Kurzbeschreibung:

Der Vertrauensärztliche Dienst ist der ärztliche Begutachtungs- und Beratungsdienst der gesetzlichen Krankenversicherung. Er ist als Gemeinschaftsaufgabe
der gesetzlichen Krankenversicherungen den 17 Landesversicherungsanstalten
und der Allgemeinen Ortskrankenkasse Berlin als Träger der Gemeinschaftsaufgabe angegliedert. Seine Aufgaben und seine Organisation haben ihre Grundlage
vor allem in der Aufbaugesetzgebung des Jahres 1934, in der Reichsversicherungsordnung und im Gesetz über die Angleichungen der Leistungen zur Rehabilitation.

Im Rahmen seiner Beratungs- und Begutachtungstätigkeit verfügt der Vertrauensärztliche Dienst über eine dezentrale (in den Dienststellen) Sammlung von Morbiditätsdaten, die, unter entsprechenden technischen und methodischen Voraussetzungen (z.B. maschinelle Führung der Untersuchungskarten), zeitliche Entwicklungen der Krankheitsstruktur von Bevölkerungen erkennen lassen und bei
einem bedeutsamen Anstieg der Krankheitshäufigkeit eine genügend große Sammlung von Fällen für retrospektive Studien zur Verfügung stellen könnte.

1.2 Institution

1.2.1 Datenerheber:

Zur Zeit sind etwa 1.000 Vertrauensärzte verschiedenster medizinischer Diszi-
plinen im VäD tätig.

1.2.2 Datenhalter:

Die anläßlich einer vertrauensärztlichen Untersuchung erhobenen Daten werden
als Untersuchungskarte im Archiv der vertrauensärztlichen Dienststelle abgelegt, bei welcher die Untersuchung durchgeführt wurde. Zur Zeit gibt es in
den 17 Landesversicherungsanstalten und im Bereich der Allgemeinen Ortskrankenkasse Berlin etwa 600 Dienststellen.

1.2.3 Zweck der Datenerhebung:

Jährlich werden vom Vertrauensärztlichen Dienst ca. 2,5 Millionen Beratungen
und Begutachtungen, insbesondere

- zur Verordnung von Versicherungsleistungen,
- zur Sicherung des Heilerfolges,
- zur Wiederherstellung der Arbeitsfähigkeit,
- zur Klärung begründeter Zweifel an der Arbeitsunfähigkeit und
- zur Einleitung von Rehabilitationsmaßnahmen

durchgeführt. In Abhängigkeit von der medizinischen Fragestellung kann die
Begutachtung aufgrund

- einer Aktenvorlage,
- einer körperlichen Untersuchung oder
- eines Hausbesuches

erfolgen. Ergebnis der Begutachtung ist ein vertrauensärztliches Gutachten.

1.3 Dateninhalt

1.3.1 Dokumente:

Halb standardisiertes vertrauensärztliches Gutachten und ärztliche Gutachten
zum Antrag auf medizinische Leistungen zur Rehabilitation (Heilbehandlung).

1.3.2 Variablenliste:

Das vertrauensärztliche Gutachten enthält je nach Problemstellung folgende Datenkomplexe (siehe Langfassung):

- Anschrift des Auftraggebers,
- Anschrift des behandelnden Arztes und dessen Diagnose,
- Angaben zur Person des Versicherten bzw. Untersuchten,
  -- Name/Geburtsname, Vorname,
  -- Geburtsdatum,
  -- Versicherungsnummer,
  -- Familienstand,
  -- Beruf (erlernt, ausgeübt),
  -- Arbeitgeber,
- Rentenantrag,
- Grundlage und Ergebnis der Begutachtung,
- Erwerbsfähigkeit / Anregung weiterer Maßnahmen,
- Leistungseinschränkungen,
- Vorgeschichte (Familien-, Eigen-, Sozialanamnese, aktuelles Beschwerdebild),
- Befund (körperliche und medizinisch-technische Untersuchungen),
- Diagnose (Klartext und codiert nach ICD),
- Zusammenfassende Beurteilung (Epikrise).

1.4 Methodik

1.4.1 Datenerhebung:

Die in den Archiven des VäD befindlichen Daten rekrutieren sich ausschließlich aus den anläßlich einer vertrauensärztlichen Untersuchung erhobenen Primärdaten bzw. von Sozialleistungsträgern und Einrichtungen der kurativen Medizin im Rahmen der zulässigen rechtmäßigen Aufgaben übermittelten Sekundärdaten. Verfahren zur Normierung der Erhebung von Primärdaten existieren derzeit nicht. Gegebenheiten, die eine vertrauensärztliche Untersuchung auslösen können, Selektionsfaktoren und Schwachstellen sind ausführlich in der Langfassung erläutert.

1.4.2 Population:

Ausweislich des VäD-Reports (1.5.3) betreute der VäD im Jahre 1978 ca. 34 Mio. Versicherte und 21 Millionen mitversicherte Familienangehörige (ca. 90 % der Gesamtbevölkerung). Der prozentuale Anteil der Gesamtbevölkerung, der zum Vertrauensarzt eingeladen wurde, bezogen auf die Erstbegutachtung innerhalb eines laufenden Betreuungsfalles, betrug im gleichen Zeitraum 4,1 %. Durch Selektionseffekte sind jedoch die epidemiologischen Charakteristika der untersuchten Population nicht unmittelbar repräsentativ für die Gesamtbevölkerung.

1.4.3 Instrumente:

Die auszufüllenden Begutachtungsbögen sind teilweise standardisiert, teilweise werden frei formulierte Gutachten angefertigt.

1.4.4 Periodizität:

Die Daten fallen laufend, d.h. nach Anforderung durch den Sachbearbeiter, an.

1.4.5 Zeitraum der Datenerhebung:
Der Vertrauensarzt kann die für die Begutachtung erforderlichen Daten anläßlich einer Erst- oder einer Nachuntersuchung innerhalb eines laufenden Betreuungsfalles erheben. Im Laufe seines Lebens kann ein Versicherter (z.B. bei Arbeitsunfähigkeit) mehrmals als "Betreuungsfall" auftreten.

1.4.6 Datenaufbereitung:

Zur Zeit sind die mit den Untersuchungskarten in den vertrauensärztlichen Dienststellen vorliegenden Daten nicht aufbereitet. Jedoch sollen im Rahmen des Forschungs- und Entwicklungsvorhabens Datenerfassung, -verarbeitung, Dokumentation und Information in den sozialärztlichen Diensten mit Hilfe der elektronischen Datenverarbeitung - DVDIS - maschinengestützte Verfahren der Datenerhebung, -verarbeitung und Untersuchungskartenführung entwickelt und modellhaft erprobt werden.

1.4.7 Archivierung:

Aufgrund gesetzlicher Vorschriften und für erneute Begutachtungen zu einem späteren Zeitpunkt werden die bei der Abwicklung eines Begutachtungsfalles angefallenen Daten im Archiv (Papierform) abgelegt. Einheitliche Ordnungskriterien sind nicht festgelegt. Mehrheitlich wird jedoch das Geburtsdatum herangezogen.

1.5 Verfügbarkeit

1.5.1 Form der Datenträger:

Die Untersuchungskarte wird in Papierform geführt, der Erfassungsbeleg für die VäD-Statistik ist maschinell lesbar.

1.5.2 Zugänglichkeit:

Das Ergebnis der Begutachtung wird im Rahmen der gesetzlichen Bestimmungen an den Auftraggeber (Sozialleistungsträger) und an den behandelnden Arzt weitergeleitet. Daten der VäD-Statistik sind in der Form von VäD-Reports und Sonderauswertungen (EDV-Listen) verfügbar.

1.5.3 Veröffentlichung:

Über die Tätigkeit des VäD wird eine Statistik geführt. Es handelt sich hierbei um anonyme (nicht versichertenbezogene), aggregierte Daten, die deskriptiv ausgewertet werden und routinemäßig für die Durchführung des VäD den Leistungsträgern zur Verfügung stehen. Der VäD-Report 1977 (Analysen, Berichte, Vergleiche, Trends 1975-1977) wurde von der Arbeitsgemeinschaft für Gemeinschaftsaufgaben der Krankenversicherung herausgegeben. VäD-Report Nr.2 (1977-1978) liegt inzwischen vor.

1.5.4 Aggregationsgrad:

Der Aggregationsgrad der VäD-Statistik ist von der jeweiligen Auswertung abhängig.

1.5.5 Linkage:

Ein Linkage von Daten innerhalb der VäD-Statistik ist denkbar, jedoch bestehen unter den gegenwärtigen rechtlichen Voraussetzungen Bedenken.

2. Langfassung

Zusammenfassung

Als "Nebenprodukt" der routinemäßigen gutachterlichen Tätigkeit fallen in den vertrauensärztlichen Dienststellen neben personenbezogenen Verwaltungsdaten auch medizinische und sozialmedizinische Individualdaten an, die sowohl für deskriptive Zwecke als auch für analytisch- epidemiologische Fragestellungen von Interesse sind, oder - um KOLLER (1968) zu zitieren - die das Labor des Sozialmediziners darstellen.

Im folgenden soll, ausgehend vom Istzustand der potentiellen "epidemiologischen Datenquelle VäD", aufgezeigt werden, inwieweit die bisherige Datenlage den Erwartungen gerecht wird und welche Perspektiven sich zur Nutzung für die epidemiologische Forschung abzeichnen könnten. Ergänzend dazu wird ein kurzer Überblick laufender Forschungsarbeiten gegeben.

Der Vertrauensärztliche Dienst

Der Vertrauensärztliche Dienst ist der ärztliche Begutachtungs- und Beratungsdienst der gesetzlichen Krankenversicherung. Er ist als Gemeinschaftsaufgabe der gesetzlichen Krankenversicherungen, den 17 Landesversicherungsanstalten und der AOK Berlin als Trägern der Gemeinschaftsaufgaben angegliedert. Seine

Organisation hat ihre Grundlage vor allem in der Aufbaugesetzgebung des Jahres
1934 und in der Reichsversicherungsordnung (RVO). § 369b der RVO in der Fassung
des Artikels 2 Nr.15 des Gesetzes über die Fortzahlung des Arbeitsentgelts
im Krankheitsfall und Änderungen des Rechts der gesetzlichen Krankenversicherung vom 27.7.1969 Bundesgesetzblatt (BGBL I, S. 946) sowie § 21 Nr. 27 des
Gesetzes über die Angleichung der Leistungen zur Rehabilitation vom 7.8.1974
(BGBL II, S. 1881) legen die Aufgaben des VäD folgendermaßen fest:

1. Die Kassen sind verpflichtet, die Verordnung von Versicherungsleistungen
   in den erforderlichen Fällen durch einen Arzt rechtzeitig nachprüfen zu
   lassen, eine Begutachtung der Arbeitsunfähigkeit durch einen Arzt zu veranlassen, wenn es zur Sicherung des Heilerfolges und zur Einleitung von Maßnahmen der Sozialleistungsträger für die Wiederherstellung der Arbeitsfähigkeit oder zur Beseitigung von begründeten Zweifeln an der Arbeitsunfähigkeit
   erforderlich erscheint, und im Benehmen mit dem behandelnden Arzt eine Begutachtung durch einen weiteren Arzt zu veranlassen, wenn dies zur Einleitung von Maßnahmen zur Rehabilitation erforderlich erscheint.

2. Der Vertrauensarzt ist nicht berechtigt, in die Behandlung des Kassenarztes einzugreifen. Der Vertrauensarzt hat dem Versicherten das Ergebnis der
   Begutachtung mitzuteilen und auch dem Kassenarzt und der Kasse erforderliche Angaben zu machen.

3. Die Kasse hat, solange ein Anspruch auf Fortzahlung des Arbeitsentgelts
   besteht, dem Arbeitgeber das Ergebnis der Begutachtung mitzuteilen, wenn
   das Gutachten des Vertrauensarztes nicht übereinstimmt mit der Bescheinigung des Kassenarztes. Die Mitteilung an den Arbeitgeber darf keine Angaben
   über die Krankheit des Versicherten enthalten.

Die Arbeitsgemeinschaft für Gemeinschaftsaufgaben der Krankenversicherung in
Essen hat, als Träger der Gemeinschaftsaufgabe "Förderung und Koordinierung
des VäD", mit einem Rundschreiben vom 4.12.1969 (ergänzt vom 23.6. 1971), eine
Empfehlung zur Auslegung und Anwendung dieser Vorschriften gegeben.

Zur Zeit sind im VäD etwa 1000 Vertrauensärzte in nahezu 600 Dienststellen
beschäftigt. Der in Tabelle 1 zum Ausdruck kommende Trend einer Verminderung
der Anzahl vertrauensärztlicher Dienststellen liegt darin begründet, daß tage-
weise besetzte Kleindienststellen aufgelöst und die vorhandenen Ressourcen
in Mitteldienststellen integriert wurden, was zu einer verbesserten ökonomi-
schen Effizienz und medizinischen Effektivität im Interesse der Versicherten
führte.

Tabelle 1:

Veränderungen des Bestandes an vertrauensärztlichen Dienststellen und des
ärztlichen Personals 1975, 1976, 1977 und 1978
(Veränderung in v.H.)

	1975	1976	1977	1978	1975-1978
Dienststellen	820	614	590	579	-29,4
Ärzte	1039	1000	988	993	- 4,4

Quelle: ARBEITSGEMEINSCHAFT 1977, 1978, 1979

Der VäD betreute im Jahre 1978 ca. 34 Mio. Versicherte und 21 Mio. mitversicherte Familienangehörige. Das sind rund 90% der Gesamtbevölkerung.

Tabelle 2:

Mitgliederbestand in der sozialen Krankenversicherung im Dezember 1978, unterteilt nach Kassenarten

Kassenart	Mitglieder	in v.H.
Ortskrankenkassen	16 399 737	47,28
Betriebskrankenkassen	4 237 925	12,22
Innungskrankenkassen	1 762 561	5,08
Landw. Krankenkassen	890 485	2,57
Seekasse	65 130	0,19
Bundesknappschaft	1 039 880	3,00
Ersatzkassen Arbeiter	402 832	1,16
Ersatzkassen Angestellte	9 885 596	28,50
Bundesgebiet	34 684 146	100,00

Quelle: ARBEITSGEMEINSCHAFT 1979

Der aus Tabelle 3 ersichtliche Trend, daß der Vertrauensärztliche Dienst immer mehr in Anspruch genommen wird, hält unvermindert an. Jährliche Steigerungsraten von 80 bis 160 Tsd. Inanspruchnahmen durch Krankenkassen bzw. Rentenversicherungsträger machen deutlich, daß diese beiden großen Gruppen der Sozialversicherungsträger verstärkt auf die sozialmedizinische Beratung durch den Vertrauensarzt zurückgreifen, um ihrer Aufgabenstellung und der Aufgabenerfüllung gerecht zu werden.

Der Gesetzgeber hat zudem den vermehrten Einsatz des Vertrauensarztes vorgeschrieben. Durch das Krankenversicherungs-Kostendämpfungs-Gesetz (KVKG), das am 1. Juli 1977 in Kraft trat, wurde in § 187 RVO z.B. festgelegt, daß grundsätzlich vor Genehmigung von Kuren der Vertrauensarzt zu hören ist.

Tabelle 3:

Zahl der Begutachtungen bzw. Stellungnahmen durch die Vertrauensärzte
- bundesweit -

Jahr	Inanspruchnahme	Steigerung in v.H. zum Vorjahr
1975	2,22 Millionen	-
1976	2,30 Millionen	+ 3,6
1977	2,38 Millionen	+ 3,5
1978	2,54 Millionen	+ 6,7

Quelle: ARBEITSGEMEINSCHAFT 1977, 1978, 1979

Tabelle 4 verdeutlicht, daß immer größere Anteile der in der sozialen Krankenversicherung Versicherten und auch der Gesamtbevölkerung einer sozialmedizinischen Betreuung zugeführt werden, d.h. Kontakt zum Vertrauensarzt bekommen. Diese Entwicklung wurde nicht nur durch die zunehmende Zahl der Begutachtungen ausgelöst, sondern auch dadurch, daß immer weitere Bevölkerungskreise die Möglichkeit zum Beitritt zur gesetzlichen Krankenversicherung hatten (z.B. Rentner, Arbeitslose, Studenten, Behinderte). Die Wahrscheinlichkeit, daß jedes Individuum in seinem "Versicherten-Leben" eines Tages mit dem VäD in Kontakt kommt, ist also recht hoch.

Tabelle 4:

Prozentualer Anteil der Gesamtbevölkerung, die zum Vertrauensarzt eingeladen
wurde, bezogen auf die Erstbegutachtung innerhalb eines laufenden
Begutachtungsfalles

Jahr	in v.H.
1975	3,6
1976	3,8
1977	3,9
1978	4,1

Quelle: wie Tabelle 3

Die prozentuale Aufteilung der Begutachtungsanlässe auf die Kranken- und Rentenversicherung ist in Tabelle 5 dargestellt. Daraus ist ersichtlich, daß der Vertrauensarzt heute vorwiegend beim Begutachtungsanlaß Arbeitsunfähigkeit/Rehabilitation und zunehmend bei Stellungnahmen zu Verordnungen hinzugezogen wird.

Tabelle 5:

Prozentuale Aufteilung der Begutachtungen und Stellungnahmen (Tab. 3) auf die
Krankenversicherung und Rentenversicherung nach Begutachtungsanlässen

Soz.-Vers. Bereich	Begutachtungsanlaß	Jahr 1975	1976	1977	1978
KV	Arbeitsunfähigkeit/ Reha	62,0%	64,1%	63,1%	59,1%
	Stellungnahmen zu Verordnungen	30,8%	29,8%	31,0%	34,8%
	- stationäre Behandlung				
	- Hilfsmittel				
	- Kuren				
	- Sonstiges				
RV	Medizinische Leistungen zur Reha, Berufs-, Erwerbsunfähigkeit	6,8%	5,7%	5,5%	5,6%
	Berufsförderung	0,4%	0,4%	0,4%	0,5%

Quelle: wie Tabelle 3

In Abhängigkeit von der medizinischen Fragestellung kann die Begutachtung
aufgrund

- einer Aktenvorlage,
- einer körperlichen Untersuchung oder
- eines Hausbesuches

erfolgen. Tabelle 6 zeigt dazu entsprechende Zahlen für die Zeiträume 1977 und 1978. Es erscheint wichtig, darauf hinzuweisen, daß nur bei einer Begutachtung aufgrund einer körperlichen Untersuchung Daten in die in der vertrauensärztlichen Dienststelle geführte Untersuchungskarte eingetragen werden.

Tabelle 6:

Grundlagen der Begutachtungen

| Grundlagen | Jahr | | | |
| | 1977 | | 1978 | |
	absolut	in v.H.	absolut	in v.H.
Körperliche Untersuchung	1 794 021	75,3	1 798 770	70,8
Aktenvorlage	574 155	24,1	727 796	28,6
Hausbesuche	13 359	0,6	13 373	0,6

Quelle: wie Tabelle 3

Der Datenfluß am Beispiel des organisatorischen Ablaufes bei der Bearbeitung eines Arbeitsunfähigkeitsfalles

Forderungen nach Dienst- oder Sachleistungen (z.B. Krankengeld bei Arbeitsunfähigkeit, Verordnung von Heil- und Hilfsmitteln, Kuren) finden im allgemeinen
ihren Niederschlag im Datenbestand (Leistungswesen) der Krankenkasse.

Beispielsweise geht bei der Krankenkasse beim Ereignis "Arbeitsunfähigkeit"
eine vom behandelnden Arzt ausgestellte Arbeitsunfähigkeitsbescheinigung ein.
Eine Kopie der Arbeitsunfähigkeitsbescheinigung - jedoch ohne Angabe der Diagnose und des Befundes - wird dem Arbeitgeber des Versicherten zugeleitet
(Abb. 1). Aufgrund der eingehenden Arbeitsunfähigkeitsbescheinigung prüft der
Sachbearbeiter der Krankenkasse unter Hinzuziehung interner Unterlagen (z.B.
Leistungskarte, Krankenhausberichte), ob eine sozialmedizinische Betreuung
angezeigt ist. Dieser Auswahlprozeß liegt im alleinigen Ermessen des Sachbe-
arbeiters, ohne daß bundesweit Richtlinien als Auswahlmaßstab bestünden. Bei
den ausgewählten Fällen wird dem Vertrauensarzt die Arbeitsunfähigkeitsbescheinigung und die fallbezogene Kassenakte zur "Beratung nach Aktenlage" vorgelegt.

Das Beratungsergebnis wird teilweise standardisiert (Formblatt), teilweise
unstandardisiert festgehalten. Kann der Vertrauensarzt aufgrund der ihm vorge-
legten Informationen keine sozialmedizinische Empfehlung aussprechen, so fordert er weitere Unterlagen an (z.B. Krankenhausberichte), oder - und dies ist
der Regelfall - der Versicherte wird von der Krankenkasse schriftlich zu einer
vertrauensärztlichen Untersuchung eingeladen. Kann der Versicherte bis zu dem
ihm mitgeteilten Begutachtungstermin die Arbeit wieder aufnehmen, so ist das
Einladeschreiben für ihn gegenstandslos.

Andernfalls geht er mit dem Einladeschreiben zu seinem behandelnden Arzt, der
nach § 12 Abs. 5 Bundesmantelvertrag für Ärzte auf der Rückseite des Einlade-
schreibens die "Arztauskunft" (Befund, Diagnose) ausfüllt. Vielfach werden
der Arztauskunft auch Röntgenbilder, Laboranalysen, EKG usw. beigefügt, die
der Versicherte am Begutachtungstermin zur Untersuchung mitbringt.

Bei der Ankunft des Versicherten in der vertrauensärztlichen Dienststelle werden zunächst eine Reihe administrativer Aktivitäten ausgelöst (z.B. Registrierung und Kontrolle des Erscheinens, Ergänzung persönlicher Daten, Vollständig-
keitskontrolle vorliegender Akten, Entnahme der Akten aus dem Archiv) (ARBEITS-
GEMEINSCHAFT 1979). Im Anschluß daran erfolgt die Anamneseerhebung, die körperliche Untersuchung, die Formulierung der Diagnose und die damit verbundene
sozialmedizinische Beurteilung. Zur Abklärung bzw. Sicherung der Diagnose be-
dient sich der Vertrauensarzt auch der Labor-, Röntgen- und EKG-Diagnostik.
Aufgrund der erhobenen Befunde (Primärdaten), der eigenen Archivakten und der
zur Verfügung gestellten Unterlagen (Sekundärdaten) erstellt der Vertrauensarzt
ein Gutachten, von dem jeweils eine Ausfertigung dem Auftraggeber (Krankenkasse) und dem behandelnden Arzt übersandt wird. Für die eigene Dokumentation
wird eine Durchschrift des Gutachtens im Archiv abgelegt.
Die bisherigen Ausführungen faßt Abb. 1 nochmals in graphischer Form

ABB. 1: IST-ZUSTAND BEI EINER ARBEITSUNFÄHIGKEITSERKRANKUNG EINES VERSICHERTEN MIT VORLADUNG ZUR VERTRAUENSÄRZTLICHEN UNTERSUCHUNG

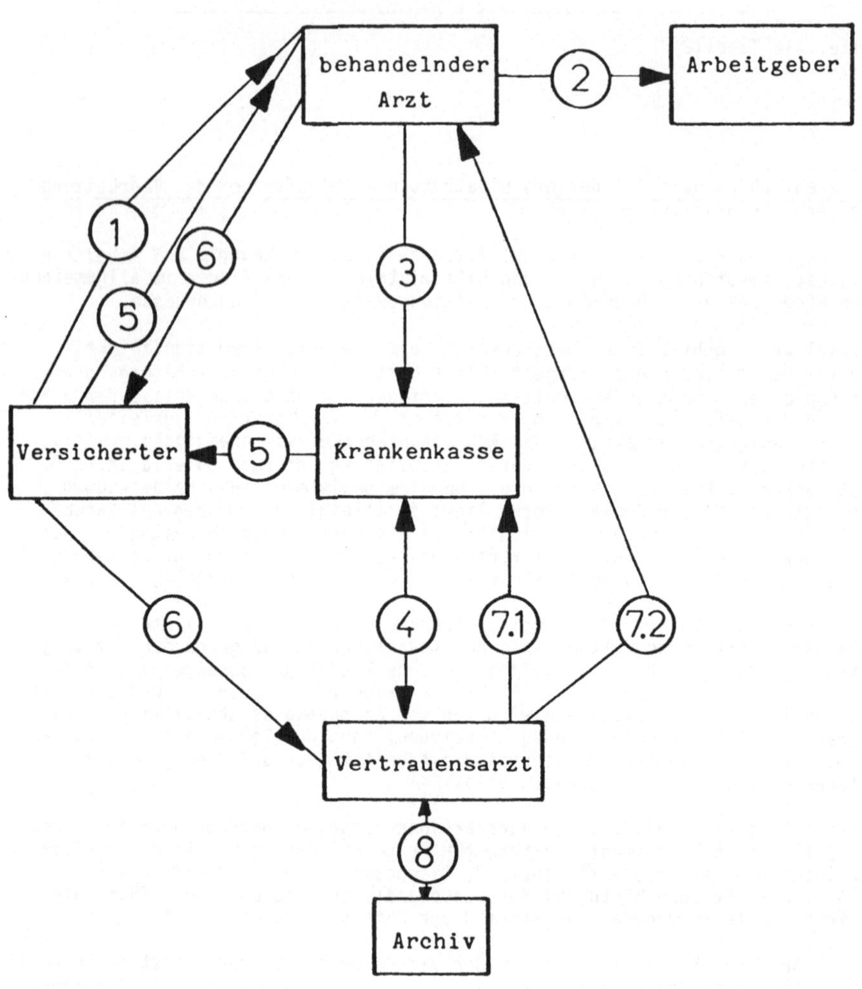

Legende zu Abbildung 1:

Rechtsgrundlage

1 =	Krankenschein	§ 368 (2) RVO und Bundes- mantelvertrag vom 1.8.59 § 2 (1)
2 =	Arbeitsunfähigkeits- bescheinigung ohne Diagnose	"
3 =	Arbeitsunfähigkeits- bescheinigung mit Diagnose und Befund	"
4 =	Arbeitsunfähigkeits- bescheinigung (3) und Kassenakten (nur dann, wenn der Vertrauensarzt für Beratungstätigkeit in Anspruch genommen wird)	§ 369 b (1) Abs. 1 RVO
5 =	Einladungsschreiben der Krankenkasse an den Ver- sicherten, der damit zu seinem Arzt geht	§ 369 b (1) Abs. 2 + 3
6 =	Mit Diagnose und Befund aus- gefülltes Einladungsschreiben und evtl. mitgegebene Original- befunde (Röntgenbilder, Labor- analysen, EKG usw.)	Bundesmantelvertrag-Ärzte § 21 (7)
7 =	Bericht des Vertrauensarztes an 1. Krankenkasse 2. behandelnden Arzt	§ 369 b (2) RVO
8 =	Gutachtenablage im konventionellen Archiv	

zusammen.

Die Dokumentation

Die in den Archiven des VäD befindlichen Daten rekrutieren sich ausschließlich
aus den anläßlich einer vertrauensärztlichen Untersuchung (jedoch nicht bei
einer Beratung nach Aktenlage) erhobenen Primär- bzw. übermittelten Sekundärdaten (z.B. Kopie eines Kurberichts).

Im zeitlichen Ablauf können für jeden Versicherten sowohl vertikal (z.B. mehr-
fache Arbeitsunfähigkeit) als auch horizontal (bei Nachuntersuchungen, in der
Regel 5 Tage bis 6 Wochen) Informationen anfallen (Abb. 2) (d.h., auch bei
Nachuntersuchungen wird jeweils ein vertrauensärztliches Gutachten erstellt,
das jedoch auf das Erstgutachten innerhalb eines laufenden Begutachtungsfalles
Bezug nimmt).

In der Mehrzahl der Dienststellen werden derzeit die Versichertenakten (Untersuchungskarten) bzw. die Gutachtendurchschriften in Form einer Steil- oder
Buchablage (Ordner) aufbewahrt, die mit den bekannten Nachteilen verbunden
ist. Als Nachteile dieser Ablageform sind zu nennen:

- Die Vollständigkeit der Einzelakten/Gutachten ist nicht übersehbar.
- Durch Fehlablage können Akten "verloren" gehen, da keine systematische
  Suche nach abgelegten Akten möglich ist.
- Der Raumbedarf ist sehr hoch.
- Ablage und Entnahme von Archivierungseinheiten sind umständlich.
- Gezieltes Suchen nach verschiedenen miteinander logisch verknüpften
  Merkmalen (z.B. "Diagnose Hepatitis und Geschlecht männlich und Alter
  zwischen 20 und 25 Jahren") ist aufgrund des enormen Aufwandes (sequentiel-
  les Durchsuchen aller Akten) nicht möglich.

Die Ordnungskriterien sind nicht einheitlich für alle Dienststellen. Als
Ordnungskriterien werden herangezogen:

- Untersuchungsdatum,
- Nationalität,
- Geschlecht,
- Geburtsdatum und
- Name (in einem geringen Prozentsatz).

Der Zugriff allein über den Namen ist in der Regel nicht möglich.

Schwachstellen und Anforderung an die Daten

Betrachtet man nochmals die Ausführungen des Abschnitts "Der Datenfluß am Beispiel des organisatorischen Ablaufes bei der Bearbeitung eines Arbeitsunfähig-
keitsfalles", so drängt sich zwangsläufig die Frage auf, nach welchen Kriterien
denn die Versicherten ausgewählt werden, die letztlich zur vertrauensärztlichen
Begutachtung erscheinen. Dies ist insbesondere dann von Bedeutung, wenn man
die Repräsentativität hinsichtlich der zu untersuchenden epidemiologischen
Fragestellungen abschätzen möchte, weil eine Stichprobe aus VäD-Daten vielfältigen Selektionseinflüssen unterworfen sein dürfte.

Es ist festzustellen, daß bislang keine überall gleichmäßig angewandten Kriterien existieren, nach denen der Sachbearbeiter der Krankenkasse eine vertrauensärztliche Begutachtung veranlaßt. Aufgrund von Erfahrungen der Sachbearbeiter und anhand der Bedürfnisse der Versicherten ist aber eine Liste
von Kriterien entstanden, die eine sozialmedizinische Betreuung auslösen können. Diese Liste ist zwar nicht festgeschrieben, wird aber allgemein akzeptiert. Solche Gründe sind für die Kasse (ohne Anspruch auf Vollständigkeit):

- Diagnose ist unklar (in einer Folge-Arbeitsunfähigkeitsbescheinigung).
- Befundangaben des behandelnden Arztes fehlen oder sind unklar oder reichen
  nicht aus.
- Der behandelnde Arzt wünscht eine VäD-Untersuchung.
- Die ersten drei Wochen der Arbeitsunfähigkeit sind abgelaufen.
- Der Versicherte wechselt häufig den Arzt.
- Der Versicherte wechselt häufig den Arbeitgeber.

ABB, 2: ZEITLICHE DARSTELLUNG DES DATENANFALLS FÜR EINEN VERSICHERTEN
(BEISPIEL)

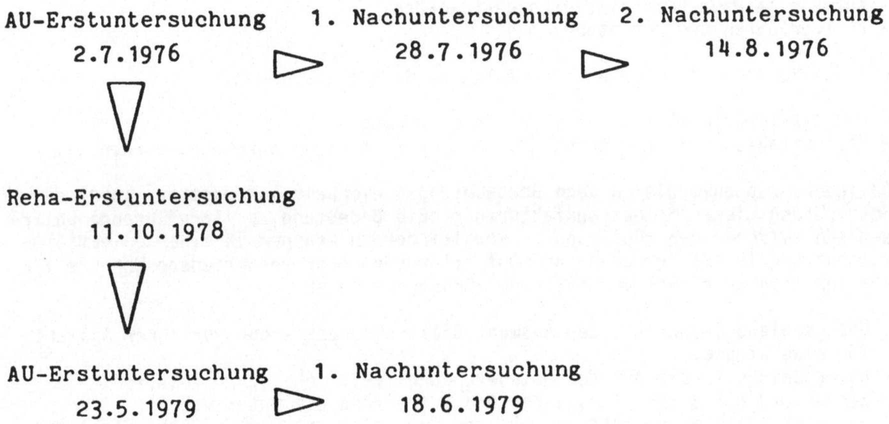

- Eintritt der Arbeitsunfähigkeit schon kurz nach Beschäftigungsaufnahme.
- Eintritt der Arbeitsunfähigkeit im Zusammenhang mit einer Kündigung.
- Verdacht auf gesundheitswidriges Verhalten während der Arbeitsunfähigkeit.
- Eintritt der Arbeitsunfähigkeit unmittelbar nach Ablauf eines Urlaubs.
- Nicht mehr beim behandelnden Arzt erschienen.
- Wegen derselben Krankheit mehrmals arbeitsunfähig gewesen.
- Arbeitsunfähigkeitsdauer scheint nicht in einem vernünftigen Verhältnis zu den Befundangaben (Diagnosen) zu stehen.
- Der Versicherte ist kurz nach Ende der Arbeitsunfähigkeit ohne besondere Begründung erneut arbeitsunfähig geschrieben worden.
- Allgemeine Zweifel an der Arbeitsunfähigkeit.
- Erneute Vorlage aufgrund der letzten Vorladeberatung.
- Aufwendige Maßnahmen sind verordnet worden.
- Heilverfahren und Berentung.

Für den Versicherten können etwa folgende Gründe vorliegen:

- Der Versicherte wünscht eine VäD-Untersuchung.
- Heilverfahren wird gewünscht, das bisher noch nicht anerkannt worden ist.

Da jeder Gruppenvergleich auch Beobachtungsgleichheit voraussetzt, kommt der Betrachtung dieser Selektionsfaktoren größte Bedeutung zu. Irreführende Unterschiede zwischen den möglichen zu vergleichenden Gruppen in einer epidemiologischen Studie (Fallgruppen und Kontrollgruppen oder verschiedene Kohorten) könnten sich weiterhin aus folgenden Gründen ergeben:

- Unterschiede in der Art der Auswahl dieser Gruppen schon vor ihrer Auswahl für eine Studie,
- Unterschiede in der Art der Datenerhebung (zeitlich, jahreszeitlich, betreffend die Beobachtungsdauer und betreffend die Untersucher),
- unterschiedliches Gewicht der Befunde und deren unterschiedliche Sicherung,
- unterschiedliche gutachtliche Fragestellung, die einer Begutachtung zugrunde lag.

Die bisherige Dokumentation der Daten ermöglicht noch keine Korrelation zwischen einem statistisch anfallenden Merkmal und anderen Daten und die Erkennung statistisch auffälliger Kollektive. Daher sind die Anforderungen an die Daten so zu umreißen, daß die Möglichkeit geschaffen wird, besonders interessierende Kollektive schnell herausfiltern zu können, um sie näher zu untersuchen und ihr Verhalten pro- oder retrospektiv zu verfolgen.

Bei einer maschinellen Führung der Untersuchungskarten sollten daher nachstehende für eine epidemiologische Forschung erforderliche Verbesserung der Daten angestrebt werden:

- Die Verfahren zur Datenerhebung sowie die erhobenen Daten selbst müssen standardisiert werden (DETZEL u.a. 1979; SEELOS 1979). Dazu gehört die Verpflichtung, gewisse für ein Studienkonzept relevante Standardangaben grundsätzlich zu erheben.
- Die erhobenen Daten müssen in geeigneter Form (auf maschinellen Datenträgern) über mehrere Ordnungsbegriffe (Namen, Geburtsdatum) entsprechend der Arbeitshypothese zugreifbar zur Verfügung stehen.
- Der Katalog der bisher erhobenen Daten ist zu erweitern. Dies gilt insbesondere für die Sozialanamnese (z.B. Expositionsfaktoren und -zeiten, Beruf und Beschäftigung mit Angaben des Ein- und Austritts, Arbeitsplatzbeschreibung, Ausbildungsstand, Einkommen, berufliche und familiäre Probleme).
- Die Möglichkeit zur standardisierten Erhebung von Zusatzinformationen je nach individuellem Studienkonzept muß gegeben sein.
- Diagnosen müssen eindeutig angegeben werden und bedürfen der Sicherung durch den Vertrauensarzt (Angabe der Verfahren zur Diagnosesicherung).
- Die Repräsentativität oder auch die Selektion der Untergruppe, die erfaßt wird, muß dokumentier- und beschreibbar sein. Insbesondere muß die Zusammensetzung dieser Untergruppe transparent und mit den Charakteristika anderer Bevölkerungsgruppen oder Gesamtbevölkerungen vergleichbar werden.

Bezüglich der Fragen des Datenschutzes ist zu berücksichtigen, daß bei der Schaffung der nötigen Voraussetzungen bestimmte Auswertungen vom VäD selbst vorgenommen werden könnten und damit eine Weitergabe personenbezogener Daten

nicht erforderlich wäre (ARBEITSGEMEINSCHAFT 1980; PODLECH 1978). Die Erfüllung
der datenschutzrechtlichen Voraussetzungen ist gesondert, in jedem konkreten
Einzelfall detailliert zu untersuchen, weshalb an dieser Stelle auf eine Darstellung generalisierender Ausführungen zu diesem Thema verzichtet wird.

Verfügbare Statistiken

Die Arbeitsgemeinschaft für Gemeinschaftsaufgaben der Krankenversicherung
(AGKV) führt seit Januar 1975 als eine Gemeinschaftsaufgabe die "VäD- Statistik" durch (DETZEL 1977). Es handelt sich hierbei um anonyme (nicht versichertenbezogene), aggregierte Daten, die zentral, deskriptiv für administrative
Zwecke der Leistungsträger ausgewertet und routinemäßig den Landesversicherungsanstalten zugeleitet werden.

Darüber hinaus veröffentlicht die AGKV in unregelmäßigen Abständen einen
"VäD-Report", der von Interessenten kostenlos angefordert werden kann (AGKV
1977, 1979). In diesen Reports findet sich umfangreiches Zahlenmaterial zur
Situation des VäD (Dienststellen, Ärzte) und seiner Inanspruchnahme, aufge-
splittet nach Begutachtungsanlaß, Kassenarten, Versicherten- und Altersgruppen.

Das Erhebungsverfahren stellt sich wie folgt dar: Für jede Begutachtung, Ein-
ladekassenberatung und Krankenhausbegehung werden dezentral (in den vertrauensärztlichen Dienststellen) administrative Daten (z.B. LVA, Dienststelle,
Begutachtungsanlaß, Geburtstag, Geschlecht, arbeitsunfähig seit, empfohlene
Maßnahmen, durchgeführte technische Untersuchungen) vom Dienststellenpersonal
in vorbereitete, maschinell lesbare Belege eingetragen. Die Erfassung der Diagnose (max. 2) erfolgt durch Angabe des 3-stelligen ICD-Schlüssels (zum Zeitpunkt der Manuskripterstellung noch 8. Revision). Die Belege werden zentral
gesammelt, geprüft, maschinell gelesen und ausgewertet, wozu umfangreiche Soft-
ware zur Verfügung steht.

Unterzieht man die VäD-Statistik einer kritischen Bewertung, so sind für die
Brauchbarkeit der Daten für epidemiologische Zwecke folgende Einschränkungen
zu machen:

Erscheint ein Versicherter mehrfach zu einer Begutachtung, so wird dieser Fall
auch mehrfach erfaßt. Eine Unterscheidung, ob es sich dabei um eine Erst- oder
um eine Nachuntersuchung innerhalb eines laufenden Begutachtungsfalles handelt,
ist möglich. Dies hat jedoch eine Verfälschung der absoluten (Diagnose-) Häufigkeiten zur Folge, weil aufgrund der nichtmerkmalsbezogenen Speicherung eine
Bereinigung der Datenbestände von solchen Mehrfachmeldungen nicht möglich ist.
So ist etwa die statistische Pauschalaussage, daß im Jahre 1977 für 3,9% und
im darauffolgenden Jahr für 4,1% der Gesamtbevölkerung Gutachten erstellt
wurden, für die Forschung unbrauchbar, da man nicht sicher sein kann, ob es
sich um ebensoviele Individuen (Inzidenzziffer) handelt oder ob diese Anzahl
auch mehrfache Gutachten für eine Person einschließt (Prävalenz).

Weiterhin ist darauf hinzuweisen, daß Diagnoseeintragungen keine Pflichtein-
tragungen sind (wird nicht auf Vollständigkeit geprüft), die Verschlüsselung
von nicht eigens dafür ausgebildetem Personal erfolgt und mit der Anwendung
des dreistelligen ICD-Schlüssels in einigen Bereichen keine ausreichend differenzierte Verschlüsselung der Diagnosen möglich ist.

Perspektiven für die epidemiologische Forschung

Epidemiologische Studien werden derzeit im VäD nicht durchgeführt, derartige
Konzepte existieren nur im Ansatz. Es ist daher wünschenswert, die Brauchbarkeit dieser Datenquelle für entsprechende Studien zu analysieren.

VäD-Daten bilden eine nennenswerte Sammlung von Morbiditätsdaten, die

- einerseits zeitliche Entwicklungen der Krankheitsstruktur von Bevölkerungen
  erkennen lassen,
- andererseits bei einem bedeutsamen Anstieg der Krankheitshäufigkeiten eine
  genügend große Sammlung von Fällen für retrospektive Studien zur Verfügung
  stellen können.

Die Beschreibung zeitlicher Entwicklung von Krankheitsstrukturen in Bevölke-

rungen ist Gegenstand der deskriptiven Epidemiologie. Sie befaßt sich mit der
Beschreibung von Krankheitsverteilungen in Bevölkerungen, die Rückschlüsse
auf bestimmte Häufungspunkte von Krankheiten in einzelnen Bevölkerungsgruppen
ermöglichen. Koinzidenzen bestimmter definierbarer Merkmale (z.B. Arbeitsplatz-
bedingungen und pathologischer Befund) können aufgezeigt werden.

Unterzieht man die aktuelle Datenlage im VäD einer kritischen Betrachtung,
so ist festzustellen, daß die Ableitung von Neuerkrankungsraten nicht möglich
ist, da der Nenner, die Bezugsbevölkerung, nicht bekannt ist. Die starke Selektion der Fälle mit unbekannter Richtung und Ausdehnung der Auslese schränkt
auch die Verwendung der verfügbaren Angaben zu den Krankheitsfällen stark ein.
Für Arbeitsgebiete der Epidemiologie, in denen Inzidenzraten benötigt werden,
wären zunächst die vorstehend genannten Voraussetzungen zu erfüllen, wenn die
VäD-Daten einen Beitrag zur deskriptiven Epidemiologie leisten sollen.

Im Vordergrund des Interesses der Forschung stehen in zunehmendem Maße Fragen
wie: können Gesundheitsrisiken so früh erkannt werden, daß Personen, bevor
sie erkranken, mit weniger Einsatz zu einem früheren Zeitpunkt gesund erhalten
werden können? Oder: gibt es durch die Entwicklung neuer Verbindungen und Substanzen (z.B. in der chemischen Industrie) hinzukommende Risiken für die Bevölkerung, die nicht nur schnellstmöglich erkannt werden müssen, sondern zu deren
Erkennung auch wirksame Instrumente geschaffen werden müssen?

Erst nach Identifikation solcher Ursachen ist Prävention möglich. Krankheiten
müssen zunächst auftreten, um als Indikatoren von solchen Ursachen durch die
analytische Epidemiologie genutzt werden zu können. Eine effektive Prävention
hat sich bisher immer nur dann ergeben, wenn das Krankheitsrisiko durch das
spektakuläre Ansteigen bestimmter Krankheitsformen erkennbar wurde (z.B. das
Strahlenrisiko für Patienten und beruflich exponierte Personen, die beruflich
bedingten Lungenkrankheiten einschließlich Lungenkrebs in bestimmten Industrie-
zweigen, Spätfolgen des Hypertonus und die Thalidomid-Dysmelie).

Ein solcher "Signaleffekt" wäre bei entsprechender Aufbereitung der Daten sowohl bundesweit (VäD- Statistik) als auch auf Dienststellenebene (konventio-
nelles Archiv) sichtbar. Treten etwa in regelmäßigen Zeitabständen nach Beginn
einer Exposition bestimmte Krankheitsbilder auf, so kann der exakte Zeitpunkt
des Auftretens wichtige Hinweise auf kausale Zusammenhänge geben. Insbesondere
besteht im VäD wegen der Besonderheiten der gutachtlichen Tätigkeit die Möglichkeit, das zeitliche Auftreten von Krankheiten exakt festzustellen.

Die Ursachen "signalisierter" Krankheiten können gezielt mittels epidemiologischer Studien analysiert werden. Der entscheidende Vorteil der Erfassung
von Morbidität liegt dabei darin, daß von erkrankten Personen weitere Informationen und Befunde, auch in Richtung einer diagnostischen Sicherung, gewonnen
werden können. Im Prinzip wird in der Epidemiologie zu dem Ereignis Krankheit
die spezifisch damit verbundene Ursache (z.B. eine Risikosituation, - Substanz
usw.) gesucht, wozu das Konzept der Fall-Kontroll-Studie die Befragung von
"Fällen" und Kontrollpersonen hinsichtlich vermuteter kausaler Faktoren vorsieht.

Bei solchen retrospektiven Studien werden Angaben aus einer Gruppe von bereits
erkrankten Personen mit Angaben von nichterkrankten Personen verglichen, um
die möglichen Ursachen der Krankheit oder die Begleitumstände des Krankwerdens
zu rekonstruieren und damit auch zu einer quantitativen Bewertung des Risikos
zu kommen.

Im Gegensatz zu aufwendigen prospektiven Studien, in denen ausgehend von einer
möglichen Ursache der Krankheit (Risikofaktor, wie z.B. Zigarettenrauchen oder
Tätigkeit in einem chemischen Betrieb) das Auftreten spezifischer Krankheiten
in einer bis dahin gesunden Risikobevölkerung untersucht wird, bürgern sich
retrospektive Studien immer mehr ein, einfach wegen der geringeren Kosten.
Die ihnen notwendigerweise anhaftenden Fehler infolge von Verzerrungseinflüssen
(wie Selektion, unterschiedliche Zusammensetzung der Fall- und der Kontroll-
gruppe) lassen sich u.U. mittels bestimmter Auswertungsverfahren gering halten.

Retrospektive Studien auf der Basis der VäD-Daten sind denkbar, wenn die Repräsentativität der Fälle entweder festgestellt oder korrigierend hergestellt
werden kann. Dadurch können Hinweise für weiterführende Studien gewonnen wer-

den, um schließlich zu verallgemeinerungsfähigen Aussagen zu kommen; andererseits kann auch die Art der Selektion der Fälle überprüft werden. Trotz des Nachteils einer solchen Selektion hat man die Möglichkeiten, differenzierte, vor Beginn einer Studie erhobene Angaben zu gewinnen (z.B. vorangegangene Untersuchungsergebnisse) und mit nachträglich aufgetretenen Krankheiten zu korrelieren, oder nach Beginn der Studie im Sinne einer prospektiven Untersuchung weitere Angaben zu erheben, die mit dem späteren Auftreten von Krankheit innerhalb der Untersuchungsgruppe korrelierbar sind.

Hierbei können VäD-Daten als Ausgangspunkt für die Zusammenstellung sowohl von "Fällen" als auch von Kontroll- oder Vergleichspopulationen für Fall-Kontroll-Studien dienen. So wird man etwa für seltene Krankheitsbilder genügend große Kollektive zusammenstellen können.

Abschließend sei an dieser Stelle noch auf das Forschungs- und Entwicklungsvorhaben DVDIS (Datenerfassung, Verarbeitung, Dokumentation und Information in den Sozialärztlichen Diensten mit Hilfe der elektronischen Datenverarbeitung) hingewiesen, das u.a. einheitliche Verfahren der Datenerhebung, -verarbeitung und Dokumentation anstrebt sowie Möglichkeiten der Auswertung von VäD-Daten untersuchen soll, mit dem Ziel der möglichst lückenlosen sozialmedizinischen Betreuung und der Gewinnung von wissenschaftlichen und gesundheitspolitischen Erkenntnissen. Das Forschungsvorhaben DVDIS ist als Pilotprojekt ausgelegt und wird mit Bundesmitteln des Bundesministeriums für Forschung und Technologie gefördert, projektausführende Stelle ist die Arbeitsgemeinschaft für Gemeinschaftsaufgaben der Krankenversicherung.

Literaturverzeichnis:

Arbeitsgemeinschaft für Gemeinschaftsaufgaben der Krankenversicherung 1979:
        Beschreibung des Vorhabens DVDIS. Essen
Arbeitsgemeinschaft für Gemeinschaftsaufgaben der Krankenversicherung 1980:
        Information zum Datenschutz. Essen
Arbeitsgemeinschaft für Gemeinschaftsaufgaben der Krankenversicherung 1977:
        VäD-Report 1975, 1976, 1977 1. Halbjahr, Essen
Arbeitsgemeinschaft für Gemeinschaftsaufgaben der Krankenversicherung 1979:
        VäD-Report 1977, 1978, Essen
Detzel, H.; K. Molzahn; H.J. Seelos 1978:
        Ablaufanalyse in einer vertrauensärztlichen Großdienststelle, in:
        Die Ortskrankenkasse, Heft 15, 1978 S. 515-519
Detzel, H.; K. Schütgens 1977:
        Datenerfassung, Verarbeitung und Dokumentation im Vertrauensärztlichen
        Dienst, in: Die Krankenversicherung (1977) S. 145-150
Detzel, H.; H.J. Seelos 1979:
        Befunderfassung bei der klinischen Untersuchung für die anschließende
        rechnergestützte Synthese von Befundberichten - Erste Erfahrungen, in:
        Der med. Sachverständige, Heft 3, 1979 S. 52-56
Koller, S. 1968:
        Die Verflechtung der Sozialmedizin mit der Statistik, in: Med. Klinik
        Heft 49, 1968
Koller, S.; G. Wagner 1975:
        Handbuch der medizinischen Dokumentation und Datenverarbeitung,
        Stuttgart
Podlech, A. 1978:
        Datenschutzprobleme einer Dokumentation im Vertrauensärztlichen Dienst
        und der gemeinsamen Forschung im Bereich der gesetzlichen Sozialversi-
        cherung, München
Seelos, H.-J. 1979:
        Inhaltliche Implementierung einer Befundschreibung für die allgemeinmedi-
        zinische außerklinische Untersuchung. Eine Vorstufe zur rechnergestütz-
        ten Synthese von Befundberichten dargestellt am Beispiel des Vertrauens-
        ärztlichen Dienstes, in: Arbeitsgemeinschaft für Gemeinschaftsaufgaben
        der Krankenversicherung, 1979

DATEN ÜBER DEN ZUGANG AN BERUFS- UND ERWERBSUNFÄHIGKEITSRENTEN
IN DER DEUTSCHEN GESETZLICHEN RENTENVERSICHERUNG

von CHRISTA LEIBING UND DIETER MÜLLER-SPÄTH

1. Kurzfassung

1.1 Kurzbezeichnung der Datenquelle:

Daten über den Rentenzugang und den Rentenwegfall, hier über den Zugang an
Berufs- und Erwerbsunfähigkeitsrenten (BU/EU-Renten) in der deutschen gesetzlichen Rentenversicherung (gRV).

1.2 Institution

1.2.1 Datenerheber:

Die Statistik über den Rentenzugang wird mit der Rentenbewilligung erstellt.
Im Zentrum der gesamten Datenerhebung stehen die Träger der gRV, die 22 Versicherungsanstalten, die sich in die 3 großen Versicherungszweige gliedern:

- Rentenversicherung der Arbeiter (ArV),
  -18 Landesversicherungsanstalten (LVA) und als
  -Sonderanstalten der ArV: die Seekasse und die Bundesbahnversicherungsanstalt
   (BBVA)

- Rentenversicherung der Angestellten (AnV)
  -Bundesversicherungsanstalt für Angestellte (BfA)

- Knappschaftliche Rentenversicherung (KnRV)
  -Bundesknappschaft

Die Versicherungsanstalten sind Körperschaften des öffentlichen Rechts und
im Verband Deutscher Rentenversicherungsträger (VDR), einem eingetragenen
Verein, zusammengeschlossen.

An der ersten Stufe der Erhebung, die in der laufenden Übermittlung von versi-
cherungsrelevanten Daten an die Versicherungsträger besteht, sind im wesentlichen die Versicherten selbst, die Arbeitgeber, die Krankenkassen, die Arbeits-
ämter und die Kreiswehrersatzämter etc. beteiligt.

An der zweiten Stufe der Erhebung, die in der Rentenantragstellung und -bear-
beitung besteht, ist in erster Linie der Rentenantragsteller beteiligt, im
Falle von Versichertenrenten der Versicherte, außerdem in beratender Funktion
gegebenenfalls die Versichertenältesten, die Angehörigen der Versicherten und
die Mitarbeiter der Versicherungsämter und der kommunalen Verwaltungen. Der
Kreis der Erheber erweitert sich bei Berufs- und Erwerbsunfähigkeitsrenten
um die ärztlichen Gutachter und diejenigen Personen, die über den Zustand des
Arbeitsmarktes zu befinden haben (vgl. 2.3.3).

Als dritte Stufe ist die eigentliche statistische Erhebung durch die zuständigen Sachbearbeiter bei den Versicherungsträgern anzusehen. Bei diesen fließen
alle Informationen zusammen.

1.2.2 Datenhalter:

Die Datenhalter sind ebenfalls die Träger der gRV und zusätzlich der Verband
Deutscher Rentenversicherungsträger (VDR). Die Bundesknappschaft nimmt an der
integrierten Statistik des VDR nicht teil.

1.2.3 Zweck der Datenerhebung:

Primärer Zweck der Datenerhebung ist die Sammlung von versicherungsrelevan-
ten Daten über das Versichertenleben und Beschaffung von Informationen, die
für die Bearbeitung des Rentenantrags notwendig sind. Mit diesem Verwaltungs-
akt werden quasi als Abfallprodukt auch Statistiken erhoben. Die Statistik
über die Zugänge an BU/EU-Renten ist Bestandteil der allgemeinen Statistik
über den Rentenzugang, Rentenwegfall und die Rentenumwandlungen.

1.3 Dateninhalt

1.3.1 Dokumente:

Als dokumentarische Grundlage für die eigentliche statistische Erhebung dienen
das Versichertenkonto (vgl. 2.2), der Rentenantrag und die Gutachten der begutachtenden Ärzte und Fachärzte. Aus dem Versichertenkonto und dem Rentenantrag
gehen persönliche und rechtserhebliche Einzelheiten, die die Rentengewährung
betreffen, hervor, aus dem ärztlichen Gutachten die diagnostischen. Für die
Formulare gibt es keine bundeseinheitlichen Formen.

1.3.2 Variablenliste:

Aus den Geschäftsunterlagen werden nicht alle enthaltenen Variablen in den
Datensatz, der die Grundlage für die Rentenzugangsstatistik bildet, übernommen. Für jeden Versicherten wird mit der Rentengewährung ein Individualdatensatz mit 39 Variablenbereichen zusammengestellt. Die wesentlichen Variablen
sind:

- Berichtsmonat, Berichtsjahr
- Bereichsnummer des berichtenden Versicherungsträgers
- Kennung; sie besteht bei der Erfassung zunächst aus der Versicherungsnummer
  des Rentenzugängers, wird nach den Plausibilitätskontrollen anonymisiert
  und enthält Informationen zu:
- Geburtsmonat und -jahr des Versicherten
- Geschlecht des Versicherten
- Leistungsart (Versichertenrente wegen Berufsunfähigkeit (BU); Versicherten-
  rente wegen Erwerbsunfähigkeit (EU); verschiedene Formen des vorzeitigen,
  vorgezogenen, normalen und hinausgeschobenen Altersruhegeldes; Witwen- bzw.
  Waisenrente in verschiedenen Formen)
- Rentenbeginn (Jahr)
- Alter bei Rentenbeginn
- Versicherungsrechtliche bzw. -technische Merkmale, die für die Rentengewäh-
  rung und -berechnung relevant sind (Allgemeine Bemessungsgrundlage, Persön-
  liche Bemessungsgrundlage, Versicherungsjahre, Jahresarbeitsverdienst, Bei-
  tragszeiten, Ersatzzeiten, Ausfallzeiten, Zurechnungszeit, Versicherungsbe-
  ginn, Monatl. Netto- und Bruttobetrag, Zahl der Kinder (Waisen etc.))
- Gewährung einer Zeitrente, falls bei vorhandener BU oder EU in absehbarer
  Zeit eine Besserung zu erwarten ist
- Berufsgruppe
- Versicherungsverhältnis (Pflicht-/ frei willig/ sonstige Versicherte)
- Jahr der letzten Beitragsentrichtung
- Rehabilitationsmaßnahmen vor Rentenbeginn (nur diejenigen Maßnahmen, die
  wegen der als Ursache der Rentengewährung angegebenen Diagnose gewährt wor-
  den sind, werden erfaßt)
- Ursache der Rentengewährung (Diagnose, aufgrund derer die Versichertenrente
  wegen BU/EU gewährt wurde)
- Arbeitsmarktlage (Bedeutung der Arbeitsmarktlage bei der Entscheidung über
  die Gewährung der BU-/EU-Rente)

Zu allen Fällen von Rentenwegfall existiert ein ähnlicher Datensatz, auf den
jedoch hier nicht näher eingegangen werden soll. Aus einer gemeinsamen Auswertung der Datensätze zum Rentenzugang und zum Rentenwegfall ergeben sich die
Rentenumwandlungen.

1.4 Methodik

1.4.1 Datenerhebung:

Die Datenerhebung erfolgt im Verwaltungsablauf des Berentungsverfahrens der
Träger der gRV und geschieht in mehreren Stufen:

a) Daten zur Person des Versicherten und zum Versichertenleben werden von Beginn der Versicherungsmitgliedschaft an regelmäßig durch Meldungen der Arbeitgeber oder der Versicherten selbst, über die Träger der gesetzlichen Krankenversicherung oder direkt an die Rentenversicherungsträger, erhoben. Diese Daten
werden von den Trägern der gRV im sogenannten Versichertenkonto gespeichert

und laufend auf den neuesten Stand gebracht.

b) Diese Daten zur Person werden durch die Angabe des Versicherten oder seiner
Hinterbliebenen im Rentenantrag ergänzt und bestätigt oder korrigiert. Im Antrag sind Daten zur Person, bezügl. des Erwerbslebens und rechtserhebliche
Angaben enthalten. Teilweise werden diese nach Eingang des Rentenantrages ebenfalls im Versicherungskonto gespeichert.

c) Ein oder mehrere ärztliche Gutachten werden im Falle eines Antrags auf
BU/EU-Rente durchgeführt. Diese enthalten eine diagnostische Begründung für
die Gewährung der Rente und detailliertere Angaben über die Art und Schwere
der Krankheit, potentielle Heilungsaussichten, Verweisbarkeit auf andere Tätigkeiten etc..

d) Der Einfluß des verschlossenen Arbeitsmarktes auf die Gewährung von BU/EU-
Renten (vgl. 2.3.3) wird vom Sachbearbeiter - teilweise durch zusätzliche Informationen des zuständigen Arbeitsamtes - erhoben.

e) Aus diesen Quellen wird zu jedem Fall des Rentenzugangs vom zuständigen
Sachbearbeiter - in der Regel über ein Terminal - ein Individualdatensatz zusammengestellt mit den im Pkt. 1.3.2 aufgelisteten Merkmalen.

1.4.2 Population:

Die Bezugspopulation besteht mit kleinen Einschränkungen aus allen aktuell
Versicherten und ehemaligen Beitragszahlern. Die Datenerhebung selbst bezieht
sich unmittelbar nur auf die Rentenzugänge. Potentielle Rentenzugänger sind
die Rentenversicherten, die die Anspruchsvoraussetzungen erfüllen, bei dieser
Berentungsform ist dies eine 5jährige anrechnungsfähige Versicherungszeit.
Für Berufsanfänger und bei Arbeitsunfällen gelten Sonderbestimmungen.

Die Versicherungsmitgliedschaft ist in der Regel mit einer Erwerbstätigkeit
verbunden und fast 90 % der erwachsenen männlichen und 60 bis 70 % der weiblichen Wohnbevölkerung haben irgendwann im Leben einmal Beiträge gezahlt. Damit
ist die Repräsentativität der Aussagen dieser Statistik potentiell sehr groß
(vgl. 2.4).

1.4.3 Instrumente:

Die Daten werden zum größten Teil vom Magnetband oder über ein Datensichtgerät
in das Versichertenkonto eingelesen. Aus dem Versichertenkonto wird dann der
überwiegende Teil des Datensatzes generiert.
Für die Verschlüsselung der Diagnose wird seit 1968 die dreistellige Internationale Klassifikation der Krankheiten (ICD) 1968, 8. Revision (Statistisches
Bundesamt, 1968), in für die spezifischen Bedürfnisse der gRV abgewandelter
Form verwandt (Verband Deutscher Rentenversicherungsträger, 1973 a und b).
Der Schlüssel wurde 1973 nach Verarbeitung der ersten Erfahrungen nochmals
verändert. Vor 1968 wurde ein der Deutschen Allgemeinen Systematik der Krank-
heitsarten, Verletzungen und Todesursachen (DAS) angepaßter zweistelliger
Schlüssel mit 99 Positionen verwandt, vor 1960 ein zweistelliger Schlüssel
mit 61 Positionen.

Die Verschlüsselung der Berufsgruppe erfolgt seit 1977 nach einem zweistelligen Schlüssel, der entsprechenden allgemein gebräuchlichen Schlüsseln des Statistischen Bundesamtes bzw. internationaler Organisationen angepaßt ist (Verband Deutscher Rentenversicherungsträger, 1977). Vor 1976 wurde ein erheblich
davon abweichender Kombinationsschlüssel verwandt (siehe JONAS, 1977, S. 35
ff), mit dem gleichzeitig noch die Merkmale "Versicherungsverhältnis" und "Jahr
der letzten Beitragsentrichtung" verschlüsselt wurden (vgl. 2.3.2).

1.4.4 Periodizität:

Die Daten über den Rentenzugang fallen laufend an und die Individualdatensätze
werden jeweils aktuell zusammengestellt.

1.4.5 Zeitraum der Datenerhebung:

Der Zeitraum der Datenerhebung ist dreistufig zu betrachten (vgl. 1.2.1):

- Die ersten Informationen (Geburtsdatum, Geschlecht, Versicherungsbeginn)
  fallen gleich zu Beginn der Versicherungsmitgliedschaft an, normalerweise
  also Jahrzehnte vor der Erstellung der Rentenzugangsstatistik. Diese werden
  ständig durch Daten über das Versichertenleben (Versicherungs- und Beitrags-
  zeiten, Jahresarbeitsverdienst, Ausfall-, Ersatzzeiten etc.) ergänzt.

- Mit der Rentenantragstellung und -bearbeitung werden zusätzliche Merkmale
  erhoben, die die Leistungsfeststellung betreffen (Diagnose, Beruf, etc.).

- Der Individualdatensatz, der Grundlage der Rentenzugangsstatistik ist, wird
  bei der Rentenbewilligung von den zuständigen Versicherungsträgern zusammengestellt, teilweise durch manuelle Eingabe der Daten durch den Sachbearbeiter.

Die Informationen, die letztlich in den Statistikdatensatz eingehen, werden
also in einem sehr langen Zeitraum erhoben. Der Zeitpunkt der Rentenbewilligung nimmt bei der Zusammenstellung dieser Daten eine zentrale Stellung ein.

1.4.6 Datenaufbereitung:

Vierteljährliche Zusammenstellungen der Individualdatensätze auf Band von den
einzelnen Versicherungsträgern gehen zunächst beim VDR in eine bundeseinheit-
liche Plausibilitätskontrolle. Nach der Korrektur durch die einzelnen Versicherungsträger werden sie jahresweise zusammengestellt und an den VDR zur weiteren
Verarbeitung übergeben.

Statistische Auswertungen über die Rentenzugänge werden (mit Ausnahme des Bereichs der Bundesknappschaft) vom VDR betrieben. Bei den regelmäßigen Auswertungen handelt es sich im wesentlichen um Anwendungen einheitlicher Tabellen-
programme auf unterschiedliche Merkmalskombinationen. Als einzelner Versicherungsträger veröffentlicht nur die BfA eigene Auswertungen.

1.4.7 Archivierung:

Fast alle Daten existieren auch nach der Erhebung noch als Teil des Versichertenkontos bei den einzelnen Versicherungsträgern weiter. Deren Archivierung
ist bei den Trägern der gRV von unterschiedlicher Dauer. Die jährlichen Band-
dateien über den Rentenzugang und den Rentenwegfall werden nicht von allen
Versicherungsträgern aufbewahrt; sie werden jedoch zentral von der Datenstelle
des Verbandes Deutscher Rentenversicherungsträger (DSRV) archiviert. Da die
Versicherungsnummer der einzelnen Datensätze in die Kennung anonymisiert wurde,
sind diese nicht mehr den einzelnen Versicherten zuzuordnen.

1.5 Verfügbarkeit

1.5.1 Form der Datenträger:

Versichertenkonten existieren auf Magnetspeicher mit Direktzugriff. Die Stati-
stiksätze sind jahrweise auf Magnetbändern gespeichert.

1.5.2 Zugänglichkeit:

Die Daten sind unmittelbar in der Form, in der sie gespeichert sind, individu-
enbezogen und können daher aus Datenschutzgründen nicht zugänglich gemacht
werden. Der VDR und einzelne Versicherungsanstalten stellen auf Anfrage Sonderauswertungen in aggregierter Form zur Verfügung. Darüber hinaus existiert ein
umfangreiches Veröffentlichungsprogramm.

1.5.3 Veröffentlichungen:

Auswertungen der Daten des Rentenzugangs und des Rentenwegfalls werden vom
VDR und von der BfA jährlich in einheitlicher Form publiziert. Die Veröffentli-
chungen des VDR umfassen dabei die Daten des gesamten Bereiches der gRV mit
Ausnahme der Bundesknappschaft.

1.5.4 Aggregationsgrad:

Auf Datenträger gespeichert existieren die Daten in Individualform. Weitergegeben werden sie im allgemeinen jedoch nur in aggregierter Form.

Das tiefste Aggregationsniveau sind die Versicherungsanstalten selbst. Eine regionale Auswertung ist nur für den Bereich der ArV möglich, da in diesem Bereich die Zuständigkeit weitgehend regional gegliedert ist. Im Gegensatz dazu sind die Sonderanstalten der ArV (die Seekasse und die BBVA) und der Bereich der AnV nur für das gesamte Bundesgebiet ausgewiesen. Auf Ebene der Versicherungsanstalten sind in den Veröffentlichungen wichtige Merkmalskombinationen und -differenzierungen nicht enthalten.

1.5.5 Linkage:

Eine Verbindung mit anderen Daten aus dem Sozialversicherungssystem ist möglich, da die Versicherungsnummer als überinstitutionelles Merkmal auch bei den übrigen Sozialversicherungsträgern benutzt wird. Für ältere Daten fällt diese Möglichkeit jedoch weg, da die Versicherungsnummer im Datensatz anonymisiert wird. Ein Linkage würde derzeit wahrscheinlich auch an Datenschutzproblemen scheitern.

2. Langfassung

2.1 Einleitung

Renten wegen Berufs- oder Erwerbsunfähigkeit (BU/EU) werden einem Mitglied der gesetzlichen Rentenversicherung (gRV) bewilligt, wenn seine Erwerbsfähigkeit infolge von Krankheit so eingeschränkt ist, daß es seinen Beruf nicht mehr in der gewohnten Weise ausüben kann und daher als Arbeitnehmer nicht mehr ausreichend Erwerbsmöglichkeiten findet. Weil bei Krankheiten akuter oder kurzfristiger Art die institutionelle Zuständigkeit für den Betroffenen in den Bereich der Krankenkasse fällt, ist die Voraussetzung für BU/EU das Vorhandensein einer Krankheit, die in der Regel keine Aussicht auf Besserung hat.

Ein oberflächlicher Blick in die Rentenzugangsstatistik zeigt, daß das krankheitsbedingte Ausscheiden aus dem Erwerbsleben nicht die Ausnahme ist, sondern häufig vorkommt. Etwa ein Drittel aller jährlichen Rentenbewilligungen in der Rentenversicherung der Angestellten (AnV) und die Hälfte derjenigen in der Rentenversicherung der Arbeiter (ArV) werden wegen BU/EU ausgesprochen. Diese Berentungsform trifft daher mehr als 250.000 Menschen pro Jahr.

Die Dokumentation der Rentenzugänge reicht bis Anfang der 50er Jahre zurück, so daß hier ein sehr großer Datenpool über Morbidität für das gesamte Bundesgebiet vorhanden ist, der bislang kaum für epidemiologische Studien genutzt wurde. Mit der Einführung der EDV in die normale Geschäftsabwicklung der Versicherungsträger in den 60er Jahren und deren Nutzung bei der Auswertung und der Statistikerstellung, sowie der Speicherung des umfangreichen Datenmaterials in geeigneter Form auf Magnetband, ist ab 1970 die Möglichkeit gegeben, differenzierte Sonderauswertungen mit vertretbarem Aufwand zu erstellen.

Statistikdaten über BU/EU sind gleichsam als Abfallprodukt der von den Versicherungsträgern ohnehin für die Rentenantragsbearbeitung zu erhebenden Daten anzusehen. Von diesen werden die Daten primär unter dem Aspekt erfaßt, den Rentenanspruch und die Rentenhöhe festzustellen; damit besteht diese Statistik ausschließlich aus Merkmalen, die die Leistungsgewährung beeinflussen, so daß das Datenmaterial für die Auswertung mit anderer Zielrichtung bestimmte Grenzer aufweist.

Unter Rentenzugang wird in der offiziellen Statistik nur der erstmalige Rentenzugang erfaßt; die durch Umwandlung bereits laufender Renten entstandenen Rentenzugänge sind gesondert ausgewiesen. Die Abgrenzung von Rentenzugang und Wiederaufleben der Rente nach einer Unterbrechung wird von den Versicherungsträgern nicht einheitlich gehandhabt. Bei der Landesversicherungsanstalt (LVA) Berlin z. B. zählt eine abermalige Rentengewährung nach mehr als einem Monat Unterbrechung als Neuzugang.

2.2 Erhebung, Kontrolle und Auswertungen der Frühberentungsdaten

Das Versichertenkonto, aus dem die meisten Informationen für die Erstellung des Datensatzes übernommen werden, wird mit Beginn der Mitgliedschaft in der gRV für jeden Versicherten errichtet. Dieser Zeitpunkt ist normalerweise identisch mit der Berufsaufnahme oder dem Beginn einer Lehre. Diese Art der Kontoführung existiert seit 1973, jedoch sind zwischenzeitlich auch die Daten, die sich auf den bis 1972 verwendeten Versicherungskarten befinden, in die Versichertenkonten übernommen worden (vgl. SCHEWE u.a., 1975, S. 65 f). Gleichzeitig mit der Eröffnung eines Versichertenkontos erhält der Versicherte eine Versicherungsnummer, die ihn eindeutig identifiziert und die sich über sein ganzes Erwerbsleben hinweg nicht ändert. Mit ihr ist der Zugriff auf das Versichertenkonto gewährleistet.

Die Versicherungsnummer besteht aus 12 Zeichen, die folgende Merkmale beinhalten: die Bereichsnummer der nummernvergebenden Anstalt, das Geburtsdatum, den Anfangsbuchstaben des Geburtsnamens, eine zweistellige Seriennummer, aus der auch das Geschlecht ersichtlich ist, und eine Prüfziffer.

Mit der Bereichsnummer wird die Zuordnung des Versicherten zu der zuständigen Versicherungsanstalt gewährleistet. Die 22 Versicherungsträger, die Körperschaften des öffentlichen Rechts sind, lassen sich drei Versicherungszweigen zuordnen, wobei die Zuständigkeit sich nach der Stellung des Versicherten im Beruf, bzw. nach der Branchenzugehörigkeit richtet: in die Rentenversicherung der Arbeiter (ArV), der auch die Sonderanstalten Seekasse und Bundesbahnversicherungsanstalt (BBVA) angehören; in die Rentenversicherung der Angestellten (AnV), deren Träger die Bundesversicherungsanstalt für Angestellte (BfA) ist; die Knappschaftliche Rentenversicherung (KnRV), deren Träger die Bundesknappschaft ist. In der ArV sind die Zuständigkeitsbereiche der 18 Landesversicherungsanstalten (LVAs) regional voneinander abgegrenzt.

Mit der Bereichsnummer in der Versicherungsnummer sind in der ArV und der AnV zwei unterschiedliche Informationen enthalten: die Zuordnung zu einem der Versicherungszweige und zu einer der 18 LVA-Regionen. Die Zuständigkeit der Versicherungsträger richtet sich nach dem Arbeitsortprinzip zum Zeitpunkt der Nummernvergabe. Insgesamt gibt die Versicherungsnummer also Hinweise zu Zweig und Träger zum Zeitpunkt der Nummernvergabe und zu Alter und Geschlecht des Versicherten.

Der für die Kontoführung zuständige Versicherungsträger führt dem Versicherungskonto Informationen zu, die persönliche und rentenrechtliche Inhalte haben. Letztere werden, soweit kontinuierlich Beiträge gezahlt werden, jährlich ergänzt und gespeichert.

Die Daten über Arbeitnehmer übermittelt der Arbeitgeber nach einem 1972 eingeführten Meldeverfahren, das sich nach zwei Verordnungen, der Datenerfassungs-Verordnung (DEVO) und der Datenübermittlungs-Verordnung (DÜVO) richtet, an die zuständige, in diesem Meldeverfahren eine zentrale Stellung einnehmende Krankenkasse. Diese leitet die Daten, je nach Versicherungszweig, zur BfA, soweit es Angestellte betrifft, oder für die Arbeiter zur Datenstelle des Verbandes Deutscher Rentenversicherungsträger (DSRV) in Würzburg. Erst von da aus gehen die Daten der ArV zu den zuständigen LVAs. Eine Ausnahme bilden die pflichtversicherten Selbständigen und die freiwilligen Mitglieder, die sich direkt an ihren Versicherungsträger wenden. Die DSRV und die BfA übermitteln der Bundesanstalt für Arbeit (BA) die aus den Versicherungsnachweisheften hervorgehenden Beschäftigungsdaten, die diese für ihre Aufgabenerfüllung benötigt. Bei der BA wird für jeden versicherungspflichtig beschäftigten Arbeitnehmer ein Konto mit der auch in der gRV gültigen Kontonummer geführt, in dem alle im Laufe eines Arbeitslebens eingehende Meldungen mit den entsprechenden Merkmalen gespeichert werden. Auch hier ist der Datenfluß durch die DEVO/DÜVO geregelt und die Versicherungsnummer erhält dadurch den Charakter eines überinstitutionellen Merkmals. Eine Verknüpfung dieser Daten mit denen der Renten- und Krankenversicherung ist vom technischen Standpunkt aus zu leisten, würde jedoch auf große Probleme hinsichtlich des Datenschutzes stoßen.

Vom Rentenversicherungsträger werden bei der Antragstellung auf BU/EU-Rente diagnostische und weitere persönliche Merkmale erfaßt, die nicht aus dem Versichertenkonto hervorgehen. Mit der Rentenbewilligung wird für jeden Rentenneuzugang ein für alle Versicherungsträger einheitlicher Datensatz zusammengestellt, in den Informationen aus dem Versichertenkonto, den Antrags- und Begutachtungs- unterlagen übertragen werden. Quartalsweise schicken die Versicherungsträger diese auf Magnetband gespeicherten Individualdatensätze über den Rentenzugang zur DSRV, wo sie einer Plausibilitätskontrolle unterzogen, an den berichtenden Träger zurückgeschickt und wenn nötig korrigiert werden. Die Träger übermittelr der DSRV für die Statistikerstellung diese Daten für jeweils ein Kalenderjahr. Die DSRV anonymisiert diese geprüften Datensätze, indem sie die Versicherungs- nummer nach Codierung des Alters und Geschlechts des Versicherten durch eine fortlaufende Numerierung - die Kennung - ersetzt. Die Daten werden gespeichert, kalenderjahrweise nach einem Tabellenprogramm ausgewertet und in differenzier- ter Form in den "roten Statistikbänden" (Statistik der deutschen gesetzlichen Rentenversicherung) veröffentlicht.

Die DSRV speichert die Jahresbänder mit den anonymisierten Statistikdaten. Die einzelnen berichtenden Versicherungsträger löschen in der Regel die für die DSRV zusammengestellten Statistikbänder, in der noch die Versicherungs- nummer enthalten war, nach einem bestimmten Zeitraum. Damit ist die Zuordnung der bei der DSRV gespeicherten Individualdaten zu bestimmten Personen nicht mehr möglich, somit auch dieser Weg einer retrospektiven Betrachtung einzelner Rentenzugänge versperrt. Der VDR, der der Dachverband aller Versicherungsträger ist und dem die DSRV angehört,zeigt sich im Rahmen seiner Möglichkeiten sehr kooperativ, Sonderauswertungen zu erstellen.

2.3 Erhebung und Qualität einzelner Merkmale

Die Merkmale, die aus dem Versichertenkonto in den Datensatz übernommen werden, betreffen im wesentlichen die Berechnung der Rentenhöhe und besitzen eine hohe Qualität. Denn sie durchlaufen, da sie für verschiedene Institutionen benutzt werden, mehrere Prüfungen, bevor sie endgültig gespeichert werden. Sie sind zusätzlich durch Unterlagen, die sich bei den Versicherten befinden, abgesi- chert. Anders dagegen die Merkmale, die erst bei der Antragstellung erhoben werden: Diagnose, Zeitrente, Beruf, Arbeitsmarktlage und Rehabilitationsmaß- nahmen vor Rentenbeginn; diese betreffen vor allem die Bewilligung einer Rente wegen BU/EU und beeinflussen die Leistungshöhe selbst nicht.

2.3.1 Diagnosestellung

Die Gewährung von BU/EU gründet sich immer auf eine Krankheit und hat daher eine Diagnosestellung als Voraussetzung. BU/EU bedeutet für den Versicherten entweder das endgültige Ausscheiden aus dem Erwerbsleben (EU), da er aufgrund gesundheitlicher Einschränkung nicht einmal mehr den Mindestanforderungen des Arbeitsprozesses genügt, oder er kann wegen der gleichen Ursache nur stark reduziert diesen Anforderungen nachkommen (BU). Weil diese Einschränkungen dauerhafter Natur sind, konzentrieren sich die Berentungsursachen auf ein be- sonderes Krankheitsspektrum: die chronischen Krankheiten. Weiterhin muß eine manifeste Krankheitsausprägung existieren, damit die Erwerbsfähigkeit in so einem starken Maße eingeschränkt ist. Da BU/EU hauptsächlich bei den unter 65jährigen Versicherten auftritt, ist die Diagnosestellung exakter und einfa- cher, weil das Problem der Multimorbidität, wie sie bei älteren Menschen häu- figer vorkommt,damit in den Hintergrund gedrängt wird.

Ein anderer Grund, der die Qualität der Diagnose gut erscheinen läßt, ist das Vorgehen der medizinischen Gutachter des rentenärztlichen Dienstes, bzw. der dort verpflichteten begutachtenden Ärzte. Diese werden vom Rentenversicherungs- träger zu sorgfältigen Untersuchungen angewiesen und in Zweifelsfällen füh- ren sie Mehrfachuntersuchungen durch. Zu Aussagen, die die Qualität der Begut- achtung und damit die Validität und Reliabilität der Diagnose betreffen, kann nur auf weiterführende Literatur (NIXDORF u.a., 1969; SCHIMANSKI, 1977; GERCKE, 1971) verwiesen werden. Jedoch liegt die Vermutung nahe, daß die Begutachtung bei den Versicherungsträgern innerhalb bestimmter Grenzen variiert, beispiels- weise durch unterschiedliche Organisationsformen (Eigen- oder Fremdgutachten), bestimmte vertretene Facharztrichtungen, Handhabung von Zeitrentenbewilligung etc.. Zumindest über den verwaltungsmäßigen Ablauf der Begutachtung kann von einer Annäherung gesprochen werden, da fortwährend an einer Weiterentwicklung bundeseinheitlicher Richtlinien gearbeitet wird.

Der begutachtende Arzt gibt eine Einschätzung über Heilungsaussichten der

Krankheit des Antragstellers ab. Er kann in solchen Fällen eine befristete
Berentung empfehlen, jedoch hat die endgültige Entscheidung über Dauer- oder
Zeitrente der zuständige Referent zu treffen. Die Praxis der Zeitrentenbewil-
ligung ist sehr unterschiedlich bei den Versicherungsträgern. Da das Spektrum
der hier überwiegenden Alters- und Krankheitsgruppen von dem der unbefristeten
Rentenzugänge abweicht, ist die Einbeziehung des Merkmals "Zeitrente" in die
Interpretation von Auswertungsergebnissen empfehlenswert.

Die Codierung der zur Berentung führenden Diagnose wird von der ärztlichen
Abteilung der Rentenversicherungsträger durchgeführt. Seit 1968 benutzen die
Rentenversicherungsträger einen Diagnoseschlüssel, der der ICD (8. Rev.) angepaßt ist, seit 1973 in überarbeiteter Form. Beide Schlüssel berücksichtigen
die besonderen Bedürfnisse der Rentenversicherung und weisen geringfügige Abweichungen zur ICD auf. Mit beiden Schlüsseln soll eine überregionale und internationale Vergleichbarkeit der Nomenklatur und Klassifikation von Krankheiten gewährleistet werden.

Der Statistikdatensatz, der an die DSRV weitergeleitet wird, enthält keine
Nebendiagnosen, obwohl diese bei der Begutachtung festgestellt werden und in
den Formularen enthalten sind. Bei manchen Versicherungsträgern existieren
anstaltsinterne Auswertungen dieser Nebenleiden.

2.3.2 Beruf

Das Merkmal "Beruf" besitzt eine geringe Qualität. Diese ist vor allem dem
Umstand zuzuschreiben, daß die gesamte Datenerhebung primär dem Zweck der An-
spruchsfeststellung und der Rentenberechnung dient. Hat der Beruf auf die An-
spruchsberechtigung noch Einfluß, z. B. bestimmte körperliche Anforderungen
oder Verweisbarkeit, so ist er für die Berechnung der Rentenhöhe völlig gleichgültig.

Das Merkmal wird aus den Antragsformularen ungeprüft in den Statistikdatensatz
übertragen, wobei die Genauigkeit der Angabe von der Hilfestellung abhängt,
die der Antragsteller beim Ausfüllen der Formulare erhält; solche Hilfestel-
lungen können die Versichertenältesten und Mitarbeiter der Versicherungsämter,
der Versicherungsträger oder die Kommunalbehörden geben. In den Antragsformularen wird nach dem zuletzt ausgeübten Beruf, bzw. nach dem Beruf vor Antragstellung gefragt; es gibt daher auch keine Möglichkeit, mit diesem Merkmal
einen Überblick über den Berufsverlauf des Versicherten zu gewinnen und damit
relevante Einflüsse früherer Berufe auf den Gesundheitszustand einzuschätzen.

Eine wesentliche Veränderung in der Codierung dieses Merkmals fand 1977 statt.
Davor wurde in einem Kombinationsschlüssel gleichzeitig "Versicherungsverhältnis", "Zeitpunkt der letzten Beitragsentrichtung" und "Beruf" erfaßt, wobei
nur den Pflichtversicherten ein Beruf zuzuordnen war. Die freiwilligen und
latent Versicherten (vgl. 2.6.4) wurden nur danach unterschieden, ob sie zum
Zeitpunkt des Versicherungsfalles einen nicht versicherungspflichtigen Beruf
ausübten oder nicht und wann sie ihren letzten Beitrag entrichtet hatten. Ab
1977 werden die Merkmale "Versicherungsverhältnis" und "Jahr der letzten Beitragsentrichtung" aus dem Versichertenkonto übernommen und im Datensatz dafür
zwei neue Felder geschaffen. Gleichzeitig ist eine neue Form des Berufsgruppen-
schlüssels eingeführt worden, die der in der Bundesrepublik Deutschland amtlich
gebräuchlichen angepaßt ist. Die Vergleichbarkeit mit den Statistiken anderer
Institutionen wurde damit wesentlich erleichtert.

2.3.3 Arbeitsmarktlage

BU/EU-Rente kann einem Versicherten gewährt werden, wenn seine Erwerbsfähigkeit
durch Krankheit eingeschränkt ist und kein freier Arbeitsplatz existiert, den
er mit dem verbliebenen Leistungsvermögen noch ausfüllen könnte. Das Datum
"Arbeitsmarktlage", das bis 1977 in drei, ab diesem Zeitpunkt in fünf Ausprägungen im Statistikdatensatz enthalten ist, hat für epidemiologische Untersuchungen von BU/EU insofern Bedeutung, als es Aufschluß darüber gibt, ob die
Situation auf dem Arbeitsmarkt direkt die Bewilligung dieser Renten beeinflußt
hat. Die Erfassung und Codierung wird vom Sachbearbeiter manuell vorgenommen,
nachdem die endgültige Entscheidung über die Rentenbewilligung wegen "verschlossenem Arbeitsmarkt" von entscheidungsbefugten Referenten gefällt wurde.

Ein Vergleich zwischen den Zweigen und Trägern läßt auf eine unterschiedliche
Praxis in der Ermittlung oder der Entscheidung schließen. In der LVA-Berlin
z. B., in der sich im Vergleich zu anderen LVAs der höchste Anteil der Beren-
tungen wegen "verschlossenem Arbeitsmarkt" findet, beschafft der Sachbearbeiter in solchen Zweifelsfällen die Vorinformation, indem er beim zuständigen
Arbeitsamt, durch Formulare, die Vermittlungschancen für den Antragsteller
mit dessen besonderem Beruf erfragt.

Der Einfluß des Arbeitsmarkts und die Handhabung seiner Prüfung von Seiten
des Versicherungsträgers wirken sich auf die Höhe des gesamten Rentenzugangs
aus. Darüber hinaus ist das Ausmaß des Rentenzugangs auch in der Weise von
der Arbeitsmarktlage abhängig, daß sie die Anzahl der Antragsteller mitbestimmt
(vgl.2.5.2), so daß die jeweilige Situation auf dem Arbeitsmarkt unbedingt
in die Interpretation mit eingehen muß.

2.3.4 Rehabilitationsmaßnahmen

Mit dem Merkmal "Rehabilitationsmaßnahmen innerhalb der letzten fünf Jahre
vor Versicherungsfall" kann überprüft werden, ob hier Prävention im engeren
Sinne möglich wäre, ob rechtzeitig durchgeführte Gesundheitsmaßnahmen den Gesundheitszustand des Versicherten verbessern oder den Krankheitsverlauf günstig
beeinflußt haben und damit eine vorzeitige Berentung verhindert oder zumindest
hinausgezögert werden konnte.

Informationen hierzu gehen nicht aus dem Versichertenkonto hervor, sondern
werden in den Antragsformularen erfragt. Die korrekte Beantwortung hängt -
wie schon beim Beruf - von der erhaltenen Hilfestellung und vom Erinnerungsver-
mögen des Antragstellers ab. Da im Statistikdatensatz nur die Rehabilitationsmaßnahmen enthalten sind, die innerhalb der letzten fünf Jahre, und auch nur
diejenigen, die wegen der zur Berentung führenden Krankheit bewilligt wurden,
ist die Fragestellung von vornherein stark eingeschränkt.

2.3.5 Bereichsnummer

Die Bereichsnummer, die eingangs in Verbindung mit der Versicherungsnummer
Erwähnung fand, muß hier nochmals aufgegriffen werden, weil die im Statistikdatensatz erfaßte Bereichsnummer der berichtenden Anstalt nicht identisch sein
muß mit der Bereichsnummer der nummernvergebenden Anstalt; letztere löscht
die DSRV im Zuge der Anonymisierung der Versicherungsnummer. Die Bereichsnummer
der berichtenden Anstalt gibt Auskunft über die für die Leistungsgewährung
zuständige Anstalt, von der keine Rückschlüsse auf einen Wechsel des Zweigs
oder Trägers während des Erwerbslebens möglich sind. Auch richtet sich hier
die Zuständigkeit nicht nach dem Arbeitsort, sondern dem Wohnort des Versicherten zum Zeitpunkt der Antragstellung. Der Wohnort des Versicherten wird in
dem Datensatz nicht als eigenständiges Merkmal erfaßt, so daß eine regionale
Zuordnung nur über die Bereichsnummer möglich ist. In der ArV - die Sonderanstalten ausgenommen - können mit der Bereichsnummer die Rentenzugänge nach
den räumlich abgegrenzten Gebieten der berichtenden LVAs zugeordnet werden.
In der AnV wird dagegen, anders als bei der Nummernvergabe, keine regionale
Differenzierung gemacht, so daß mit dem Datenmaterial in diesem Zweig ein regionaler Vergleich nicht möglich ist.

2.4 Repräsentativität der Statistik der Rentenzugänge

Die Statistik des Rentenzugangs und des Rentenwegfalls ist eine Vollerhebung.
Wenn hier von der Repräsentativität der Aussage dieser Statistik die Rede ist,
dann nicht im stichprobentheoretischen Sinn, sondern im Sinn des Umfangs der
potentiellen BU/EU-Rentenzugänge bezogen auf die Gesamtbevölkerung.

Frühberentet werden können nur die Mitglieder der gRV. Damit ist die Statistik
des Rentenzugangs beschränkt auf den Teil der Gesamtbevölkerung, der sozialver-
sichert ist und einen Anspruch auf eine Rente hat.

Bei der männlichen Bevölkerung beträgt der Anteil der Sozialversicherten in
der Altersgruppe der 30-45jährigen ca. 85 %. Es handelt sich hierbei zum weitaus größten Teil um pflichtversicherte Arbeiter und Angestellte, daneben gibt
es die sogenannten "sonstigen" oder "latent Versicherten", die zum Teil als
Selbständige und Beamte derzeit keiner Versicherungspflicht unterliegen oder

als selbstständige Handwerker bereits ihre versicherungspflichtige Zeit beendet
haben. Die "freiwillig Versicherten" haben einen sehr geringen Anteil an allen
Versicherten. Sie sind sehr heterogen aus Beamten, Selbständigen, mithelfenden
Familienangehörigen und Nichterwerbspersonen zusammengesetzt. In den jüngeren
Jahrgängen liegt der Anteil der Versicherten in dem Maße niedriger, in dem
sich ein Teil der männlichen Bevölkerung noch in Ausbildung befindet. Demge-
genüber sinkt in den älteren Jahrgängen der Anteil der Versicherten dadurch,
daß ein Teil von ihnen bereits berentet ist. Läßt man sowohl die noch in der
Ausbildung Befindlichen, als auch die bereits Berenteten außer acht, so bestehen die männlichen Nichtversicherten im wesentlichen aus selbständigen Erwerbstätigen und Beamten, die nie der gesetzlichen Rentenversicherung angehört haben.

Bei den weiblichen Versicherten sieht die Lage grundlegend anders aus. Der
Anteil der Versicherten an der weiblichen Wohnbevölkerung übersteigt nur in
der Altersgruppe der 20 bis 25jährigen die Marke von 70 %. Bei den weiblichen
Nichtversicherten handelt es sich nur zu einem sehr geringen Teil um Selbständige und Beamte, zum weitaus größten Teil um nichtversicherte Hausfrauen und
Hinterbliebenenrentner. Soweit die weiblichen Nichtversicherten erwerbstätig
sind, fallen sie als geringfügig oder kurzfristig Beschäftigte nicht unter
die Versicherungspflicht in der gRV. In jüngeren Altersgruppen ist - wie bei
den Männern - noch ein erheblicher Teil der Frauen in Ausbildung. Wie die Gruppe der weiblichen Nichtversicherten sind auch die Versicherten bei den Frauen
heterogen zusammengesetzt. Sie enthalten einen erheblichen Anteil an Frauen,
die aktuell keiner versicherungspflichtigen Tätigkeit nachgehen. Es handelt
sich hierbei um latent Versicherte, die sich durch frühere Erwerbstätigkeit
einen Anspruch auf eine Rente erworben haben, derzeit jedoch keine Beiträge
zahlen.

Der relativ geringe Anteil der versicherten Frauen erstaunt etwas, da davon
auszugehen ist, daß ein wesentlich höherer Anteil überhaupt einmal versicherungspflichtig beschäftigt gewesen ist. Eine Erklärung findet sich darin, daß
es den Frauen bis 1967 möglich war, sich bei Heirat die bis dahin geleisteten
Beiträge erstatten zu lassen. Diese Regelung ist abgeschafft worden, und es
ist in Zukunft zu erwarten, daß bei den Frauen die Zahl der Anspruchsberechtigten auf eine eigene Versichertenrente steigt. Diese Tendenz verstärkt sich
noch durch die veränderte Erwerbsbeteiligung der Frauen. Die freiwilligen Versicherten haben auch bei den Frauen nur einen sehr geringen Anteil an den Versicherten.

Voraussetzung für die Gewährung einer Rente wegen Berufs- und Erwerbsunfähigkeit ist eine fünfjährige Versicherungszeit. Ausnahmeregelungen gelten für
Berufsanfänger und im Falle von Arbeitsunfällen. Die Grundpopulation der potentiellen Empfänger von BU/EU-Renten bei beiden Geschlechtern entspricht damit
annähernd der Gesamtheit aller Versicherten.

2.5 Zugänge an BU/EU-Renten als Indikator für Morbidität

2.5.1 BU/EU als sozialer Endpunkt

Die Statistik der Zugänge an BU/EU-Renten sagt selbstverständlich nicht nur
über die unmittelbar erfaßten Rentenzugänger etwas aus, sondern auch über die
Gesamtpopulation der Sozialversicherten aller Altersgruppen und auch über die
jüngeren, noch nicht in die Versichertengemeinschaft hineingewachsenen Jahrgänge. In dem sozialen Endpunkt Frühberentung und der zugrundeliegenden Frühbe-
rentungsdiagnose faßt sich ein langandauernder Prozeß der gesundheitlichen
Belastung zusammen. Frühberentung erfolgt vorwiegend aufgrund chronischer Erkrankungen, die im allgemeinen langandauernde und starke Belastungen der Gesundheit des Individuums zur Voraussetzung haben, bis sie einen Schweregrad
erreichen, der in Frühberentung oder sogar in vorzeitigem Tod endet. Erhöhte
Frühberentungsraten für bestimmte Berufsgruppen oder regional abgegrenzte Populationen lassen dabei durchaus Schlüsse über die Gesamtheit der Bezugspopulation in allen Altersgruppen und deren erhöhte Belastungen zu. Die derzeit noch
aktiven jüngeren Erwerbstätigen befinden sich in Vorstadien dieses Entwick-
lungsprozesses und sehen dabei mit den jeweiligen Rentenzugängern nur ihre
eigene wahrscheinliche Zukunft vor Augen.

Die Struktur der Versicherten ist ebenso Veränderungen ausgesetzt wie die der

Belastungsmomente. Zu erinnern sei hier nur an die Verschiebung bei den Erwerbstätigen von den Selbständigen zu den abhängig Beschäftigten und innerhalb der Lohnabhängigen von den Arbeitern zu den Angestellten. Man kann ebenso
bestimmte Verschiebungen im Spektrum der Berufsgruppen feststellen. Zum zweiten
ist in industriesoziologischen Studien schon des öfteren eine Veränderung der
Belastungsstrukturen ermittelt worden. Dies muß sich zweifellos mit einer gewissen Verzögerung in einer Modifikation des Krankheitsspektrums niederschla-
gen. In diesem Zusammenhang ist auf die verschiedensten außerberuflichen Gesundheitsrisiken hinzuweisen, wie Ernährung, Reproduktionsmöglichkeiten in
der Freizeit etc. und deren zeitliche Veränderungen. Diese gesundheitlichen
Belastungsmomente sind nicht unabhängig von der Stellung im Erwerbsleben zu
sehen.

2.5.2 Sekundäre Bestimmungsmomente der Berentung wegen BU/EU

Die Frühberentung ist in ihrer Entwicklung nicht nur von gesundheitlichen Faktoren bestimmt. Verschiedene Untersuchungen stellen fest, daß sekundäre Momente
einen modifizierenden Einfluß auf die Entwicklung der Frühberentung haben
(s. dazu GERCKE, 1971; SCHEWE u.a. 1957; MÜNKE, 1964; MÜLLER, 1974; DOHSE u.a.
1978; RÜTH, 1976; TENNSTEDT, 1972).

Als eines der wichtigsten Momente ist hierbei die allgemeine Beschäftigungslage
zu nennen, auf deren Bedeutung alle der oben genannten Autoren verweisen. Es
ist hierbei nicht die Tatsache gemeint, daß in bestimmten Fällen die Arbeitsmarktlage direkt in die Entscheidung über die Frühberentung mit einbezogen
wird (vgl. 2.3.3), oder daß es eine Form der Rente gibt, die 60jährigen und
älteren bei einjähriger Arbeitslosigkeit gewährt wird, sondern das Faktum,
daß bei angespannten Verhältnissen auf dem Arbeitsmarkt grundsätzlich Margina-
lisierungstendenzen für ältere und gebrechliche Arbeitnehmer stattfinden, wie
sie auch derzeit wieder in verstärktem Maße festzustellen sind. Fanden gesund-
heitlich geschädigte Arbeitnehmer zu Zeiten günstiger Konjunktur auf dem Arbeitsmarkt noch gewisse, wenn vielfach auch unbefriedigende Beschäftigungsmög-
lichkeiten in weniger belastenden Stellungen, so werden sie unter den Bedingungen von Massenarbeitslosigkeit geradezu in das Frührentnerdasein getrieben,
soweit sie noch keine Aussichten auf eines der vorzeitigen oder vorgezogenen
Altersruhegelder haben. Stellenweise wird in Stagnationsbranchen die Berentung
wegen BU/EU bewußt in die Gestaltung betrieblicher Sozialpläne bei Massenentlassungen miteinbezogen (s. dazu DOHSE u.a. 1978). Durch verstärkten Druck
von seiten des Arbeitsmarktes kommt das wirkliche Ausmaß gesundheitlicher Einschränkungen bei älteren Arbeitnehmern noch deutlicher zum Ausdruck. Ein Anstieg der Frühberentung in bestimmten Versichertengruppen oder auch für die
Gesamtzahl der Versicherten kann durch solche Momente bedingt sein. Entsprechende zusätzliche Informationen müssen daher in jedem Fall in die Untersuchung
mit einbezogen werden.

Außer diesen Arbeitsmarktverhältnissen spielen natürlich auch noch andere Momente eine Rolle. Es sei hier nur verwiesen auf die Veränderungen gesetzlicher
Bestimmungen und Veränderungen in deren Auslegung. Wichtige Zeitpunkte sind
hier das Jahr 1969 mit dem Urteil des Bundessozialgerichts, das die Berücksichtigung nicht der abstrakten, sondern der konkreten Arbeitsmarktverhältnisse
bei der Entscheidung über die Berentung vorschreibt oder das Jahr 1972 mit
der Einführung der flexiblen Altersgrenze für einen bestimmten Kreis von Versicherten (vgl. 2.6.3). Zu erwähnen ist außerdem, daß bei Frauen durch die
unterschiedliche Stellung zum Arbeitsleben ein größerer Spielraum für sekundäre
Momente bei der Entscheidung über den Rentenantrag seitens des Versicherten
bleibt als bei Männern. Alle vorstehenden Momente können durch einen Zeitver-
gleich in ihren Auswirkungen abgeschätzt werden.

Trotz der hier dargestellten modifizierenden Momente ist die Statistik des
Zugangs an BU/ EU-Renten als geeignetes Mittel zur Darstellung des Gesundheitszustandes großer Bevölkerungsgruppen anzusehen. Die Gruppen dürfen dabei jedoch
nicht zu klein werden, da sonst möglicherweise zu geringe Fallzahlen in den
jüngeren Jahrgängen auftreten oder modifizierende Momente einen zu starken
Einfluß bekommen.

2.6 Probleme der Verwendung der BU/EU-Daten

Die Daten über den Zugang an BU/EU-Renten sind bisher nur wenig in der epide-

miologischen Forschung verwendet worden. Es standen bei einer Analyse, auch
wenn sie krankheitsbezogen betrieben wurde, meist auf sehr allgemeiner Ebene
die Bedingungsgründe des Ausmaßes der Frühberentung oder die Auswirkungen kon-
kreter Gesetzesänderungen im Vordergrund. Epidemiologische Untersuchungen haben
sich meist darauf beschränkt, die Daten der Frühberentung als Kronzeugen für
die besondere Bedeutung bestimmter chronischer Krankheiten anzuführen.

2.6.1 Einige Beispiele der Verwendung von BU/EU-Daten

Aus der Tatsache, daß in den letzten Jahren doch eine ganze Reihe von Arbeiten erschienen sind, die auf die Daten des Rentenzugangs wegen BU/EU als Datenbasis zurückgreifen, läßt sich offenbar ein gewisser Wandel in der allgemeinen
Einschätzung dieses Datenmaterials bei den Sozialmedizinern erkennen. Auf
einige Arbeiten soll hier kurz eingegangen werden, um - daran anknüpfend -
grundsätzliche Thesen zur Verwendung dieser Daten in empirischen Untersuchungen anzuschließen. Die hier vorgestellten Arbeiten stammen alle aus den 70er
Jahren.

RICKE/KARMAUS/HÖH versuchen in ihrer Untersuchung über die Verteilung der Frühberentung, Unterschiede zwischen den Versichertengruppen darzustellen (RICKE
u.a., 1977). Sie finden dabei eine wesentlich höhere Betroffenheit der Mitglieder in der ArV im Verhältnis zu denen in der AnV. Ihr Vergleich der Gruppen
der Pflicht-, freiwilligen und sonstigen Versicherten innerhalb und zwischen
den beiden Versicherungszweigen ist dabei leider unbrauchbar, da die Zusammensetzung dieser Versichertengruppen falsch bestimmt ist (RICKE u.a., 1977,
S. 152). Eine Gruppe um BLOHMKE untersuchte die Frage nach der Häufung bestimmter Frühberentungsdiagnosen in den verschiedenen Berufsgruppen (BLOHMKE u.a.,
1977 und 1978; SCHAEFER u.a., 1978, S. 244 ff). Sie fixierten dabei verschiedene überzufällige Häufigkeiten. HENKEL bezog in seiner Untersuchung über den
Alkoholismus in der Bundesrepublik Deutschland auch die Rentenzugangsdaten
dieser Diagnose (ICD 303) ein - eine unseres Erachtens zu starke Einengung
des Untersuchungsfeldes, da andere Ausdrucksformen starken Alkoholismus nicht
mitberücksichtigt wurden, so z. B. die Leberzirrhose. Er stellte sowohl eine
deutlich höhere Betroffenheit bei den männlichen Versicherten, als auch bei
den Mitgliedern der ArV insgesamt, zudem einen deutlich ansteigenden Trend
bei beiden Geschlechtern und eine Tendenz ihrer Angleichung bei dieser schwer-
sten Form des Alkoholismus fest (HENKEL, 1979). Als letzte soll schließlich
noch eine Arbeit von KARMAUS erwähnt werden, in der die Frühberentung bzgl.
einer bestimmten Diagnosegruppe, der Krankheiten des Bewegungsapparates (ICD
710 - 738), untersucht wurde. Die Arbeit enthält für einen längeren Zeitraum
Ergebnisse nach Alter, Geschlecht und Zweig gegliedert (KARMAUS, 1979).

Die hier vorgestellten Arbeiten stecken im wesentlichen das Feld der in den
letzten Jahren erfolgten Verwendungen der Frühberentungsdaten für die epidemiologische Forschung ab. Man kann an ihnen sehr deutlich den relativ unentwickel-
ten Diskussionsstand über die Analyse der Frühberentungsdaten ablesen. Alle
Arbeiten zeigen mehr oder weniger schwere Mängel, sowohl unter inhaltlichen,
als auch unter methodischen Gesichtspunkten, die sich z. T. ohne großen Aufwand
beheben ließen. Man muß jedoch hinzufügen, daß nicht in allen Fällen eine
größere methodische Korrektheit zu anderen Ergebnissen geführt hätte. Im folgenden soll summarisch auf die wichtigsten inhaltlichen und methodischen Probleme eingegangen werden.

2.6.2 Abgrenzung von BU und EU

Frühberentung kann aufgrund von Berufs- oder Erwerbsunfähigkeit erfolgen. Die
Unterschiede zwischen diesen Rentenarten beziehen sich im wesentlichen auf
die Möglichkeit der Verweisbarkeit auf andere Berufe, die stark von der Ausbildung des Betroffenen beeinflußt wird, und auf die Höhe der Rente. Die Grenze
zwischen beiden ist fließend. Sie ist von verschiedenen juristischen Veränderungen und von der unterschiedlichen Handhabung bei den Versicherungsanstalten
abhängig. Ausdruck davon sind die stark differierenden Anteile der BU-Rente
an allen Frührenten zwischen den einzelnen Versicherungsanstalten und die
starke Abnahme der BU-Renten in den letzten Jahren (RÜTH, 1976, S. 17 ff).
Um Abgrenzungs- und Interpretationsprobleme zu vermeiden, empfiehlt es sich,
die beiden Formen der Frühberentung zusammenzufassen, wenn nicht der Unterschied zwischen beiden Thema der Untersuchung ist. Eine Beschränkung auf die
EU-Renten, die den weitaus größten Anteil ausmachen (das Vorgehen von BLOHMKE

u.a., 1977 und 1978), erscheint wenig angebracht.

2.6.3 Abgrenzung der BU/EU- von der Altersberentung

Die Gewährung von BU/EU-Renten beschränkt sich nicht nur auf die unter 65-
jährigen Versicherten. Soweit die Anspruchsvoraussetzung für den Bezug eines
Altersruhegeldes - eine 15-jährige Versicherungszeit - nicht erfüllt ist, kann
eine BU/EU-Rente auch nach dem 65. Lebensjahr gewährt werden, wenn die dafür
entsprechenden Voraussetzungen vorliegen. Speziell bei der Gruppe der Frauen,
die durch ein überwiegendes Hausfrauendasein und durch die früher mögliche
Beitragsrückerstattung bei Heirat vielfach nur sehr geringe Ansprüche besitzen,
dient daher die Rente wegen BU/EU oft als Ersatz für ein normales Altersruhegeld oder als Ergänzung der vielfach dürftigen Hinterbliebenenrente (RÜTH,
1976, S. 68). Es empfiehlt sich in Untersuchungen, in denen auf das vorzeitige
Ausscheiden aus dem Erwerbsleben als einem besonderen Ausdruck für außerordent-
liche Belastungen abgehoben wird, bei Männern eine Beschränkung auf die Altersgruppen der unter 65-jährigen, bei den Frauen auf die Gruppe der unter 60-jäh-
rigen. Wegen der verschiedenen Formen des vorzeitigen und vorgezogenen Altersruhegeldes ist eine eindeutige Abgrenzung zwischen Früh- und Altersberentung
nicht mehr gegeben. Das Ausmaß der Rentenzugänge wegen Berufs- und Erwerbsunfähigkeit in der Altersgruppe der 60- bis 65-jährigen hängt auch von dem Maße
ab, in dem Ansprüche auf die verschiedenen Formen des vorzeitigen und vorgezogenen Altersruhegeldes angesammelt und geltend gemacht werden. Soweit die Voraussetzungen für solche Renten, die jedoch höher als beim normalen Altersruhegeld liegen, vorhanden sind, geht bei der Entscheidung über die Rentengewährung
in jedem Fall die Altersrente vor.

Es gibt mehrere Formen des vorgezogenen Altersruhegeldes, die hier besondere
Beachtung verdienen: das Altersruhegeld für Frauen bei Vollendung des 60. Lebensjahres, auf das ein sehr großer Teil der bis dahin berufstätigen Frauen
einen Anspruch hat, das Altersruhegeld bei Vollendung des 60. Lebensjahres
und einjähriger Arbeitslosigkeit, das vorwiegend von Männern in Anspruch genommen wird und in Gegenden mit Stagnationsbranchen und hoher Arbeitslosigkeit
einen beträchtlichen Teil der Versicherten in dieser Altersgruppe betrifft
- in Form der sogenannten "Aktion 59" sogar in größerem Umfang Eingang in die
betrieblichen Sozialpläne findet, insbesondere wenn Massenentlassungen anstehen
(RÜTH, 1976, S. 56 ff; DOHSE u.a. 1978, S. 18 f) -, und die vorgezogenen Altersberentung Schwerbeschädigter; bei Letzteren ist die Altersgrenze in den
letzten Jahren nach unten (vom vollendeten 62. auf das 60. Lebensjahr) verscho-
ben worden. Überlegungen über die Auswirkungen der Entwicklung dieser verschiedenen Formen des Altersruhegeldes auf die Entwicklung der Frühberentung müssen
auf jeden Fall in die Untersuchung einbezogen werden.

2.6.4 Versichertengruppen

Die Rentenversicherungsträger gliedern ihr statistisches Material im allgemeinen nach dem Versicherungszweig (ArV und AnV) und nach dem Versicherungsverhältnis (pflicht-, freiwillig und sonstige Versicherte). In der ArV und in
der AnV stehen dabei die Gruppen der Arbeiter und Angestellten jeweils im
Zentrum der Versicherungszweige, es gruppieren sich jedoch um diese zu einem
erheblichen Teil auch Selbständige, Beamte und Nichterwerbspersonen (vgl. 2.4).
Nur die Pflichtversicherten in den jeweiligen Versicherungszweigen bestehen
fast ausschließlich aus diesen Kerngruppen (bis auf einen sehr kleinen Anteil
an Selbständigen, die in die Pflichtversicherung mit einbezogen sind). Die
Gruppen der "freiwilligen" und "sonstigen Versicherten" sind sehr heterogen
zusammengesetzt. Bei der Abgrenzung zwischen den Pflicht- und freiwilligen
Versicherten stimmen die landläufigen Vorstellungen von den freiwilligen Versicherten als den "besser verdienenden Angestellten und Arbeitern" (RICKE u.a.,
1977, S. 152) nicht mit den Realitäten überein. Die Versicherungspflichtgrenze
in der AnV ist bereits seit 1968 aufgehoben; in der ArV hat eine solche Grenze
nie bestanden. Eine Interpretation der Frühberentung für die verschiedenen
Versichertengruppen setzt eine gute Kenntnis ihrer Zusammensetzung voraus.

2.6.5 Methoden der Auswertung

Für die Auswertung der Daten über den Zugang an BU/EU-Renten sind unterschiedliche Methoden benutzt worden. Diese Verfahren werden kurz dargestellt und

daraufhin überprüft, inwieweit sie den besonderen Untersuchungsfragen gerecht
wurden.

1) Es erscheint einleuchtend, daß für die Lösung der meisten anstehenden Probleme die Berechnung von altersspezifischen BU/EU-Raten die adäquate Form
   der Auswertung ist. Die Rentenzugangsdaten sollten dabei auf die Versicherten in der gRV als Grundpopulation bezogen werden (MÜLLER, 1974, S. 51 f).
   Diese altersspezifischen Raten können dann gegebenenfalls über alle Altersgruppen zu einem Gesamtindikator in der Form einer standardisierten Invali-
   disierungsrate (RICKE u.a., 1977; HENKEL, 1979) oder in der Form einer Inva-
   liditätsmeßzahl (SCHEWE u.a., 1957, S. 22 ff und MÜNKE, 1964, S. 17 ff)
   zusammengefaßt werden. Nach der Umrechnung der Invaliditätshäufigkeiten
   in Invaliditätswahrscheinlichkeiten können auch sog. Invaliditätstafeln,
   in Anlehnung an Sterbetafeln aufgestellt werden (vgl. KINDEL u.a., 1957).
   Es wäre zu überlegen, ob ein neueres Verfahren, das bisher nur in der Auswertung der Todesursachenstatistik benutzt wurde, auch auf die Daten der
   Frühberentung angewandt werden kann, wobei entsprechend dem Sterberisiko
   das Frühberentungsrisiko ausgedrückt würde (DAY, 1976; MIETTINEN, 1976).

   Voraussetzung zur Berechnung von altersspezifischen BU/EU-Raten ist die
   Existenz von Daten über den Versichertenbestand in gleichartiger Gliederung.
   Das im Moment beste Material dazu liegt mit dem jährlich erhobenen Mikrozensus (MZ), einer repräsentativen 1 %-Haushaltsbefragung vor. Dieses Material
   reicht zur Bearbeitung der meisten Fragestellungen auf Bundesebene und in
   regionaler Gliederung bis hinunter zur Ebene der Regierungsbezirke aus.
   Der MZ bietet gegenüber anderen infrage kommenden Datenquellen den Vorteil,
   daß Kombinationen mit den unterschiedlichsten anderen Merkmalen aus dem
   Grundprogramm des MZ möglich sind und daß die Erhebung des MZ, wie auch
   die Erhebung der Statistik des Rentenzugangs nach dem Wohnortprinzip erfolgt. Die Versichertenbestandsstatistik der Rentenversicherungsträger
   selbst ist nach den ersten Anfängen in den Jahren 1973 und 1974 vorläufig
   eingestellt worden, da zu große Schwierigkeiten bei der Erfassung des Ver-
   sichertenbestandes aufgetreten sind. Ab 1981 wird eine solche Statistik
   voraussichtlich eingeführt. Für tiefere regionale Gliederungen kann man
   ab 1974 u. U. die Statistik der sozialversicherungspflichtigen Arbeitnehmer
   verwenden. Bei dieser Statistik ist zu berücksichtigen, daß die Erhebung
   nach dem Arbeitsortprinzip erfolgt und daß sie nur die sozialversicherungspflichtig beschäftigten Arbeitnehmer umfaßt.

2) Anstelle dieser Methode der Datenanalyse über den Rentenzugang begnügen
   sich einige Wissenschaftler bei krankheitsspezifischen Betrachtungen mit
   der Berechnung von Anteilszahlen für bestimmte Diagnosegruppen an allen
   BU/EU-Renten (SCHAEFER u.a., 1978, S. 184 ff). Teilweise wird diese Methode
   noch verfeinert durch die Standardisierung auf die entsprechenden Verhältnisse in der Grundgesamtheit aller BU/EU-Rentner (BLOHMKE u.a., 1977 und
   1978). Bei einem solchen Verfahren gibt es in der Regel erhebliche Verzerrungen der wirklichen Verhältnisse, da nicht die tatsächliche Betroffenheit
   der entsprechenden Population von dem Phänomen Frühberentung in die Analyse
   mit eingeht, sondern nur Relationen innerhalb des Krankheisspektrums hergestellt werden. Man kann auf diese Weise zu solch absurden Resultaten kommen,
   wie dies anhand der BU/EU-Häufigkeiten an Herz-Kreislauf-Erkrankungen bei
   Mitgliedern der ArV und der AnV geschehen ist (vgl. SCHAEFER u.a., 1978,
   S. 184 ff und 190 ff; RICKE u.a., 1977, S. 150 ff). Bei Arbeitern findet
   sich zwar ein geringerer relativer Anteil der Herz-Kreislauf-Erkrankungen
   an allen BU/EU-Fällen als bei den Angestellten, durch die wesentlich stärkere Betroffenheit der Arbeiter an der Frühberentung insgesamt liegt aber
   die Betroffenheit dieser Gruppe an Frühberentungen wegen Herz-Kreislauf-Erkrankungen deutlich über derjenigen der Angestellten.

3) Es wird teilweise versucht, die Unzulänglichkeiten des zweiten Verfahrens
   dadurch zu korrigieren, daß man die Frühberentung zur gesamten Berentung
   dieser Gruppe, also einschließlich der Altersberentung, in Beziehung setzt.
   Mit steigender Frühberentung sinkt natürlich die relative Anzahl der Alters-
   renten und umgekehrt. In einer solchen Rate kann bis zu einem bestimmten
   Grad die wirkliche Betroffenheit an Frühberentung abgeschätzt werden. Da
   jedoch auch hier der Einfluß der Altersgliederung der Versicherten nicht
   mitberücksichtigt werden kann - durch den zerklüfteten Altersbaum in der

Bundesrepublik Deutschland jedoch unterschiedlich starke Jahrgänge in die
Altersberentung geführt werden - ist der Wert einer solchen Methode sehr
zweifelhaft.

2.7 Perspektiven

Man kann abschließend sagen, daß die Möglichkeiten der Verwendung dieser Statistiken in der epidemiologischen Forschung bei weitem noch nicht ausgeschöpft
sind. Dies gilt z. B. auch für regionale Analysen. Der Versuch einer regionalen
Analyse der Frühberentung in Verbindung mit einer regionalen Mortalitätsanalyse
wird z. Z. am Institut für Sozialmedizin und Epidemiologie des Bundesgesundheitsamtes betrieben. Diese Analyse beschränkt sich zunächst auf einen Vergleich der Bundesländer, da die Daten des Rentenzugangs derzeitig keine tiefere
regionale Gliederung zulassen.

Die Rentenversicherungsträger planen einige Verbesserungen der Statistik. In
die Statistik des Rentenzugangs soll vor allem das Merkmal "Staatsangehörigkeit" neu aufgenommen werden. Dadurch werden sich mit Sicherheit neue Möglichkeiten der Auswertung ergeben und einen erheblichen Informationsgewinn bringen, da die Frühberentung nach Staatsangehörigkeit stark variieren dürfte.

Eine Erfassung des Wohnorts, wie bei der Statistik über die Rehabilitationsmaßnahmen, ist bei der Statistik des Rentenzugangs auch geplant. Für detaillierte
regionale Auswertungen, die auch zusätzliche Informationen über die Bestim-
mungsgründe der Frühberentung bei gleichzeitiger Analyse der regionalen gesellschaftlichen Strukturen liefern, ist dies eine notwendige Voraussetzung. Eine
weitere wesentliche Verbesserung dürfte die endgültige Einführung einer eigenen
Versichertenbestandsstatistik liefern (zu den Weiterentwicklungen der Statistik
der gesetzlichen Rentenversicherung siehe die Bundesratsdrucksache 434/79,
"Allgemeine Verwaltungsvorschrift...").

Literatur:

Blohmke, M.; H.E. Bisson; O. Stelzer; M. Stelzer 1977:
   Der kranke Angestellte im Spiegel der Daten der deutschen Gesetzlichen
   Rentenversicherung, in: Arbeitsmedizin, Sozialmedizin, Präventivmedizin,
   1977, Heft 6, S. 125-128
Blohmke, M.; H.E. Bisson; O. Stelzer; M. Stelzer 1978:
   Gesundheit - Krankheit - Arbeit und Beruf, in: M. Steinhausen (Hg.)
   1978, S. 86-93
Blum, L. 1977:
   Statistische Aufbereitungs- und Auswertungsverfahren beim Verband Deut-
   scher Versicherungsträger, in: Schriften zur Fortbildung, Bd. 40
   Verband Deutscher Rentenversicherungsträger (Hg.), Frankfurt/Main,
   S. 101-115
Brackmann, K. 1979:
   Handbuch der Sozialversicherung, 1. bis 9. Aufl., Asgard-Verlag,
   Bonn-Bad Godesberg
Der Bundesbeauftragte für den Datenschutz (Hg.) 1979:
   Der Bürger und seine Daten - Eine Information zum Datenschutz,
   Bonn-Bad Godesberg
Der Bundesminister für Arbeit und Sozialordnung (Hg.) 1970 - 1974:
   Die Rentenversicherung der Arbeiter in der Bundesrepublik Deutschland
   im Jahre 1970 (- 1974), Statistischer und finanzieller Bericht, Bonn
Der Bundesminister für Arbeit und Sozialordnung (Hg.) 1975 - 1980:
   Die Rentenversicherung der Arbeiter und der Angestellten in der BRD im
   Jahre 1975 (- 1980), Statistischer und finanzieller Bericht, Bonn
Bundesratsdrucksache 434/79 1979:
   Allgemeine Verwaltungsvorschrift über die Statistik in der Rentenversi-
   cherung (RSVwV), Bonn
Datenerfassungs-Verordnung (DEVO), Datenübermittlungsverordnung (DÜVO) 1972:
   Bundesgesetzblatt I, S. 2159 ff und S. 2482, Bonn-Bad Godesberg
Day, N.E. 1976:
   A New Measure of Age Standardized Incidence, The Cumulative Rate,
   in: Waterhouse, J.; C. Muir (ed) 1976: Cancer Incidence in Five Conti-

nents, Vol III, International Agency for Research on Cancer and International Association of Cancer registries (IACR), Scientific Publications No 15, Lyon 1976, p. 443-448

Dohse, K.; U. Jürgens; H. Russig 1978:
Probleme einer Beschränkung gewerkschaftlicher Bestandsschutzpolitik auf die Absicherung älterer Arbeitnehmer - Zum Verhältnis von Bestandsschutz und personal- politischer Flexibilität, in: Veröffentlichungsreihe des Internationalen Instituts für vergleichende Gesellschaftsforschung PV/ 78-22, Wissenschaftszentrum Berlin

Dralle, H.; E. Gast; M. Blohmke 1978:
Zur Entwicklung der Arbeiterrentenversicherung nach der Rentenreform 1957, in: Das Öffentliche Gesundheitswesen, Band 40 (1978), S. 1-9

Eidenmüller, K. 1978:
Der Datenaustausch zwischen den Rentenversicherungsträgern und ihrer Datenstelle im Stammsatzverfahren, in: Deutsche Rentenversicherung, 1978, Heft 6, S. 349-369

Gercke, W. 1971:
Berufsunfähigkeit und Erwerbsunfähigkeit aus der Sicht der Statistik der deutschen Rentenversicherung - Gedanken und Thesen zur Erklärung der Unterschiede zwischen den Versicherungsanstalten - in: Schriften zur Fortbildung, Heft 8, 1971, S. 1-38

Henkel, D. 1979:
Empirische Materialien zum Alkoholismus in der BRD im Zusammenhang mit Sozialschicht, Arbeitslosigkeit und Frühinvalidität, in: Jahrbuch für kritische Medizin, Band 4, Argument-Sonderband AS 37, S. 86-113

Herberger, L. 1962:
Vorzeitiger Rentenzugang und vorzeitiges Ausscheiden aus dem Erwerbsleben wegen Erwerbs- und Berufsunfähigkeit, in: Wirtschaft und Statistik, Heft 5, 1962, S. 255-264

Jonas, S. 1977:
Die Statistik über Rehabilitationsmaßnahmen in der Rentenversicherung, in: Schriften zur Fortbildung, Band 40, S. 17-46

Jonas, S. 1978:
Analyse des aktuellen Standes der Statistik in der Rentenversicherung - Teil II - (vgl. Rehfeld 1978), in: Schriften zur Fortbildung, Band 44, S. 29-60

Karmaus, W. 1979:
Zur Epidemiologie rheumatischer Erkrankungen, Medizinal-statistische Ergebnisse aus der Rentenversicherung, in: Das Öffentliche Gesundheitswesen, Band 41 (1979), S. 759-771

Kindel, K.-W.; E. Schackow 1957:
Die Bedeutung der Altersgrenze in den Systemen der sozialen Sicherung, Verlag Dunker & Humblot, Berlin

Kirner, E. 1978:
Beispiele für die Auswertung der Rentenstatistik in der Praxis empirischer Forschungsarbeiten, in: Schriften zur Fortbildung, Band 44 (1978), S. 231-244

Kulpe, W. 1972:
Dokumentation und Statistik in der deutschen Rentenversicherung als Grundlage für sozialmedizinische Forschungsmöglichkeiten und gesundheitspolitische Entscheidungen, in: Schriftenreihe Arbeitsmedizin, Sozialmedizin, Arbeitshygiene, Band 45 (1972), S. 73-77

Miettinen, O. 1976:
Estimability and Estimation in Case-Referent Studies, in: American Journal of Epidemiology, Vol. 103 (1976) No. 2, p. 226-235

Müller, H.-W. 1974:
Die Entwicklung von Rentenzugang, Rentenbestand und Rentenzugangsalter bei Renten wegen Berufs- und Erwerbsunfähigkeit, in: Schriften zur Fortbildung, Heft 26, 1974, S. 49-67

Müller, H.-W. 1977:
Überlegungen zur Entwicklung von Versicherten- und Rentenbestand, in: Schriften zur Fortbildung, Band 40 (1977), S. 73-82

Nixdorf, H.; H. Bornemann (Hg.) 1969:
Ärztliche Begutachtung für die Rentenversicherung der Arbeiter und der Angestellten, 2. Aufl. Gustav-Fischer Verlag, Stuttgart

Pflanz, M.; M. Thienhaus; H. Silomon; K.P. Kisker; R. Richardt; H. Friedrichs 1977:
Das Gutachten und seine sozialen Probleme, in: Medizin, Mensch, Gesell-

schaft, Heft 2, 1977, S. 63-80
Rehfeld, U. 1977 a:
    Die Statistiken des VDR, Ziele und Anforderungen, in: Schriften zur Fort-
    bildung, Band 40 (1977), S. 1-15
Rehfeld, U. 1977 b:
    Die Statistik über den Rentenzugang, den Rentenwegfall und die Umwandlun-
    gen, in: Schriften zur Fortbildung, Band 40 (1977), S. 47-71
Rehfeld, U. 1978:
    Analyse des aktuellen Standes der Statistik in der Rentenversicherung
    - Teil I - (vgl. Jonas 78), in: Schriften zur Fortbildung, Band 44
    (1978), S. 1-28
Reichsversicherungsordnung (RVO) 1979:
    5. Auflage, Deutscher Taschenbuch Verlag, München
Reuter, J.P. 1971:
    Probleme der Frühinvalidität aus der Sicht der Versicherungsträger und
    ein neuer Weg zu ihrer Lösung, in: Arbeitsmedizin, Sozialmedizin, Ar-
    beitshygiene 6 Jg. (1971), S. 129-137
Ricke, J.; W. Karmaus; R. Höh 1977:
    Frühinvalidität - Arbeiterschicksal? in: Jahrbuch für kritische Medizin,
    Band 2, Argument-Sonderband AS 17, Berlin, S. 148-161
Rüth, W. 1976:
    Ursachen vorzeitiger Berufs- und Erwerbsunfähigkeit, Verlag Otto Schwarz,
    Göttingen
Schaefer, H.; M. Blohmke 1972:
    Sozialmedizin 1. Aufl., Thieme Verlag, Stuttgart
Schaefer, H.; M. Blohmke 1978:
    Sozialmedizin 2. Aufl., Thieme Verlag, Stuttgart
Schewe, D.; D. Zöllner 1957:
    Die vorzeitige Invalidität in der sozialen Rentenversicherung. Umfang,
    Entwicklung und Bestimmungsgründe, Verlag Duncker & Humblot, Berlin
Schewe, D.; K. Nordhorn; K. Schenke; A. Meurer; K.-W. Hermsen 1974:
    Übersicht über die soziale Sicherung, 9. Aufl., Der Bundesminister für
    Arbeit und Sozialordnung, Bonn
Schimanski, W. 1976:
    Beurteilung medizinischer Gutachten: Methoden der Kritik an ärztlichen
    Verwaltungs- und Gerichtsexpertisen, 1. Aufl., de Gruyter Verlag,
    Berlin, New York
Sozialgesetzbuch (SGB) 1976:
    Gemeinsame Vorschriften für die Sozialversicherung vom 23. Dezember 1976,
    Viertes Buch (IV), München
Spengler, F. 1966:
    Gründe und Hintergründe zum Antrag auf Rente, in: Münchner Medizinische
    Wochenschrift, Band 108 (1966), S. 2295-2301
Statistisches Bundesamt (Hg.):
    Fachserie A "Bevölkerung und Kultur", Reihe 6/2 "Erwerbstätigkeit",
    "Versicherte in der gesetzlichen Kranken- und Rentenversicherung",
    ab 1977: Fachserie 13 "Sozialleistungen", Reihe 1 "Versicherte in der
    Kranken- und Rentenversicherung"
Statistisches Bundesamt (Hg.) 1968:
    Handbuch der Internationalen Klassifikation der Krankheiten (ICD) 1968,
    8. Revision, Band 1, Systematisches Verzeichnis, Verlag: W. Kohlhammer
    GmbH, Stuttgart und Mainz
Steinhausen, M. (Hg.) 1978:
    Grenzen der Medizin, Heidelberg
Verband Deutscher Rentenversicherungsträger 1973a:
    Ausführlicher Diagnoseschlüssel der deutschen Gesetzlichen Rentenver-
    sicherung, Frankfurt/Main
Verband Deutscher Rentenversicherungsträger 1973b:
    Ausführlicher Diagnoseschlüssel der deutschen Gesetzlichen Rentenver-
    sicherung (gekürzt), Frankfurt/Main
Verband Deutscher Rentenversicherungsträger 1977b:
    Systematischer Berufsklassenschlüssel, Frankfurt/Main
Verband Deutscher Rentenversicherungsträger (Hg.) 1973c und 1974:
    Der Versichertenbestand der deutschen Gesetzlichen Rentenversicherung
    am 1. Februar 1973, dito 1974, in der Reihe: Statistik der deutschen
    Gesetzlichen Rentenversicherung Band 38 und 41, Frankfurt/Main
Verband Deutscher Rentenversicherungsträger (Hg.) 1950 - 1980:
    Der Rentenzugang und der Rentenwegfall im Jahr 1950 (- 1980) in der

Rentenversicherung der Arbeiter und in der Rentenversicherung der Angestellten, Frankfurt/Main
Verband Deutscher Rentenversicherungsträger (Hg.) 1977a und 1978:
Statistik in der Rentenversicherung I und II, in: Schriften zur Fortbildung Band 40 und 44

DATEN AUS DEM BEREICH DER KRANKHEITSVERSORGUNG

DATEN DER GESETZLICHEN KRANKENVERSICHERUNG AM BEISPIEL EINER AOK

von ELISABETH SCHACH

1. Kurzfassung

1.1 Kurzbeschreibung

Mitglieds- und Leistungsunterlagen der Kassen der Gesetzlichen Krankenversicherung (GKV).

1.2 Institutionen

1.2.1 Datenerheber

sind die Einzelkassen der GKV, das die Leistungsunterlagen erstellende medizinische Fachpersonal (Ärzte, Zahnärzte, Apotheker, Schwestern, etc.), Kassenärztliche und Kassenzahnärztliche Vereinigungen (z.B. von Krankenhausrechnungen), Apothekenrechenzentren (z.B. von Sammelrechnungen der Apotheken) und Arbeitgeber (z.B. von Beitragsnachweisen, die versicherungspflichtige Einkommen und Beitragsätze enthalten).

1.2.2 Datenhalter

der Mitglieds- und Leistungsunterlagen ist die zuständige regionale Kasse einer bestimmten Kassenart (z.B. AOK, Innungskrankenkasse, etc.).

1.2.3 Zweck

Die Daten werden für Verwaltungszwecke der Kassen erstellt. Sie dienen als Grundlage zur Vergütung von Leistungen an Kassenärztliche, Kassenzahnärztliche Vereinigungen, Apotheken, Krankenhäuser, Masseure usw. (Leistungsunterlagen) und zur Führung des Mitgliederbestandes (Mitgliedsdatei), zur Veranlassung der Begutachtung durch einen Vertrauensarzt, zur Betreuung der Rehabilitanden usw..

1.3 Dateninhalt

1.3.1 Dokumente

- Mitglieds- und Leistungskarten

Diese Unterlagen enthalten demographische Angaben über den sogenannten Stammversicherten (Mitglied). Stammversichert ist derjenige, durch den das Versicherungsverhältnis bei der Kasse besteht (z.B. Sozialversicherungspflichtiger, Arbeitnehmer, Rentner, Arbeitsloser, etc.). Über dessen Person sind Geburtsdatum, Geschlecht, Familienstand, Kinderzahl, Nationalität, Wohnort und Angaben zum aktiven Versicherungsverhältnis vorhanden. Angaben über mitversicherte Familienangehörige gibt es kaum. Da laufende Informationen über sie schwierig auf dem aktuellen Stand zu halten sind, kennen die Kassen ihre Anspruchsbevölkerung nicht.

Auf den Mitglieds- und Leistungskarten sind außerdem ausgewählte Leistungen und deren Kosten für Stamm- und Mitversicherte eingetragen (z.B. Krankenhausaufenthalte, Entbindungen, Kuren).

- Leistungsunterlagen

Es werden z.Z. Daten auf folgenden Dokumenten gehalten:
- Krankenschein für kassenärztliche Behandlung,
- Krankenschein für kassenzahnärztliche Behandlung,
- Überweisungsschein für ambulante kassenärztliche Behandlung,
- Verordnung von Krankenpflege,
- Arbeitsunfähigkeitsbescheinigung (AU-Bescheinigung),
- Endbescheinigung für Arbeitsunfähigkeit,

- Heilmittelverodnung,
- Kassenärztliche Brillenverordnung,
- Arzneimittelverordnung,
- Ohrenfachärztliche Verordnung einer Hörhilfe,
- Berechtigungsschein für 8 Untersuchungen von Kindern im Alter von der Geburt bis zum 4. Lebensjahr,
- Krebsfrüherkennungsuntersuchung Männer,
- Berechtigungsschein für eine Untersuchung
  zur Früherkennung von Krebserkrankungen (für Männer und Frauen),
- Überweisungsschein für eine zytologische Untersuchung zur Früherkennung einer Krebserkrankung,
- Überweisungsschein für eine zytologische Untersuchung im Rahmen einer Untersuchung zur Früherkennung von Brust-, Genital- und Rektumkrebs,
- Bescheinigung über den mutmaßlichen Tag der Entbindung,
- Überweisungsschein für serologische und mikrobiologische Untersuchungen im Rahmen der Mutterschaftsvorsorge,
- Bericht für den vertrauensärztlichen Dienst,
- Ärztliche Bescheinigung zur Erlangung von Kranken- und Haushaltsgeld,
- Sonderabrechnungsschein für zentralen Notfalldienst,
- Abrechnungsschein für ärztlichen Notfalldienst oder Urlaubs- bzw. Krankheitsvertretung,
- Anregung von Rehabilitationsmaßnahmen,
- Belegarztschein,
- Ärztliche Bescheinigung für den Bezug von Krankengeld bei Erkrankung eines Kindes.

Aus diesen Unterlagen werden Statistiken erstellt, indem Leistungen bestimmter Art addiert werden.

- Meldeformulare der Kassen

Sie bilden das von den Einzelkassen erstellte Basismaterial für die vom Bundesverband der Ortskrankenkassen jährlich veröffentlichten statistischen Berichte. Die Berichte fallen monatlich oder jährlich an. Zu den ersteren gehört die Monatsstatistik der gesetzlichen Krankenversicherung über Mitglieder und Kranke (Vordruck KM1, Berichte der Krankenversicherung über Mitglieder). Es wird darin über Mitglieder nach versicherungsrechtlichem Status, Arbeitsunfähigkeitsfälle für kranke Versicherte, beides nach Geschlecht, und über Beitragssätze für ausgewählte Versicherungsgruppen berichtet.

Zur zweiten Gruppe, nämlich den jährlichen Statistiken, gehören die Geschäftsergebnisse (Vordruck KG1 u.a., Berichte der Krankenversicherung über Geschäftsergebnisse), die sich in Berichte über Personal der Krankenkassen (aufgegliedert nach Beamten, Angestellten, Arbeitern, etc.), Mitglieder der Selbstverwaltungsorgane, Beitragssätze, Festsetzung des Grundlohnes, Angaben über freiwillige Mitglieder aufteilen. Ebenfalls jährlich wird auf dem Vordruck KG2 über Arbeitsunfähigkeitsfälle und -tage insgesamt sowie Krankengeldfälle und -zeiten der Mitglieder; Krankenhausfälle und -tage von Mitgliedern und ihren Familienangehörigen; Leistungsfälle und -tage von Entbindungsanstaltspflege; Leistungsfälle von Zahnersatz, von kieferorthopädischer Behandlung, von Mutterschaftshilfe, Mutterschaftsgeldfälle, Leistungsfälle von Sterbegeld, von großer Psychotherapie, Leistungsfälle und -zeiten bei Haushaltshilfe, bei Erkrankung eines Kindes und bei Betriebshilfen berichtet. Jährlich erstellen die Einzelkassen auch eine Tabelle über Mitglieder nach Alter (5-Jahresgruppen zwischen 15 und 65 Jahren), Geschlecht und versicherungsrechtlichem Status.

1.3.2 Variablenliste

- Variable zur Charakterisierung des Mitglieds sind:
Name, Geburtsdatum, Geschlecht, Familienstand, Familiengröße, Kinderzahl, Nationalität, Stellung zum und im Erwerbsleben, Ausbildung, ausgeübte Tätigkeit und Bruttoarbeitsentgelt des Mitglieds, versicherungsrechtlicher Status, Beitragssatz, Beginn und Ende von Versicherungsverhältnissen in der gesetzlichen Krankenversicherung.

- Variable zu Krankheiten des Versicherten sind:
Arbeitsunfähigkeitsdiagnosen (nur für Erwerbstätige), Beginn und Ende der Arbeitsunfähigkeit,

Krankenhauseinweisungs- und -entlassungsdiagnosen, Beginn und Ende von Krankenhausaufenthalten,

Diagnosenangaben auf Kranken- und Überweisungsscheinen, Datum von Arztbesuchen oder Praxiskontakten,

für Kuren und sonstige Heilverfahren, Dauer und Ort.

- Variable zu Art und Kosten erbrachter Leistungen sind:

Daten von Arzt- oder Praxiskontakten des Patienten, erbrachte Leistungen (verschlüsselt) und Art (Kranken-, Überweisungs-, Früherkennungs- und Vorsorgescheine),

Art, Datum (Ausstellungs- und Erbringungsdatum), ausstellender Arzt, liefernde Apotheke, Preise für Arzneiverordnungen,

Art, Datum, Preis, ausstellender Arzt für sonstige Verordnungen,

Angaben für Krankenhausaufenthalte.

1.4 Methodik

1.4.1 Datenerhebung:

geschieht als Teil der Leistungserbringung und Abrechnung und ist methodisch nicht einheitlich.

1.4.2 Population:

Demographische Daten und solche über Ausbildung, Stellung im Erwerbsleben, Einkommen und versicherungsrechtlichen Status existieren über Mitglieder, nicht über deren mitversicherte Familienangehörige. Mitglieder sind sozialversicherungspflichtig oder freiwillig Versicherte, durch die das Versicherungsverhältnis begründet wird. Das der Definition des Mitglieds zugrunde liegende Konzept ähnelt dem in der amtlichen Statistik verwandten Erwerbspersonenkonzept. Alle vier Jahre findet eine schriftliche Befragung über die Anzahl der mitversicherten Familienangehörigen bei einer Stichprobe der deutschen Mitglieder aller Kassen statt. Dabei ist mit ungenauen Ergebnissen deshalb zu rechnen, weil diese Erhebungen mit geringen Responseraten verbunden sind und der Befragungsgegenstand schwierig ist. Die Kasse kennt also ihre Anspruchsbevölkerung nur der Größenordnung nach, deren demographische Struktur aber nicht. Die Ergebnisse dieser Umfragen werden an die entsprechenden Bundesverbände gemeldet und dort für die Bundesrepublik hochgerechnet.

Leistungsunterlagen gibt es für alle Anspruchsberechtigten, die Leistungen in Anspruch nahmen, jedoch werden diese Unterlagen nur für die letzten zwei Jahre aufbewahrt. Langzeituntersuchungen sind daher anhand dieses Materials im allgemeinen nicht möglich.

1.4.3 Erhebungsinstrumente

Besondere Erhebungsinstrumente und -anleitungen außerhalb der Formulare existieren nur insoweit, als diese im Rahmen des Kassenauftrags erforderlich erscheinen.

1.4.4 Periodizität:

Daten der GKV fallen laufend an.

1.4.5 Zeitraum der Datenerhebung:

Im Rahmen der GKV wird im ambulanten Bereich quartalsweise abgerechnet. Diagnosenangaben auf Kranken- und Überweisungsscheinen beziehen sich auf ein ganzes Quartal. Quartalsweise Abrechnung herrscht auch bei anderen Leistungsarten vor, was zu einer entsprechenden Bündelung der gelagerten Unterlagen führt. Fremdarztfälle (Leistungen von Ärzten, die außerhalb des Abrechnungsbezirks praktizieren) werden auf das folgende Quartal übertragen.

1.4.6 Datenaufbereitung:

Kassenärztliche und Kassenzahnärztliche Vereinigungen überprüfen und bereiten
die Scheine als Basis für Abrechnungsvorgänge auf. Es handelt sich dabei um
Häufigkeitsverteilungen von Leistungsziffern, die nach Facharztgruppe und
Praxisausstattung etc. untergliedert sind. Diese Listen bilden die Basis sowohl
für finanzielle Anforderungen an die Kassen der GKV als auch für Prüfungen
von individualärztlichen Forderungen an die Kassenärztlichen Vereinigungen.
Weder Kassen noch Kassenärztlichen Vereinigungen veröffentlichen routinemäßig
Daten, die für die epidemiologische Ursachenforschung von Interesse sind. Größenordnungen über einige Tatbestände in der gesetzlichen Krankenversicherung
können den Publikationen entnommen werden.

1.4.7 Archivierung:

Wegen der Fülle des Materials heben die Kassen überwiegend Daten nur für etwa
2 Jahre auf. Die Archivierung von Mitgliedsdaten per EDV ist schon weit verbreitet. Sie begann 1977 bei einzelnen AOKen.

1.5 Verfügbarkeit

1.5.1 Datenträger

sind nach prozeßtypischen Merkmalen geordnete Papierdokumente. Mitgliederbestände und Leistungsdateien (Dateien für kostspielige Leistungen) werden bald
von allen Kassen auf EDV-Datenträgern gehalten.

1.5.2 Veröffentlichungen:

Größenvorstellungen über Mitgliederbestände, Eigenschaften der Mitglieder,
Ausgabenstrukturen und Mengenstruktur der Leistungen vermitteln die jährlichen
Geschäftsberichte der regionalen Einzelkassen. Eine Gesamtübersicht über solche
Daten einer Kassenart sind den statistischen Berichten der entsprechenden Bun-
desverbände zu entnehmen, (s.z.B. Bundesverband der Ortskrankenkassen, Bonn-
Bad Godesberg: Die Ortskrankenkassen, ein statistischer und finanzieller Be-
richt). Folgende Leistungsarten werden für die AOK nach Bundesland, versiche-
rungsrechtlichem Status und im zeitlichen Verlauf dargestellt: Leistungsfälle,
Arbeitsunfähigkeit (Fälle und Tage), Krankenhausaufenthalte (Fälle und Tage),
Leistungsfälle von Maßnahmen zur Früherkennung von Krankheiten, Mutterschaftshilfe, Haushaltshilfe (Fälle und Tage), Krankengeld (Fälle und Tage bei Erkrankung eines Kindes), sonstige Leistungsfälle. Aus diesen Tabellen wählte das
Statistische Bundesamt in den letzten Jahren jene über Arbeitsunfähigkeit der
Pflichtmitglieder der AOK über mehrere Jahre zur Veröffentlichung im Stati-
stischen Jahrbuch aus.

Der Bundesminister für Arbeit und Sozialordnung (BMA) faßt die Ergebnisse der
Kassen der Gesetzlichen Krankenversicherung bundesweit zusammen und berichtet
über Arbeitsunfähigkeitsfälle und -tage längerer Dauer nach Krankheitsarten,
Alter und Geschlecht. Der letzte Bericht über die Jahre 1967-1969 wurde 1973
veröffentlicht. Diese von den Kassen freiwillig geführte Krankheitsartenstatistik berichtet über Leistungsfälle aller Versichertengruppen (Arbeitsunfähig-
keiten und Krankenhausaufenthalte). Die durchschnittliche Beteiligungsrate
der Versicherten an der Statistik wird mit 65 % angegeben, wobei sie über die
einzelnen Gruppen hinweg stark schwankt. Die Statistik beruht auf einer Stichprobe der Leistungsfälle der Einzelkassen (BMA 1973). Die zusammengefaßten
Ergebnisse der Mitgliederstatistiken, Geschäftsergebnisse und Jahresrechnungen
werden laufend im Bundesarbeitsblatt veröffentlicht.

Der Bundesverband der Betriebskrankenkassen (BKK) veröffentlicht jährlich folgende Tabellen: Pflichtversicherte nach Geschlecht, Landesverbänden und Wirtschaftsgruppen, freiwillig Versicherte und Rentner, jeweils nach Geschlecht,
Arbeitsunfähigkeit (Fälle und Tage), stationäre Behandlung (Fälle und Tage)
und Sterbefälle der Pflichtversicherten nach Geschlecht und Krankheitsart (ICD,
1968) jeweils für die Bundesrepublik insgesamt, nach Landesverbänden und nach
Wirtschaftsgruppen. Fälle werden einmal absolut und einmal als Raten pro 100
Pflichtmitglieder ausgewiesen. Weiterhin zeigen Tabellen Arbeitsunfähigkeit

(Fälle und Tage), stationäre Behandlung (Fälle und Tage) und Sterbefälle nach
Geschlecht und Krankheitsart, jeweils absolut und pro 100 freiwillige Mitglieder sowie stationäre Behandlung (Fälle und Tage, Tage je Fall) nach Geschlecht
und Krankheitsart absolut und pro 100 Rentner. Dazu steht eine Tabelle über
Arbeitsunfähigkeit (Fälle und Tage, Tage je Fall), stationäre Behandlung (Fälle, Tage, Tage je Fall nach Krankheitsuntergruppen ICD 3stellig) absolut und
pro 1000 Pflicht- und freiwillig Versicherte zur Verfügung (BKK, Krankheitsartenstatistik).

1.5.4 Aggregationsgrad:

Die Information wird in Form personenbezogener Individualdaten gehalten, ohne
zur Person zusammengeführt zu sein. Für die Veröffentlichung werden einzelne
Leistungsarten addiert und auf den Mitglieder- oder Versichertenbestand insgesamt oder dessen Untergruppen bezogen.

1.5.5 Linkage:

Kassendaten und Informationen aus anderen Quellen werden im Bereich der Früherkennungsuntersuchungen für Frauen (bei Krebs), (Spitzenverbände der Krankenkassen und der Kassenärztlichen Bundesvereinigung), und für Kinder von den
Kassenärztlichen Vereinigungen zusammengeführt. Dabei handelt es sich um die
Verknüpfung von Leistungsdaten und medizinischen Untersuchungsergebnissen.

2. Langfassung

Im heutigen Zeitpunkt kann man die mit Hilfe von GKV-Daten mögliche Forschung
vorwiegend der deskriptiven Epidemiologie und der deskriptiven Gesundheitsökonomie zuordnen - deskriptiv deshalb, weil aus dem Material allein, auch unter
Verwendung ausgefeilter methodischer Ansätze vor allem Größenordnungen von
Phänomenen schätzbar, nicht so sehr jedoch Aufschluß über Zusammenhänge zu
erwarten sind. Dabei werden schwierige methodische Vorarbeiten notwendig.

2.1 Methodik und Qualität der Daten

Da in den Kassen quartalsweise abgerechnet wird, werden die Leistungsunterlagen
entsprechend gelagert. Im Rahmen eines Forschungsprojektes bei einer AOK wurde
folgende Lagerungsweise vorgefunden: (Kranken-/Überweisungsschein), Quartal,
Arzt, Nachname des Patienten. Ausnahmen bestehen, wenn Unterlagen für Prüfungs-
verfahren entnommen oder wenn Leistungsunterlagen erst im folgenden Quartal
eingereicht werden. Rezeptverordnungen sind nach Quartal oder Monat, weiterhin
nach einem oder mehreren der Merkmale Apotheke und Arzt geordnet.

Wegen der in der sozialmedizinischen und epidemiologischen Forschung üblichen
Verwendung eines Jahres als Betrachtungsperiode ist die quartalsweise Lagerung
der Dokumente ungünstig, wenn Jahresschätzungen gewünscht werden. Jahresschätzungen weisen nicht die den Quartalsschätzungen anhaftenden saisonalen Schwankungen auf und sind daher weniger variabel. Will man Quartalsangaben zu Jahresdaten verknüpfen, so ist damit zu rechnen, daß wegen des Fehlens von Angaben
zur Identifikation von Personen nicht alle Dokumente lückenlos zusammengeführt
werden können. Mit entsprechendem Aufwand scheint dieses Problem jedoch für
die Mehrheit der Dokumente lösbar. Der Lagerungsweise der Unterlagen separat
nach Belegart muß bei Forschungsprojekten Rechnung getragen werden. Sie hat
z.B. zur Folge, daß Zufallsstichproben von Personen (Leistungsberechtigten,
Leistungsnehmern) wegen des damit verbundenen Zeitaufwands praktisch nicht
durchführbar sind. Da nur über Name oder Geburtsdatum (einzige auf allen Dokumenten zu erwartende Information) eine Ziehung von Dokumenten erfolgen kann,
die zur Person zusammenführbar sind, erlaubt die beschriebene Lagerungsweise
nur die Auswahl mit Hilfe von Pseudostichprobenverfahren (Namens- oder Geburts-
tagsstichproben). Solche Verfahren sind methodisch problematisch (SCHACH und
SCHACH, 1978 und 1979). Da die einzelnen Dokumente separat nach Quartal aufbewahrt werden, sind systematische Stichproben einzelner Dokumentenarten durchführbar (s.z.B. die auf der Grundlage systematischer Stichproben von Rezeptblättern durchgeführte Niedersachsenstudie (GREISER und WESTERMANN 1979)).
Schätzungen für die Inanspruchnahme von Medikamenten durch Personen liefern
diese Auswahlen ohne zusätzliche Information über die Grundgesamtheit jedoch

nicht, da Personen, die viele Rezepte ausgestellt bekommen, eine größere Chance
haben, in eine auf Dokumenten beruhende Probe gezogen zu werden, als Personen mit nur wenigen Rezepten pro Jahr. Ebenso gilt, daß Aussagen über Rezepte
pro Arzt, pro Arztgruppe oder Kosten von Rezepten pro Arzt nicht getroffen
werden können, weil Ärzte mit größerem Rezeptvolumen eine größere Chance haben,
in die Probe zu gelangen als solche mit niedrigem Volumen. Entsprechende Schätzungen wären daher verzerrt.

Da es in einer Region verschiedene regionale GKV-Kassen gibt (AOK, Betriebs-
und Innungskrankenkassen, etc.), da im allgemeinen keine Einzelkasse die überwiegende Mehrheit der Wohnbevölkerung einer Region versichert und da jede Kasse
Unterlagen nur für ihre Versicherten hält (von Personen ohne Versicherungsschutz und den privat Versicherten ganz abgesehen), ist die Wohnbevölkerung
über Kassenunterlagen nur durch großen organisatorischen Aufwand zu rekonstruieren. Es müßten nämlich Daten aller Kassen einer Region zusammengefaßt werden.

Auf indirektem Weg (nämlich durch Rekonstruktion über Leistungen) ist eine
Zufallsstichprobe der Leistungsberechtigten denkbar, jedoch müssen dafür praktische Schwierigkeiten überwunden werden. Die EDV-Erfassung von Mitgliederbe-
ständen wird daher Studien anhand von Kassenunterlagen erleichtern.

Daten zur Versichertenstruktur (Rentner, Mitversicherte oder nach Kassenart)
werden im Rahmen des Mikrozensus erhoben, jedoch stimmen diese nicht mit den
aggregierten Angaben der Kassen überein. Insbesondere stehen Alters- und Ge-
schlechtsaufgliederung getrennt für Mitglieder und Mitversicherte nicht zur
Verfügung. Die Nichtberücksichtigung der Ausländer bereitet weitere Schwierigkeiten (ROSENBERG 1975).

Gültigkeit

Nutzt man Sekundärdaten, prüft man, ob diese bestimmten Konzepten entsprechen,
die untersuchungswürdig erscheinen, denn Konstrukte, deren Messung beabsichtigt
war, existieren nur in sehr allgemeiner Form.

Geht man von epidemiologisch relevanten Konzepten aus, dann muß im einzelnen
untersucht werden, inwieweit diese von vorhandener Information abgedeckt werden. Es soll hier auf einige Datengruppen und deren mögliche Indikatoren eingegangen werden.

a) Krankheit.

Auf einigen Kassenunterlagen befinden sich Diagnosenangaben. Diese beziehen
sich z.T. auf Zeiträume (Quartal). Da einheitliche Verfahren zur Ausfüllung
nicht vorhanden sind, können Diagnoseangaben kaum in eine zeitliche Reihenfolge
innerhalb des Quartals gebracht oder nach Schweregrad, Bedeutung für den Patienten oder Definitivität geordnet werden. Studien, die an Krankheitsverläufen, Frühformen und Parallelität von Krankheiten interessiert sind, werden
unter Umständen durch Beobachtung von Patienten über lange Zeiträume und über
mehrere Dokumente hinweg möglich.

Beschreiben Diagnosenangaben aus der ambulanten Praxis Krankheitsbilder? Diese
Frage wird mit Argumenten verneint, wie, diese Angaben hätten vorwiegend Kommu-
nikationscharakter, dienten nicht nur der exakten Beschreibung von Krankheiten
und die Bedeutung dieser Angaben würden von den ausfüllenden Ärzten so unterschiedlich gesehen, daß man dieses nicht erwarten könne. Außerdem benutzen
Ärzte keine einheitliche Sprache, um diese Angaben zu notieren. Unterstützung
findet diese These vielleicht in den Ergebnissen einer kürzlich in Arztpraxen
durchgeführten Studie, in der, unter Verwendung von standardisiertem Instru-
mentarium und Methodik, sich unterschiedliche Diagnosestrukturen in Allgemeinpraxen ergaben (MÖHR und HAEHN 1977). Wäre nämlich die Struktur von Krankheiten der Patienten für bestimmte Allgemeinpraxen etwa gleich, dann müßten sich
bei gleicher Diagnosenvergabepraxis auch etwa gleiche Diagnosehäufigkeiten
ergeben.

Es muß hier sicher nach dem Verwendungszweck entschieden werden. Während manche
der Ansicht sind, daß solche Angaben weder zur Erstellung von Morbiditätsstatistiken, für epidemiologische Studien, statistische Analysen über Krankheits-

bilder und Leistungen, für die Standardisierung von Diagnoseleistungsrelationen noch für die Überprüfung der Effektivität der medizinischen Versorgung verwendbar sind (PFLANZ 1978, S.23), sind andere der Auffassung, daß solche Angaben sehr wohl zur Erarbeitung grober Morbiditätsstatistiken genutzt werden können (SCHWARTZ und SCHWEFEL 1978, S.24).

Es ist wahrscheinlich, daß die Frage der Gültigkeit von Diagnosenangaben (auf Kassenunterlagen) generell nicht beantwortet werden kann, daß unter Umständen vielmehr für bestimmte Gruppen von Krankheiten die Gültigkeit der Diagnosen besser als für andere ist. Vermutlich sind Diagnosenangaben auf Krankenhausentlassungsscheinen im allgemeinen treffsicherer als solche aus der ambulanten Versorgung. Aber auch diese Angaben sind Abstraktionen von der tatsächlichen Krankheit des Patienten.

Studien von diagnostischen Angaben im Rahmen von Früherkennungsmaßnahmen haben gezeigt, daß bestimmte Diagnosenkombinationen häufiger als nur zufällig oft miteinander vorkommen (van EIMEREN 1976), und daß diese Kenntnis zur Beschreibung von Diagnoseklumpen führen kann. Solche Klumpen oder andere Aggregate könnten in bezug auf Krankheitsgruppen eine größere Gültigkeit haben als einzelne diagnostische Angaben für einzelne Krankheiten.

Weitere Aufschlüsse über die Eigenschaften diagnostischer Angaben auf Abrechnungsscheinen sind von einem Forschungsprojekt des Bundesverbands der Betriebskrankenkassen zu erwarten. Dort soll z.B. überprüft werden, inwieweit die Krankheitsartenstatistik der BKK repräsentativ für alle Betriebskrankenkassen oder gar für alle Kassen der GKV ist. Es herrschen folgende Bedingungen: die Statistik für 1978 basierte auf Angaben aus 60 % der Kassen mit fast 47 % der Mitglieder. Für 1979 wurde eine Beteiligung von 80 % der Kassen erwartet. Die erfaßten Mitgliederanteile an den Gesamtmitgliedern der Landesverbände schwanken zwischen 15,9 % (Berlin) und 100 % (Bundes-Verkehrsministerium). Nach Wirtschaftsgruppen fallen die Anteile der erfaßten Mitglieder zwischen die Extreme 26,6 % für Hüttenwesen und 86,1 % für den Handel.

Einbezogen in die Statistik werden Arbeitsunfähigkeitsfälle und -tage sowie Daten über Krankenhausaufenthalte. Erstmals wurden für das Jahr 1978 auch Angaben über Arbeitsunfälle der pflichtversicherten Mitglieder gemacht. Damit in Zusammenhang stehende Schädigungsarten wurden nach der ICD 1968 verschlüsselt.

Weitere Untersuchungen zur Bestimmung der Brauchbarkeit diagnostischer Eintragungen sind dringend erforderlich. Dieses gilt sowohl für Angaben auf Dokumenten aus der ambulanten Praxis (SCHWEFEL, BRENNER, SCHWARTZ, 1979) als auch für solche aus dem stationären Bereich.

Aus diesen Beschränkungen läßt sich entnehmen, daß Einzeldiagnosenangaben eines einzigen Quartals im allgemeinen kaum ausreichen, um das Vorliegen bestimmter Krankheiten sicher annehmen zu können. Kumuliert man Angaben (aus verschiedenen Unterlagen, von unterschiedlichen Ärzten, aus unterschiedlichen Versorgungsbereichen und über mehrere Quartale hinweg) und können Fachleute aus so zusammengefügtem Material Hinweise auf Krankheitsbilder entnehmen, dann ist zu vermuten, daß solche Krankheitsbilder von Personen Realitätsbezug haben. Mit welchem Aufwand solche Zusammenführungen durchführbar sind und wie trennscharf die dann zu erwartende Information ist, müssen zukünftige Forschungsprojekte zeigen.

b) <u>Soziodemographische Angaben</u>.

Sonderuntersuchungen haben gezeigt, daß Geburtsdaten von Ausländern bestimmte Muster aufweisen (SCHACH und SCHACH, 1978 und 1979), die darauf hinweisen, daß zumindest für Teile der Bevölkerung Geburtstag und -monat nicht deren tatsächliche Werte wiedergeben. Inwieweit dieses Altersangaben beeinflußt, kann nicht gesagt werden.

Das bei der Kasse geführte Datum "Kinderzahl" ist bei solchen Gruppen eine genaue Reflektion der tatsächlichen Größe, für die sich daraus Ansprüche an die Kasse ableiten lassen. So bringen z.B. ausländische Arbeitnehmer eine Bescheinigung über im Ausland verbliebene minderjährige Kinder bei, wenn sie die ihnen für jene zustehenden Pauschalbeträge in Anspruch nehmen wollen. Außerdem erhält die Kasse für alle in der Bundesrepublik geborenen Kinder ei-

ne Geburtsurkunde, für die die Versicherten eine einmalige Beihilfe von dieser
Kasse in Anspruch nehmen.

Einkommensangaben sind unterschiedlicher Natur. Für Pflichtversicherte gibt
es sie nur für versicherungspflichtige Einkommen bis zum jeweiligen Höchstbe-
trag (Grundlohnsumme), für den Abgabepflicht besteht. Obwohl dieses Einkommen
nicht in allen Fällen das Gesamteinkommen darstellt, korreliert es mit diesem
(BdO, 1975). Jedoch ist zu beachten, daß das versicherungspflichtige Einkommen
mit der Zeit anstieg. Da dieses zur Klassifizierung des Arbeitnehmers als
pflicht- oder freiwillig Versicherter benötigt wird, ist davon auszugehen,
daß es relativ genau und vollständig ist. Für Rentner existieren keine und
für freiwillig Versicherte werden Gesamteinkommensangaben gehalten.

Angaben zur Stellung im und zum Erwerbsleben (für Mitglieder) sind auf den
Meldungen an die Kasse enthalten. Da diese Angaben zur Einordnung des Stammversicherten in die Rentenversicherung verwandt werden, ist damit zu rechnen,
daß diese zum Zeitpunkt der Erhebung relativ genau und vollständig sind. Fort-
schreibungsrichtlinien gibt es für dieses Merkmal nicht.

c) Leistungen.

Da es im Interesse der Leistungserbringer liegt, Angaben über Leistungen so
genau wie möglich zu machen, kann hier eine hohe Übereinstimmung zwischen er-
brachten Leistungen und Angaben insoweit erwartet werden, als erbrachte Leistungen auch abrechenbar sind. So zeigt z.B. eine Studie in Kanada, daß die
(gelegentlich als Außenkriterium zur Validierung von Fragebogenergebnissen
benutzten) abgerechneten Leistungen der staatlichen Krankenversicherung allein
deswegen 15 % weniger Arztbesuche aufweisen mußten als Interviews für die entsprechende Periode, weil Arztkontakte per Telefon nicht abrechnungsfähig waren
(MATHEWS et al, 1972). Ebenso gilt für die gesetzliche Krankenversicherung
in der Bundesrepublik, daß eine eingehende ärztliche Beratung für ein und den-
selben Patienten nur einmal pro Kalendertag von ein und demselben Arzt abrechenbar ist, selbst wenn mehrere stattgefunden hätten.

Auch hier gilt, daß die Gültigkeit für verschiedene Datenteile unterschiedlich
sein wird.

Zuverlässigkeit

Während Validierungsverfahren die Übereinstimmung zwischen untersuchtem Sachverhalt und den gewählten Indikatoren überprüfen, beziehen sich Verfahren zur
Überprüfung der Zuverlässigkeit darauf, inwieweit Methoden, die zu diesem Zweck
eingesetzt werden, adäquat sind.

Da es für die einzelnen Gruppen von Kassendaten weder einheitliche Konzepte,
noch verbindliche Richtlinien zu ihrer Erstellung gibt, kann kaum angenommen
werden, daß diese Daten einen einheitlichen Grad an Zuverlässigkeit aufweisen.

2.2 Nutzung der Daten

Kassenunterlagen sind von unmittelbarem Interesse für die epidemiologische
und sozialmedizinische Forschung. Erkenntnisse aus solchen Unterlagen dienen
den Kassen und deren Entscheidungsträgern zur Steuerung der Gesundheitsversorgung.

2.2.1 Möglichkeiten

Kassenunterlagen können in zweierlei Weise genutzt werden, nämlich in deskriptiven und analytischen Studien. Zu dem ersten Typ gehören jene Studien, die
bestimmte einheitliche Teilbereiche des Materials beschreiben und die Information nach zahlreichen Klassifikationsmerkmalen aufbereiten. Beispiele hierfür
sind die Aufbereitung und Darstellung der Ergebnisse aus einer Stichprobe von
Rezeptblättern (GREISER und WESTERMANN 1979), die Analyse der Unterlagen aus
Krebsvorsorgeuntersuchungen für Frauen und Männer durch das Battelle-Institut
(HERWIG 1975) und die Darstellung der Ergebnisse aus gesetzlichen Früherkennungsmaßnahmen für Säuglinge und Kleinkinder (HERWIG 1976). Dieses sind nur
einige Beispiele deskriptiver Studien anhand von Kassenmaterial.

Analytische Studien gehen von Modellen aus und versuchen, diese durch empirisches Material zu überprüfen. Unterscheidet man mehrere Stadien in diesem Prozess, dann sind die mit Hilfe von Kassendaten möglichen Untersuchungen vorwiegend heuristischer Natur. Setzt man voraus, daß für solche analytischen Studien Einzeldokumente zur Person zusammengeführt werden und daß ein Versuch gemacht wird, die Anspruchsberechtigten der Kasse zu erfassen, dann sind eine Reihe von Untersuchungen möglich. Diese werden im folgenden beispielhaft erläutert:

a) <u>Leistungsinanspruchnahme (mengenmäßig)</u>

Durch Studien der Leistungsinanspruchnahme kann gezeigt werden, welche Merkmale in besonders starker Beziehung zu dieser stehen. Dieses können sowohl Merkmale von Personen (Leistungsnehmern, Anspruchsberechtigten, Leistungserbringern) als auch Merkmale des Systems der medizinischen Versorgung sein. Wichtige Personenmerkmale in diesem Zusammenhang sind Alter, Geschlecht, Krankheiten, Belastungen durch allgemeine Lebensbedingungen und Beruf, Art der individuellen Krankenversicherung für Anspruchsberechtigte; Alter, Facharztgruppe, Praxisform, Art der Vergütung für Ärzte als Leistungsbringer. Umfang, Struktur der personellen und Kapitalressourcen des Gesundheitswesens und deren Organisation sind wichtige Merkmale des Versorgungssystems.

In einem einfachen Ansatz könnte man z. B. die Beziehung zwischen Merkmalen von Leistungsberechtigten und deren Inanspruchnahme untersuchen, wobei auch mehrere Faktoren gemeinsam betrachtet werden könnten. Schätzungen für die Inanspruchnahme von Leistungen unter Ausländern und Inländern gleicher Alters- und Geschlechtsstruktur, Vergleich der Leistungsinanspruchnahme von Personen (oder Familien) in verschiedenen Einkommensgruppen (bei gleicher Alters- und Geschlechtsstruktur) und für Personen in verschiedenen Berufsgruppen (bei gleicher Alters- und Geschlechtsstruktur) werden beispielhaft genannt.

Solche Studien zeigen nicht nur unterversorgte Gruppen auf, sondern geben u.U. Hinweise darauf, warum Versorgungslücken vorliegen könnten. Liegen z.B. Hinweise für Barrieren gegen adäquate Inanspruchnahme vor (z.B. bei Alten oder Ausländern), so kann versucht werden, diese abzubauen. Wenn Versorgungsprobleme mit schlechten Zugangsmöglichkeiten (Entfernung, ungünstige Verkehrsverhältnisse, ungünstige Sprechzeiten, keine Hausbesuche) zu den Versorgern korrelieren, dann müssen die Abhilfsmaßnahmen entsprechend anders gestaltet werden. Hinweise auf solche Nutzungsmöglichkeiten von Kassenunterlagen geben GRÜNAUER et al. (1979) im Rahmen von Untersuchungen zur Schichtenspezifität der Inanspruchnahme von Leistungen.

Die Aussagefähigkeit von Diagnosenangaben auf Kassenunterlagen muß noch im einzelnen geprüft werden (s. o. 2.1). Dieses gilt insbesondere in bezug auf die Gültigkeit für Krankheiten von Einzelpersonen in der ambulanten Versorgung.

Geht man davon aus, daß durch Zusammenführung von Unterlagen und mit Hilfe von Vergleichen der Diagnosenangaben auf verschiedenen Scheinen die Beschreibung von gewissen Krankheitsbildern gelingt, dann sind zahlreiche krankheitsuntergruppenbezogene Fragen bearbeitbar. Erste Hinweise, daß dieses möglich ist, liefert der Vergleich der Krankheitsstruktur der Patienten der AOK Velbert 1972 mit der Krankheitsstruktur 1973 des Ambulatory Medical Care Survey der U.S.A.. Trotz unterschiedlicher Quellen stimmen beide Strukturen recht gut überein (SCHACH, 1980), wenn Einzelangaben auf Kranken-/Überweisungsscheinen in Gruppen zusammengefaßt werden. So kann z.B. untersucht werden, welche Leistungsmengen mit bestimmten Krankheitsgruppen verbunden sind, ob sich Leistungsmengen und -strukturen in der Zeit veränderten und ob bei einheitlichem Krankheitsbild die Versorgungsmengen und -strukturen bei verschiedenen Bevölkerungsgruppen variieren.

In soziologischen Studien, besonders der U.S.A., wird seit geraumer Zeit auf die Inanspruchnahme der sogenannten "Worried Well" verwiesen. Diese Gruppe von überwiegend übervorsichtigen Gesunden konzentriert u.U. Leistungen auf sich, die bei anderen Gruppen mehr Nutzen brächten. Inanspruchnahmestudien könnten klären, ob diese Gruppe durch Kassenmaterial beschreibbar und wie gewichtig sie in der Bundesrepublik ist. Solche Studien setzen jedoch die Charakterisierung dieser Gruppen durch Diagnosenangaben auf Scheinen oder auf andere Art voraus.

b) <u>Leistungserbringung</u>

Neben den oben geschilderten Merkmalen der Leistungsberechtigten haben die
Leistungserbringer einen Einfluß auf Art, Mengen und Formen der medizinischen
Versorgung. Es ist daher von Interesse, auch diesen Aspekt der Versorgung genau
zu untersuchen. Neben den individuellen Merkmalen der Versorger, wie Alter,
Geschlecht, Art der Qualifikation beim Arzt, Niederlassungsjahr kommen dafür
Merkmale wie Praxisform, Art der Beschäftigung, Art der Vergütung, Umfang und
Qualifikation des Praxispersonals, Umfang und Art der Praxisausstattung, Ver-
sorgungsumfeld der Praxis in Frage. Bei solchen Studien ist der Leistungserbringer die Untersuchungseinheit. Es müssen also die Daten seiner Patienten
entsprechend zusammengefaßt und deren Merkmale in die Analyse eingebracht werden.

Leistungserbringungsstudien könnten dann z.B. zeigen, welche Erbringermerkmale
positiv mit dem Leistungsumfang korrelieren. Bei gleichen Patientenstrukturen
(z.B. Alter, Geschlecht, Krankheitsgruppenstrukturen) wäre zu unterscheiden,
ob die individuellen Merkmale oder Vergütungsform, Praxisform oder -ausstattung
höheren Erklärungswert haben.

Solche Studien wären auch dafür nützlich, die Patientenstrukturen von niedergelassenen Ärzten zu beschreiben. Sollten sich nämlich bei einheitlicher Ange-
botsstruktur, bezogen auf Facharztpraxen z.B., bei den Ärzten einer Fachgruppe
stark unterschiedliche Patientenstrukturen ergeben, dann hätte das u.U. zur
Folge, daß zusätzlich zur Facharztgruppe auch andere Arztmerkmale bei der ärztlichen Bedarfsplanung zu berücksichtigen wären.

Für Leistungserbringungsstudien braucht man sowohl Material über die Patienten
als auch Angaben über Erbringer und deren Praxen. Diese halten die Kassenärztlichen Vereinigungen.

2.2.1 Nutzungsbeispiele aus jüngster Zeit in der Bundesrepublik Deutschland

Die folgenden drei Beispiele erläutern die Nutzung von Kassenunterlagen für
deskriptive und analytische Zwecke. Für zwei von ihnen sind methodische Vorstudien abgeschlossen, die klären sollten, ob und inwieweit inhaltliche Fragestellungen durch Kassenunterlagen zu beantworten sind. Dabei ergab sich, daß diese
Unterlagen nach entsprechender Bearbeitung eine Reihe von Erkenntnissen über
Leistungsinanspruchnahme und -erbringung ermöglichen. Jedoch weisen sie auch
auf Lücken im Material hin. Diese bestehen besonders im Hinblick auf die Um-
stände, die zur Leistungsinanspruchnahme und zur -erbringung führen. Es fehlen
Hinweise darauf, warum Leistungen nicht in Anspruch genommen werden. Ebenso
sagen die Daten über den Prozess der Interaktion zwischen Patient und Arzt
nichts aus, der zur Vergabe von Diagnosen und zur Erbringung von Leistungen
führt. Während die Daten also bestenfalls das Endergebnis eines Denkprozesses
darstellen, wäre Aufschluß über die Schritte, die zu diesem Ergebnis führen,
von ebenso großer Bedeutung. Unter diesen Kautelen sind die Möglichkeiten der
im folgenden skizzierten Studien zu sehen.

Da die Kassen der GKV im Rahmen ihres Auftrags umfangreiches Material über
die von ihnen vergüteten Leistungen ansammeln, wurde kürzlich durch eine Reihe
von Untersuchungen geprüft, zur Beantwortung welcher Fragestellungen Kassenunterlagen verwendbar sind. Die Ziele und Ergebnisse von drei Projekten werden
kurz skizziert.

a) Projekt Velbert - Stufe I (Wissenschaftliches Institut der Ortskrankenkassen, GREISER, SCHACH 1977).

In der Stufe I (Vorstudie) wurde über Stichproben von Leistungsberechtigten
in den Jahren 1971 und 1975 der AOK Velbert berichtet. Dieses Projekt zielte
auf die Analyse des Leistungsinanspruchnahmeverhaltens der Versicherten, seiner
Bestimmungsfaktoren und seiner Veränderungen im Zeitverlauf ab. Ebenso sollten
das Leistungsverhalten der Kassenärzte, seine Bestimmungsfaktoren und zeitliche
Entwicklung untersucht werden.

Die kürzlich abgeschlossene Stufe I zur Machbarkeit des Projektes ergab, daß
dabei in bezug auf Modellbildung, Formulierung von Indikatoren und statistische

Analyse neue Wege zu beschreiten sind.

Wie bereits in der Stufe I ist auch für ihre Fortsetzung, die Hauptstudie, die Ziehung von Stichproben der Anspruchsberechtigten beabsichtigt. Dieses Ziel wurde dadurch erreicht, daß gleichartige Stichproben aller Dokumente zur Person zusammengeführt wurden. Nach Ziehung der Dokumente für ein Quartal und nach Ordnung der resultierenden Stichproben in zeitlicher Reihenfolge waren die Leistungsnehmer in der Stichprobe für ein Quartal bestimmt.

Um Schätzungen von Raten der Inanspruchnahme (pro Anspruchsbevölkerung) zu ermöglichen, wurde die Anspruchsbevölkerung rekonstruiert. Bei zeitlichen Vergleichen wurden Raten, z.B. von Leistungsnehmern pro Anspruchsbevölkerung, in verschiedenen Zeitperioden verglichen.

b) Untersuchung zur Schichtenspezifität der Inanspruchnahme medizinischer Leistungen und der Krankheitsverläufe in der sozialen Krankenversicherung (GRÜNAUER, JAHN, LENKE et al., 1979).

Die Studie enthält empirisches Material über eine Stichprobe der Leistungsnehmer für die AOK Lindau im Jahr 1975.

Die Untersuchung kam zu dem Ergebnis, daß, um die Zuordnung zu den sozialen Schichten zu ermöglichen, Daten über Familieneinkommen wünschenswert sind, damit Pro-Kopfeinkommen geschätzt werden können. Daher wurde empfohlen, zusätzliche Angaben über Mitglieder und Einkommen der mitversicherten Familienangehörigen einzuholen. Darüber hinaus wurde die Einbeziehung einer allgemeinen Ersatzkasse in zukünftige Untersuchungen erwogen, da die Angestellten sich in den letzten Jahren zunehmend in Ersatzkassen versicherten.

Zum Studium von Krankheitsverläufen wurden solche Krankheitsgruppen vorgeschlagen, die durch beobachtbare typische Verläufe gekennzeichnet sind, und die in den meisten Fällen von medizinischem Fachpersonal oder -einrichtungen versorgt werden (akute Krankheiten der oberen Atemwege, bösartige Neubildungen, behandlungsbedürftige Nebenbefunde bei Früherkennungsuntersuchungen, ausgewählte chronische Krankheiten wie Diabetes und chronische Bronchitis, Myocardinfarkt). Für alle diese Krankheiten beginnt die Beobachtungsperiode mit dem registrierten Beginn der Leistungsinanspruchnahme in dieser Kasse, sofern nicht weiteres Material zusätzlich gewonnen wird.

Mengen und Kosten der Inanspruchnahme sollen nach soziodemographischen Merkmalen der Versicherten und getrennt für einzelne Krankheiten geschätzt werden. Die Vorstudie enthält empirisches Material für die AOK Lindau für das Jahr 1975.

c) Berufliche, wirtschaftszweig- und tätigkeitsspezifische Verschleißschwerpunkte (BERGMANN, MÜLLER, MUSGRAVE et al., 1978).

Diese Studie beruhte auf der Analyse von Arbeitsunfähigkeitsfällen einer Stichprobe der Versicherten einer AOK. Fälle waren dabei nicht Personen, sondern in Arbeitsunfähigkeitsbescheinigungen dokumentierte Tatbestände der Arbeitsunfähigkeit. Ein und dieselbe Person konnte also wiederholt gezählt werden. Arbeitsunfähigkeitsfälle wurden nach Merkmalen der Träger analysiert. Ferner zeigten die Analysen Wirtschaftszweige und Tätigkeiten der Versicherten im Hinblick auf die auf sie entfallenden AU-Fälle, Krankenhausfälle, AU-Tage und Krankenhaustage. Da diese Studie keine individuenbezogene Analyse beinhaltet, gehört sie zu den Studien mit tradionellem Ansatz. Schätzungen für Anteile von Arbeitsunfähigen pro Erwerbsbevölkerung und bezüglich der Anteile von Kranken mit bestimmter Krankheit an den Arbeitsunfähigen waren daher auch nicht möglich.

2.3 Perspektiven

Wünsche zur Datenverbesserung: Neben den Vorschlägen, Leistungs- und Mitgliedsdaten auf EDV zu übertragen, wären folgende inhaltliche Veränderungen notwendig, um Kassendaten zu guten Informationsquellen für die epidemiologische Forschung zu machen:

- Idealerweise sollte eine computergeführte aktuelle Bestandsdatei aller

Leistungsberechtigten gehalten werden. Als Alternative käme eine jährliche Vollerhebung aller Leistungsberechtigten zu einem Stichtag in Frage.

- Wenn nicht für alle Personen, so wäre es sinnvoll, für eine Stichprobe von Versicherten alle Leistungsdaten laufend zur Person zusammenzuführen, um zeitliche Entwicklungen des Leistungsgeschehens beurteilen zu können. Eine Ergänzung der für eine solche Stichprobe verfügbaren Variablen um z.B. effektive Arbeitszeit, Schichtarbeit, Familienstruktur und Schul-/Berufsausbildung für Mitglieder und Familienangehörige würde weitere Analysemöglichkeiten eröffnen.

- Für eine solche Personengruppe könnte auch versucht werden, die hereinkommenden Leistungsunterlagen nach einheitlichen Regeln zu verschlüsseln und laufend zu vervollständigen.

- Sehr schwierig wird es sein, die die Scheine erstellenden Ärzte zur Vergabe von Krankheitsbezeichnungen nach einheitlichen Regeln zu bewegen. Solche Standards müßten auch noch entwickelt werden. Obwohl die Vereinheitlichung gewisser Regeln aus statistischer Sicht wünschenswert wäre, ist kaum zu erwarten, daß sie in nächster Zeit zu realisieren ist.

- Wünschenswert wäre der Abschluß aller in ein Kalenderjahr gehörenden Fälle zu einem festen Zeitpunkt im nachfolgenden Jahr mit abschließendem Statusbericht. Dieser Schritt ist für die eindeutige Zuordnung der Inanspruchnahme zu festen Zeitperioden notwendig. Für eine Trendbeobachtung aufgrund kleinerer Zeitabschnitte als ein Jahr wären mehrere Abschlüsse innerhalb eines Jahres zu festen Stichtagen erforderlich.

- Um das Leistungsgeschehen im gesamten GKV-Bereich beobachten zu können, wäre es wünschenswert, Informationen aus Zufallsstichproben von Leistungsberechtigten aller GKV-Kassen zusammenzuführen. Solche Daten würden exaktere Aussagen über die Inanspruchnahme von Leistungen der Gesamtbevölkerung erlauben, als dieses aufgrund von Material einer Kasse oder Kassenart zu erwarten ist.

- Dringend klärungsbedürftig sind Fragen des Datenzugangs für die epidemiologische Forschung aus der Sicht des Datenschutzes. Bei restriktiver Auslegung der Vorschriften, insbesondere zum Sozialdatengeheimnis, besteht die Gefahr, daß jeder Datenzugang, auch der zu anonymisierten Individualdaten, unmöglich wird.

2.4.1 Veröffentlichungen

Die Ortskrankenkassen. Ein statistischer und finanzieller Bericht. Bundesverband der Ortskrankenkassen. Erscheint jährlich.

Auskunft über Form und Stand der formalen Datenvereinheitlichung erteilt:

1. Bundesverband der Ortskrankenkassen, Karl Finkelnburg-Str. 50, 5300 Bonn 2

und

2. Wissenschaftliches Institut der Ortskrankenkassen Kortrijker Str. 1, 5300 Bonn 2, Tel: (0228) 8430

Literatur:

Bergmann, E.; R. Müller; A. Musgrave und K. Preiser 1978:
    Berufliche, wirtschaftszweig- und tätigkeitsspezifische Verschleißschwer-
    punkte. 2. Zwischenbericht.
Bundesministerium für Arbeit und Sozialordnung 1973:
    Statistik der Gesetzlichen Krankenkassen über Arbeitsunfähigkeitsfälle
    und -tage nach Krankheitsarten 1967/1968/1969. Der Bundesminister für
    Arbeit und Sozialordnung, Bonn.
Bundesverband der Betriebskrankenkassen 1979:
    Krankheitsarten- und Arbeitsunfallstatistik 1978, Essen.
Bundesverband der Ortskrankenkassen (BdO) 1975:
    Die Ortskrankenkassen 1974. Ein statistischer und finanzieller Bericht,
    Bonn-Bad-Godesberg.
Van Eimeren, W., 1976:
    Multimorbidität in der Allgemeinpraxis.
    Deutscher Ärzteverlag, Köln-Lövenich.
Greiser, E. und E. Westermann 1979:
    Verordnungen niedergelassener Ärzte in Niedersachsen, 1974 und 1976,
    Schriftenreihe des Bundesministeriums für Arbeit und Sozialordnung,
    Reihe Gesundheitsforschung Nr. 18, Bonn.
Grünauer, F.; E. Jahn; H.-I. Lenke; Th. Schäfer; Cz. Wilpert 1979:
    Untersuchung zur Schichtenspezifität der Inanspruchnahme medizinischer
    Leistungen und der Krankheitsverläufe in der sozialen Krankenversiche-
    rung. Bericht über die Vorstudie. Schriftenreihe des Bundesministeri-
    ums für Arbeit und Sozialordnung, Reihe Gesundheitsforschung
    Nr. 21, Bonn
Herwig, E. 1975:
    Krankheitsfrüherkennung Krebs, Frauen und Männer (Aufbereitung und Inter-
    pretation der Untersuchungsergebnisse aus den gesetzlichen Früherken-
    nungsmaßnahmen 1972). Deutscher Ärzteverlag, Köln-Lövenich.
Herwig, E. 1976:
    Krankheitsfrüherkennung Säuglinge und Kleinkinder (Aufbereitung und In-
    terpretation der Untersuchungsergebnisse aus den gesetzlichen Früher-
    kennungsmaßnahmen 1972). Deutscher Ärzteverlag, Köln-Lövenich.
Mathews, V.L.; J. Feather; J. Craword 1972:
    A Response/Record Discrepancy Study. WHO/ICS- MCU Saskatchewan Study
    Area Reports, University of Saskatchewan, Saskatoon, Canada.
Möhr, J.R.; K.D. Haehn (Hg.) 1977:
    Verden-Studie. Strukturanalyse allgemeinmedizinischer Praxen. Deutscher
    Ärzteverlag, Köln-Lövenich.
Pflanz, M. 1978:
    Internes Arbeitspapier zum Projekt Velbert, Stufe I
Rosenberg, P. 1975:
    Zu einem Simulationsmodell für die Gesetzliche Krankenversicherung.
    Deutsches Institut für Wirtschaftsforschung, Berlin.
Schach, E.; S. Schach 1978:
    Pseudoauswahlen bei Personengesamtheiten I: Namensstichproben, in:
    Allgemeines Statistisches Archiv, Heft 4, 1978, S. 379-396
Schach E.; S. Schach 1979:
    Pseudoauswahlen bei Personengesamtheiten II: Geburtstagsstichproben,
    in: Allgemeines Statistisches Archiv, Heft 2, 1979, S. 108-122
Schach, E. 1980:
    Datenquellen für die sozialmedizinische Forschung. Der Beitrag der GKV-
    Daten. Vortrag gehalten auf dem Wissenschaftlichen Symposium über Pro-
    bleme der Sekundäranalyse von GKV-Routinedaten, Veröffentlichung in Vor-
    bereitung.
Spitzenverbände der Krankenkassen und der Kassenärztlichen Bundesvereinigung
    (Hg.) 1978:
    Gesetzliche Krankheitsfrüherkennungsmaßnahmen, Dokumentation der Unter-
    suchungsergebnisse 1977, Männer und Frauen.
Schwefel, D.; G. Brenner; F.W. Schwartz (Hg.) 1979:
    Beiträge zur Analyse der Wirtschaftlichkeit ambulanter Versorgung.
    Deutscher Ärzteverlag, Köln-Lövenich.
Wissenschaftliches Institut der Ortskrankenkassen; E. Greiser; E. Schach 1977:
    Projekt Velbert-Stufe I, Projekt zur Erfassung der Ursachen des steigen-
    den Leistungsumfangs in der kassenärztlichen Versorgung. Wissenschaftli-
    ches Institut der Ortskrankenkassen, Bonn-Bad-Godesberg.

Schwartz, F.W.; D. Schwefel (Hg.) 1978:
Diagnosen in der ambulanten Vesorgung. Aussagefähigkeit und Auswertbar-
keit. Eine Expertenumfrage in der Bundesrepublik Deutschland. Deutscher
Ärzteverlag, Köln-Lövenich.

Für Hinweise und Verbesserungsvorschläge sei den Herren Dr.G. BORCHERT, Wissenschaftliches Institut der Ortskrankenkassen, Herrn Professor Dr. M. PFLANZ,
Medizinische Hochschule Hannover und Herrn Dr. F.W. SCHWARTZ, Zentralinstitut
für die kassenärztliche Versorgung in der Bundesrepublik Deutschland, gedankt.

Arzneimitteldaten aus dem ambulanten Bereich der medizinischen Versorgung, Verordnungsstatistiken und IMS-Statistiken

von EBERHARD GREISER

Vorbemerkung

Im folgenden Beitrag werden in der Kurzfassung

A Arzneiverordnungen

B Verordnungsstatistiken

C der GKV-Arzneimittelindex und

D der Pharmazeutische Markt Deutschlands

erläutert. Die Langfassung ist für alle vier Bereiche gemeinsam erstellt.

A Arzneiverordnungen

1.1 Kurzbezeichnung:

Arzneiverordnungen

1.2 Institutionen

1.2.1 Datenerheber:

Arzneiverordnungen in der ambulanten medizinischen Versorgung werden erstellt von
- in freier Praxis niedergelassenen Ärzten,
- angestellten bzw. beamteten Ärzten ohne eigene Praxis, die im Rahmen des ärztlichen Notdienstes an der ambulanten medizinischen Versorgung teilnehmen,
- in Krankenhäusern von Ärzten im Rahmen der ambulanten Versorgung, wenn die Chefärzte der entsprechenden Abteilungen durch die kassenärztlichen Vereinigungen zur Teilnahme an der ambulanten Versorgung ermächtigt sind,
- durch Ärzte, die in den Polikliniken von Universitätskliniken tätig sind.

1.2.2 Datenhalter:

Datenhalter sind für den Bereich der gesetzlichen Krankenversicherung die Krankenkassen, bei denen der Patient, für dessen Behandlung das Rezept ausgestellt worden ist, versichert ist. Bei für Privatpatienten ausgestellten Rezepten ist der Letztdatenhalter der Patient bzw. eine private Krankenkasse, soweit eine Rückvergütung der Arzneimittelkosten durchgeführt worden ist.

1.2.3 Zweck der Datenerhebung:

Im Rahmen der gesetzlichen Krankenversicherung dient die Ausstellung der Rezepte einem zweifachen Zweck:
- Versorgung der Patienten mit Arzneimitteln über öffentliche Apotheken,
- der Erstattung der Arzneimittelkosten an die beliefernden Apotheken durch die einzelnen Krankenkassen.

1.3 Dateninhalt

1.3.1 Dokumente:

Die Verordnung im Rahmen der GKV erfolgt auf einheitlich genormten Rezeptvordrucken (Verordnungsblättern) (s. Abb. 1). Für die Verordnung von Arzneimitteln, die durch gesetzliche Verordnungen als Betäubungsmittel gekennzeichnet sind, sind spezielle Vordrucke erforderlich.

1.3.2 Variablenliste:

Im Laufe des Weges eines Rezeptes vom ausstellenden Arzt bis zur Archivierung bei der Krankenkasse werden an drei verschiedenen Stellen auf dem Rezeptblatt Daten dokumentiert:
1. durch den verordnenden Arzt:
 - Name, Vorname, Geburtsdatum des versicherten Mitgliedes (Stammversicherter),
 - falls nicht das versicherte Mitglied der Patient ist, Name, Vorname und Geburtsdatum des mitversicherten Familien angehörigen,
 - versicherungsrechtlicher Status des Patienten,
 - Anzeige, ob eine Verpflichtung zur Zahlung der Verordnungsgebühr besteht,
 - Art der Krankenversicherung,
 - Bezeichnung der Krankenkasse,
 - Anschrift des Patienten,
 - Arbeitgeber des Mitgliedes,
 - Datum der Ausstellung des Rezeptes,
 - für jedes verordnete Arzneimittel Name und Packungsgröße bzw. Anzahl der verordneten Teilmengen (Tabletten, Ampullen etc.),
 - Unterschrift des verordnenden Arztes,
 - Stempel bzw. Stempeleindruck Bezeichnung der Fachgruppe des verordnenden Arztes und Anschrift der Praxis.

Abb. 1: Aufbau eines Rezeptblattes mit maschinenlesbarer Randkodierung
(CMC-7-Schrift) durch ein Apotheken-Rechenzentrum (fiktive Daten)

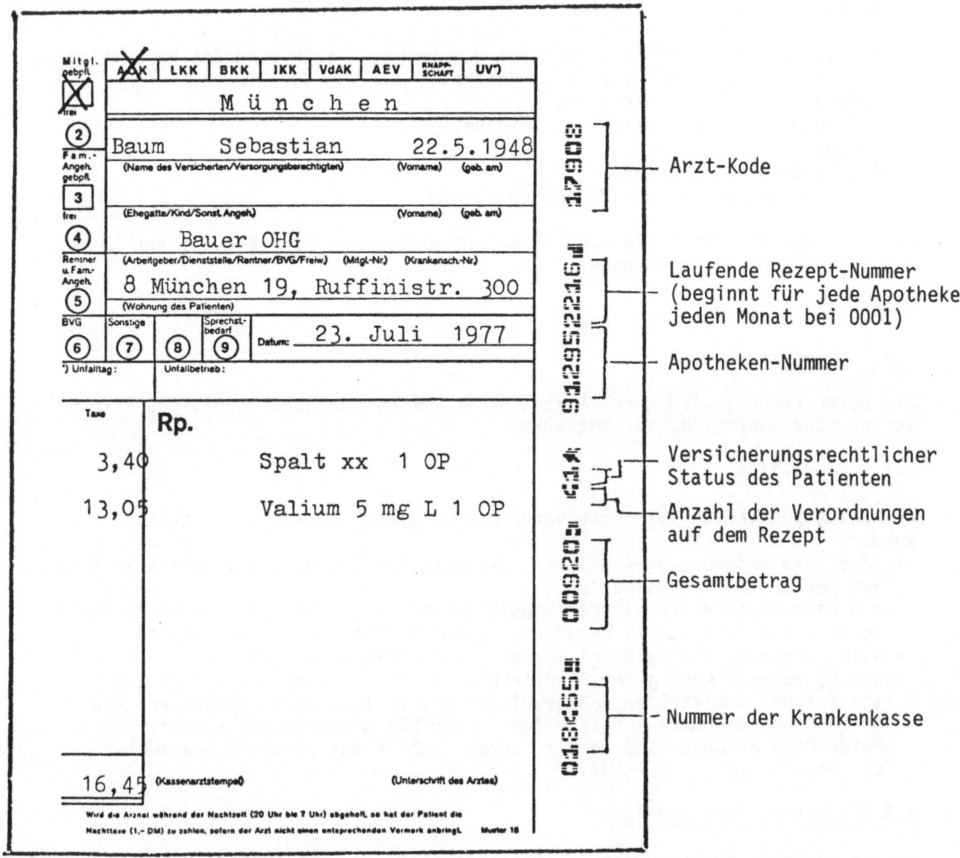

Durch die beliefernden Apotheken werden eingetragen:
 - Einzelpreise der verordneten Arzneimnittel,
 - Gesamtkosten des Rezeptes,
 - Belieferungsdatum,
 - Stempel der beliefernden Apotheke.

Durch die Apothekenzentren werden auf dem rechten Codierrand des Rezeptblattes
in maschinenlesbarer Schrift festgehalten:
 - Code-Nummer der Krankenkasse,
 - Code-Nummer der beliefernden Apotheke,
 - Gesamtkosten es Rezeptes,
 - Anzahl der Verordnungen,
 - Versicherungsstatus des Patienten.

Außerdem ist auf dem Codierrand in maschinenlesbarer Form bereits vorhanden
die Code-Nummer des verordnenden Arztes.

1.4 Methodik

1.4.1 Datenerhebung:

Die Datenerhebung wird durch Ärzte, in Ausnahmefällen auch sonstiges Personal
im Gesundheitsbereich, durchgeführt.

1.4.2 Population:

Als Bezugspopulation für Arzneiverordnungen können alternativ angesehen
werden:
 - sämtliche Anspruchsberechtigten, Versicherten und Mitversicherten im Rahmen der GKV beziehungsweise,
 - die Gesamtheit aller mit der ambulanten medizinischen Versorgung in einem
   definierten Zeitraum in Berührung kommenden Patienten (bzw. Gesunden).
 - Alle, die ambulant versorgt wurden und Verordnungen bekamen,
 - die Gesamtvebölkerung der Bundesrepublik, die sich zusammensetzt aus der
   statistisch ermittelten Wohnbevölkerung und denjenigen Ausländern, die
   durch Rahmenabkommen Versicherten in der GKV gleichgestellt sind.
   Beide Populationen sind in der Bundesrepublik nur partiell bestimmbar
   (s. Beitrag von E. SCHACH).

1.4.3 Erhebungsinstrumente:

Besondere Erhebungsinstrumente existieren nicht.

1.4.4 Periodizität:

Die Daten fallen für die GKV bzw. die privaten Versicherungen laufend an, pro
Patient jedoch nur in Abhängigkeit eines vorherigen Arztbesuches.

1.4.5 Zeitraum der Datenerhebung:

Der Zeitraum der Datenerhebung ist kontinuierlich, Zusammenfassungen werden
in der Regel vierteljährlich vorgenommen.

1.4.6 Datenaufbereitung:

Die Rezeptblätter werden nach der Belieferung der Patienten in den Apotheken
gesammelt und meistens monatlich an regionale Apotheken-Rechenzentren weitergegeben. Dort erfolgt für einige der auf dem Rezept enthaltenen Variablen (s.
1.3.2) eine Codierung in einer maschinenlesbaren Schrift. Die so codierten
Rezeptblätter werden nach einzelner Krankenkasse und verordnendem Arzt maschinell sortiert. Die eingelesenen Daten (Kassencode, Apothekencode, Gesamtsumme
der Kosten des Rezeptes) dienen nach entsprechender Aggregation der Abwicklung
des Zahlungsverkehrs zwischen den Krankenkassen und den beliefernden Apotheken. Nach der Verarbeitung der Rezeptblätter durch die Apothekenrechenzentren
werden die Rezeptblätter an die einzelnen Krankenkassen weitergeleitet. Die
Krankenkassen erhalten außerdem von den Apotheken-Rechenzentren auf Datenträgern Arzneikostenstatistiken, die aggregiert sind nach verordnendem Arzt so-

wie, bei den einzelnen Ärzten, Versicherungsstatus des Patienten.

Von den einzelnen Krankenkassen wird in regional unterschiedlicher Form eine
Prüfung der Rezepte durchgeführt. Dabei bedienen sich die Krankenkassem zum
Teil privatwirtschaftlich organisierter Rezept-Prüfungsstellen. Die Rezept-
prüfung kann zwei Aspekte umfassen:
1. Prüfung der Preisgestaltung der Apotheken: ob die Arzneitaxe korrekt angewendet worden ist bzw. ob der von den öffenlichen Apotheken den Krankenkassen zu gewährender Rabatt korrekt in Abzug gebracht worden ist.
2. Prüfung des Verordnungsverhaltens einzelner Ärzte, die bezogen auf die
   im Abrechnungsquartal abgerechneten Krankenscheine Arzneikosten verursa-
   chen, die erheblich über dem Durchschnitt der fallbezogenen Verordnungskosten (= Verordnungskosten pro Abrechnungsschein im Quartal) aller Ärzte
   der gleichen Fachgruppe liegen. Diese Prüfung dient der Vorbereitung von
   Regressforderungen gegenüber solchen Ärzten, die nicht darlegen können,
   daß ihre Verordnungen den Arzneiverordnungs-Richtlinien des Gemeinsamen
   Bundesausschusses der Ärzte und Krankenkassen entsprechen. Die Einführung
   des Arzneimittelhöchstbetrages durch das Krankenversicherungskostendämp-
   fungsgesetz (KVKG) hat bei einzelnen Krankenkassen bzw. Krankenkassenver-
   bänden zu Modifikationen der Regressverfahren geführt.

1.4.7 Archivierung:

Bei den einzelnen Krankenkassen werden die Rezeptblätter, nach Quartalen und
nach einzelnen verordnenden Ärzten sortiert, in der Regel nicht länger als
zwei Jahre archiviert. Einzelne Krankenkassen, die keine Überprüfung durchführen, vernichten Rezeptblätter unmittelbar nach der Übersendung durch ihre
Apotheken-Rechenzentren.

1.5 Verfügbarkeit

1.5.1 Form der Datenträger:

In Abhängigkeit vom Stand der elektronischen Datenverarbeitung bei den einzelnen Kassen sind entweder nur die Rezeptblätter oder deren Vercodung auf Speichermedien Datenträger.

1.5.2 Zugänglichkeit:

Rezeptblätter sind als Dokumente mit personenbezogenen Daten nach § 35 des
Sozialgesetzbuches sowie nach den entsprechenden Bestimmungen des Bundesdatenschutzgesetzes bzw. einiger Landesdatenschutzgesetze für die Forschung nicht
verfügbar. Für einzelne Forschungsprojekte war es jedoch möglich, in Koopera-
tion mit den betreffenden Krankenkassen bzw. Verbänden der Krankenkassen rech-
lich unbedenkliche Regelungen für die Verarbeitung der auf den Rezeptblättern
enthaltenen Daten zu erreichen (Wissenschaftliches Institut der Ortskrankenkassen, GREISER, SCHACH, 1979; GREISER und WESTERMANN, 1979).

1.5.4 Aggregationsgrad:

In aggregierter Form werden Ausgaben für Arzneimittel aus öffentlichen Apotheken (sowie Heil- und Hilfsmittel) den einzelnen Krankenkassen von den Ap-
thekenrechenzentren erstellt und zwar klassifiziert nach Facharztgruppen bzw.
einzelnen Ärzten und nach Versicherungsstatus des Patienten (Pflichtversicherte und freiwillige Mitglieder, mitversicherte Familienangehörige, Rentner und
Familienangehörige von Rentnern). Als Ausgaben nach "Kontengruppe 43" werden
die Ausgaben aus einzelnen Krankenkassen für Arzneimittel, Heil- und Hilfsmittel der öffetnlichen Apotheken klassifiziert nach Versicherungsstatus, jährlich als Routinestatistiken erstellt.

1.5.5 Linkage:

Ein Linkage von Arzneimitteldaten findet im Bereich der GKV nur dann statt,
wenn eine Überprüfung des Verordnungsverhaltens einzelner Ärzte im Rahmen des
Regressverfahrens erfolgt. Hierbei werden dann alle von einem Arzt für einzelne Patienten in einem Quartal ausgestellte Verordnungen zusammengeführt und
den auf dem Behandlungsschein niedergelegten Diagnosenangaben gegenübergestellt.

B   Arzneiverordnungsstatistiken

1.1 Kurzbeschreibung der Datenquelle:

Verordnungsstatistiken Niedersachsen 1974/1976

Für Datenerhebung und Datenhaltung gelten primär die im vorhergehenden Kapitel (Arzneimitteldaten aus dem ambulanten Beeich der medizinischen Versorgung) gemachten Angaben. Aus diesen Rezepten wurde nach den weiter unten aufgeführten Details eine Stichprobe gezogen.

1.2.1 Datenerheber:

Rezeptprüfstelle für Niedersachsen, Apotheker D. SCHMIDTHALS, Duderstadt

1.2.2 Datenhalter:

Prof. Dr. Eberhard GREISER, Bremen

1.2.3 Zweck der Datenerhebung:

Die Daten wurden im Rahmen eines Forschungsprojektes zur Erstellung aggregierter Statistiken erhoben.

1.3 Dateninhalt

1.3.1 Dokumente:

Rezeptblätter, Codierbögen.

1.3.2 Variablenliste:

Von jedem in der Stichprobe enthaltenem Rezeptblatt wurden folgende Variablen erfaßt:
1. Art der RVO-Kasse (1974) bzw. Code für die RVO-Kasse (1976),
2. Versicherungsstatus des Patienten,
3. Geburtsjahr des Patienten,
4. Geschlecht des Patienten,
5. Verordnungsmonat und -jahr,
6. Fachdisziplin des verordnenden Arztes (1974) bzw. eindeutiger Code des verordnenden Arztes (1976),
7. Postleitzahl des Praxisortes des verordnenden Arztes (nur 1974),
8. Anzahl der Verordnungen auf dem Verordnungsblatt,
9. Gesamtkosten des Verodnungsblattes,
10. für jede einzelne Verordnung Arzneimittelschlüssel zur Identifizierung der Arzneispezialität sowie Einzelpreis der Verordnung.

1.4 Methodik

1.4.1 Datenerhebung:

Die Datenerhebung wurde durch geschultes Personal in der Rezeptprüfstelle für Niedersachsen durchgeführt, wobei alle vom Rezept zu erhebenden Variablen auf Codierbögen übertragen wurden.

1.4.2 Population:

Es wurde eine systematische 5-Promille-Stichprobe aus allen verfügbaren Rezepten gezogen, die für das erste Halbjahr 1974 bzw. das erste Halbjahr 1976 von öffentlichen Apotheken abgerechnet worden waren und von niedergelassenen Ärzten in Niedersachsen für Patienten von RVO-Kassen ausgestellt worden waren.

1.4.3 Instrumente:

Für die Codierung der verordneten Arzneimittel wurde der von STREBLOW entwikkelte Arzneimittelschlüssel (s. GREISER und WESTERMANN, 1979) verwendet.

1.4.5 Zeitraum der Datenerhebung:

Es wurden alle Verordnungen von niedergelassenen Kassenärzten in die Grundgesamtheit einbezogen, die für Patienten von RVO-Kassen aus Niedersachsen ausgestellt und im ersten Halbjahr 1974 bzw. im ersten Halbjahr 1976 von öffentlichen Apotheken abgerechnet worden waren.

1.4.6 Datenaufbereitung:

Alle Daten wurden ohne Ausnahme doppelt erfaßt. Anschl. wurden vielfältige
Plausibilitätsprüfungen durchgeführt. Diese enthielten u.a. Prüfungen auf unzulässige Codes bei allen erfaßten Variablen. Die Preise der einzelnen Arzneimittel wurden in der Erhebung von Verodnungsdaten aus dem ersten Halbjahr
1974 in all den Fällen durch Rückgriff auf das Originalrezept gprüft, bei denen der Preis über DM 50,-- lag. Da diese Prüfung in keinem einzigen Fall
einen Fehler in der Datenerfassung erbrachte, wurde für die Daten aus dem 1.
Halbjahr 1976 auf dieses Verfahren verzichtet. Danach wurden die Daten jedes
einzelnen Rezeptblattes in Datensätze zerlegt, die außer den allen Verordnungen gemeinsamen Daten (Variable 1 bis 7; s. 1.3) nur noch die Daten für einzelne Arzneiverordnungen enthielten. Nur für jedes von 72 verschiedenen Indi-
kationsgebieten wurde ein SPSS-Systemfile erstellt. Mit Hilfe einer modifi-
zierten Version des Statistical Package for the Social Sciences (SPSS) wurden
aggregierte Statistiken erstellt, die klassifiziert waren nach
- Art der RVO-Kasse, Versicherungsstatus, Alter und Geschlecht des Patienten,
- Fachgruppe des verordnenden Arztes,
- Indikationsgebiet des verordneten Arzneimittels,
- Indikationsgebiet und einzelner Arzneispezialität, u..a..

1.4.7 Archivierung:

Die Daten sind als BCD-Dateien bzw. SPSS-System-Dateien auf Magnetband archiviert (1974: 113.093 Records, 1976: 156.838 Records). Die SPSS-System-Dateien
enthalten zusätzlich Gewichtungsfaktoren, die den unterschiedlichen Erfassungs-
grad für die einzelnen RVO-Kassenarten bei der Stichprobenziehung berücksichtigen.

1.5 Verfügbarkeit

1.5.2 Verfügbarkeit:

Auf Wunsch können zusätzliche Auswertungen erfolgen (Prof. Dr. Eberhard Greiser, Bremer Institut für Präventionsforschung und Sozialmedizin, Präsident-
Kennedy-Platz 1, 2800 Bremen 1).

1.5.3 Veröffentlichungen:

E. GREISER, E. WESTERMANN: Verordnungen niedergelassener Ärzte in
Niedersachsen 1974 und 1976. Forschungsbericht - Gesundheitsforschung Nr.18.
Der Bundesminister für Arbeit und Sozialordnung, Bonn, 1979.

1.5.5 Linkage:

Wegen fehlenden Personenbezugs bei der Datenerhebung ist ein Linkage nicht
möglich.

C GKV-Arzneimittelindex der Gesetzlichen Krankenversicherung

1.1 Kurzbezeichnung der Datenquelle:

GKV-Arzneimittelindex

Für Datenerhebung und Datenhaltung gelten primär die im Abschnitt 'Arzneimitteldaten aus dem ambulanten Bereich der medizinischen Versorgung' gemachten Angaben.

1.2 Institutionen

1.2.1 Datenerheber:

- Apotheken-Rechenzentren, die für Apotheken die Abrechnung der belieferten Rezepte gegenüber den Krankenkassen durchführen,
- Rechenzentren, die im Auftrage der Krankenkassen Arzneikostenstatistiken erstellen,
- Rezeptprüfstellen von überregionaler Bedeutung.

1.2.2 Datenhalter:

Wissenschaftliches Institut der Ortskrankenkassen (WIDO), Bonn-Bad Godesberg.

1.2.3 Zweck der Datenerhebung:

Der GKV-Arzneimittelindex soll für das Gebiet der Arzneimittelversorgung im ambulanten Bereich strukturelle Daten bundesweit zur Verfügung stellen (WIDO, 1980). Dabei werden folgende Informationen ermittelt:
1. Preisentwicklung und Arzneiverordnungen in der GKV in Form eines monatlichen bzw. quartalsweise kalkulierten Preisindex, bei Bedarf auch ausgewiesen nach therapeutischen Klassen der verordneten Arzneimittel bzw. nach Großregionen er Bundesrepublik.
2. Mengenentwicklung bei Arzneiverordnungen in der GKV als Mengenindex
   - quartalsweise bzw. aufgegliedert quartalsweise nach
   - Zahl der Verodnungsblätter,
   - Zahl der Verordnungen,
   - Veränderung der verordneten Packungsgrößen,
   - strukturelle Mengenänderungen.
3. Pharmakologisch-therapeutische Verordnungsstruktur der Kassenärzte
   - Verordnungsstruktur nach therapeutischen Klassen,
   - Verordnungshäufigkeit und Kosten der Verordnungen der einzelnen Arzneimittel, auch aufgegliedert nach
     -- Arztgruppen,
     -- Versichertengruppen (Alter, Geschlecht, Versicherungsstatus),
     -- BRD-Großregion,
     -- Neueinführungen von Arzneimitteln nach neuer Packungsgröße, neuer Darreichungsform bzw. Konzentration bzw. neuer Arzneispezialität.

1.3 Dateninhalt

Für jede Arzneiverordnung eines jeden Rezeptes, das in der Stichprobe enthalten ist, werden erfaßt
- Versicherungsstatus des Patienten,
- Geschlecht und Geburtsjahr des Patienten,
- Ausstellungsmonat und Jahr des Rezeptes,
- Fachgruppe des verordnenden Arztes,
- Bundesland,
- Artikelnummer des Arzneimittels, über die eine eindeutige Identifizierung des Arzneimittels nach Arzneispezialität, Darreichungsform, Packungsgröße, Apothekenabgabepreis, Hersteller und Zuordnung zu einer therapeutischen Klasse möglich ist.

1.4 Methodik

1.4.1 Datenerhebung:

Die Datenerfassung geschieht bei den einzelnen Datenerhebern ohne den Umweg
über einen Erfassungsbeleg unmittelbar von den in die Stichprobe gezogenen
Rezepten über Sichtdisplays ohne Doppelerfassung. Dabei erfolgt die Kodierung
der einzelnen Arzneiverordnungen rechnerunterstützt.

1.4.2 Population:

Als Population muß die Gesamtheit aller Anspruchsberechtigten in der GKV angesehen werden. Aus den jährlich in der GKV anfallenden ca. 400 Millionen Rezeptblättern wird eine systematische Stichprobe gezogen. Die Stichprobenrate
variiert in den sechs Großregionen der BRD:

Schleswig-Holstein, Hamburg, Bremen, Niedersachsen	1,02 Promille
Nordrhein-Westfalen	0,73 Promille
Hessen, Rheinland-Pfalz, Saarland	1,23 Promille
Baden-Württemberg	1,32 Promille
Bayern	1,15 Promille
Berlin	1.00 Promille

Das entspricht einem Volumen von 80.000 Rezepten pro Jahr in den Großregionen
(außer Berlin).
Zusätzlich soll der Teilmarkt der bayrischen Ortskrankenkassen mit einer
Stichprobe von 361.000 Rezepten analysiert werden.

1.4.3 Instrumente:

Für die Kodierung der Arzneimittel wird die Arzneimittel-Zentralnummer der
Arbeitsgemeinschaft der Berufsvereinigungen deutscher Apotheker (ABDA) verwendet, die in der zweiwöchentlich aktualisierten Preisliste der Arzneimittel-
spezialitäten (LAUER-Taxe) verwendet wird.
Die ABDA-Zentralnummer gestattet eine artikelbezogene Identifizierung der Arzneimittel, d.h. nach Arzneispezialität, Darreichungsform und Packungsgröße.

1.4.4 Periodizität und Zeitraum der Datenerhebung:

Die Datenerhebung soll mit der Stichprobenziehung kontinuierlich erfolgen.
Der GKV-Arzneimittelindex wird nach Vorstudien (WIDO, 1979) erstmals für 1980
erstellt werden.

1.5 Verfügbarkeit

Die Informationen des GKV-Arzneimittelindex sollen lt. Projektantrag allen
Interessenten für weiterführende Analysen zur Verfügung stehen.
Anschrift: Dipl.-Volksw. U. Geißler, Wissenschaftliches Institut der Ortskran-
           kenkassen, Kortrijker Straße 1
           5300 Bonn - Bad Godesberg.

Weitere Angaben zur Verfügbarkeit können unter der obigen Adresse erfragt
werden.

D DER PHARMAZEUTISCHE MARKT DEUTSCHLAND

Vorbemerkung:

Vom Institut für Medizinische Statistik GmbH (IMS), Frankfurt am Main, werden verschiedene Statistiken zur Analyse der Arzneimittelversorgung der BRD
erstellt. Stellvertretend wird hier lediglich "Der pharmazeutische Markt
Deuschland" (DPM) vorgestellt (Stand: November 1978).

1.1 Kurzbezeichnung:

Der pharmazeutische Markt Deutschland (DPM)

1.2. Institutionen

1.2.1 Datenerheber:

Von Panel-Apotheken und pharmazeutischen Großhandlungen werden Belege über
die Umsätze einzelner Fertigarzneimittel, gegliedert nach Applikationsformen
und Packungsgrößen, erstellt.

1.2.2 Datenhalter:

IMS

1.2.3 Zweck der Datenerhebung:

Erstellung von Statistiken über den Apothekenumsatz pharmazeutischer Spezialitäten und über Trends im Verlauf der zurückliegenden 12 Monate.

1.3 Dateninhalt

Es werden die Umsätze einzelner Arzneimittel erfaßt, spezifiziert nach Artikel, d.h. Arzneispezialität, Darreichungsform und Packungsgröße. Diese Variablen sind geschlossen worden aus den zur Verfügung stehenden Statistiken. Eine
genaue Variablenliste ist nicht bekannt.

1.4 Methodik

Die Datenerfassung erfolgte (1978) durch die manuelle Auswertung der Einkaufs-
belege von 366 repräsentativen Apotheken, die jahresweise verfolgt werden
(Panel), (2,5 % der öffentlichen Apotheken zur Ermittlung der Direktbezüge
von Arzneimitteln unmittelbar vom Arzneimittelhersteller (ca. 8 % der Herstellerumsätze) und durch die Auswertung der Aufzeichnung eines repräsentativen
Panels von 33 % der Arzneimittelgroßhändler (ca. 72 % der Herstellerumsätze)
für die Ermittlung der Arzneimittelumsätze öffentlicher Apotheken über Groß-
händler.

Erfaßt werden jeweils die Apothekeneinkaufspreise.

Zur Klassifikation wird eine anatomische Klassifikation nach dem Code der
European Pharmacenticval Market Research Association (EPHMRA) und nach dem
Code der IPMRG verwendet, der eine hierarchische Klassifikation nach Indika-
tionsobergruppe, Wirkstoffgruppe und Einzelstoffen darstellt. Eine genauere
Angabe, wie sich das Klassifikationschema zusammensetzt, fehlt.
Die Datenerhebung erfolgt kontinuierlich.
Über die Methodik der Datenaufbereitung und Archivierung ist aufgrund der Da-
tenlage keine Aussage möglich (s. 1.5).

1.5 Verfügbarkeit

IMS-Statistiken sind lediglich für ausgewählte Firmen der pharmazeutischen
Industrie im Abonnement verfügbar. Abonnementverträge mit Konventionalstrafen
sichern die Geheimhaltung dieser Statistiken weitgehend ab. Auch das durch
das Arzneimittelgesetz mit der Überwachung der Arzneimittelsicherheit betraute Institut für Arzneimittel des Bundesgesundheitsamtes konnte bislang nicht
in den Kreis der Abonnenten aufgenommen werden. Neuerdings stellen jedoch einzelne Hersteller bei Verdachtsfällen von unerwünschten Wirkungen ihre Arznei-

mittel dem Bundesgesundheitsamt IMS-Statistiken zur Verfügung.

DPM wird den Abonnenten monatlich zur Verfügung gestellt. Darin sind Statistiken folgenden Inhalts enthalten: (jeweils mit den Werten des Berichtsmonats, kumulierte Werte über das laufende Kalenderjahr und kumulierte Werte über die zurückliegenden 12 Monate).
- Indikationsgruppen - Umsätze (13 Obergruppen und 248 Untergruppen)
- 5 erfolgreichste Präparate im dritten Monat nach dem erstmaligen Angebot (Umsätze)
- 10 erfolgreichste Hersteller mit neuen Präparaten im Berichtsmonat bzw. in den zurückliegenden 12 Monaten
- 300 führende Hersteller nach Umsatz und Packungseinheiten
- sämtliche erfaßten Präparate nach Hersteller (Umsatz und Packungseinheiten)
- sämtliche erfaßten Präparate nach Indikationsgruppen und -untergruppen (Umsatz und Packungseinheiten).

ARZNEIMITTELDATEN AUS DEM AMBULANTEN BEREICH DER MEDIZINISCHEN VERSORGUNG,

VERORDNUNGSSTATISTIKEN UND IMS-STATISTIKEN

Langfassung

Die Ausgaben der gesetzlichen Krankenkassen für Arzneimittel, Heil- und Hilfs- mittel aus öffentlichen Apotheken betrugen im Jahre 1977 9,79 Mrd. DM. Für Arzneimittel-Ausgaben im stationären Bereich der medizinischen Versorgung exi- stieren nur wenig substantiierte Schätzungen, die zusätzlich noch einmal 15% der Ausgaben annehmen. Angesichts dieses Ausgabenvolumens ist es erstaunlich, daß als Routinestatistiken über den Bereich der Arzneimittelversorgung lediglich grob aggregierte Statistiken (Ausgaben nach Kontengruppe 43) in der GKV erstellt werden.

Rezeptblätter als Datenquellen für wissenschaftliche Analysen sind - sieht man von vereinzelten Dissertationen mit schmaler Datenbasis ab - in der BRD erst in jüngster Zeit herangezogen worden (GREISER und WESTERMANN, 1979; WIDO, 1979).

Dabei ist die Qualität der Datenquelle "Rezeptblatt" nur partiell untersucht worden. In einer Stichprobe von a. 160.000 Verordnungen von Kassenärzten für Patienten, die in RVO-Kassen versichert waren, fanden sich für das erste Halb- jahr 1976 die in Tab. 1 dargestellten Daten über den Patienten als fehlend.

Tab. 1 Fehlende Angaben bei Verordnungen von niedergelassenen Kassenärzten
aus Niedersachsen für Patienten von Ortskrankenkassen im ersten Halb- jahr 1976 (Quelle: GREISER und WESTERMANN 1979)

	Mitglieder		Rentern	
Fehlende Angabe	Männer	Frauen	Männer	Frauen
Nur Geburtsdatum	18,5 %	17,3 %	21,6 %	20,5 %
Nur Geschlecht		3,1 %		2,2 %
Geburtsdatum fehlend und Geschlecht nicht zu ermitteln		1,1 %		1,2 %

Der versicherungsrechtliche Status des Patienten war in jedem Fall zu ermitteln. Immerhin wird man davon ausgehen können, daß der Name des Patienten, der Versicherungsstatus, die Krankenkasse sowie das verordnete Arzneimittel auf dem Rezeptblock enthalten sind, da sonst eine Belieferung durch die Apotheke nicht möglich wäre. Allerdings stellt sich bei jeder Analyse von Rezeptblättern das Problem z.T. sehr schwer lesbarer Handschriften der verordnenden Ärzte.

Der unzureichende Zustand von Rezeptblättern als Datenquelle und ihre geringe Nutzung dürften vor allem darin begründet sein, daß bis zum Einsetzen der Dis- kussion über den Kostenanstieg im Gesundheitswesen Rezepte vor allem in ihrer Funktion zur Abwicklung der Belieferung des Patienten mit Arzneimitteln und des sich daraus ergebenden Zahlungsverkehrs zwischen Apotheken und Krankenkassen gesehen wurden (GERDELMANN et al., 1978).

Erst seit die Aporie von Erklärungsmöglichkeiten für Kostenanstiege auf dem Gebiet der Arzneimittelversorgung deutlich wurde, begann sich ein Wandel anzu- bahnen, der im Jahre 1980 dazu führte, daß der Informationsmangel auf seiten der GKV graduell behoben wird, dadurch, daß weitgehend nach der Methodik, die von Greiser und Westermann (1979) für die Analyse von Verordnungsdaten in Nie- dersachsen entwickelt wurde, der GKV-Arzneimittel-Index aufgebaut wurde.

Die pharmazeutische Industrie dagegen wußte für Zwecke der Marktforschung

Rezeptblätter seit langem zu nutzen. Das Institut für medizinische Statistik GmbH, Frankfurt am Main, das Teil eines international operierenden Marktforschungsunternehmens für die Pharmabranche ist, erstellt jedes Quartal Statistiken, die auf der Analyse von Verordnungen eines Panels von niedergelassenen Ärzten verschiedener Fachrichtungen basieren (Verordnungsindex für Pharmazeutika (VIP)).

Da IMS-Statistiken nur selten aus dem Kreis der Abonnennten in der pharmazeutischen Industrie herausgelangen, sind aus dieser Art von Statistiken lediglich Informationen aus dem zweiten Quartal 1974 verfügbar. Der Verordnungsindex für Pharmazeutika (VIP) wurde damals auf der Basis eines Panels von ca. 1.500 niedergelassenen Kassenärzten erstellt, die rotierend jeweils für 1 Woche des Quartals Durchschriften von sämtlichen Arzneiverordnungen zur Verfügung stellten. Diese Durchschrift enthielt zusätzlich zu den Angaben über Krankenkasse und Versicherungsstatus des Patienten bis zu drei Diagnosen, die bei der Verordnung zugrundelagen, Geburtsjahr bzw. Alter und Geschlecht des Patienten sowie die Angabe, ob es sich um die erste bzw. eine weitere Konsultation bei der angegebenen Erkrankung gehandelt hatte (s. Abb. 2).

Diese Art der Datenerfassung ermöglicht eine äußerst differenzierte Analyse der Arzneiverordnungen nach Diagnosengruppen und Einzeldiagnosen, Alter und Geschlecht der Patienten, Fachgruppe und Alter des verordnenden Arztes (bekannt über die Panelzugehörigkeit des Arztes), sowie nach Kassenart und gegliedert nach sechs Großregionen der BRD. Andererseits wurden auch Analysen der Diagnosegruppen und Einzeldiagnosen nach Arzneiverordnungen durchgeführt.

Weder die Qualität der Datenerfassung noch die der Analyse oder des Designs von VIP lassen sich mangels genauerer Informationen beurteilen, es ist jedoch zu vermuten, daß die Zugehörigkeit zum Panel der Ärzte nicht nur ein Selektionsfaktor ist - stark beschäftigte oder an den eigenen Arzneiverordnungen weniger interessierte Ärzte dürften sich seltener zur Mitarbeit bereitfinden - sondern daß die Panelmitgliedschaft nach einiger Zeit auch zu einer Modifikation des Verordnungsverhaltens führt.

Immerhin läßt sich ein Argument gegen die Analysen des VIP nicht anbringen: daß die angegebenen Diagnosen nicht verwertbar seien, da sie weitgehend rechtfertigenden Charakter hätten. Dieses Argument trifft vermutlich für einen grösseren Teil der Diagnosen auf Abrechnungsscheinen und Arbeitsunfähigkeitsbescheinigungen zu, jedoch nicht im vorliegenden Fall, da der am Panel beteiligte Arzt über die intendierten Auswertungsmöglichkeiten der von ihm zur Verfügung gestellten Diagnosen von vornherein informiert ist.

IMS stellt seinem sorgfältig selektierten Kreis von Abonnenten aus der pharmazeutischen Industrie weitere Statistiken zur Verfügung:

1. Der pharmazeutische Markt Deutschland (DPM): Umsatzstatistiken von Arzneimitteln, die über öffentliche Apotheken abgegeben werden. Erscheint monatlich und beinhaltet neben den aktuellen Monatumsätzen kumulative Trends innerhalb des laufenden Kalenderjahres und innerhalb der zurückliegenden 12 Monate (s.a. Kurzfassung).
2. Regionaler Pharma-Markt (RPM): Regional fein differenzierte Umsatzstatistiken, die die Entwicklung des Umsatzes eines Präparates im Vergleich zu Konkurrenz-Präparaten in der gleichen Region aufzeigen. Offensichtlich wird RPM zur Kontrolle des Erfolgs von regional eingesetzten Werbemaßnahmen und Ärztebesuchern eingesetzt. Erscheinungsweise und Methodik der Datenerhebung von RPM sind unbekannt.
3. Krankenhaus-Markt (KM): Umsätze von Arzneimitteln über Krankenhausapotheken. Erscheinungsweise und Methodik unbekannt.

Das Verhalten von IMS, in seinen Abonnentenkreis weder eine mit der Arzneimittelüberwachung und der Arzneimittelsicherheit gesetzlich betraute Behörde wie das Institut für Arzneimittel des Bundesgesundheitsamtes (BGA) noch die Arzneimittelkommission der deutschen Ärzteschaft aufzunehmen oder gar Statistiken an Wissenschaftler weiterzugeben (FÜLGRAFF, 1977), scheint eine spezielle Informationspolitik der pharmazeutischen Industrie in der BRD wiederzuspiegeln. In den USA (TEMPLE, 1977), Finnland (IDÄNPÄÄN-HEIKKILA, 1977a), Schweden (LILJESTRAND, 1977), Neuseeland (McQUEEN, 1977) und Großbritannien (INMAN, 1977) sind IMS-Statistiken offensichtlich für

ABB. 2: DURCHSCHREIBE-BELEG, WIE ER ZUR ERFASSUNG VON VERORDNUNGEN UND DIAGNOSEN 1974 FÜR DIE ERSTELLUNG DES VERORDNUNGSINDEX FÜR PHARMAZEUTIKA (VIP) DES INSTITUTS FÜR MEDIZINISCHE STATISTIK GMBH (IMS), FRANKFURT, VERWENDET WURDE.

AOK	LKK	BKK	IKK	VdAK	AEV	KNAPP-SCHAFT	UV*)	

Diagnose(n) bzw. Symptom [falls Diagn. noch nicht feststeht] | 1. Konsultation ja | nein

1.

2.

3.

Alter des Patienten: Jahre (oder Geburtsjahr) | Geschlecht M W

Überwachungsbehörden und z.T. für Wissenschaftler an Hochschulen und
Forschungsinstituten frei verfügbar.

Die Validität dieser Statistiken wird von verschiedenen Seiten als gut
angesehen (TEMPLE, 1977; McQUEEN, 1977; LILJESTRAND, 1977).
Die Zuverlässigkeit der in der BRD erstellten IMS-Statistiken, die z.T. diffe-
renzierter zu sein scheinen als in anderen Ländern, läßt sich nicht beurteilen.

Ebenso wenig läßt sich zum gegenwärtigen Zeitpunkt schon die Validität des
GKV-Arzneimittelindex beurteilen (s. 2.6.3 B). Zumindest das Design hält wis-
senschaftlicher Kritik stand. Hier wird die Prüfung der in Aussicht gestellten
Daten und Informationen näheren Aufschluß bringen können.

Vier Nutzungsmöglichkeiten lassen sich bislang für Arzneimittelstatistiken
gleich welcher Art global identifizieren:

1. Gesundheitsökonomischer Bereich: Voraussetzung für die Erkennung der
   Ursachen des Kostenanstiegs auf dem Gebiet der Arzneimittelversorgung
   ist eine Analyse von Entwicklungen der Arzneimittelkosten bei Untersuchungen von Personen (Versicherte, Ärzte) bzw. des Kostenvolumens,
   die eine Zerlegung der Kosten in Preis- und Mengenkomponente gestattet
   und besonders kostenintensive Teilbereiche (z.B. einzelne Krankenkas-
   sen-Arten, Rentner, weibliche Versicherte, Patienten bestimmter Altersgruppen, bestimmte Facharztgruppen) ausweist. Die Beurteilung
   der Ursachen des Kostenanstiegs erfordert die differenzierte Beurteilung von Komponenten der Veränderung (Preisveränderungen, Mengen-
   veränderungen, Übergang von kleineren auf größere Packungen, Übergang
   von preiswerteren auf teurere Arzneimittel).
   Gesundheitsökonomische Bedeutung erhält auch die Beurteilung der Wirksamkeit von Steuerungsinstrumenten zur Kostendämpfung bzw. die Möglichkeit des Nachjustierens solcher Instrumente, wenn durch Gegenre-
   gulationsmechanismen der pharmazeutischen Industrie die eingesetzten
   Instrumente nicht mehr greifen.

2. Gesundheitspolitischer Bereich: Gegenwärtig kann aus dem verfügbaren
   Arzneimittelangebot bzw. aus Teilergebnissen einzelner Studien (u.a.
   GREISER und WESTERMANN, 1979) geschlossen werden, daß ein erheblicher Anteil der Arzneimitteltherapie in der ärztlichen Praxis mit
   Präparaten erfolgt, deren therapeutische Wirksamkeit zweifelhaft ist
   oder die mit einem erheblichen Risiko unerwünschter Wirkungen belastet sind. Dabei ist in er Regel davon auszugehen, daß es für solche
   Arzneimittel alternative Arzneimittel gibt, die diese Mängel nicht
   aufweisen. Das Ausmaß solchermaßen nicht rationaler Therapie zu analysieren und Teilbereiche zu identifizieren, bei denen eine Schädi-
   gung von Patienten am ehesten zu erwarten ist, ermöglichen nur adäquate Statistiken. Diese würden auch einen ersten Einstieg ermöglichen in Richtung auf eine gezielte Information und Weiterbildung der
   verordnenden Ärzte, wenn die übrigen Voraussetzungen dafür geschaffen
   sind.

3. Der Bereich der Arzneimittelsicherheit: Das gegenwärtig verfügbare
   System der Erfassung und Bewertung von unerwünschten Wirkungen von
   Arzneimitteln in der BRD krankt vor allem daran, daß nahezu immer
   Informationen fehlen, die es gestatten, die Risiko-Population annä-
   hernd zu beschreiben, d.h. anzugeben, wieviele Patienten mit welcher
   Altersstruktur bei definierten Diagnosen ein bestimmtes Arzneimittel
   verordnet bekommen haben. (Dabei muß zwangsläufig der Bereich der
   Selbstmedikation ausgespart bleiben. Jedoch kann angenommen werden,
   daß die aus diesem Bereich der Arzneimittelversorgung herrührenden
   Risiken bereits weitgehend bekannt sind.)
   Eine patientenbezogene Erfassung des Arzneimittelverbrauchs würde
   hier - unter Vernachlässigung einer möglichen Noncompliance - eine
   näherungsweise Schätzung der gefährdeten Population ermöglichen. Steht
   keine patientenbezogene Erfassung der Arzneiverordnungen zur Verfügung
   ließen sich aus Umsatzstatistiken auf der Basis von Packungseinheiten
   Äquivalente für eine Risikopopulation schätzen, wenn die Gesamtpopulation, auf die sich die erfaßten Verordnungen beziehen, bekannt wäre
   und wenn gleichzeitig Informationen über eine mittlere Tagesdosis

des untersuchten Arzneimittels vorhanden wären.
Sind für definierte Populationen personenbezogene Daten über Arznei-
mittelverordnungen vorhanden, so lassen sich aus solchen Datensammlungen, die Registern entsprechen, Kohorten von Patienten gewinnen, die
als Ausgangspopulation für gezielte prospektive Studien dienen können. Dies alles ist gegenwärtig in der BRD noch nicht möglich.

4. Ein internationaler Vergleich von Statistiken über Verordnungen und
   Arzneimittelverbrauch erlaubte Rückschlüsse auf national differierende Morbiditätsspektren, Therapiegewohnheiten und Strategien der pharmazeutischen Industrie.

Diese Perspektiven sind im Ausland z.T. schon seit längerer Zeit verwirklicht
worden.
So wird in Großbritannien routinemäßig im Rahmen des Abrechnungsverfahrens
der Arzneiverordnungen durch die Drug Pricing Authority, eine Institution des
National Health Service, eine systematische Stichprobe von 5 Promille aller
Rezepte gezogen und nach allen relevanten Informationen analysiert. Dabei
werden nicht nur die Verordnungsgewohnheiten einzelner Ärzte untersucht (WADE,
1970), sondern die ermittelten Packungseinheiten der verordneten Arzneimittel
für die vergleichende Bewertung von unerwünschten Wirkungen der gleichen
Arzneimittel, die dem Committee on Safety of Medicines gemeldet wurden,
verwendet (INMAN, 1978).

In Norwegen werden seit 1974 die Umsätze sämtlicher Arzneimittel über die zentrale Apothekenbehörde (Nordisk Medisinaldepot) erfaßt und nach therapeutischer
Gruppe und einzelnen Arzneistoffen für ganz Norwegen sowie nach den einzelnen
norwegischen Regionen, jeweils bezogen auf die dort lebende Bevölkerung, zusammengestellt (OYDVIN, o.J.). In der Vorstellung, daß damit eine positive Beeinflussung des Verordnungsverhaltens möglich sei, erhalten alle norwegischen
Ärzte diese Statistiken mit entsprechenden Interpretationen jährlich zugesandt.

In Finnland verfügt das Gesundheitswesen über eine Reihe von personenbezogenen
Registern, die die gesamte finnische Bevölkerung erfassen. Dazu gehören:
- Krebsregister, in dem Daten aller an bösartigen Neubildungen erkrankten
  Patienten von der Diagnosestellung bis zum Tode erfaßt werden,
- Register für die Erfassung sämtlicher Krankenhaus-Entlassungsdiagno-
  sen,
- Register über angeborene Mißbildungen, in dem gleichzeitig mit den
  Fällen mißgebildeter Neugeborener auch Vergleichsfälle von nicht miß-
  gebildeten Säuglingen (matched pairs) erfaßt werden,
- Register unerwünschter Arzneimittelwirkungen,
- Register von Patienten mit dem Recht auf kostenlosen Bezug von Arzneimitteln:(In Finnland wird nicht automatisch jede Arzneiverordnung durch
  das System der Krankenversicherung den Patienten kostenfrei zur Verfügung gestellt. Dazu bedarf es - für bestimmte Arzneimittel und
  bei Langzeittherapie - einer vor herigen Zulassung.)

Durch eine eindeutige Identifizierung der gemeldeten Fälle (nationales Personen-
kennzeichen) ist ein Linkage von Fällen über mehrere dieser Register möglich.
So ließ sich beim Verdacht, daß eine Behandlung des hohen Blutdrucks mit reser-
pinhaltigen hochdrucksenkenden Arzneimitteln bei Frauen nach der Menopause
das Risiko, an Brustkrebs zu erkranken, erhöhen könnte, innerhalb weniger
Monate eine Fall-Kontroll-Studie lediglich durch Linkage des Krebsregisters
mit dem Register von Patienten mit der Berechtigung zum kostenlosen
Arzneimittelbezug durchführen. Die Ergebnisse dieser Studie bestätigten den
ursprünglich geäußerten Verdacht nicht (IDÄNPÄÄN-HEIKKILA, 1977).

Im Rahmen der WHO (WHO, 1970) in den Niederlanden (BERTENS und BRUSSE, 1979),
in verschiedenen anderen europäischen und außereuropäischen Ländern (s. auch
GREISER und WESTERMANN, 1979) werden seit längerer Zeit wissenschaftliche Untersuchungen über den Arzneimittelverbrauch und seine Determinanten durchgeführt.

Allerdings sind in diesen Ländern eine Reihe von Voraussetzungen bereits
gegeben, die in der Bundesrepublik erst erfüllt sein müßten, ehe Analysen des
Arzneimittelverbrauchs sinnvoll und ökonomisch vertretbar erstellt werden
können. Diese sind:

1. Entwicklung einer bewertenden Klassifikation für Arzneimittel, die Aufschluß darüber gibt, ob für ein Präparat der Nachweis der therapeutischen Wirksamkeit erbracht ist bzw. ob es sich um ein therapeutisch sinnvolles Kombinationspräparat handelt.
2. Ermittlung von mittleren Tagesdosen für die wichtigsten Inhaltsstoffe von Mono- und Kombinationspräparaten und Adaptierung dieser mittleren Tagesdosen für die wichtigsten Arzneispezialitäten des Marktes.
3. Ermittlung der Mitgliederstruktur von Kassen der GKV in einer adäquaten Altersgliederung auch für Rentner und mitversicherte Familienangehörige. (Die bislang verfügbaren Strukturdaten der GKV (Statistik KM3) kennen auch für Rentner und ihre mitversicherten Familienangehörigen vom fünfundsechzigsten Lebensjahr an nur eine einzige Altersklasse.)
4. Erfassung von mitversicherten Familienangehörigen bei Mitgliedern und Rentnern in der GKV. (Bislang lassen sich Verordnungsstatistiken, bei denen als Variable Kassenzugehörigkeit, Versicherungsstatus und Alter erfaßt sind, lediglich auf Stammversicherte beziehen, da über mitversicherte Familienangehörige keine verläßlichen Daten existieren).
5. Schaffung von technischen Voraussetzungen für die Erfassung von Verordnungsdaten: Gegenwärtig ist die Erfassung von Verordnungsdaten in der ambulanten medizinischen Versorgung durch einen unverhältnismäßig hohen Aufwand belastet, da nur ein Teil der relevanten Informationen der Rezeptblätter in maschinenlesbarer Form vorliegt (Arzt-Code, Krankenkassen-Code, Versicherungsstatus des Patienten, Anzahl der Verordnungen, Gesamtkosten des Rezeptes). Variable zur Charakterisierung des Patienten (Alter, Geschlecht) sowie die Identifizierung der Arzneispezialität sind nur nach Kodierung und Übertragung auf ein EDV-kompatibles Medium verfügbar. Selbst wenn für die Kodierung der Arzneispezialität halbautomatische Verfahren verwendet werden, ist der Einsatz von qualifiziertem Personal zur Entzifferung der in der Regel handschriftlich eingetragenen Verordnungen unverzichtbar.
Der Stand der Technologie der Datenverarbeitung läßt zum gegenwärtigen Zeitpunkt eine Reihe von Lösungsmöglichkeiten als realistisch erscheinen, die eine maschinenlesbare Darstellung aller relevanten Informationen aus dem Rezeptblatt als Urbeleg erlaubten.
6. Eine personenbezogene Erfassung von Verordnungsdaten. Ein solches Verfahren würde im Augenblick, obgleich es technisch machbar wäre, zunächst an datenschutzrechtlichen Bedenken scheitern.
7. Es wäre auch zu diskutieren, ob durch eine überwachte Freigabe von neuen Arzneimitteln für den Markt (monitored release) mit der stichprobenweisen Erfassung von Patientenpopulationen durch eine rechtzeitige frühe Erkennbarkeit von schwerwiegenderen Arzneimittelrisiken nicht eine erhebliche Verbesserung der Arzneimittelsicherheit möglich wäre.

Durch Statistiken der geschilderten Art wäre erstmalig auch ein Anspruch einlösbar, der allen in der Gesetzlichen Krankenversicherung versicherten Patienten durch die Reichsversicherungsordnung zugestanden wird: Eine ausreichende Behandlung mit Arzneimitteln, deren therapeutischer Nutzen nachgewiesen ist.

Literatur:

Bertens, A.M.; F. Brusse 1979:
    Onderzoek geneesmiddelenconsumptie. Het extramurale geneesmiddelenge-
    bruik door ziekenfondsverzekerden in de regio rotterdam 1975, Rijksuni-
    versiteit Leiden
Fülgraff, G. 1977:
    Diskussionsbemerkung, in: Gross et. al. (Hg) 1977, S. 226-228
Gerdelmann, W.; U. Kirstgen; E. Westphal 1978:
    Arzneimittel-Rezeptprüfung, Beratung und Regress, Ergänzendes Handbuch
    für Krankenkassen, Ärzte, Apotheker und Arzneimittelhersteller, Erich
    Schmidt Verlag, Berlin
Greiser, E.; E. Westermann 1979:
    Verordnungen niedergelassener Ärzte in Niedersachsen 1974 und 1976, For-
    schungsbericht Gesundheitsforschung 18, Bundesminister für Arbeit und
    Sozialordnung, Bonn
Gross, F.; W.H.W. Inman 1977:
    Drug Monitoring, Proceedings of an International Workshop held in Hono-
    lulu, 24-28.1.1977, Academic Press, London, New York, San Francisco
Härter, G. 1980:
    Situationsanalyse der Verordnungen niedergelassener Ärzte aus der Sicht
    des Kassenarztes, in: Bundesverband der Ortskrankenkassen: BdO-Symposium
    Medizinisch und wirtschaftlich rationale Arzneimittelversorgung,
    Bonn-Bad Godesberg, S. 13-21
Idänpään-Heikkila, J. 1977:
    Population Monitoring: Medical Record Linkage for Drug Safety Surveil-
    lance, in: Gross, F. et al. (Hg.) 1977, S. 17-26
Idänpään-Heikkila, J. 1977a: Diskussionsbemerkung, in: Gross, F. et al. (Hg.)
    1977, S. 277
Inman, W.H.W. 1978:
    Persönliche Mitteilung
Liljestrand, A. 1977:
    Diskussionsbemerkung, in: Gross, F. et al. (Hg.) 1977, S. 226-228
Lunde, P.K.M. 1976:
    Differences in National Drug-Prescribing Patterns, in: WHO Regional
    Office for Europe: Clinical Pharmacological Evaluation in Drug Control,
    Report on a Symposium, Deidesheim, 11-14 November 1975, ICP/SQP 004,
    Copenhagen, S. 19-47
Mc Queen, E.G. 1977:
    Diskussionsbemerkung, in: Gross, F. et al. (Hg.) 1977, S. 228
Oydvin, K. o.J.:
    Legemiddelforbruket i Norge. En statistik fremstilling av legemiddel-
    forbruket i Norge for arene 1975-77 basert pa omsetning av legemidler
    fra Norsk Medisinaldepot til apotek og sykehus, Norsk Medisinaldepot,
    Oslo
Temple, R. 1977:
    Diskussionsbemerkung, in: Gross, F. et al. (Hg.) 1977, S. 227
Wade, O. 1977:
    Adverse Reactions to Drugs, William Heinemann Medical Books Ltd., London
Wissenschaftliches Institut der Ortskrankenkassen 1979:
    Empirische Untersuchung der Preis- und Mengenkomponente der Ausgabenstei-
    gerung der GKV für Arzneimittel aus Apotheken 1977-1978,
    Bonn-Bad Godesberg
Wissenschaftliches Institut der Ortskrankenkassen 1980:
    Projektbeschreibung GKV-Arzneimittelindex, Bonn-Bad Godesberg
WHO Regional Office for Europe 1970:
    Consumption of Drugs, Report on an Symposium convened by the Regional
    Office for Europe of the World Health Organization, Oslo 3-7 November
    1969, EURO 3102, Copenhagen

DATEN AUS DEM SPONTANBERICHTSSYSTEM ÜBER UNERWÜNSCHTE ARZNEIMITTEL-
WIRKUNGEN DER ARZNEIMITTELKOMMISSION DER DEUTSCHEN ÄRZTESCHAFT

von MARION MEYER ZUR HEYDE; GISELA KUSCHINSKY

1. Kurzfassung

1.1 Kurzbezeichnung der Datenquelle:

Daten über unerwünschte Arzneimittelwirkungen, die im Zusammenhang mit der
Gabe bzw. Einnahme von Medikamenten auftreten.

1.2 Institution

1.2.1 Datenerheber:

Die Datenerhebung wird seit 1963 von der Arzneimittelkommission der Deutschen
Ärzteschaft in Zusammenarbeit mit den in der Bundesrepublik in Praxis und Klinik tätigen Ärzten durchgeführt.

An der ersten Stufe der Erhebung sind die in Klinik und Praxis tätigen Ärzte
beteiligt, die ihre Beobachtungen über unerwünschte Arzneimittelwirkungen auf
von der Arzneimittelkommission verteilten einheitlichen Berichtskarten
(s. Abb. 1) mitteilen und diese per Post an die Arzneimittelkommission weiter-
leiten bzw. auf Berichtsbögen, die regelmäßig im Deutschen Ärzteblatt abge-
druckt sind (s. Abb. 2).

In der zweiten Stufe der Erhebung ergänzt die Arzneimittelkommission die einge-
gangenen Daten, um die Berichte über unerwünschte Arzneimittelwirkungen möglichst aussagefähig zu machen.

1.2.2 Datenhalter:

Der Datenhalter ist die Arzneimittelkommission der Deutschen Ärzteschaft. An
der Datenhaltung beteiligt sind die Weltgesundheitsorganisation und das Bundesgesundheitsamt.

1.2.3 Zweck der Datenerhebung:

Zweck der Datenerhebung ist die Unterhaltung eines Spontanberichtssystems über
unerwünschte Arzneimittelwirkungen, das zur Risikominderung bei der Gabe bzw.
Einnahme von Arzneimitteln führen soll. Das Spontanberichtssystem ist als Früh-
warnsystem aufzufassen. Es erhebt keinerlei Anspruch auf Repräsentativität;
es dient lediglich dazu, bisher nicht bekannte oder in ihrem Ausmaß nicht bekannte Arzneimittelrisiken offenzulegen. Werden auf diese Weise neue Arzneimittelrisiken oder in der Häufigkeit ihres Auftretens bisher nicht beobachtete
unerwünschte Arzneimittelwirkungen bekannt, ist dies für die Arzneimittelkommission der Deutschen Ärzteschaft ein Signal. Die Arzneimittelkommission hat
dann die Möglichkeit, die Ärzte im "Deutschen Ärzteblatt" durch entsprechende
Bekanntgaben über ihre Beobachtungen zu informieren.

1.3 Dateninhalt

1.3.1 Dokumente:

Als Dokumente für die Erfassung und Auswertung von Daten unerwünschter Arzneimittelwirkungen werden von der Arzneimittelkommission erstellte und regelmäßig
im "Deutschen Ärzteblatt" abgedruckte Berichtsbogen verwendet sowie Berichtskarten, die über die Kassenärztlichen Vereinigungen an die an der kassenärztlichen Versorgung beteiligten Ärzte verteilt werden.

1.3.2 Variablenliste:

Die Berichtsbogen/-karten enthalten rd. 20 Variablen, die von den Ärzten angegeben werden können. Diese Variablen werden bei der Aufbereitung der Daten
in der Arzneimittelkommission um etwa 10 Variablen erweitert. Die wesentlichen Merkmale sind:

ABB. 1: BERICHTSKARTE (ÜBER UNERWÜNSCHTE ARZNEIMITTELWIRKUNGEN) DER ARZNEIMITTELKOMMISSION DER DEUTSCHEN ÄRZTESCHAFT

Bei dem Pat.: (Anfangsbuchst.)   m/w   Geburtsdatum: Größe: in cm   Gewicht: in kg   Beruf: Raum für weitere Bemerkungen.

wurden am: folgende Arzneimittelnebenwirkungen beobachtet: Dauer (Std., Tage)

1.

2.

3.

Bis zur Nebenwirkung wurden folg. Arzneimittel gegeben:	Tagesdosis	p.o., i.v. usw.	von (Datum)	bis (Datum)	wegen:
1. (auslös.)					
2.					
3.					
4.					
5.					

Welche dieser Mittel wurden schon früher gegeben und wie wurden sie vertragen?

Weitere nichtmedikament. Behandlung, diagn. bzw. therapeut. Eingriffe, Bestrahlung?

Grundleiden:

weitere Leiden:

Allergien und Überempfindlichkeit gegen andere Arzneimittel:

Therapie und Ausgang der Nebenwirkung(en):

ABBILDUNG 2:

Bericht über unerwünschte Arzneimittelwirkungen (auch Verdachtsfälle)
an die Arzneimittelkommission der deutschen Ärzteschaft · Haedenkampstr. 5 · 5000 Köln 41
☎ (02 21) 40 04-2 22 oder (02 21) 40 04-3 33

Bei dem Patienten (Anfangsbuchst.)	m / w Geburts- datum:	Größe: in cm	Gewicht: in kg	Beruf bei ♀ schwanger seit:

wurde(n) am:	folgende unerwünschte Arzneimittelwirkung(en) beobachtet:	Dauer (Std., Tage)
1.		
2.		
3.		

Bis zur Nebenwirkung wurden gegeben:	Tagesdosis	p. o., i. v. usw.	von (Datum)	bis (Datum)	wegen:
1. (ausl.)					
2.					
3.					
4.					

Welche dieser Mittel wurden schon früher gegeben und wie wurden sie vertragen? Wie zuvor numerieren! Lfd. Nr. genügt.

Weitere nichtmedikamentöse Behandlung, diagnostische bzw. therapeutische Eingriffe, Bestrahlung, Schrittmacher?

Grundleiden, weitere Leiden, Stoffwechselstörungen, berufliche Exposition, Genußmittelabusus, Arzneimittelmißbrauch, Diätgewohnheiten:

Allergien und Überempfindlichkeit gegen andere Arzneimittel:

Laboratoriumsdaten: Hämatologie, Harnanalyse, klin.-chem. Untersuchungen. Wenn mögl. Befundblätter beilegen!

▼ Art d. Unters.	Datum: ▶				▼ Art d. Unters.	Datum: ▶			

Therapie und Ausgang der Nebenwirkung(en): ggf. Ort und Zeit der Obduktion, wenn mögl. Obduktionsbefund beilegen!

Name und Anschrift des Arztes (Stempel):	ggf. Name und Anschrift der Klinik (Stempel):	Meldung an Gesundh.-Behörde: ja - nein Bericht an Hersteller: ja - nein

(Unterschrift)

Berichtsnummer
Patientendaten (Anfangsbuchstaben des Namens, Geschlecht, Geburtsdatum, Größe,
            Gewicht, Gravidität)
unerwünschte Arzneimittelwirkungen (mit dem Zeitpunkt des Beginns und der
            Dauer)
auslösende und begleitende Medikamente (mit Applikationsmenge, -dauer, -form,
            Grund der Arzneimittelgabe)
Grundleiden, weitere Leiden
nicht medikamentöse Behandlung
Belastungen des Patienten
Laborwerte
statistische Angaben
- Postleitzahl und Arztnummer
- Arzt und Fachrichtung
- Medikamentenwechselwirkungen
- Herstellungsfehler
- Schweregrad der unerwünschten Arzneimittelwirkungen
- Folgen der unerwünschten Arzneimittelwirkung
- Ausgang der unerwünschten Arzneimittelwirkung - Sterbedatum
- Todesursache
- Obduktionsbefund

1.4 Methodik

1.4.1 Datenerhebung:

Die Daten werden von niedergelassenen Ärzten und Klinikärzten erhoben. Auch
Apotheker sind an der Erhebung beteiligt sowie pharmazeutische Firmen, die
von Ärzten Berichte über uner- wünschte Arzneimittelwirkungen erhalten haben.
Die Arzneimittelkommission beteiligt sich an der Erhebung insoweit, als sie
Merkmale statistischen, korrigierenden oder interpretativen Charakters hinzu-
fügt.

1.4.2 Population:

Die Bezugspopulation besteht aus den in die ärztliche Praxis oder Klinik kommenden Patienten, die dort medikamentös behandelt werden.

1.4.3 Instrumente:

Die Daten werden in zwei parallel laufenden Verfahren bearbeitet. Im manuellen
Verfahren stehen Handkarteien und Hängeregistraturen zur Verfügung. Beim elektronischen Datenverarbeitungsverfahren werden für die Stapelverarbeitung Verschlüsselungsbögen als Datenbelege zur Übertragung auf Lochkarten benutzt.
Es ist auch möglich, die Daten über Datensichtgeräte direkt in den Computer
einzugeben.

1.4.4 Periodizität:

Die Daten über unerwünschte Arzneimittelwirkungen fallen laufend an. Aufgrund
des spontanen und freiwilligen Charakters des Berichtssystems schwankt die
anfallende Datenmenge in geringen Bandbreiten.

1.4.5 Zeitraum der Datenerhebung:

Der zentrale Zeitpunkt der Datenerhebung ist das Auftreten einer unerwünschten
Arzneimittelwirkung. Die Ärzte berichten entweder unmittelbar nach Beobachtung
einer unerwünschten Arzneimittelwirkung oder mit einer Zeitverzögerung. Gründe
für die Zeitverzögerung können z.B. Zeitmangel oder dem Arzt erst nachträglich
- durch Publikationen o.ä. - bedeutsam erscheinende Beobachtungen sein.

Die Berichte über unerwünschte Arzneimittelwirkungen von Apothekern und pharmazeutischen Firmen gehen in periodischen Abständen bei der Arzneimittelkommission ein.

Die Arzneimittelkommission vervollständigt die Datenerhebung möglichst unmittelbar, nach -dem die Berichtsbögen/-karten bei ihr eingegangen sind. Der Zeitraum, bis zu welchem die Datenerhebung endgültig abgeschlossen ist, nimmt ca.

zwei Wochen bis sechs Monate in Anspruch. Die Zeitdauer ist unter anderem abhängig vom Eingangsdatum der Berichtsbögen/-karten bei der Arzneimittelkommission, von dem Zeitaufwand, der evtl. für Rückfragen bei den berichtenden Ärzten
notwendig wird, usw.

1.4.6 Datenaufbereitung:

Die bei der Arzneimittelkommission der Deutschen Ärzteschaft eingehenden Berichte über unerwünschte Arzneimittelwirkungen werden eingehend bearbeitet.
Die berichtenden Ärzte erhalten ausführliche schriftliche Stellungnahmen zu
ihren Beobachtungen. Diese Stellungnahmen werden unter anderem mit Literatur-
hinweisen und Angaben über bereits aufgetretene ähnliche Verdachtsfälle versehen. Dieser Teil der Datenbearbeitung macht den umfangreichen Informations-
und Beratungsdienst aus.

Parallel zu diesen Vorgängen werden aus den Erhebungsbögen, das heißt den Be-
richtsbögen/ -karten, nach Vervollständigung der Datenerhebung Informationen
in Handkarteien übertragen. Die Medikamentenkartei enthält Medikamente mit
ihren Handelsnamen und unerwünschte Arzneimittelwirkungen, die durch diese
Medikamente vermutlich ausgelöst wurden. Eine andere Handkartei erfaßt die
Namen und Adressen der berichtenden Ärzte, geordnet nach Postleitzahlbereichen.
Die Daten aus den Berichtsbögen/- karten werden nach ihrer Vervollständigung
auf Verschlüsselungsbögen übertragen, die dann entweder im Stapelbearbeitungs-
verfahren auf Lochkarten transformiert und in den Computer eingelesen werden.
Es besteht auch die Möglichkeit, die Daten aus den Berichtsbögen/ -karten di-
rekt über Datensichtgeräte in den Rechner zu übertragen.

Nachdem die Daten verschiedene Prüfprogramme durchlaufen haben, stehen sie
zur Abfrage bereit. Es kann nach einzelnen Variablen abgefragt werden, z.B.
nach aufgetretenen unerwünschten Arzneimittelwirkungen in Zusammenhang mit
bestimmten Medikamenten; es kann weiter gefragt werden nach der Herkunft von
Berichten über unerwünschte Arzneimittelwirkungen, z.B. aus welchem Fachbe-
reich oder aus welchem geographischen Teil der BRD sie stammen. Es gibt darüber
hinaus zahlreiche andere Kombinationsmöglichkeiten, jedoch ist das System noch
nicht vollständig ausgereift.

Insgesamt sind seit Beginn des Meldesystems im Jahre 1963 23.198 Meldungen
erfaßt worden (Stand 12.3.81). In den vergangenen fünf Jahren ergab sich folgendes Aufkommen an Meldungen:

Jahr	1976	1977	1978	1979	1980
Anzahl	2.042	3.032	2.861	2.335	2.926

1.4.7 Archivierung:

Alle Daten, die bei der Arzneimittelkommission der Deutschen Ärzteschaft über
unerwünschte Arzneimittelwirkungen eingegangen sind und dort weiterverarbeitet
wurden, stehen sowohl in Handkarteien und Hängeregistraturen sowie auf Magnetbändern zur Verfügung. Die computergerechte Archivierung besteht etwa seit
1970, die manuelle Archivierung seit 1963. Alle Daten sind in ihrer ursprünglichen Form erhalten und werden nicht gelöscht.

1.5 Verfügbarkeit

1.5.1 Form der Datenträger:

Die Daten über unerwünschte Arzneimittelwirkungen existieren in Handkarteien,
Hängeordnern, auf Lochkarten und Magnetbändern.

1.5.2 Zugänglichkeit:

Die Daten über unerwünschte Arzneimittelwirkungen sind direkt nur der Arzneimittelkommission der Deutschen Ärzteschaft zugänglich. In anonymisierter Form
werden die Daten auch der Weltgesundheitsorganisation und dem Bundesgesundheitsamt zugänglich gemacht.

1.5.3 Veröffentlichungen:

Es existieren keine regelmäßigen Veröffentlichungen über die bei der Arzneimittelkommission der Deutschen Ärzteschaft eingehenden Daten. Fallweise veröffentlicht die Arzneimittelkommission Bekanntgaben bzw. Warnhinweise im "Deutschen Ärzteblatt", denen zumeist, wenn auch nicht ausschließlich, Daten aus dem spontanen Berichtssystem zugrundeliegen.

Einige Übersichtsbeiträge über Daten aus dem spontanen Berichtssystem sind in verschiedenen medizinischen Fachzeitschriften publiziert worden.

1.5.4 Aggregationsgrad:

Die Daten bestehen auf Datenträgern gespeichert in Individualform. In dieser Form werden sie auch, allerdings anonymisiert, weitergegeben an die Weltgesundheitsorganisation und das Bundesgesundheitsamt. Veröffentlichungen enthalten grundsätzlich nur aggregierte Daten über unerwünschte Arzneimittelwirkungen.

1.5.5 Linkage:

Verbindungen mit Daten über unerwünschte Arzneimittelwirkungen aus anderen Ländern, die an der internationalen Erfassung unerwünschter Arzneimittelwirkungen der Weltgesundheitsorganisation teilnehmen, sind möglich. Diese Verbindungen können über bestimmte Merkmale bzw. Merkmalskombinationen hergestellt werden.

SCHWANGERSCHAFTSABBRUCHSTATISTIK

SCHWANGERSCHAFTSABBRUCHSTATISTIK

von JOHANNES KORPORAL und KONRAD W.TIETZE

1. Kurzfassung

1.1 Kurzbezeichnung der Datenquelle:

Bundesstatistik über Schwangerschaftsabbrüche.

1.2 Institutionen

1.2.1 Datenerheber:

Datenerheber sind Ärzte in Praxis, Ambulanz oder Klinik, die einen legalen
Abbruch einer Schwangerschaft vorgenommen haben.

1.2.2 Datenhalter:

Datenhalter ist das Statistische Bundesamt.

1.2.3 Zweck der Datenerhebung:

Die statistische Erhebung der Schwangerschaftsabbrüche soll Aufschluß über
den Umfang und die regionale Struktur des Geschehens geben. Sie soll die betroffenen Frauen hinsichtlich sozialer Merkmale und der rechtlichen Kategorie
des Abbruchs erfassen, die medizinischen und sozialen Auswirkungen der Unter-
brechungspraxis abschätzbar machen, die Prognose von Entwicklungen gestatten
und die Grundlage für gesundheitspolitische Maßnahmen sein.

1.3 Dateninhalt

1.3.1 Dokumente:

Der Bundesstatistik liegt ein Zählblatt des Statistischen Bundesamts zugrunde
Das Formblatt ist seit dem Beginn dieser Statistik nicht verändert worden;
die Beantwortung durch die Ärzte wurde jedoch in einem wesentlichen Punkt geändert (Wegfall des Arztstempels).

1.3.2 Variablenliste:

Mit dem Zählblatt des Statistischen Bundesamts werden Angaben zur Person der
Schwangeren, zum Abbruch, sowie Merkmale des Arztes erhoben.

Daten zur Person der Schwangeren, die vom unterbrechenden Arzt erhoben werden
müssen, betreffen das Alter, den Familienstand und den Wohnsitz (gewöhnlicher
Aufenthaltsort). Die Zahl der von der schwangeren Frau versorgten ledigen und
unter 18jährigen Kinder oder, wenn diese pflegebedürftig sind, auch der älteren
Kinder, wird danach aufgeschlüsselt, ob sie bei der Mutter leben oder nicht.

Die Zahl der vorausgegangenen Schwangerschaften wird nach deren Beendigung
als Lebendgeburt, Abbruch, Fehl- oder Totgeburt erfaßt. Angaben zum Schwangerschaftsabbruch selbst betreffen zunächst die rechtliche Begründung, die in
der Form der allgemein-medizinischen, psychiatrischen, eugenischen und ethischen Indikation sowie der sonstigen schweren Notlage erhoben wird.

Die Schwangerschaftsdauer soll in Wochen nach der letzten Menstruation angegeben werden. Die Art des Eingriffs wird als Curettage, Vakuumaspiration,
vaginale oder abdominale Hysterotomie, Hysterektomie oder als medikamentöser
Abbruch und unter allgemeiner oder lokaler Anästhesie dokumentiert.

Mehrfachnennungen sind bei den beobachteten Komplikationen (Zervixriß, Uterus-
perforation, Blutverlust von mehr als 500 ml, Blutübertragungen, Nachblutungen,
Allgemeininfektionen, Fieber über 38 Grad C, Salpingitis, Parametritis, Throm-
bose-Embolie, Narkosezwischenfall, Tod) möglich. Der als Komplikation eines
Schwangerschaftsabbruchs eingetretene Tod ist nach der Todesursache zu bezeichnen. Als Institutionen, in denen der Schwangerschaftsabbruch vorgenommen wird,
werden Fachkrankenhäuser bzw. Fachabteilungen für Gynäkologie und Geburtshilfe,

sonstige Krankenhäuser, gynäkologische Praxen oder sonstige zugelassene Einrichtungen genannt.

Schließlich wird nach dem postoperativen Aufenthalt in der Institution, in der der Eingriff vorgenommen wurde, oder nach einer Verlegung zur Weiterbehandlung gefragt. Zusätzlich werden das Datum des Abbruchs und der Wohnort des abbrechenden Arztes erhoben. Nur 1976 waren die Unterschrift und der Arztstempel für Rückfragen und zur Auswertung verfügbar.

1.4 Methodik

1.4.1 Datenerhebung:

Die Datenerhebung ist bei jedem legalen Schwangerschaftsabbruch seit Mitte 1976 vorgesehen. Wegen der kurzen Laufzeit dieser Statistik und der Probleme im Umgang mit dem reformierten Paragraphen 218 StGB (JESCHEK 1978) ist zu vermuten, daß der Prozeß der Datenerhebung bislang noch wenig einheitlich verläuft.

1.4.2 Population:

Über die soziale und demographische Struktur derjenigen unter allen Frauen mit einem Abbruch, die mit der Schwangerschaftsabbruchstatistik erfaßt werden, ist aus naheliegenden Gründen wenig bekannt.

1.4.3 Erhebungsinstrument:

Erhebungsinstrument ist das Zählblatt für Schwangerschaftsabbrüche des Statistischen Bundesamts, das auf der Rückseite Kurzhinweise für den ausfüllenden Arzt enthält. Das Zählblatt ist als ablochfähiger Beleg erstellt.

1.4.4 Periodizität:

Meldungen über Schwangerschaftsabbrüche sind vom Datenerheber selbst bis zum Ende des Kalendervierteljahres direkt dem Statistischen Bundesamt zu senden.

1.4.5 Zeitraum der Datenerhebung:

Es handelt sich um eine seit 1976 fortlaufend durchgeführte Datenerhebung, deren Ausschöpfung sich seither offensichtlich verbessert hat.

1.4.6 Datenaufbereitung:

Nach der manuellen Prüfung auf Vollständigkeit - Rückfragen bei den unterbrechenden Ärzten sind seit 1977 ausgeschlossen -, dem Signieren und nach Plausibilitätskontrollen werden die Daten vierteljährlich ausgewertet. Über Art und Tiefe der Plausibilitätskontrollen ist nichts bekannt. Vermutlich handelt es sich um formale Prüfungen.

1.4.7 Archivierung:

Die Daten werden im Statistischen Bundesamt aufbewahrt. Es ist nicht bekannt, ob und wie lange die Originalbelege aufbewahrt werden.

1.5 Verfügbarkeit

1.5.1 Form der Datenträger:

Die Daten sind auf Magnetbändern gespeichert.

1.5.2 Zugänglichkeit:

Zählkarten und Bänder stehen dem Datenhalter zur Auswertung zur Verfügung. Entsprechend dem Gesetz über die Bundesstatistik sind sie Dritten nicht zugänglich.

1.5.3 Veröffentlichungen:

Das STATISTISCHE BUNDESAMT (1977-1979) veröffentlicht Ergebnisse der statistischen Auswertung seit 1976 in einer eigenen Reihe (Fachserie 12, Gesundheitswesen, Reihe 3, Schwangerschaftsabbrüche). Aufsätze finden sich in "Wirtschaft
und Statistik". Die vom Statistischen Bundesamt veröffentlichten Vierteljahres-
und Jahresdaten werden nach den Merkmalen der Person und des Abbruchs für das
Bundesgebiet insgesamt, für die Bundesländer und für ausgewählte Großstädte
in gleichbleibendem Tabellenprogramm publiziert.

1.5.4 Aggregationsgrad:

Die Informationen liegen in Form arztbezogener Individualdaten (1976) bzw.
regional anonymisierter Daten vor. Sie werden für die Veröffentlichung zeitlich, regional und hinsichtlich weiterer Auswertungsmerkmale aggregiert.

1.5.5 Linkage:

Eine Zusammenführung der Daten mit anderen Datenbeständen oder eine fallbezogene Sortierung ist nicht vorgesehen und wegen fehlender Identifikationszahl nicht möglich.

2. Langfassung

Die Bedeutung der Bundesstatistik über Schwangerschaftsabbrüche

Im Zusammenhang mit der Reform der rechtlichen Grundlagen des Schwangerschaftsabbruchs (5. Gesetz zur Reform des Strafrechts vom 18.6.1974 (Bundesgesetzblatt
I,S. 1297) in der Fassung des 15. Strafrechtsänderungsgesetzes vom 18.5.1976
(Bundesgesetzblatt I, S. 1213)) wurde in Artikel 4 des 5. Strafrechtsreformge-
setzes eine Bundestatistik in diesem Bereich definiert. Sie basiert auf der
im Sonderausschuß für die Strafrechtsreform erarbeiteten Fassung des 5. Gesetzes zur Reform des Strafrechts (DEUTSCHER BUNDESTAG 1974, Drucksache 7/1981,
S. 30). Sie trägt der Tatsache Rechnung, daß Zahlen über Schwangerschaftsabbrüche aus der Bundesrepublik und Berlin (West) nur auf regional geführte Gut-
achterstatistiken und eine Landesstatistik bezogen werden konnten (STÜRZBECHER,
1978).

Mit dieser neuen Bundesstatistik soll den Behörden "umfassendes Material aus
dem gesamten Bundesgebiet" zur Verfügung gestellt werden. Die Statistik soll
Aufschluß über "Hauptursachen für den Wunsch nach Schwangerschaftsabbruch"
geben und zeigen, wie sich die "Praxis des Schwangerschaftsabbruchs weiter
entwickelt, welche medizinischen und soziologischen Auswirkungen diese Praxis
hat und zu welchen gesundheitspolitischen Maßnahmen sie Anlaß gibt" (DEUTSCHER
BUNDESTAG 1974, Drucksache 7/1981 neu, S. 19, 20).

Durch den Sonderausschuß wurde angeregt, beim Bundesminister für Jugend, Familie und Gesundheit eine Sachverständigenkommission einzusetzen, welche die
Erfahrungen mit der Praxis des reformierten Paragraphen 218 StGB unter ausdrücklichem Rückgriff auf das neue statistische Material sammelt und auswertet.
Die Bundesregierung hat den ersten Erfahrungsbericht dieser Kommission Anfang
1980 zugänglich gemacht (DEUTSCHER BUNDESTAG 1980, Drucksache 8/3630). Unserer
Meinung nach haben die aus verschiedenen Bereichen kommenden Sachverständigen
eine umfassende und realistische Einschätzung der Verhältnisse gegeben.

Die Bundesdrucksache stellt zunächst die rechtlichen Grundlagen und die Ausfüh-
rungsbestimmungen der Länder dar. Einer kurzen Schilderung der Rechtsgeschichte
folgt eine breite Darstellung der Reformdiskussion und des gesellschaftlichen
Zusammenhangs, in dem das Gesetz erscheint. Hier werden bereits die Schwierigkeiten bei der Indikationsstellung genannt, die in Kapitel 3 aus den dort wiedergegebenen statistischen Zahlen ersichtlich werden.
Drei der vier Indikationsarten verlangen eine soziale Beratung. Die Beratungs-
situation wird aus der Sicht der Institutionen (Selbsthilfe-, Beratungsgruppen,
freie Träger, öffentliche Träger) und aus der Sicht des Klientels beschrieben.

Der folgende Teil ist den einzelen Indikationen und ihrem konkreten Hintergrund gewidmet. Die Kapitel 6 und 7 erläutern die Einrichtungen für den Schwangerschaftsabbruch und die unterschiedlichen Einstellungen ihrer Träger sowie
die besonderen ärztlich-medizinischen Aspekte des Abbruchs.

Ausführlich werden danach die verschiedenen Aspekte der Familienplanung diskutiert, während Kapitel 9 mutmaßliche Gründe und Theorien zum Versagen präventiver Konzepte untersucht. Kosten der Reform und soziale Hilfen als flankieren-
de Maßnahmen sind die Themen der nächsten beiden Abschnitte. Offizielle Stellungnahmen und Äußerungen gesellschaftlich relevanter Gruppen, Reaktionen und
Erwartungen folgen im 12. Kapitel. Die weiteren Teile der Drucksache behandeln
Erfahrungen und Entwicklungen im Ausland und in der DDR. Abschließend wird
eine zusammenfassende Bewertung des Berichtes gegeben. Für die Entwicklung
der Schwangerschaftsabbruchstatistik als Datenquelle für die Epidemiologie
ist dabei die Forderung nach stärkerer Motivierung zur korrekten Meldung durch
die Ärzte in Fort- und Weiterbildung bedeutsam.

Im Hinblick auf die derzeitige Beurteilung der Datenquelle für die Epidemiologie und Sozialmedizin sollen an dieser Stelle zwei Problembereiche herausge-
griffen werden: die regionale Verteilung der Indikationen und die Meldeintensität.

2.1 Methodik

Im Verlauf der Entwicklung der neuen Bundesstatistik wurde dem ursprünglichen
Entwurf nur die Frage nach der Staatsangehörigkeit oder dem gewöhnlichen Aufenthaltsort der schwangeren Frau hinzugefügt. Nach Auffassung des Sonderaus-
schusses für die Strafrechtsreform ist der Merkmalskatalog "ein Minimum dessen,
was für eine Überprüfung erforderlich ist". Die erfaßten Merkmale bleiben erheblich hinter dem zurück, was die Weltgesundheitsorganisation an Datenerfassung für erforderlich hält (DEUTSCHER BUNDESTAG 1974, Drucksache 7/1981 neu
S. 19). Vor allem das Fehlen von Daten, welche die sozialstrukturelle Dimension des Geschehens zu analysieren erlauben würden, vermindert den Wert der
Statistik. In Artikel 4 wird vorgeschrieben, daß der Arzt, der den Abbruch
vorgenommen hat, bis zum Ende des laufenden Kalendervierteljahres Auskunft
über den Abbruch an das Statistische Bundesamt zu erteilen hat. Beispielhaft
für die Problematik der Erfassung der in der Kurzfassung genannten Merkmale
soll hier das Merkmal "Grund des Schwangerschaftsabbruchs" besprochen werden.

Durch diese Darstellung werden die wesentlichen Schwierigkeiten beim Umgang
mit dieser Bundesstatistik deutlich. Der Grund des Schwangerschaftsabbruchs
wird entsprechend den vier im Gesetzestext genannten Bereichen von Indikationen (§ 218a, Absatz 1, Ziff. 2 und Absatz 2, Ziff. 1-3) für die Bundesstatistik erweitert. Hier werden die Merkmale "allgemein medizinisch", "psychia-
trisch", "eugenisch" (die Entstehung von Mißbildungen betreffend), "ethisch"
(Folge einer rechtswidrigen Tat nach § 176-179 StGB) und "sonstige schwere
Notlage" erfaßt.

Als eine allgemeine medizinische Indikation gilt z.B. ein Zustand nach Lungen-
arterienembolie oder eine schwere Zuckerkrankheit (DEUTSCHER BUNDESTAG, Drucksache 8/3630, S. 78 und 79).

Die psychiatrische Indikation soll z. B. der reaktiven Verschlechterung depres-
siver Zustände und dem drohenden Selbstmord Rechnung tragen.

Die eugenische Indikation hat insofern an Bedeutung gewonnen, als in begründeten Fällen im 4. Schwangerschaftsmonat aus dem Fruchtwasser Chromosomenschäden
mit Mißbildungsfolgen diagnostiziert werden können. Virale und andere Mißbil-
dungsgenesen sollen hier ebenso berücksichtigt werden.

Die bei der ethischen Indikation gemeinte Folge einer rechtswidrigen Tat ist
eine Schwangerschaft nach Vergewaltigung.

Bei der Notlagen-Indikation soll nicht nur die finanzielle Situation der Frau
Berücksichtigung finden, sondern auch ihre Lebenssituation und individuelle
Belastbarkeit. Als Beispiel seien die Indikationen zum Abbruch bei Minderjäh-
rigen in Ausbildung oder bei Frauen mit Partnerschaftskonflikten genannt.

Es besteht insofern ein Unterschied zum Inhalt und zur Form des Gesetzestextes,
als die medizinische Indikation in eine allgemein- medizinische und eine psychiatrische aufgeteilt wurde. An die Einteilung, die der Gesetzestext vorsieht,
hält sich auch der Kommentar der Sachverständigenkommission zu den Indikationen
(DEUTSCHER BUNDESTAG 1980, Drucksache 8/3630, S. 76-83). Zu Recht wird dort

die Meinung vertreten, daß nicht etwa "Gründe" erfaßt werden können, sondern
ausschließlich Begründungen.

Die vorliegenden ersten Statistiken zeigen tatsächlich, daß offensichtlich
verschiedene Begründungen in den einzelnen Bundesländern, aber auch in einzelnen Großstädten vorgenommen werden. Diese Begründungen könnten Abbilder gesellschaftlicher und politischer Einflüsse sein.

Für die einzelnen Bundesländer werden verschieden hohe Abbruchraten gemeldet.
Bezogen auf 10.000 Geborene beträgt die in Rheinland-Pfalz gemeldete Abbruch-
rate 1/5 des Bundesdurchschnittes, während diese in Berlin dreimal so hoch
wie der Bundesdurchschnitt ist. Die Häufigkeitsverteilung der Fälle nach den
einzelnen Indikationen muß ebenfalls vor dem Hintergrund unterschiedlicher
administrativer und gesellschaftlicher Praxis gesehen werden. Von allen Indikationen wurde 1977 in Rheinland-Pfalz die "sonstige schwere Notlage" zu 37,5%
angegeben, die "allgemein-medizinische Indikation" zu 47,5 %. In Berlin lag
im gleichen Jahr die Verteilung der Indikationen in ihrer Häufigkeit genau
entgegengesetzt mit 73,7 % bei den Notlagen und mit 17,1 % bei der allgemein-
medizinischen Begründung. Alle anderen Indikationen weisen ebenfalls regionale
Unterschiede in der Häufigkeit auf. Derartige Unterschiede mit einer verschiedenen sozialen Situation der Bewohner dieser beiden Länder begründen zu wollen,
ist nicht plausibel.

Die regionale Verteilung der Indikationen legt es also nahe anzunehmen, daß
sich der medizinische oder soziale Zusammenhang des Abbruchgeschehens in unterschiedlicher Form in den jeweiligen Kategorien abbildet.

So kann z. B. das Fehlen einer - bis 1970 in der Approbationsordnung nicht
enthaltenen - sozialmedizinischen und psychologischen Ausbildung verständlich
machen, daß bei Ärzten besonders im Umgang mit der Indikation "sonstige schwer-
wiegende Notlage" erhebliche Unsicherheiten und Probleme bestehen können. Vereinzelt führte diese Unsicherheit zu der Forderung, Kriterien dieser Notlagen
gesetzlich zu fixieren.
Die gesetzlichen Vorschriften und Richtlinien der Länder über die Zulassung
von Einrichtungen für den Schwangerschaftsabbruch weisen noch deutlicher auf
die verschiedenen Grundlagen und institutionellen Voraussetzungen der Bundesstatistik in den Ländern hin. In einigen Bundesländern sind Einrichtungen zum
Schwangerschaftsabbruch außerhalb von Kliniken nicht zugelassen. Das Gesetz
sieht vor (§ 218 b. Ansatz 1, Ziff. 1 StGB)
....daß die Schwangere sich mindestens drei Tage vor dem Eingriff wegen der
Frage des Abbruchs ihrer Schwangerschaft an einen Berater ... gewandt hat und
dort über die zur Verfügung stehenden öffentlichen und privaten Hilfen für
Schwangere, Mütter und Kinder beraten worden ist, insbesondere über solche
Hilfen, die die Fortsetzung der Schwangerschaft und die Lage von Mutter und
Kind erleichtern,...

In den entsprechenden Richtlinien des Landes Schleswig-Holstein wird betont,
daß der Abbruch keine "Methode der Geburtenregelung" sei, die Richtlinien von
Bremen sehen im persönlichen Gespräch einen Schwerpunkt der Beratung. Im Saarland wird die Konfliktbewältigung nach eingehender Aussprache hervorgehoben.
Im bayerischen Gesetz über die soziale Beratung schwangerer Frauen heißt es
im Artikel 3, Ziel der Beratung: "(1) Die Beratung dient dem Schutz des unge-
borenen Lebens und der Sorge für die Schwangere. (2) Die Beratung soll dazu
beitragen, eine bestehene Not- oder Konfliktlage zu bewältigen und das Austra-
gen der Schwangerschaft sowie die Lage von Mutter und Kind zu erleichtern."
So bestimmen wahrscheinlich die unterschiedlichen Richtlinien und Ausführungs-
bestimmungen der Länder zum Schwangerschaftsabbruch und die in ihnen enthaltenen Normen das Geschehen erheblich.

Zusammenfassend muß festgestellt werden, daß die Bundesstatistik der Schwangerschaftsabbrüche die zum Abbruch führenden Ursachen nicht angemessen widerspie-
gelt. Trotzdem kann sie der epidemiologisch-sozialmedizinischen Forschung nutzen, weil sie Aufschlüsse über die unterschiedliche Versorgungsstruktur im
Zusammenhang differenter Inanspruchnahmeraten in den einzelnen Bundesländern
liefert.

Ergänzend müssen an dieser Stelle noch einige Bemerkungen zur Meldehäufigkeit
gemacht werden. In den Mitteilungen des Statistischen Bundesamtes über Schwan-

gerschaftsabbrüche (STATISTISCHES BUNDESAMT; 1979, Fachserie 12, Reihe 3,
S. 9) wird auf die von Quartal zu Quartal steigenden Abbruchziffern hingewiesen. Dieser Befund wird nicht als eine wirkliche Zunahme der Abbrüche gedeutet,
sondern er ist einer erhöhten Meldeintensität zuzuschreiben. Zuvor hatte STÜRZ-
BECHER die für Berlin 1976 und 1977 ausgewiesenen Zahlen der Bundesstatistik
mit Schwangerschaftsabbruchzahlen verglichen, die in einer ereignisbezogenen
Statistik der Berliner Krankenhäuser gemeldet worden waren (STÜRZBECHER, 1978,
S. 64). Die Zahlen der Bundesstatistik betrugen nur etwas mehr als die Hälfte
derjenigen, die in der Berliner Statistik erfaßt worden waren.

Eine Umfrage des Bremer Senators für Gesundheit und Umweltschutz an allen Bre-
mer Krankenhäusern und den zum Schwangerschaftsabbruch in Bremen zugelassenen
Einrichtungen ergab, daß die in der Bundesstatistik für Bremen ausgewiesenen
Zahlen um 30 % bis 40 % unter den in Bremen ermittelten Abbruchzahlen lagen
(SENATOR FÜR GESUNDHEIT UND UMWELTSCHUTZ, 1979, S. 1 ff).

Die Umfrage in Bremen weist auf ein weiteres Defizit der Bundesstatistik hin.
Als ausschließlich ereignisbezogene Statistik gestattet sie nur Aussagen über
die Region, in der der Abbruch vorgenommen wurde. Wohnortbezogene Aussagen
über die Schwangerschaftsabbrüche sind nicht möglich. Die Umfrage des Senators
für Gesundheit und Umweltschutz in Bremen ergab, daß 1977 und 1978 ungefähr
25 % der Frauen, die einen Schwangerschaftsabbruch durchführen ließen, aus
Niedersachsen kamen.

Die Sachverständigenkommission hat sich ebenfalls mit dem Problem der Untererfassung beschäftigt. Bemerkenswert ist der Vergleich der Bundesstatistik mit
den abrechnungsbezogenen Daten der RVO-Kassen. Sie liegen über denjenigen der
Bundesstatistik.

2.2 Benutzung der Daten

Die Strafrechtsreform des § 218 steht vier Jahre nach Inkrafttreten unvermindert im Mittelpunkt des öffentlichen Interesses und der öffentlichen Diskussion. Es ist deswegen nicht verwunderlich, wenn keine Seite sich der Versuchung
entziehen kann, die Statistik zur Stützung der eigenen Argumentation zu benutzen. So hat die steigende Zahl der Meldungen über Abbrüche eine Reihe von ge-
sundheits- und bevölkerungspolitischen Stellungnahmen hervorgerufen.

Es haben aber nicht nur die "Kommission zur Auswertung der Erfahrungen mit
dem reformierten § 218 des Strafgesetzbuches", sondern auch die einzelnen Länder die vorliegenden Zahlen kritisch und ohne politische Bewertung bearbeitet.
Man darf annehmen, daß z. B. die Zulassungspraxis von einer solchen Bearbeitung
abhängt.

2.3 Perspektiven

Für die Zukunft ist eine Verbesserung der Meldeintensität zu erwarten. Es ist
zu hoffen, daß sich schließlich die gemeldete Rate mit der wirklichen decken
wird. Damit ist auch eine höhere Verläßlichkeit der Daten erreicht, und die
Bundesstatistik könnte ihrer Zielfunktion besser entsprechen.

Eine entscheidende Verbesserung für die epidemiologisch-sozialmedizinische
Forschung wäre die Einführung von Merkmalen zum sozio-ökonomischen Hintergrund
der Schwangeren. Das STATISTISCHE BUNDESAMT weist 1979 nachdrücklich auf diesen
Mangel hin und nennt auch andere wünschenswerte Änderungen der Erfassung (STA-
TISTISCHES BUNDESAMT, 1979, S. 9 und 10). Wenn ein Ziel dieser Statistik eine
Analyse sozial- und gesundheitspolitischer Auswirkungen sein soll, dann müssen
auch geeignete sozialwissenschaftliche Kategorien vorhanden sein. Als solche
erscheinen unverzichtbar: Haushaltsgröße, Einkommensgrößenklassen, Schul -und
Berufsbildung, Berufstätigkeit und die arbeitsrechtliche Stellung.

Schon durch Berücksichtigung dieser sozialen und sozialstrukturellen Merkmale
ließe sich der Wert dieser Statistik - trotz aller Einschränkungen und trotz
der geschilderten Schwierigkeiten bei der Interpretation - zur Analyse von
Versorgungsstrukturen und gesundheitspolitischen Entwicklungen erheblich steigern.

Literatur:

Deutscher Bundestag 1974:
	Erster Bericht des Sonderausschusses für die Strafrechtsreform zu dem
	von den Fraktionen der SPD, FDP eingebrachten Entwurf eines 5. Gesetzes
	zur Reform des Strafrechts (5. StrRG) - Drucksache 7/375 -. Drucksache
	7/1981.
Deutscher Bundestag 1974:
	Erster Bericht des Sonderausschusses für die Strafrechtsreform zu dem
	von den Fraktionen der SPD, FDP eingebrachten Entwurf eines 5. Gesetzes
	zur Reform des Strafrechts (5. StrRG) - Drucksache 7/375 -. Drucksache
	7/1981 (neu).
Deutscher Bundestag 1980:
	Unterrichtung durch die Bundesregierung: Bericht der "Kommissionen zur
	Auswertung der Erfahrungen mit dem reformierten § 218 des Strafgesetzbu-
	ches". Drucksache 8/3630.
Jescheck, H.H. 1978:
	Strafgesetzbuch, München, 1978, 18. Auflage
Senator für Gesundheit und Umweltschutz Bremen 1979:
	Erfahrungsberichte über den Vollzug des § 218 StGB im Lande Bremen in
	den Jahren 1977 und 1978, Bremen
Statistisches Bundesamt 1977 - 1979:
	Gesundheitswesen. Fachserie 12, Reihe 3: Schwangerschaftsabbrüche
	1976 - 1978 Kohlhammer Verlag, Stuttgart
Stürzbecher, M. 1978:
	Zur Statistik der Fehlgeburten und Schwangerschaftsabbrüche in Berlin
	(West), in: Berliner Statistik, Heft 3 1978, S. 59 - 64

KOSTEN DES GESUNDHEITSSYSTEMS

GESUNDHEITSAUSGABEN

von KLAUS-DIRK HENKE

1. Daten und Methodik

1.1 Daten

(1) Informationen zu den Gesundheitsausgaben stammen aus zahlreichen Quellen
und sind je nach Betrachtungsweise unterschiedlich strukturiert.

(2) Ausgabedaten werden stufenweise und von verschiedenen Organisationen aggregiert.

(3) Die Daten zur Bestimmung der Gesundheitsausgaben fallen bei den Leistungserbringern (Ärzten, Krankenhäusern, Apotheken etc.) an und werden dann
von den kassenärztlichen Vereinigungen, Krankenkassen, Apothekenrechenzentren etc. auf der ersten Stufe aggregiert. Dort werden die Ausgabenstatistiken für die Kostenrechnung, Leistungsvergütung und für Verwaltungszwecke erstellt. Sie dienen den Kassen darüber hinaus als Orientierungs-
größe bei der Beitragsbemessung. Die Ausgabenstatistiken werden von den
Landes- und Bundesverbänden, getrennt nach Kassenarten, zusammengeführt
und durch das Bundesministerium für Arbeit und Sozialordnung für alle
gesetzlichen Krankenkassen zusammengefaßt. Darüber hinaus führt das Statistische Bundesamt für die Jahre ab 1970 alle öffentlichen und privaten
Gesundheitsausgaben (öffentliche Haushalte, Ausgaben der GKV, Renten-,
Unfallversicherung, Private Krankenversicherung, Arbeitgeber und private
Haushalte) nach Ausgabenträgern, Ausgaben- und Leistungsarten in einer
Statistik zusammen.

(4) Die Gesundheitsausgaben werden zusammengefaßt und nach unterschiedlichen
Aggregationsstufen in den Geschäftsberichten einzelner Krankenkassen, der
Landes- und Bundesverbände der Einzelkassen sowie in den Veröffentlichungen der Kassenärztlichen Vereinigungen, sowie anderer Ausgabenträger (Rentenversicherung, Unfallversicherung, Gebietskörperschaften etc.) veröffentlicht.

(5) Die Veröffentlichungen unterscheiden sich nach organisatorischen,
leistungsrechtlichen Kriterien und nach Merkmalen der Versicherten. Bei
den mehr organisatorisch und leistungsrechtlich orientierten Ausgabenstatistiken handelt es sich um eine Ausgabengliederung nach:

- Ausgabenarten
- Ausgabenträgern
- Leistungsarten
- Leistungsträgern
- Kassenarten und
- Versicherten.

Bei der Einteilung je Versicherten innerhalb der gesetzlichen Krankenversicherung erfolgt die Unterteilung in der Regel nach:

- Rentnern
  -- ohne Familienangehörige
  -- mit Familienangehörigen
- Mitgliedern (ohne Rentner)
  -- Pflichtmitglieder
  -- Beitragszahler (Stammversicherte)
  -- Familienangehörige
  -- Freiwillige Mitglieder
  -- Beitragszahler (Stammversicherte)
  -- Familienangehörige.

Seltener werden die Ausgaben nach Merkmalen unterteilt, die direkt für eine Effizienzbeurteilung von Bedeutung wären. Dazu zählen - neben den bereits verwendeten Einteilungen - Gruppierungen nach der Art ärztlicher Verrichtungen sowie nach Krankheitsarten. Auch die Untergliederung nach demographischen (Alter, Geschlecht, Familienstand etc.) und sozioökonomischen Variablen (Einkommen, Beruf, etc.) wird nur selten vorgenommen.

(6) Daten über Gesundheitsausgaben existieren bei den obengenannten Ausgabenträgern und auf den verschiedenen Aggregationsebenen. Ausgabendaten der GKV insgesamt sind in der Sozialdatenbank gespeichert; für alle Ausgabendaten faßte das Statistische Bundesamt die Daten in einem Bericht zusammen, der fortgeschrieben werden soll.

<u>1.2 Methodik</u>

(1) Dokumente und Abrechnungspositionen (Leistungsnummern) sind in der ambulanten Versorgung einheitlich, jedoch erfolgt eine Bewertung nach Kassen getrennt. In der stationären Versorgung erfolgt die Abrechnung gemäß Pflegesatzverordnung einheitlich für alle Kassen.

(2) Die Datenentstehung ist uneinheitlich, da kassenspezifische Richtlinien vorliegen.

(3) Einzelne Elemente der Kostenrechnungen von niedergelassenen Ärzten werden aggregiert in der alle vier Jahre durchgeführten Kostenstrukturerhebung des Statistischen Bundesamtes. Kostenrechnungen der Krankenhäuser liegen nur vereinzelt und in uneinheitlicher Form vor. Informationen sind über das Deutsche Krankenhausinstitut Düsseldorf erhältlich.

(4) Bei der Bestimmung der öffentlichen Gesundheitsausgaben stellt sich auch die Frage einer Einbeziehung der Steuerbefreiung und Steuervergünstigungen im Gesundheitssektor. Würden an ihrer Stelle Ausgaben vorgenommen, wäre die Einbeziehung unbestritten. Es handelt sich u.a. um die Steuerfreiheit der Krankenhäuser, die Mehrwertsteuerfreiheit der Krankenhäuser, die Mehrwertsteuerfreiheit ärztlicher Umsätze sowie die steuerliche Sonderbehandlung der Krankenversicherungsbeiträge.

(5) Die Aufbereitung der Daten erfolgt quartalsweise bis jährlich.

(6) Die Zurechnung der Ausgaben auf Personen (Leistungsberechtigte und Leistungsnehmer) ist bisher nur ansatzweise möglich; daher rühren u.a. auch Schwierigkeiten in der Effizienzbeurteilung.

(7) Die umfassendste Darstellung aller öffentlichen und privaten Gesundheitsausgaben erfolgte für die Jahre ab 1970 durch das Statistische Bundesamt. Die Verantwortung für die Erstellung der Ausgabenstatistik der GKV liegt beim Bundesministerium für Arbeit und Sozialordnung. Ergebnisse finden sich in den Arbeits- und Sozialstatistischen Mitteilungen bzw. im Bundesarbeitsblatt (ab 1978).

(8) Die Darstellung der Ausgaben würde durch eine Unterteilung nach Krankheitsarten und nach Empfängergruppen aussagekräftiger.

<u>2. Ausgewählte Fragen bei der Analyse von Gesundheitsausgaben</u>

<u>2.1 Die Abgrenzung des Gesundheitssektors und der Gesundheitsausgaben</u>

Eine institutionelle Abgrenzung des Gesundheitssektors wird zum einen durch die Vielzahl von Einrichtungen zur Gesundheitsversorgung erschwert und zum anderen dadurch, daß man die Daten auf den jeweiligen Versorgungsstufen (Finanzierung, Ausgaben, Leistungen etc.) gewinnen kann. So lassen sich die Gesundheitsausgaben im Bereich der öffentlichen Haushalte, der parafiskalischen Einheiten (gesetzliche Krankenversicherung, Rentenversicherung, Unfallversicherung) und der privaten Krankenkassen erfassen oder auf der Leistungsebene durch die Summierung der Ausgaben aller Leistungsträger. Die erforderliche

Einengung der Ausgaben- bzw. Leistungsträger ergibt sich in der Regel dadurch, daß nur solche Institutionen einbezogen werden, die nach herrschender Ansicht oder autorenspezifischer Auffassung zur Erfüllung der Aufgaben der Gesundheitsversorgung beitragen (z.B. Institutionen des präventiven, kurativen und rehabilitativen Bereichs).

Eine funktionelle Abgrenzung des Gesundheitssektors ergibt sich, wenn alle diejenigen Ausgaben erfaßt werden, die nach herrschender Meinung oder amtlicher Festlegung der Gesundheitsversorgung eines Landes dienen. Diese Bestimmung ist besonders schwierig, wenn alle gesundheitswirksamen Ausgaben zusammengefaßt werden sollen. Da alle Aktivitäten, die zur Verwirklichung gesundheitspolitischer Ziele führen, unbekannt sind, kommt es zu einer Unsicherheit darüber, welche der öffentlichen und privaten Ausgaben dem Gesundheitsbereich zugeordnet werden sollen. Eine zu weite Fassung der Gesundheitsausgaben ist wahrscheinlich unzweckmäßig, da sie dazu führen könnte, auch Verkehrs- oder Bildungsausgaben, die auch den Gesundheitsstand der Bevölkerung berühren, als Gesundheitsausgaben zu definieren.

Die derzeitige Datenlage erlaubt eine umfassende Datenerfassung nur über die Ausgabenträger, wobei im konkreten Fall geprüft werden muß, inwieweit es zu Doppelzählungen und Auslassungen kommen kann. Aus Abbildung 1 geht hervor, auf welcher Basis (Verflechungsansatz) das Statistische Bundesamt versucht, eine Zusammenstellung aller Gesundheitsausgaben vorzunehmen (Ebene I und Ebene II). Diesem Ansatz liegt eine pragmatische, d.h. am verfügbaren Zahlenmaterial ausgerichtete Eingrenzung des Gesundheitssektors zugrunde.

2.2 Die Trennung der öffentlichen von den privaten Gesundheitsausgaben

Orientiert man sich bei der Abgrenzung der öffentlichen Gesundheitsausgaben an den Ausgabenträgern, so werden in der Regel

- die öffentlichen Haushalte (Bund, Länder, Gemeinden),
- die gesetzlichen Krankenversicherungen,
- die gesetzlichen Rentenversicherungen und
- die gesetzlichen Unfallversicherungen

herangezogen. Zusätzlich lassen sich die Ausgaben der öffentlichen Arbeitgeber im Rahmen der Lohnfortzahlung sowie Steuervergünstigungen, die sich durch die steuerliche Sonderbehandlung des Gesundheitsbereichs ergeben, berücksichtigen. Die Datenlage läßt die Erfassung der zuletzt genannten Positionen nur lückenhaft zu. Im Falle der Lohnfortzahlung - sofern sie überhaupt in die Gesundheitsausgaben einbezogen werden soll - lassen sich die Ausgaben nicht nach privaten und öffentlichen Arbeitgebern trennen, und bei den Steuervergünstigungen liegen nur Schätzungen des Steuerausfalls vor (Subventionsberichte), die sich aus der Mehrwertsteuerbefreiung der Krankenhäuser und der ärztlichen Umsätze ergeben. Würden anstelle der Steuervergünstigungen Zuschüsse gewährt, wäre ihre Einbeziehung in eine Ausgabenanalyse unbestritten.

Eine zweite Möglichkeit, die öffentlichen von den privaten Gesundheitsausgaben zu trennen, erfolgt anhand der Finanzierungsart. Über Steuern und Sozialabgaben finanzierte Gesundheitsausgaben erscheinen dann als öffentliche Ausgaben und über direkte Entgelte (z.B. Selbstbehalt) finanzierte Ausgaben als private Gesundheitsausgaben. Die beiden Trennungsmöglichkeiten (nach Ausgabenträgern und Finanzierungsart) führen zu unterschiedlichen Ergebnissen. Die Krankenversicherungsbeiträge privater Arbeitgeber erscheinen bei einer Abgrenzung nach Ausgabenträgern als private Ausgaben und bei einer Abgrenzung nach der Finanzierungsart als öffentliche Gesundheitsausgaben.

Angesichts der Vielfalt der Erscheinungsformen staatlichen Handelns und der dadurch möglichen Ausgabenverlagerungen zwischen privaten, parafiskalischen und öffentlichen Ausgabenträgern führt jede Abgrenzung zwischen öffentlichen und privaten Gesundheitsausgaben, insbesondere bei langfristiger Betrachtung, zu Interpretationsproblemen. Als ein Beispiel für derartige interventionsbedingte Strukturbrüche sei der im Jahre 1970 vollzogene Übergang zur Lohnfortzahlung auch für Arbeiter von den gesetzlichen Krankenkassen auf die Arbeitgeber während der ersten sechs Wochen der Krankheit genannt.

Im Mittelpunkt der politischen Diskussion steht die Ausgabenentwicklung der

ABBILDUNG 1:

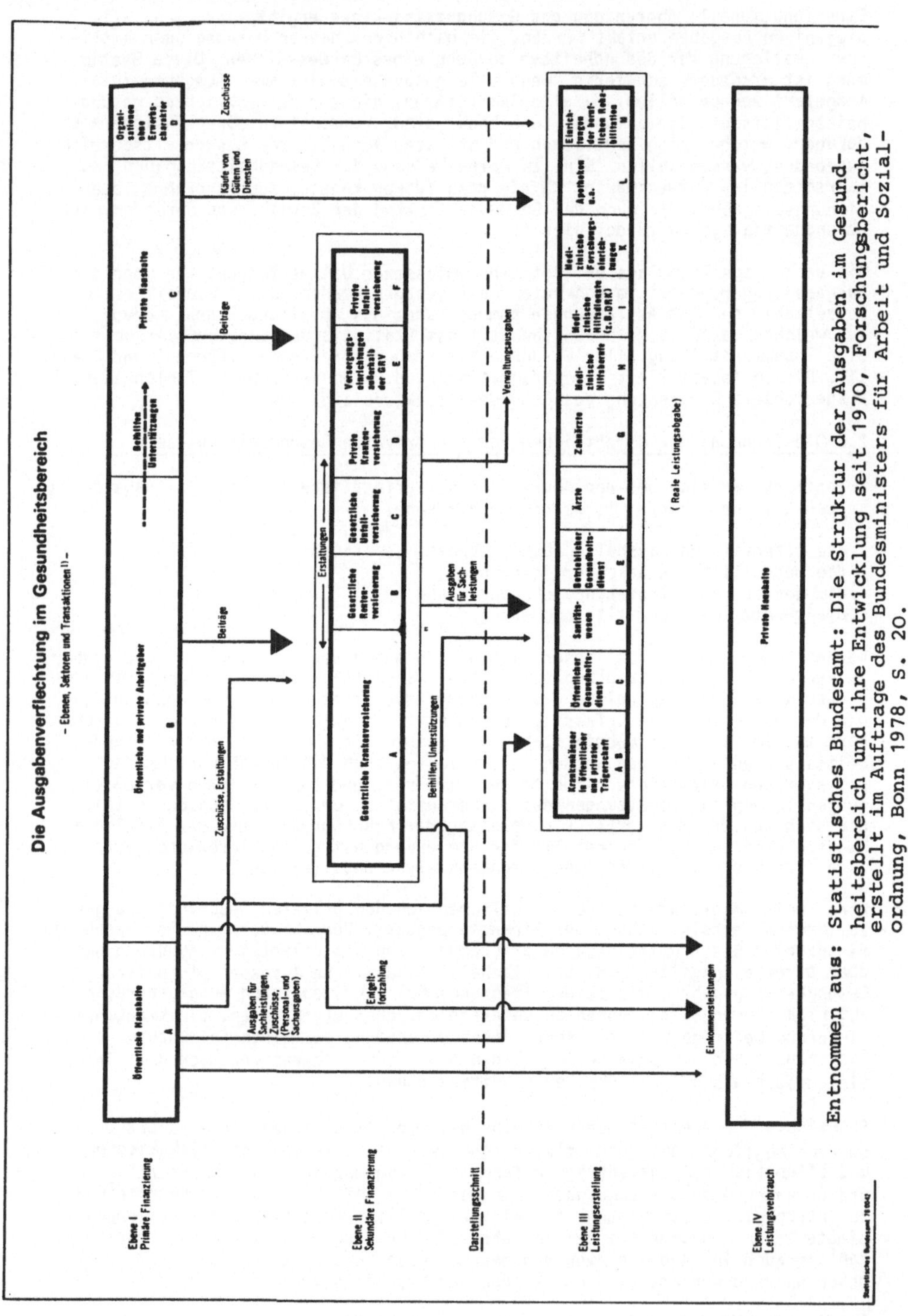

Entnommen aus: Statistisches Bundesamt: Die Struktur der Ausgaben im Gesundheitsbereich und ihre Entwicklung seit 1970, Forschungsbericht, erstellt im Auftrage des Bundesministers für Arbeit und Sozialordnung, Bonn 1978, S. 20.

gesetzlichen Krankenversicherungen und damit nur ein Teil (1975 etwa 43 %)
der öffentlichen Gesundheitsausgaben. Der Umstand, daß die politische Auseinandersetzung sich hauptsächlich auf diese Komponente der Gesundheitsausgaben
bezieht, liegt nicht nur an ihrer Höhe, sondern auch daran, daß die Finanzierung dieser Ausgaben über Sozialabgaben in Zeiten hoher Zuwachsraten besonders
fühlbar ist. Außerdem steht mit diesem Anteil der Gesundheitsausgaben implizit
die gesetzliche Krankenversicherung mit ihren Aufgaben, Organisationsformen,
Ausgaben, Einnahmen sowie den Honorarvereinbarungen und den Pflegesatzverord-
nungen zur Diskussion.

Ein zusätzliches Problem in der politischen Auseinandersetzung stellt der Fi-
nanzausgleich zwischen Rentenversicherungs- und Krankenversicherungsträgern
dar. Derzeit zahlen die Rentenversicherungsträger für jeden Rentner einen bestimmten Prozentsatz ihrer Ausgaben an die Krankenversicherungsträger; dieser
Betrag deckt jedoch nicht die laufenden Gesundheitsausgaben pro Rentner ab.

2.3 Die Aussagekraft der Daten

Entsprechend der vorliegenden Fragestellung lassen sich die Gesundheitsausgaben
nach bestimmten Gesichtspunkten untergliedern. Aus Übersicht 1 gehen die ge-
bräuchlichsten Ausgabeneinteilungen hervor. Dabei werden Gesamtausgaben (Rein-
ausgaben) von Leistungsausgaben (Gesamtausgaben minus Verwaltungsausgaben)
unterschieden und letztere verschiedentlich auch, z.B. in der Arbeits- und
Sozialstatistik, als Aufwendungen bezeichnet.

Durch die Verwendung dieser und anderer Einteilungen, z.B. Gesundheitsausgaben
nach Krankheitsarten oder nach Altersgruppen und Geschlecht, wird die Aussagekraft der globalen Ausgabenentwicklung erhöht. Disaggregierte Größen weisen
den Vorteil auf, daß Abhängigkeiten deutlicher hervortreten und daß die Hypo-
thesenbildung zur Erklärung der Ausgabenentwicklung erleichtert wird. Für die
Erörterung der Ausgabenexpansion in den 70er Jahren werden allerdings zusätzliche Informationen über die Ansatzpunkte der Steuerung benötigt. Die allei-
nige Kenntnis von Umfang und Struktur der Gesundheitsausgaben reicht im Pro-
blemzusammenhang in der Regel nicht aus.

Besondere Probleme wirft die Aussagekraft der Pro-Kopf-Werte in der GKV auf.
Diese Angaben sind schwer zu interpretieren, weil in den Angaben je Mitglied
und je Rentner mitversicherte Familienangehörige enthalten sind, über deren
Anzahl und über die Änderung der Anzahl im Zeitablauf keine Informationen vorliegen. Nur durch Angaben aus dem Mikrozensus verfügt man über die Zahl der
insgesamt mitversicherten Personen. So entfielen im Jahre 1972 auf durchschnittlich 32,3 Mio. Versicherte etwa 23 Mio. mitversicherte Familienangehörige, d.h. auf 100 Mitglieder (und Rentner) kamen im Schnitt zusätzlich 75
Familienangehörige. Wieweit die Anzahl der mitversicherten Familienangehörigen
nach Rentnern und Mitgliedern differiert, ist unbekannt. Es kann jedoch aufgrund der altersmäßigen Zusammensetzung der Gruppe der Mitglieder und der
Gruppe der Rentner vermutet werden, daß der Anteil der mitversicherten Familienangehörigen im Falle der Mitglieder höher liegt als im Falle der Rentner.

Um der Analyse der Ausgabenentwicklung im Gesundheitswesen mehr Ausdruck zu
verleihen, werden häufig sog. Gesundheitsquoten berechnet und im zeitlichen
und regionalen Vergleich einander gegenübergestellt. Die Aussagekraft dieser
speziellen Staatsquoten ist fragwürdig und ihr Wert als Ziel- und Planungs-
größe in der Gesundheitspolitik umstritten. Die mangelnde Vergleichbarkeit
dieser Größen im Zeitablauf und im internationalen Vergleich liegt an den
Schwierigkeiten der Abgrenzung der Gesundheitsausgaben. Statistisch gesehen
handelt es sich meist um unechte Quoten bzw. Beziehungszahlen, da nicht alle
Elemente der Teilmenge auch Bestandteil der Gesamtmenge sind.

Übersicht 1:

Einteilungen der Gesundheitsausgaben

1. nach Leistungsarten
   - Vorbeugung und Betreuung
   - Behandlung
     -- ambulant
     -- stationär
     -- Heil- und Hilfsmittel
     -- Zahnersatz
   - Rehabilitation
   - Krankheitsfolgekosten
   - Ausbildung und Folgekosten

2. nach Leistungsträgern
   - Krankenhäuser
   - Niedergelassene Ärzte (Zahnärzte)
   - Öffentlicher Gesundheitsdienst
   - Sanitätswesen
   - Betrieblicher Gesundheitsdienst
   - Med. Hilfsberufe
   - Med. Hilfsdienste
   - Med. Forschungseinrichtungen
   - Apotheken
   - Einrichtungen der Rehabilitation

3. nach Ausgabenarten
   - Sachleistungen
   - Einkommensleistungen
   - Personal- und lfd. Sachausgaben
   - Investitionsausgaben
   - lfd. Zuschüsse
   - Investitionszuschüsse

4. je Versicherten (gesamte KV)
   - Rentner (KVdR)
     -- ohne Familienangehörige
     -- mit Familienangehörigen
   - Mitglieder (Allg. KV; ohne Rentner)
     -- Pflichtmitglieder
        --- Beitragszahler
        --- Familienangehörige
     -- Freiwillige Mitglieder
        --- Beitragszahler
        --- Familienangehörige

5. nach Kassenarten innerhalb der gesetzlichen
   Krankenversicherung
   - RVO-Kassen
     -- Ortskrankenkassen
     -- Betriebskrankenkassen
     -- Innungskrankenkassen
   - Berufsständische Krankenkassen
     -- Landwirtschaftliche Krankenkassen
     -- Seekrankenkasse
     -- Bundesknappschaft
   - Ersatzkassen
     -- Ersatzkassen für Arbeiter
     -- Ersatzkassen für Angestellte

6. je Behandlungsfall

Echte Gesundheitsquoten ergeben sich, wenn z.B. die Sachleistungen im Gesundheitswesen (Ausgaben für Güter und Dienste) auf das Sozialprodukt bezogen werden. Wird das BSP als Bezugsgröße für die gesamten Gesundheitsausgaben gewählt, fallen daher unechte Gesundheitsquoten höher aus als die echten Gesundheitsquoten.

Gesundheitsquoten als Planungsgrößen heranzuziehen, ist zum einen deswegen problematisch, weil die Auswirkungen zusätzlicher oder verminderter Gesundheitsausgaben auf den Gesundheitsstand der Bevölkerung weitgehend unbekannt sind. Zum anderen sind in dezentralisierten und marktwirtschaftlich ausgerichteten Ländern oft gar nicht die erforderlichen Möglichkeiten zur Steuerung der Gesundheitsquote gegeben, und schließlich ist die öffentliche Aktivität mit den öffentlichen Ausgaben nicht identisch. Die häufig vorgebrachte Forderung, daß die Gesundheitsausgaben nicht schneller als das BSP eines Landes ansteigen sollen, ist daher entsprechend kontrovers. Außerdem besteht bisher kein nachgewiesener Zusammenhang zwischen der Entwicklung des Bruttosozialprodukts eines Landes und dem Bedarf an Gesundheitsleistungen.

Unabhängig von der gewählten Ausgabenquote tritt das Problem der Preisbereinigung auf. Ein Anstieg der Gesundheitsausgaben kann auf Mengen- und Preiseinflüsse zurückzuführen sein. Im Fall der Gesundheitsausgaben könnte durch eine Deflationierung mit Teilindices des Preisindexes für die Lebenshaltung, z.B. mit dem Preisindex für Arzt-, Krankenhaus- und sonstige Dienstleistungen oder mit den Preisindices für Gebrauchs- oder Verbrauchsgüter für die Gesundheitspflege, versucht werden, für die verschiedenen Leistungsarten Mengen- und Preiskomponenten voneinander zu trennen.

3. Nutzung der Daten

Ausgabenstatistiken sind von unmittelbarem Interesse für die sozialmedizinische und gesundheitsökonomische Forschung. Die Kenntnis der Ausgabenentwicklung ist eine Voraussetzung für die Beschäftigung mit Fragen der Gesundheitsversorgung.

Im Zusammenhang mit distributiven Überlegungen tritt die Frage nach der sozialpolitischen Funktion der Gesundheitsausgaben auf. Verteilungspolitisch bedeutsame Wirkungen gehen von den Ausgaben der gesetzlichen Krankenversicherung aus, da im Rahmen der GKV nicht nur das Krankheitsrisiko im versicherungstechnischen Sinne abgedeckt werden soll, sondern neben der automatisch anfallenden versicherungsimmanenten Umverteilung durch sie auch eine einkommensumverteilende Sozialpolitik angestrebt wird.

Unter allokativen Aspekten interessiert insbesondere der Anteil der öffentlichen an den gesamten Gesundheitsausgaben und damit die Allokation der Gesundheitsausgaben zwischen dem privaten und öffentlichen Sektor. In Ländern, in denen dieser Anteil besonders hoch ist, kommt den öffentlichen Gesundheitsausgaben besondere Bedeutung zu, weil sie der Kontrolle der Einzelnen nicht unmittelbar unterliegen. In diesen Ländern scheint z.B. das Phänomen einer "fiscal illusion" (Finanzierungsillusion) besonders untersuchenswert zu sein. Zu dieser Fehleinschätzung kommt es, wenn die Konsumenten die vollen Kosten der von ihnen genutzten Gesundheitseinrichtungen nicht kennen und es daher ungewiß ist, ob sie die in Anspruch genommenen Leistungen auch in Anspruch nehmen würden, wenn sie die Kosten dafür kennen würden oder zahlen müßten.

Die Ausgabenanalyse ist darüber hinaus erforderlich, um die sich wandelnde Rolle des öffentlichen Sektors in der Gesundheitsversorgung zu erfassen und um einzelne Programme, z.B. im Bereich der Krankheitsfrüherkennung oder Mutterschaftshilfe, bewerten zu können. Außerdem ist die Ausgabenanalyse eine der Voraussetzungen für die Festlegung von politischen Prioritäten und eine wichtige Entscheidungsgrundlage bei der Festlegung der Finanzierungsquellen.

Schließlich werden die Gesundheitsausgaben auf nationaler Ebene und im internationalen Vergleich gelegentlich der Entwicklung des Gesundheitsstandes, gemessen z.B. an der Lebenserwartung, Mortalität oder Morbidität der Bevölkerung, gegenübergestellt. Sie dienen mithin als ein wesentliches Kriterium zur Beurteilung der Effizienz des Gesundheitswesens.

4. Perspektiven

Es wäre wünschenswert, wenn die aufgrund einer Empfehlung des Bundesgesundheitsrats verbesserte und ausgebaute Statistik der privaten und öffentlichen Gesundheitsausgaben auch zukünftig durch das Statistische Bundesamt weiterentwickelt und regelmäßig veröffentlicht würde. Eine Untergliederung nach Alter und Geschlecht sowie anderen Merkmalen würde die Interpretationsmöglichkeiten erhöhen. Auch eine Ausgabenuntergliederung nach Krankheitsarten wäre gesundheitspolitisch wertvoll. Diese Untergliederungen würden helfen, die Ursachen der Ausgabenentwicklung zu erkennen und damit die Grundlagen für die Steuerung des Gesundheitswesens zu verbessern. Unter allokativen und distributiven Aspekten wäre es schließlich wünschenswert, wenn die steuerliche Behandlung des Gesundheitswesens weiter analysiert würde, um langfristig auch die sog. "tax expenditures" in die Analysen mit einbeziehen zu können.

A. Literatur zur Gesundheitsausgabenstatistik

Der Bundesminister für Arbeit und Sozialordnung:
    Arbeits- und Sozialstatistische Mitteilungen, Bonn, verschiedene
    Jahrgänge
Der Bundesminister für Arbeit und Sozialordnung:
    Arbeits- und Sozialstatistik, Hauptergebnisse, Bonn, verschiedene
    Jahrgänge
Der Bundesminister für Arbeit und Sozialordnung 1976:
    Die gesetzliche Krankenversicherung in der Bundesrepublik Deutschland
    im Jahre 1972, Bonn
Der Bundesminister für Arbeit und Sozialordnung 1977:
    Soziale Sicherung, 10. Auflage, Bonn, S. 179- 210
Der Bundesminister für Arbeit und Sozialordnung:
    Sozialbericht, verschiedene Jahrgänge
Der Bundesminister für Jugend, Familie und Gesundheit 1977:
    Daten des Gesundheitswesens, Ausgabe 1977, Bonn
Deutsche Bundesbank 1975:
    Die Finanzentwicklung der Sozialversicherungen seit Mitte der sechziger
    Jahre, Monatsberichte der Deutschen Bundesbank, Nr. 2
Statistisches Bundesamt, Fachserie L:
    Finanzen und Steuern, Reihe 5, Sonderbeiträge zur Finanzstatistik,
    Aufwendungen von Bund, Ländern und Gemeinden (GV) für Gesundheitspflege
    und Sport, verschiedene Jahrgänge
Statistisches Bundesamt, Fachserie L:
    Finanzen und Steuern, Reihe 5, Sonderbeiträge zur Finanzstatistik,
    Ausgaben der öffentlichen Haushalte für Gesundheitspflege, Sport und
    Erholung, verschiedene Jahrgänge
Statistisches Bundesamt:
    Statistisches Jahrbuch für die Bundesrepublik Deutschland,
    verschiedene Jahrgänge
Statistisches Bundesamt:
    Wirtschaft und Statistik, verschiedene Jahrgänge
Statistisches Bundesamt 1978:
    Die Struktur der Ausgaben im Gesundheitsbereich und ihre Entwicklung
    seit 1970, Forschungsbericht des Bundesministers für Arbeit und
    Sozialordnung, Bonn
Geschäftsberichte des Verbandes der privaten Krankenversicherung, e.V.,
    jährlich

B. Literatur zur ökonomischen Analyse der Gesundheitsausgaben

Andel, N. 1975:
    Verteilungswirkungen der Sozialversicherung am Beispiel der gesetzlichen
    Krankenversicherung der Bundesrepublik Deutschland, in:
    Dreißig, Wilhelmine (Hrsg.): Öffentliche Finanzwirtschaft und Verteilung,
    Schriften des Vereins für Socialpolitik, NF, Bd. 75/ III, Berlin
Fuchs, V.; M.J. Kramer 1972:

Determinants of Expenditures for Physicians' Services in the United
States, 1948 - 1968, National Bureau of Economic Research, o.O.
Geißler, H. 1976:
Krankenversicherungs-Budget 1980. - Eine Vorausschätzung der finanziellen
Entwicklung der gesetzlichen Krankversicherung für die Jahre 1975 bis
1980 sowie Modelle zur Beurteilung extremer Positionen zur Lösung der
Kostenproblematik, Mainz
Gibson, R.M. 1979:
National Health Expenditures, 1978. Health Care Financing Review,
Sommer 1979, S.1-36
Helberger, Ch. 1977:
Ziele und Ergebnisse der Gesundheitspolitik, in: Zapf, W (Hg.):
Lebensbedingungen in der Bundesrepublik Deutschland, Frankfurt
Henke, K.-D. 1977:
Öffentliche Gesundheitsausgaben und Verteilung, Göttingen
Henke, K.-D.:
Gesundheitsvorsorge, II: Öffentliche Ausgaben, in: Handwörterbuch
der Wirtschaftswissenschaften (HdWW), im Druck
Herder-Dorneich, Ph. 1976:
Wachstum und Gleichgewicht im Gesundheitswesen. Die Kostenexplosion
in der Gesetzlichen Krankenversicherung und ihre Steuerung, Opladen,
Köln-Lövenich
Herder-Dorneich, Ph. 1977:
Kostenexplosion im Gesundheitswesen, in: Haas, Hans-D. (Hrsg.):
Soziale Probleme der modernen Industriegesellschaft, Schriften des
Vereins für Socialpolitik, NF, Bd. 92/II, Berlin
Lüdecke, R. 1979:
Kosten- und Ausgabendämpfung im Gesundheitswesen als Problem einer
zielgerichteten Krankenversicherungsreform. Finanzarchiv, Tübingen,
NF 1
OECD (Hg.) 1977:
Public Expenditure on Health. OECD Studies in Resource Allocation,
No. 4, Paris
Pflanz, M.; U. Geißler 1977:
Rapid Cost Expansion in the Health Care System of the Federal Republik
of Germany. Preventive Medicine, Heft 6
Russell, L.B.; B.B. Bourgue; D.P. Bourgue; C.S. Burke 1974:
Federal Health Care Spending, 1969 - 1974, Center for Health Policy
Studies, National Planing Association, Washington, D.C.
Seffen, A. 1976:
Krankheitskosten, Entwicklung und Begrenzungsmöglichkeiten, in:
Institut der deutschen Wirtschaft (Hrsg.): Beiträge zur Wirtschafts-
und Sozialpolitik, 37/10, Köln
Siebeck, Th. 1976:
Zur Kostenentwicklung in der Krankenversorgung. Ursachen und Hinter-
gründe, Bonn
Steuerle, E.; R. Hoffman, 1979:
Tax Expenditures for Health Care. National Tax Journal, Bd. XXX II,
Nr. 2, Juni, S. 101-115
Töns, H. 1975:
Die finanzielle Entwicklung der Ortskrankenkassen 1975 bis 1980,
in: Bundesverband der Ortskrankenkassen (Hg.): Krankenversicherung 1975,
8. Presseseminar des Bundesverbandes der Ortskrankenkassen in Maria Laach
am 8./9. Dezember 1975, Bonn - Bad Godesberg
Zubkoff, M. (Hg.) 1976:
Health: A Victim or Cause of Inflation?, New York.

III. VERZEICHNISSE

Institutionen- und Adressenverzeichnis

Arzneimittelkommission der Deutschen
Ärzteschaft

Haedenkampstr. 5
5000 Köln 41
Tel: 0221/40041

Bayerisches Statistisches Landesamt

Neuhauserstr. 51
8000 München 2
Tel: 089/2119-1

Bremer Institut für Präventionsforschung
und Sozialmedizin

Präsident-Kennedey-Platz 1
2800 Bremen 1
Tel: 0421/328135

Bundesbahn-Versicherungsanstalt

Karlstr. 4-6
6000 Frankfurt/M
Tel: 0611/265 (6003)

Bundesknappschaft

Pieperstr. 14/28
4630 Bochum
Tel: 0234/3041

Bundesminister für Arbeit und Sozialordnung

Rochusstr. 1
5300 Bonn-Duisdorf
Tel: 0228/741

Bundesverband der Betriebskrankenkassen

Kronprinzenstr. 6
4300 Essen
Tel: 0201/20881

Bundesverband der Innungskrankenkassen

Eugen-Langen-Str. 12
5000 Köln 51
Tel: 0221/372081

Bundesverband der Ortskrankenkassen

Karl-Finkelnburg-Str. 50
5300 Bonn-Bad Godesberg 1
Tel: 0228/827-1

Bundesversicherungsanstalt für Angestellte

Ruhrstr. 2
1000 Berlin 31
Tel: 030/8651

Gesamtverband der Landwirtschaftlichen
Alterskassen

Weißensteinstr. 72
3500 Kassel
Tel: 0561/3081-1

Hessisches Statistisches Landesamt

Rheinstr. 35-37
6200 Wiesbaden
Tel: 06121/3681

Infratest Gesundheitsforschung

Landsberger Str. 338
8000 München 21
Tel: 089/5600322

Institut für Dokumentation und Information
über Sozialmedizin und öffentliches
Gesundheitswesen

Westerfeldstr. 15
Postfach 5408
4800 Bielefeld 1
Tel: 0521/'6033/35

Institut für Medizinische Dokumentation
und Statistik der Universität Mainz

Langenbeckstr. 1
6500 Mainz 1
Tel: 06131/191

Institut für Medizinische Statistik

Bettinastr. 62
6000 Frankfurt/M 1
Tel: 0611/740131

Institut für Medizinische Statistik
und Epidemiologie der TU München

Sternwartstr. 2/II
8000 München 80
Tel: 089/21051

Kassenärztliche Bundesvereinigung

Haedenkampstr. 3
5000 Köln 41
Tel: 0221/412021/28

Landesamt für Datenverarbeitung und
Statistik, Nordrhein-Westfalen

Mauerstr. 51
4000 Düsseldorf 1
Tel: 0211/44971

Landesversicherungsanstalt Baden

Gartenstr. 105
7500 Karlsruhe
Tel: 0721/81911

Landesversicherungsanstalt Berlin

Messedamm
1000 Berlin 19
Tel: 030/30021

Landesversicherungsanstalt Braunschweig

Kurt-Schumacher-Str. 20
3300 Braunschweig
Tel: 0531/70061

Landesversicherungsanstalt Freie und
Hansestadt Hamburg

Überseering 10
2000 Hamburg 60
Tel: 040/63811

Landesversicherungsanstalt Hannover

Lange Weihe 2
3014 Laatzen 1
Tel: 05102/8291

Landesversicherungsanstalt Hessen

Städelstr. 28
6000 Frankfurt/M
Tel: 0611/60521

Landesversicherungsanstalt
Niederbayern-Oberpfalz

Am Alten Viehmarkt 2
8300 Landshut
Tel: 0871/811

Landesversicherungsanstalt Oberbayern

Thomas-Dehler-Str. 3
8000 München 83
Tel: 089/67811

Landesversicherungsanstalt
Oberfranken und Mittelfranken

Leopoldstr. 1 u. 3
8580 Bayreuth 2
Tel: 0921/6071

Landesversicherungsanstalt
Oldenburg-Bremen

Huntestr. 10
2900 Oldenburg
Tel: 0441/2331

Landesversicherungsanstalt
Rheinland-Pfalz

Eichendorffstr. 4-6
6720 Speyer
Tel: 06232/171

Landesversicherungsanstalt Rheinprovinz

Königsallee 71
4000 Düsseldorf 1
Tel: 0211/38011

Landesversicherungsanstalt
für das Saarland

Martin-Luther-Str. 2-4
6600 Saarbrücken
Tel: 0681/30781

Landesversicherungsanstalt
Schleswig-Holstein

Kronsforder Allee 2-6
2400 Lübeck 1
Tel: 0451/53001

Landesversicherungsanstalt Schwaben

An der Blauen Kappe 18
8900 Augsburg 1
Tel: 0821/31081

Landesversicherungsanstalt Unterfranken

Friedensstr. 14
8700 Würzburg 2
Tel: 0931/8021

Landesversicherungsanstalt Westfalen

Gartenstr. 194
4400 Münster
Tel: 0251/2081

Landesversicherungsanstalt Württemberg

Adalbert-Stifter-Str. 105
7000 Stuttgart 40
Tel: 0711/8481

Medizinische Hochschule Hannover
Department für Biometrie und Medizinische
Informatik
Abteilung und Lehrstuhl für Medizinische
Informatik

Postfach 610180
3000 Hannover 61
Tel: 0511/5322551

Niedersächsisches Landesverwaltungsamt
- Statistik -

Geibelstr. 65
3000 Hannover 1
Tel: 0511/83345

Statistisches Amt des Saarlandes

Hardenbergstr. 3
6600 Saarbrücken 1
Tel: 0681/5001

Statistisches Bundesamt

Gustav-Stresemann-Ring 11
6200 Wiesbaden 1
Tel: 06121/7051

Statistisches Landesamt Baden-Württemberg

Böblingerstr. 68
7000 Stuttgart 1
Tel: 0711/6651

Statistisches Landesamt Berlin

Fehrbelliner Platz 1
1000 Berlin 1
Tel: 030/8671

Statistisches Landesamt Bremen	An der Weide 14-16 2800 Bremen 1 Tel: 0421/3612200
Statistisches Landesamt Hamburg	Steckelhörn 12 2000 Hamburg 11 Tel: 040/36811
Statistisches Landesamt Rheinland-Pfalz	Mainzer Str. 15-16 5427 Bad Ems Tel: 02603/71248
Statistisches Landesamt Schleswig-Holstein	Mühlenweg 116 2300 Kiel 1 Tel: 0431/51141
Verband Deutscher Rentenversicherungsträger	Eysseneckstr. 55 6000 Frankfurt/M Tel: 0611/15221
Wissenschaftliches Institut der Ortskrankenkassen	Kortijker Str. 1 5300 Bonn 2 Tel: 0228/8430
Zentralinstitut für die Kassenärztliche Versorgung in der Bundesrepublik Deutschland	Haedenkampstr. 5 5000 Köln 41 Tel: 0221/412021

Brennecke, Ralph, Dr. rer. pol., Diplom Volkswirt, geb. 1944,
wissenschaftlicher Bediensteter des Landes Hessen an der Universität Frankfurt
im Sonderforschungsbereich 3, Mikroanalytische Grundlagen der Gesellschaftspo-
litik, ab Sommer 1981: Inhaber des Lehrstuhls für Sozialmedizin mit besonderer
Berücksichtigung ökonomischer Probleme, Institut für Soziale Medizin der Freien
Universität Berlin, Leiter des Forschungsprojektes "Familiale Gesundheitsstruk-
turen und deren Auswirkungen im Gesundheitssystem".
Forschungsschwerpunkte: Gesundheitsökonomie und -systemforschung, Mikrosimulati-
on, soziale Indikatoren, empirische Sozialforschung.

Frentzel-Beyme, Rainer, Dr. med. MHS, geb. 1939,
nach Abschluß des Medizinstudiums 1963 Spezialisierung in Tropenmedizin, Forschung zur Prävention von Parasitenkrankheiten. Ausbildung in Epidemiologie
chronischer Krankheiten und Graduierung als Master of Health Science (MHS) bei
der Johns Hopkins University, Baltimore (USA).
Aufbau einer analytisch- epidemiologischen Forschungsgruppe für die Krebsursachenforschung im Deutschen Krebsforschungszentrum, Heidelberg. Durchführung
bevölkerungsbezogener Studien in der Arbeitsmedizin und zur Ätiologie einzelner
Krebsformen.

Greiser, Eberhard, Prof. Dr. med., geb. 1938,
Medizin-Studium in Hamburg und Berlin, wiss. Assistent 1967-1975 am Institut
für Biometrie und Dokumentation der Medizinischen Hochschule Hannover. 1975
Venia Legendi für medizinische Statistik und Epidemiologie. 1975-1981 Leiter
der Abteilung für med. Statistik und Epidemiologie des Diabetes-Forschungs-
institutes an der Universität Düsseldorf. Seit 1981 Leiter des Bremer Instituts
für Präventionsforschung und Sozialmedizin.
Arbeitsschwerpunkte: Epidemiologie kardiovaskulärer Krankheiten, Arzneimittel-
epidemiologie.

Henke, Klaus-Dirk, Dr. rer. pol., geb. 1942,
Studium der Volkswirtschaftslehre in Köln (Diplom-Volkswirt 1968) und der Uni-
versity of Michigan (Ann Arbor), Habilitation 1976. Forschungsaufenthalte am
Brookings Institution, Washington, D.C. USA (1974/75 und 1979/80). Seit 1976
Ordentlicher Professor für Volkswirtschaftslehre mit dem Schwerpunkt Finanz-
wissenschaft an der Universität Hannover.
Arbeitsgebiete: EG-Finanzen, öffentliche Verschuldung, Ausgabenanalyse und Ge-
sundheitsökonomie.

Keil, Ulrich, Dr. med., Dr. P.H. (Chapel, Hill), geb. 1943,
Medizinstudium in Gießen, Kiel, Heidelberg. 1971-1972 Studium der Epidemiologie
an der Universität von Kalifornien in Los Angeles (UCLA). 1978-1979 Postdocto-
ral Fellow und Research Associate am Department für Epidemiologie, School of
Public Health, University of North Carolina at Chapel Hill, USA.
Seit 1979 Leiter der Arbeitsgruppe Epidemiologie des Instituts für Medizinische
Informatik, Statistik und Systemforschung (MEDIS) der GSF in München.

Korporal, Johannes, Prof. Dr. med., Dipl. -Soziologe, geb. 1942.
Klinische Tätigkeiten in Berlin von 1970 bis 1972, Mitarbeit im Sonderforschungs-
bereich 29 (Embryonalpharmakologie) von 1973 bis 1977. Seit 1976 Hochschullehrer
für Sozialmedizin an der Fachhochschule für Sozialarbeit und Sozialpädagogik
Berlin.
Forschungsprojekte:
- Sozialpsychologische und epidemiologische Aspekte von Unfällen und Vergiftun-
  gen im Kindesalter
- Epidemiologische Untersuchungen zu Säuglingssterblichkeit und Schwangerenvor-
  sorge

Kuschinsky, Gisela, Dr. med., Ärztin für Innere Medizin, geb. 1942,
1969-1971 Tätigkeit in der Abteilung für prospektive Epidemiologie des Instituts
für Sozial- und Arbeitsmedizin in Heidelberg. Combined Course in Medical Statistics and Epidemiology 1974-1975 in London. Zur Zeit tätig in der Arzneimittelkommission der Deutschen Ärzteschaft, Referat Arzneimittelsicherheit, Köln.

Leibing, Christa, Diplom-Soziologin, geb. 1952,
seit 1978 wissenschaftliche Mitarbeiterin am Institut für Sozialmedizin und
Epidemiologie des Bundesgesundheitsamtes.
Arbeitsgebiete: Epidemiologie chronischer Krankheiten, Morbiditätsstatistik, Sozialversicherung.

Meyer zur Heyde, Marion, Dr. rer. pol., geb. 1944,
1970-1976 wissenschaftliche Assistentin an der Universität Köln im Bereich der
betriebswirtschaftlichen Organisationslehre, seit 1976 Mitarbeiterin bei der
Arzneimittelkommission der Deutschen Ärzteschaft mit dem Schwerpunkt Arznei-
mittelepidemiologie.

Müller-Späth, Dieter, Diplom-Soziologe, geb. 1952,
seit 1979 wissenschaftlicher Mitarbeiter am Institut für Sozialmedizin und Epidemiologie des Bundesgesundheitsamtes,
Arbeitsgebiete: Epidemiologie chronischer Krankheiten, Anwendung der Epidemiologie in der Gesundheitsplanung und -versorgung, Sozialversicherung.

Paul, Helmut, Prof. Dr. med., geb. 1921,
Studium der Medizin und der Sozialwissenschaften an den Universitäten Breslau,
Göttingen, Köln, Philadelphia. Assistentenzeit an der Sozialforschungsstelle
der Universität Münster. 1957-1962 Versorgungsärztliche Untersuchungsstelle
Köln, 1962-1976 Mitarbeiter des Bundesministeriums für Jugend, Familie und Gesundheit. Seit 1977 Geschäftsführender Direktor des Instituts für Soziale Medizin der Freien Universität Berlin.

Schach, Elisabeth, Diplom-Volkswirtin (Freie Universität Berlin), Master of
Science, Biometry (University of Minnesota), Bereichsleiterin (Anwendungssysteme) und Leiterin der Gruppe Statistik, Hochschulrechenzentrum, Universität
Dortmund.
Interessengebiete sind methodisch-statistische Probleme in der sozialmedizinischen und gesundheitsökonomischen Forschung sowie das Studium der Leistungsinanspruchnahme.
Arbeitsschwerpunkte in jüngster Zeit waren: Mitarbeit an einer internationalen
Studie über die Inanspruchnahme von Leistungen des Gesundheitswesens, Mitarbeit
am Projekt Velbert/Stufe I (mit E. Greiser und dem Wissenschaftlichen Institut
der Ortskrankenkassen), Mitarbeit bei Untersuchungen zu Namens- und Geburtstags-
stichproben (mit S. Schach), Mitarbeit an der Vorbereitung einer Erhebung über
den Gesundheitszustand der Bevölkerung (mit H. Hoffmeister, S. Schach und Infratest) und Untersuchung über die Gesundheitsstatistik der Bundesrepublik Deutschland im internationalen Vergleich (1981).

Schwartz, Friedrich Wilhelm, Dr. med., geb. 1943,
Studium der Kulturgeschichte, Soziologie, Humanmedizin. Ärztliche Approbation
und Tätigkeit in Klinik und Praxis. Medizinhistorische Dissertation über Verhältnis von Staat und Medizin. Ärztlicher Dezernent der Kassenärztlichen Bundesvereinigung, Körperschaft des öffentlichen Rechts. Leitung der gemeinnützi-
gen Stifung Zentralinstitut für die kassenärztliche Versorgung in der Bundesrepublik Deutschland. Lehrbeauftragter für Sozialmedizin an der Medizinischen
Hochschule Hannover und der Fachhochschule Köln. Mitglied der International
Epidemiological Association, der Deutschen Gesellschaft für Sozialmedizin, der
Deutschen Gesellschaft für medizinische Dokumentation und Statistik, korrespon-
dierendes Mitglied der Deutschen Gesellschaft für Allgemeinmedizin.
Forschungsschwerpunkte: Primäre und sekundäre Präventionsprogramme im Bereich
der bevölkerungsweiten Gesundheitsversorgung, Probleme der gesundheitlichen
Primärversorgung, Steuerungsprobleme des Gesundheitswesens.

Seelos, Hans-Jürgen, Dipl.-Inform. med., geb. 1953,
Studium der Medizinischen Informatik an der Universität Heidelberg/Hochschule
Heilbronn, Diplom 1977. Seit 1977 wissenschaftlicher Mitarbeiter im Rahmen des
Forschungsvorhabens DVDIS (Datenerfassung, Verarbeitung, Dokumentation und In-
formation in den sozialärztlichen Diensten mit Hilfe der elektronischen Daten-
verarbeitung).
Arbeitsschwerpunkte: Unterstützung der ärztlichen Methodik durch DV-Lösungen,
Standardisierung medizinischer Daten und Verfahren, Sozialmedizin, Organisation.

Tietze, Konrad Wolfgang, Prof. Dr. med., Facharzt für Frauenheilkunde und Ge-
burtshilfe, geb. 1933,
Klinische Tätigkeit in Berlin und Mainz von 1962 bis 1974. 1974 Habilitation
und Erhalt der Venia legendi für das Fach Frauenheilkunde und Geburtshilfe.
Seit 1974 Fachgebietsleiter für Planung und Organisation epidemiologischer
Studien im Institut für Sozialmedizin und Epidemiologie des Bundesgesundheits-
amtes in Berlin.
Forschungsgebiete:
- Medizinische und Soziale Dienste in der Schwangerschaft und für das Kleinkind
- Methodische Probleme bei Wachstums- und Reifungsvorgängen in Bevölkerungen

Ziegler-Jung, Bärbel, Rechtsanwältin,
seit 1976 spezialisiert auf juristische Probleme bei der Datenverarbeitung in
der Medizin, Forschungstätigkeit bei der Gesellschaft für Systemforschung und
Dienstleistungen im Gesundheitswesen Berlin. Mitwirkung in nationalen und internationalen Datenschutzgremien.

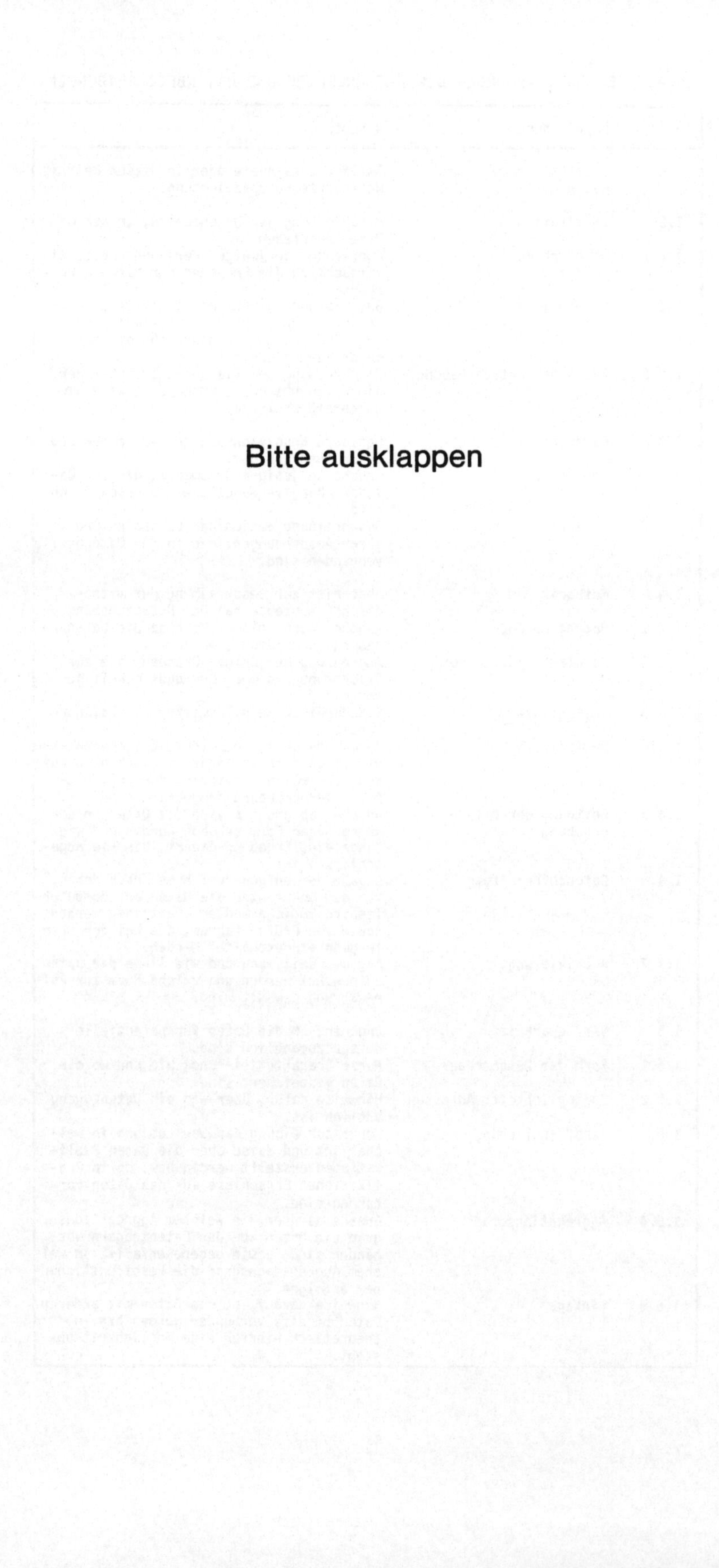

Bitte ausklappen

	Bezeichnung	Bedeutung
1.1	Kurzbezeichnung der Datenquelle	Amtlich verwendete oder in diesem Beitrag definierte Kurzbezeichnung.
1.2	Institution	Beschreibung der Datenquelle, in der die Daten entstehen.
1.2.1	Datenerheber	Abgrenzung derjenigen Personengruppe, die tatsächlich die Erhebung der Daten durchführt.
1.2.2	Datenhalter	Beschreibung derjenigen Institutionen bzw. Personengruppe, die über die Daten verfügt und entscheidungsberechtigt über deren Verwendung ist.
1.2.3	Zweck der Datenerhebung	Beschreibung der Zielsetzung, unter der die Datenerhebung durchgeführt wird bzw. durchgeführt wurde.
1.3	Dateninhalt	Genauere Kennzeichnung der Variablen und ihrer Ausprägungen.
1.3.1	Dokumente	Angabe derjenigen Dokumente, die zur Datenerhebung verwandt bzw. vorgeschrieben sind.
1.3.2	Variablenliste	Beschreibung derjenigen Variablen und ihrer Ausprägungen, die in der Datenquelle vorhanden sind.
1.4	Methodik	Abschnitt zur Beschreibung der methodischen Konzepte bei der Datenerhebung.
1.4.1	Datenerhebung	Angabe, nach welcher Methode die Datenerhebung durchgeführt wurde.
1.4.2	Population/Stichprobe	Abgrenzung derjenigen Gruppen, die zur Stichprobe und/oder Grundgesamtheit gehören.
1.4.3	Instrumente	Standardisierte Hilfsmittel zur Datenerhebung.
1.4.4	Periodizität	Angabe darüber, in welchen Zeitabschnitten die Daten erhoben werden oder erhoben wurden bzw. welche Kriterien für den Zeitpunkt der Erhebung maßgeblich sind.
1.4.5	Zeitraum der Datenerhebung	Angabe, ab und bis wann die Daten in der angegebenen Form erhoben wurden und wie lange eine Erhebung dauert, bis sie abgeschlossen ist.
1.4.6	Datenaufbereitung	Angabe derjenigen Verfahren, nach denen von den Dokumenten die Daten auf computerlesbare Speichermedien übertragen werden sowie von Prüfverfahren, die bei der Übertragung eingeschaltet werden.
1.4.7	Archivierung	Angabe, seit wann und wie lange die Daten aufbewahrt werden und welche Form zur Aufbewahrung gewählt wird.
1.5	Verfügbarkeit	Angaben, ob die Daten für potentielle Nutzer zugänglich sind.
1.5.1	Form der Datenträger	Kurze Charakterisierung, wie und wo die Daten gespeichert sind.
1.5.2	Zugänglichkeit: Adressen	Hinweise dafür, über wen ein Datenzugang möglich ist.
1.5.3	Veröffentlichung	Kurzbeschreibung darüber, ob und in welcher Art und Weise über die Daten Publikationen erstellt werden bzw. ob in Publikationen Ergebnisse aus den Daten vorhanden sind.
1.5.4	Aggregationsgrad	Angabe darüber, in welchem Aggregationsgrad die Daten auf den Datenträgern vorhanden sind, sowie gegebenenfalls, in welchem Aggregationsgrad die Veröffentlichungen erfolgen.
1.5.5	Linkage	Hinweise darauf, ob die Daten mit anderen Daten bereits verbunden wurden bzw. ob theoretisch hierfür eine Möglichkeit besteht.

Bio-mathematics

Managing Editors: K. Krickeberg, S. A. Levin

Forthcoming Volumes

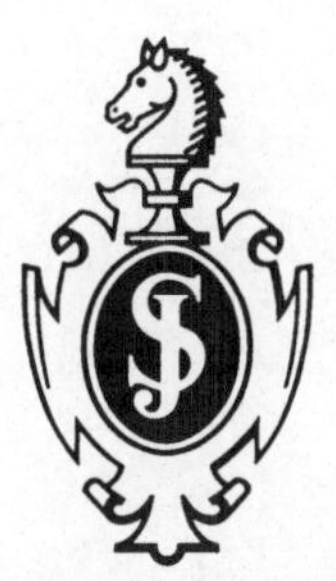

Springer-Verlag
Berlin
Heidelberg
New York

Volume 8
A. T. Winfree

The Geometry of Biological Time

1979. Approx. 290 figures. Approx. 580 pages
ISBN 3-540-09373-7

The widespread apperance of periodic patterns
in nature reveals that many living organisms are
communities of biological clocks. This land-
mark text investigates, and explains in mathematical terms, periodic processes in living
systems and in their non-living analogues. Its
lively presentation (including many drawings),
timely perspective and unique bibliography will
make it rewarding reading for students and re-
searchers in many disciplines.

Volume 9
W. J. Ewens

Mathematical Population Genetics

1979. 4 figures, 17 tables. Approx. 330 pages
ISBN 3-540-09577-2

This graduate level monograph considers the
mathematical theory of population genetics,
emphasizing aspects relevant to evolutionary
studies. It contains a definitive and comprehensive discussion of relevant areas with references
to the essential literature. The sound presentation and excellent exposition make this book a
standard for population geneticists interested in
the mathematical foundations of their subject
as well as for mathematicians involved with
genetic evolutionary processes.

Volume 10
A. Okubo

Diffusion and Ecological Problems: Mathematical Models

1979. Approx. 114 figures. Approx. 300 pages
ISBN 3-540-09620-5

This is the first comprehensive book on mathematical models of diffusion in an ecological
context. Directed towards applied mathematicians, physicists and biologists, it gives a
sound, biologically oriented treatment of the
mathematics and physics of diffusion.